(Conserver les Couvertures)

1602

RECUEIL
LÉGISLATIF ET ADMINISTRATIF

A L'USAGE DES VÉTÉRINAIRES DE L'ARMÉE
(Active et Réserve)

SUIVI DU

GUIDE DE L'AIDE-VÉTÉRINAIRE
NOUVELLEMENT PROMU

PAR

J. JACOULET

VÉTÉRINAIRE EN 1er AU 15e CHASSEURS

AF474629

PARIS
IMPRIMERIE DE LA SOCIÉTÉ DE TYPOGRAPHIE
8, RUE CAMPAGNE-PREMIÈRE, 8

1888

16025

RECUEIL
LÉGISLATIF ET ADMINISTRATIF

4° F
557

RECUEIL
LÉGISLATIF ET ADMINISTRATIF

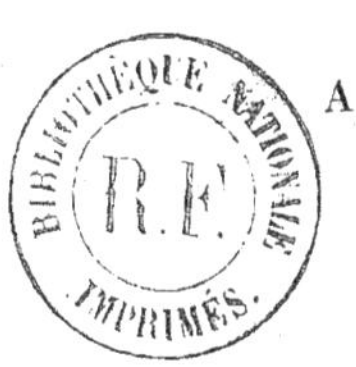

A L'USAGE DES VÉTÉRINAIRES DE L'ARMÉE
(Active et Réserve)

SUIVI DU

GUIDE DE L'AIDE-VÉTÉRINAIRE
NOUVELLEMENT PROMU

PAR

J. JACOULET

VÉTÉRINAIRE EN 1er AU 15e CHASSEURS

PARIS
IMPRIMERIE DE LA SOCIÉTÉ DE TYPOGRAPHIE
8, RUE CAMPAGNE-PREMIÈRE, 8

1888

PRÉFACE

Le modeste et laborieux ouvrage que nous nous décidons à publier après bien des hésitations, s'adresse à tous les vétérinaires de l'armée active, de sa réserve et de l'armée territoriale.

C'est un répertoire aussi complet que possible des documents réglementant le service vétérinaire de l'armée en garnison et en campagne; fixant l'organisation du corps et sa composition, les droits à l'avancement et à la retraite, la solde, la tenue des vétérinaires; définissant les bases de la discipline militaire, les attributions générales inhérentes aux différents grades ou emplois, la place de chacun dans la hiérarchie, les droits aux honneurs et préséances, etc.

Il traite en un mot de tout ce qui peut intéresser les vétérinaires militaires dans l'exercice de leurs fonctions professionnelles et dans leurs rapports journaliers avec les militaires de tous grades ou emplois, et se termine par la collection des nombreux modèles de rapports et autres pièces que les vétérinaires peuvent être appelés à établir.

L'aperçu historique qui lui sert d'introduction a pour but de présenter tout d'abord aux nouveaux venus du cadre actif et des cadres de réserve le corps auquel ils ont l'honneur d'appartenir, de leur montrer ses origines, sa marche progressive, la place qu'il a su se faire, afin de leur inspirer les sentiments de devoir, de dévouement, de dignité, de travail qui sont sa tradition, font sa force et contribuent pour une si grande part à sa valeur.

L'ordre dans lequel y sont classées les matières nous a été dicté par la progression suivant laquelle nous semble devoir être dirigée l'éducation militaire des aides-vétérinaires stagiaires.

Venus d'hier dans l'armée, généralement étrangers à ses traditions, à sa discipline, à ses règles sociales, si l'on peut ainsi dire, n'importe-t-il pas, en effet, dès qu'on leur a fait connaître la branche de la famille à laquelle ils appartiennent, de les mettre à même de tenir dignement leur place dans la Maison et de porter sans défaillance leur uniforme?

1

Nous avons donc cru devoir adopter la division indiquée ci-dessous, qui place un peu loin la réglementation proprement dite du service, partie la plus intéressante pour l'immense majorité des vétérinaires, dont l'éducation militaire n'est pas à faire.

Qu'on veuille bien, en considération du mobile qui nous a guidé, nous passer ce manquement à l'ordre de préséance applicable en l'espèce aux matières.

Aussi bien, l'essentiel n'est-il pas, dans un Recueil comme celui que nous offrons aux vétérinaires, que tous trouvent les renseignements susceptibles de les éclairer dans le commerce journalier de la vie militaire en général et de l'exercice professionnel en particulier ?

C'est ce à quoi nous nous sommes efforcé.

Puissions-nous avoir réussi autant que nous le désirons. Et merci aux collègues et amis qui ont dissipé nos hésitations par leurs conseils et leurs encouragements.

Nota. — Dans la mise en page, notre éditeur a bien voulu ménager entre les différentes parties du Recueil, entre les chapitres et sous-chapitres, quelques lignes, une page, un folio blancs, plus ou moins suivant la matière, pour permettre d'indiquer les modifications et additions à intervenir.

CLASSIFICATION DES MATIÈRES

ABRÉVIATIONS

T.	Tome de l'édition refondue du *Journal militaire officiel.*
S ou S. R. / S. S.	Semestre réglementaire ou supplémentaire du *Journal.* ou *Bulletin militaire officiel.*
D. P.	Décret présidentiel.
D. I. P.	Décision présidentielle.
D. M.	Décision ministérielle
N. M.	Note ministérielle.
C. M.	Circulaire ministérielle.
I. M.	Instruction ministérielle.
M.	Cette lettre, accompagnant l'énoncé ou la date d'un document, indique qu'il est manuscrit.
S. I.	Service intérieur, Décret du 28 déc. 1883 (cav.)
D. 76.	Décret du 26 déc. 1876.

RECUEIL LÉGISLATIF ET ADMINISTRATIF

A L'USAGE

DES VÉTÉRINAIRES DE L'ARMÉE

(Active, Réserve, Territoriale)

INTRODUCTION

Précis historique du corps des vétérinaires militaires

Avant la création des Ecoles vétérinaires, le traitement des chevaux de l'armée était confié à des *maîtres-maréchaux* qui avaient rang de maréchaux des logis.

La première Ecole vétérinaire fut fondée à Lyon, en 1762, par les soins de l'écuyer et avocat Bourgelat, avec le concours du contrôleur général des finances Bertin.

En 1765, une deuxième Ecole vétérinaire fut fondée par ordre du Roi, sur l'emplacement du château d'Alfort. Mais ce fut seulement en 1769 que les corps de troupes à cheval commencèrent à envoyer des élèves à l'Ecole d'Alfort. Chaque régiment en envoyait un, de préférence un maréchal ferrant, pour y être instruit pendant quatre années.

Les premiers élèves militaires sortirent donc d'Alfort en 1774. Ils prenaient l'engagement de servir pendant huit ans sous le nom de *maréchaux experts*, que leur avait donné l'ordonnance du 17 avril 1772.

L'ordonnance du 25 mars 1776 sur l'organisation de la cavalerie, celles des 25 juillet et 8 août 1784, 17 mars 1788 et 1er janvier 1791 rajeunirent momentanément pour eux l'appellation de maîtres-maréchaux. Puis, le décret du 10 janvier 1794 leur donna le titre d'artistes-vétérinaires, qu'ils devaient conserver jusqu'en 1813. Ils étaient sous les ordres des adjudants, assimilés aux maréchaux des logis chefs, dont ils avaient la solde, plus 20 à 25 centimes par cheval et par mois, pour les médicaments, qu'ils devaient fournir. Ils avaient en outre un abonnement pour la ferrure et pouvaient recevoir de 30 à 40 francs de gratification par mois.

Jusqu'en 1807, il n'y eut qu'un vétérinaire par régiment.

Un décret en date du 22 avril 1807 créa dans chaque corps deux classes d'artistes-vétérinaires :

Un artiste-vétérinaire en 1er, ayant rang entre les maréchaux des logis chefs et les adjudants ;

Un artiste-vétérinaire en 2e, ayant rang de maréchal des logis.

Le décret du 30 septembre 1811, connu sous le nom de décret d'Anvers, assigna aux artistes vétérinaires, dans les cadres de l'armée, une place intermédiaire entre celle des officiers et des adjudants, mais sans grade ni assimilation.

Le décret impérial du 15 janvier 1813, appelé décret de Moscou, établit une distinction entre les vétérinaires sortant des Ecoles :

Les uns, diplômés après quatre années d'études, étaient appelés « maréchaux-vétérinaires » ;

Les autres, après cinq années, prenaient le titre de « médecins-vétérinaires .

Dans l'armée, le décret de Moscou créa :

1° Quatre inspecteurs-vétérinaires ;

2° Des maréchaux-vétérinaires en 1er (ayant rang après les adjudants, une tenue spéciale et les galons de maréchaux des logis) ;

3° Des maréchaux-vétérinaires en 2e (galons de maréchaux des logis, rang après les maréchaux des logis chefs, tenue spéciale) ;

4° Des vétérinaires surnuméraires (galons et tenue des maréchaux des logis, rang parmi ces derniers selon leur ancienneté).

Il n'était pas attribué de rang aux inspecteurs, mais ils n'étaient pas officiers. Choisis, pour la création, parmi les professeurs des Ecoles, les artistes-vétérinaires des corps et les médecins-vétérinaires, ils ne devaient ensuite être pris que parmi ces derniers.

L'ordonnance royale de 1815 supprima les inspecteurs-vétérinaires et réduisit la constitution du Corps aux trois dernières classes de la hiérarchie établie par le décret de Moscou.

Un décret du 13 mai 1818 sur le service intérieur définissait le service vétérinaire et contenait ces deux dispositions singulièrement contradictoires :

Art. 54. « Le service vétérinaire est surveillé par l'officier qui possède le plus de connaissances en hippiatrique ; »

Art. 372. « Le maréchal-vétérinaire en 1er est chargé de faire aux officiers un cours d'hippiatrie. »

L'ordonnance royale du 1er septembre 1825 abolit la distinction qu'avait établie le décret de Moscou entre les vétérinaires sortant des Ecoles, suivant qu'ils étaient diplômés après quatre ou cinq années d'études. Elle conféra à tous les élèves ayant satisfait à l'examen de diplôme, après quatre années d'études, le titre de vétérinaire.

A cette époque fut fondée l'Ecole de Toulouse.

Une ordonnance en date du 1er avril 1826 annula la désignation de maréchal-vétérinaire, et conféra aux vétérinaires des corps de troupes le titre définitif de vétérinaire, sans rien changer au rang. Toutefois, de nouveaux tarifs de solde accordaient :

Au vétérinaire en 1er, de 1.200 à 1.800 francs d'appointements, et au vétérinaire en 2e, de 800 à 1.350, suivant l'arme et l'ancienneté. Les vétérinaires surnuméraires continuaient à toucher la solde des maréchaux des logis.

L'ordonnance du 2 novembre 1833 sur le service intérieur a laissé aux vétérinaires le rang qui leur avait été attribué par l'ordonnance de 1815 (le vétérinaire en 1er venait après l'adjudant et le vétérinaire en 2e après le maréchal des logis chef) ; leur service était placé sous la tutelle du capitaine instructeur.

Mais un progrès important devait bientôt être réalisé. Dès 1842, le maréchal Soult, duc de Dalmatie, ministre de la guerre, reconnaissait « que l'instruction étendue, la loyauté et la probité sans cesse mises à l'épreuve des vétérinaires réclamaient pour eux une meilleure position ». En 1843, il soumettait au Roi un projet d'organisation qui fut adopté par ordonnance royale du 18 mars.

La nouvelle hiérarchie comportait :

Des vétérinaires principaux, nommés par le Roi et non simplement commissionnés par le ministre.

Des vétérinaires en 1er punis comme les officiers, mais sans assimilation.

Des aides-vétérinaires simplement commissionnés par le ministre.

Des sous-aides-vétérinaires, prenant rang : les premiers, après les adjudants, les seconds, après les maréchaux des logis.

En 1849, une commission composée d'un général de division, président, de deux généraux de brigade, de deux médecins notables, de l'inspecteur général des Ecoles vétérinaires, du directeur de l'Ecole d'Alfort (Renault) et d'un vétérinaire civil, membre de l'Académie de médecine, fut chargée d'étudier les améliorations à apporter dans l'organisation du corps des vétérinaires militaires. Les conclusions de cette commission furent adoptées par le ministre de la guerre, général Randon, qui les comprit dans un projet de loi présenté à l'Assemblée législative en 1851.

Il ne fut pas donné suite à la proposition. Mais, un an plus tard, en 1852, le maréchal de Saint-Arnaud, ministre de la guerre, et successeur de Randon, dans un rapport au Prince-Président de la République « déclarait encore insuffisante la position des vétérinaires militaires, eu égard aux longues et savantes études qu'ils devaient suivre pour obtenir leur diplôme et à la coopération importante qu'ils apportaient dans toutes les mesures hygiéniques relatives à la conservation des chevaux de l'armée. » (T. V, p. 291) :

Le ministre proposait, en conséquence, une organisation nouvelle, qui fut adoptée par le décret présidentiel du 28 janvier 1852, dont voici les bases (T. V, p. 293) :

CADRE CONSTITUTIF :

Vétérinaires principaux	3
Vétérinaires de 1re classe	51
— de 2e classe	50
Aides vétérinaires de 1re classe	74
— de 2e classe	74
Total :	252

Les vétérinaires prennent rang entre eux selon leur grade ; mais leur hiérarchie est toute spéciale et ne comporte, ni directement ni par assimilation, de grade militaire.

Les vétérinaires sont placés immédiatement après les officiers de santé.

Les vétérinaires sont tous nommés par le Président de la République, et les dispositions de la loi du 19 mai 1834 sur l'état des officiers leur sont applicables, ainsi que celles du décret du 23 décembre 1851 (T. V, p. 269) sur la remonte des officiers.

Le décret du 28 janvier fut complété par le règlement du 12 juin 1852 (T. V, p. 409) concernant les devoirs et les attributions des vétérinaires.

Il y était dit :

« Les vétérinaires, dans les corps, ont la direction de l'infirmerie sous la surveillance du capitaine instructeur.

« Les punitions qu'ils peuvent encourir sont celles des officiers.

« Les vétérinaires principaux, ceux de 1re et 2e classe, ont droit au port d'armes de la part des sentinelles.

« Tous reçoivent le salut des sous-officiers, brigadiers et soldats.

« Les vétérinaires de tous grades vivent à la table des lieutenants et sous-lieutenants.

« Ils ne peuvent se marier qu'après en avoir obtenu l'autorisation du ministre et en se conformant aux dispositions de la circulaire du 17 décembre 1843. »

Une décision ministérielle de 1854 a décidé qu'à l'avenir tous les vétérinaires admis dans l'armée (élèves militaires de l'Ecole d'Alfort, concurremment avec les autres vétérinaires diplômés) seraient envoyés à l'Ecole de cavalerie, — fondée par décret du 17 octobre 1853, — pour y faire un stage pendant lequel ils recevraient des principes d'équitation et seraient exercés à la pratique régimentaire. — C'est de cette année que date le grade d'aide-vétérinaire stagiaire.

En 1860, le maréchal Randon, revenu au ministère de la guerre, prit l'initiative d'une nouvelle organisation qui fut adoptée par le décret du 14 janvier 1860 et dont les principales dispositions portaient sur un élargissement du cadre, une élévation du rang (sans assimilation aucune toutefois), et sur le recrutement par voie de concours (T. IX, p. 5).

En voici les principaux articles :

Article 1er. —

CADRE	EFFECTIFS	CORRESPONDANCE DES GRADES
Vétérinaires principaux.	5	Commandant.
Vétérinaires en 1er	122	Capitaine.
Vétérinaires en 2e	132	Lieutenant.
Aides-vétérinaires.	91	Sous-lieutenant.
Aides-vétérinaires-stagiaires . .	20	
	370	

Art. 2. — Les aides-vétérinaires stagiaires sont choisis parmi les vétérinaires diplômés âgés de moins de trente ans, qui auront justifié de bonnes notes sous le rapport de l'instruction et de la moralité, et auront satisfait aux épreuves d'un examen d'admission devant une commission spéciale.

Ils sont envoyés à l'Ecole de cavalerie pour y recevoir pendant un an au plus des principes d'équitation et être initiés à la pratique de la médecine vétérinaire et au service régimentaire.

Art. 3. — Les emplois d'aide-vétérinaire sont dévolus aux stagiaires qui, à l'expiration de leur stage, auront satisfait à un examen constatant leur aptitude au service régimentaire.

Ils prennent rang d'après le numéro de classement obtenu à cet examen. Les stagiaires que la commission d'examen n'aurait pas jugés aptes au service seront licenciés.

Art. 7. — Les stagiaires sont nommés par le Ministre, suivant les règles de l'art. 2, et après qu'ils ont pris l'engagement d'honneur de servir au moins dix ans dans l'armée à l'expiration de leur stage.

Art. 8. — Les vétérinaires des autres grades sont nommés par l'empereur. Les dispositions de la loi du 19 mai 1834 sur l'état des officiers leur sont applicables.

Art. 10. — Il est alloué aux aides-vétérinaires stagiaires une première mise d'équipement de 400 francs. Un supplément de 550 francs est accordé à ceux qui sont nommés aides-vétérinaires. (Ces chiffres ont été réduits à 350 et 400 francs par décret du 21 février 1886. — 1re S. R. 178.)

Un an après la promulgation de ce décret, l'arrêté ministériel du 7 février 1861 (T. IX. P. 194) a décidé, sur l'avis des inspecteurs d'armes consultés à ce sujet, que les vétérinaires en 1er vivraient à la table des capitaines.

Une note ministérielle en date 10 août 1863 (T. X. P. 479) a rappelé qu'une décision impériale du 29 juin 1863 déterminait, conformément au tableau ci-après, les limites d'âge pour la retraite des officiers de toutes armes :

Vétérinaires principaux	60 ans.
Vétérinaires en 1er	58 ans.
Vétérinaires en second.	56 ans.
Aides-vétérinaires	56 ans.

Le décret du 13 octobre 1863 portant règlement sur le service dans les places de guerre et les villes de garnison, attribuait aux vétérinaires le rang de préséance et les honneurs dus à des fonctionnaires qui bénéficiaient de la loi sur l'état des officiers, sans avoir le titre d'officiers ni aucune assimilation de grade.

Dans les visites de corps, ils prenaient rang après le service de santé et les services administratifs.

Quant aux honneurs :

Les vétérinaires principaux, en 1er et en 2e avaient droit, de la part des sentinelles, au port d'armes ;

Et les aides-vétérinaires à l'immobilité, la main dans le rang, l'arme au bras ou au pied.

Un décret impérial en date du 12 juin 1867, portant règlement sur le service des frais de route aux isolés, a fixé conformément au tableau ci-dessous les assimilations des vétérinaires pour le droit à l'indemnité de route :

Vétérinaire principal. . . assimilé à chef de bataillon.

Vétérinaire de 1re et de 2e cl. . id. à capitaine.

Aides-vétérinaires. . . . . . . id. à lieutenant ou sous-lieutenant.

Ainsi, à partir de 1852 (Décret du 28 janvier), les vétérinaires sont traités comme officiers ; ils jouissent de la plupart des avantages accordés à l'état d'officier, mais sans en avoir réellement le titre. Il n'y a surtout aucune assimilation entre les grades de leur hiérarchie spéciale et les grades de l'armée. Aussi voyons-nous les vétérinaires principaux, les vétérinaires en 1er et les vétérinaires en 2e avoir droit aux mêmes honneurs de la part des sentinelles, et les vétérinaires principaux n'avoir leur place à aucune table d'officiers, sans doute parce qu'il serait contraire aux principes de la subordination de les faire vivre à la table du vétérinaire en 1er et parce qu'on ne veut pas encore se rendre à la logique qui les appelle à la table des officiers supérieurs.

Le 30 août 1873. — 2e S. R. P. 153, un règlement ministériel organisant l'école d'application de cavalerie a fixé de nouvelles règles relativement aux aides-vétérinaires-stagiaires :

Art. 1er. — L'Ecole reçoit :

Les aides-vétérinaires-stagiaires pendant un an.

Art. 21. — Les aides-vétérinaires-stagiaires sont placés spécialement sous la direction du vétérinaire principal.

Art. 23. — Les aides-vétérinaires-stagiaires qui donneraient lieu à des plaintes graves sur leur manière de servir, leur zèle et leur conduite, seraient proposés au ministre de la guerre pour être renvoyés dans leurs régiments ou leurs foyers.

Art. 42. — Le vétérinaire principal ayant sous ses ordres le vétérinaire en 1er et le vétérinaire en 2e, exerce la haute surveillance et la direction de l'enseignement du service vétérinaire et de la maréchalerie.

La loi du 13 mars 1875. — 1er S. R. P. 287, relative à la constitution des cadres et des effectifs de l'armée active et de l'armée territoriale, contient les dispositions suivantes en ce qui concerne les vétérinaires :

Art. 1er. — L'armée active se compose :

1°. . . . .

2°. . . . . . .

3° Du personnel des Etats-majors particuliers savoir :

Les vétérinaires militaires (après les aumôniers).

Art. 16. — Le nombre des vétérinaires militaires est déterminé par le tableau 5 annexé à la présente loi :

Vétérinaires principaux de 1re classe	5
— de 2e classe	5
Vétérinaires en premier	143
Vétérinaires en second	151
Aides-vétérinaires	115
Total	419

Ce cadre comprend en outre des aides-vétérinaires-stagiaires en nombre proportionné aux besoins du recrutement du service.

Art. 39. — Pourront être nommés officiers de réserve:

1° . . . .

2° . . . .

7° Les vétérinaires, à la condition d'être pourvus du diplôme de vétérinaire. Ils recevront des commissions qui les affecteront à un service de leur spécialité.

Le décret du 30 avril 1875, 1er S, R. 727, rendu sur la proposition du ministre de la guerre, général de Cissey, apporta dans l'organisation du corps des vétérinaires militaires, des modifications importantes dont voici les principales:

Art. 1er. — Les vétérinaires principaux de 1re classe sont pris au choix parmi les vétérinaires principaux ayant au moins deux ans d'ancienneté dans leur classe.

Les vétérinaires principaux de 2e classe sont pris au choix parmi les vétérinaires en 1er ayant quatre ans de service au moins dans leur emploi.

Les vétérinaires en 1er sont pris pour 1/3 à l'ancienneté et pour 2/3 au choix parmi les vétérinaires en second ayant 3 ans de service au moins dans leur emploi.

Les vétérinaires en second sont pris 1/2 à l'ancienneté, 1/2 au choix parmi les aides-vétérinaires ayant 2 ans d'ancienneté au moins dans leur emploi.

Art. 2. — La limite d'âge pour l'admission à la retraite des vétérinaires principaux est fixée ainsi qu'il suit:

Vétérinaire principal de 1re classe, 62 ans.

Vétérinaire principal de 2e classe, 60 ans.

Art. 3. — Il est compté, pour la retraite, aux vétérinaires militaires, quatre années d'études préliminaires. Cette disposition est applicable aux vétérinaires actuellement en activité.

Art. 4. — Le vétérinaire principal de 2e classe est subordonné à celui de 1re classe.

La hiérarchie vétérinaire ne comporte aucune assimilation aux grades de l'armée; toutefois, en ce qui concerne les prérogatives, les vétérinaires prennent rang, savoir:

Le vétérinaire principal de 1re classe après le lieutenant-colonel.

Le vétérinaire principal de 2e classe après le chef d'escadron.

Le vétérinaire en 1er. . . . . après le capitaine.

Le vétérinaire en 2e. . . . . après le lieutenant.

L'aide-vétérinaire. . . . . après le sous-lieutenant.

La composition des conseils d'enquête appelés à juger les vétérinaires militaires sera la même que pour les grades militaires après lesquels ils prennent rang.

L'art. 8 institue une commission d'hygiène auprès du ministre de la guerre.

Les autres articles du décret traitent des attributions des vétérinaires principaux.

Une note ministérielle du 20 juin 1877. — 1er S R. 541, a décidé que les quatre années d'études préliminaires accordées par l'article 3 doivent compter comme service effectif en matière d'avancement et de décoration aussi bien qu'en matière de retraite et a stipulé, d'autre part, que les services militaires correspondant à la période d'études doivent se confondre avec elles.

Une note ministérielle du 4 septembre 1881 — 2e S. R. 175, a expliqué que les services effectifs accomplis avant l'admission dans le corps des vétérinaires ne doivent être comptés pour la retraite que si leur durée totale dépasse les quatre années accordées comme études préliminaires, quelle que soit l'époque à laquelle ces services ont été accomplis.

La première conséquence importante du décret précédent fut le décret du 18 juillet 1875, — 2e S. R. 27, — portant abrogation, en ce qui concerne les vétérinaires militaires, du décret du 18 juillet 1857, relatif à la composition des tribunaux militaires.

Ce décret assimile ou fait correspondre, au point de vue de l'action judiciaire, la position nouvelle des vétérinaires militaires à celle des grades après lesquels ils prennent rang, et décide que, pour les conseils de guerre appelés à les juger, on se conformera à l'article 10 du code de justice militaire, modifié par la loi du 18 mai 1875.

Enfin le décret organique du 30 avril 1875 a été complété par celui du 26 décembre 1876, qui porta règlement sur le service vétérinaire dans les corps de troupes et établissements militaires, en garnison et en campagne.

Dans son ensemble, ce règlement a donné aux vétérinaires une latitude plus large que les précédents au point de vue médical. Il y est très nettement exprimé que le vétérinaire en 1er: « peut employer les méthodes thérapeutiques qui lui semblent préférables, pourvu qu'il ne s'éloigne pas de celles qui ont la sanction de l'expérience » ; et « qu'il ne relève, sous ce rapport, que du chef de corps et des vétérinaires principaux ».

La surveillance du capitaine instructeur est remplacée par celle du chef d'escadrons de semaine, qui doit porter sur l'accomplissement des devoirs militaires, non sur les questions de doctrines professionnelles ou de méthodes thérapeutiques.

— Les vétérinaires principaux vivent à la table des officiers supérieurs.

— Tous les vétérinaires ont droit de punition sur le personnel de l'infirmerie et de la maréchalerie. — Les aides-vétérinaires-stagiaires ont droit au salut des sous-officiers.

Le règlement du 26 décembre 1876 comprend deux parties :

La première, qui traite du service en garnison, a été reproduite, sauf quelques modifications de détails, dans le décret du 28 décembre 1883 ;

La seconde traite du service vétérinaire dans les armées en campagne et n'a pas encore été modifiée.

Le 21 juin 1877 — 1er S. R. 548, un programme de l'enseignement à faire aux aides-vétérinaires-stagiaires à l'école d'application de cavalerie a été arrêté par le ministre sur la proposition de la commission d'hygiène hippique. Il n'a pas subi de modifications depuis. Ce programme est inséré en détail à la 4e partie de ce Recueil (Titre III).

Le 1er août 1878 — 2e S. R. 139, une décision ministérielle porta organisation du service vétérinaire supérieur, divisant le territoire en dix ressorts ou directions vétérinaires, avec un vétérinaire principal à la tête de chaque ressort comme directeur.

Vinrent ensuite, par application de la décision ci-dessus :

1° Les instructions du 1er octobre 1878 — 2e S. R. P. 325, relatives à l'organisation du service vétérinaire supérieur dans les corps d'armée. Il y est dit que le nombre des vétérinaires principaux ne permettant pas d'attribuer un fonctionnaire de cet ordre par corps d'armée, « pour combler cette lacune » le territoire sera divisé en dix ressorts ;

2° L'instruction du 1er octobre 1878, pour les inspections vétérinaires — (2e S. R. P. 328).

Nous ne faisons que rappeler ici ces documents, dont la teneur est insérée au chapitre 1er de la 3e partie (Fonctionnement du service vétérinaire).

En 1881 (26 mai, 1er S. R. 318) un nouveau décret d'organisation de l'école d'application de cavalerie fut promulgué. Il consacrait, en ce qui touche les vétérinaires, les dispositions du décret du 14 janvier 1860 et celles du règlement du 30 août 1873 ; décret et règlement ont été abrogés depuis par le décret du 25 mai 1883.

Une décision ministérielle du 13 janvier 1882 — 1er S. R. P. 10, a décidé qu'à l'expiration de leur stage à l'école de cavalerie, les aides-vétérinaires-stagiaires seraient détachés dans les dépôts de remonte pendant trois mois : octobre, novembre et décembre.

Est venu ensuite le décret du 25 mai 1883 — 1er S. R. 745, réglementant l'organisation actuelle de l'école d'application de cavalerie. Ce décret abroge tous les documents antérieurs relatifs à l'organisation de l'école de cavalerie.

On y relève les dispositions suivantes concernant le stage et les aides-vétérinaires-stagiaires :

Art. 1er. — L'école de cavalerie est instituée en vue :

1° . . . .

2° . . . .

3° . . . .

4° De compléter l'instruction technique des aides-vétérinaires-stagiaires nouvellement promus, de leur enseigner l'équitation et de les initier au service régimentaire. Il est ainsi formé les catégories suivantes :

1° . . . .

2° . . . . etc. . . . .

La division d'aides-vétérinaires-stagiaires. La durée des cours est de 11 mois.

Art. 16. — Les vétérinaires diplômés qui ont satisfait à l'examen, puis à l'engagement prescrit par le décret du 14 janvier 1860 sont nommés aides-vétérinaires-stagiaires et envoyés à l'école de cavalerie pour y accomplir une période d'instruction d'un an au plus, pendant laquelle ils sont initiés à la pratique de la médecine vétérinaire dans l'armée et au service régimentaire.

Ils sont placés sous la direction spéciale du vétérinaire principal de l'école.

Le programme de l'enseignement qui leur est donné est arrêté par le ministre.

Art. 17. — Les aides-vétérinaires-stagiaires concourent dans l'intérêt de leur instruction au service sanitaire de toutes les catégories de chevaux, à celui de l'infirmerie vétérinaire et à celui de la maréchalerie.

Ils sont exercés à établir des rapports journaliers et de fin d'année, ainsi que toutes les écritures relatives à leur emploi dans les régiments. Ils remettent, le 1er de chaque mois, au vétérinaire principal, un rapport détaillé sur une question de médecine vétérinaire ; ce rapport est conservé par lui pour être mis sous les yeux de l'inspecteur général.

Ils reçoivent des leçons d'équitation sur des bases conformes aux besoins de leur spécialité. Cette instruction leur est donnée par un sous-instructeur d'équitation.

Art. 18. — A l'expiration de la période d'instruction, les aides-vétérinaires-stagiaires subissent un examen de sortie. Ceux qui ont satisfait aux épreuves sont nommés aides-vétérinaires dans des corps de troupes à cheval et reçoivent une indemnité de première mise d'équipement de 550 fr. comme complément de celle de 400 fr. qui leur a été allouée au moment de leur admission à l'école.

Ils prennent rang d'après leur classement de sortie. Ceux qui ne satisfont pas à l'examen de sortie sont licenciés et, s'ils appartiennent à l'armée comme soldats, sont envoyés immédiatement dans les régiments pour y accomplir leur temps de service.

Toutefois, les aides-vétérinaires-stagiaires, qui n'ont pas subi avec succès les examens de sortie par suite de maladie régulièrement constatée, peuvent être autorisés à accomplir un nouveau stage.

Les vétérinaires militaires qui demandent à quitter l'armée par démission avant d'avoir accompli six années de service, à partir du jour de leur nomination d'aide-vétérinaire, contrairement à l'engagement d'honneur qu'ils ont souscrit en entrant à l'école, sont tenus de rembourser au Trésor la somme de 950 francs montant de la première mise d'équipement allouée tant au commencement qu'à l'issue du stage.

Ils sont en outre, pour le même motif, exclus des emplois d'aides-vétérinaires de réserve ou de l'armée territoriale.

Art. 28. — Cadre constitutif de l'Ecole.

Service et enseignement vétérinaires: un vétérinaire principal, un vétérinaire en 1er et un vétérinaire en 2e.

Art. 31. — Le Commandant en second tient les registres du personnel. Il reçoit, à la fin de chaque trimestre, toutes les notes concernant les élèves de chaque division. Ces notes sont centralisées, pour les aides-vétérinaires-stagiaires par le vétérinaire principal.

Art. 36. — Le vétérinaire principal, ayant sous ses ordres le vétérinaire en 1er et le vétérinaire en 2e, dirige et surveille l'enseignement du service vétérinaire et de la maréchalerie.

Le 7 août 1883, 2. 5. R. 144, une Note ministérielle prescrivit l'inscription des vétérinaires militaires, comme celle des médecins, sur les registres matricules des officiers des corps à cheval en établissements militaires, au lieu d'un registre spécial. C'était un pas de plus vers l'assimilation aux grades d'officiers.

Le décret du 23 octobre 1883, portant règlement sur le service dans les places de guerre et les villes de garnison, a accordé aux vétérinaires des prérogatives plus en rapport que ne l'étaient les précédentes avec la place qu'ils tiennent depuis déjà longtemps dans l'armée.

Pour ne faire qu'une citation qui montre combien la nécessité du nouveau règlement était pressante: « les vétérinaires principaux ont droit à la présentation de l'arme de la part des sentinelles, » honneur qui ne leur était pas attribué par le règlement du 13 octobre 1863.

D'ailleurs, les dispositions du décret du 23 octobre 1883 qui concernent les vétérinaires sont rapportées *in extenso* à la deuxième partie de ce Recueil. — Enfin, le décret du 28 décembre

1883, portant règlement sur le service intérieur des troupes, a élargi la sphère d'initiative laissée aux vétérinaires dans l'exercice de leurs fonctions professionnelles. Il a consacré le fonctionnement du service vétérinaire supérieur ou des inspections ainsi que la plupart des dispositions du décret du 26 décembre 1876 et notamment *in extenso* la deuxième partie de ce décret qui traite du service vétérinaire en campagne.

Nous nous bornons ici à ces quelques réflexions analytiques. Tout ce qui concerne les vétérinaires dans le décret du 28 décembre 1883 est inséré *in extenso* à la première partie pour les choses de discipline générale et de service intérieur et à la troisième partie de ce recueil pour ce qui touche spécialement au fonctionnement du service vétérinaire.

Si l'on jette un coup d'œil rétrospectif sur les documents rappelés jusqu'ici, on voit que les principales étapes qu'a parcourues le corps des vétérinaires militaires sont marquées par les dates suivantes :

28 mars 1843. — Ordonnance royale qui élargit le cadre de la hiérarchie, crée des vétérinaires principaux, décide de leur nomination et de celle des vétérinaires en 1er par le Roi au lieu d'être simplement commissionnés par le ministre. Ils seront punis comme les officiers.

28 janvier 1852. — Décret présidentiel qui fait bénéficier les vétérinaires de la loi du 19 mai 1834 sur l'état des officiers, les place immédiatement après les médecins, les fait vivre à la table des lieutenants et sous-lieutenants, leur donne droit au port d'armes de la part des sentinelles. — Dû en grande partie à l'influence de M. Renault, directeur de l'école d'Alfort.

14 janvier 1860. — Décret impérial qui élargit le cadre de la hiérarchie, élève le rang auquel les grades vétérinaires correspondent, sans qu'il en résulte la moindre assimilation ; assure le recrutement par voie de concours, et est suivi de l'arrêté du 7 février 1861, qui admet les vétérinaires en 1er à la table des capitaines.

30 avril 1875. — Décret présidentiel, qui fixe le rang de chaque grade vétérinaire pour le droit aux prérogatives, décide que les conseils d'enquête et les tribunaux militaires seront les mêmes pour les vétérinaires que pour les officiers après lesquels ils prennent rang (commandants, capitaines, lieutenants et sous-lieutenants).

26 décembre 1876. — Décret de réglementation qui affranchit le service vétérinaire de toute tutelle au point de vue médical (ne le faisant relever sous ce rapport que du chef de corps et des vétérinaires principaux) ; assigne la table des officiers supérieurs aux vétérinaires principaux et donne aux aides-vétérinaires-stagiaires le droit au salut des sous-officiers.

1er août 1878. — Décision ministérielle qui organise le service vétérinaire supérieur.

Ainsi, progressivement on voit les vétérinaires s'élever de la position de sous-officiers dont ils sont partis à une position spéciale qui en fait une caste à part dans l'armée. Ils obtiennent dans cette situation une considération qui s'accentue de jour en jour, au fur et à mesure qu'on apprécie l'importance de leurs services et que le niveau de leur instruction s'élève. Les lois, décrets et règlements militaires leur accordent des prérogatives qui les rapprochent de plus en plus des officiers.

Depuis la loi du 13 mars 1875 (art. 39), qui les désigne sous le nom d'officiers, bien qu'ils n'en aient pas réellement le titre, ils sont considérés et traités comme tels dans l'armée.

En 1883 (7 août), leur registre matricule spécial est supprimé et ils sont inscrits sur les registres des officiers. L'assimilation n'est pas réellement faite, cependant. Mais elle est dans l'esprit d'un grand nombre d'officiers des plus distingués et, comme telle, tout près de devenir effective. Eugène Renault, le célèbre directeur de l'école d'Alfort, a puissamment contribué à la préparer. Membre de la commission qui, en 1849, fut chargée d'étudier les améliorations à apporter à l'organisation du corps, c'est en grande partie à l'influence de sa haute personnalité, à l'idée qu'il sut donner de la valeur scientifique et morale des vétérinaires, que l'on doit le décret du 28 janvier 1852. — Le décret du 14 janvier 1860 et l'arrêté ministériel du 7 février 1861 sont également frappés à l'effigie de son influence, de « l'effort de sa vie, qui a été d'élever la profession vétérinaire dans l'estime publique ». (BOULEY.)

Il n'est que juste de dire que Renault a été bien secondé par les vétérinaires militaires eux-mêmes. Leur dignité et leur dévouement traditionnels ; leur instruction générale et professionnelle étendue ; leur éducation militaire devenue plus complète par suite d'un mode de recrutement plus rationnel ; l'importance de leurs services mieux appréciés, les ont sans cesse grandis dans la considération générale, les ont mis peu à peu au niveau social des officiers et devaient forcément les faire admettre dans leurs rangs.

Néanmoins, l'assimilation pouvait tarder encore à devenir un fait de droit (inscrit dans notre réglementation militaire) sans la haute intervention de Bouley, membre de l'Institut, inspecteur des écoles vétérinaires, vice-président de l'Académie des sciences, et les bienveillantes dispositions de M. le général Campenon, ministre de la guerre. Ces deux hommes ont également droit à la reconnaissance des vétérinaires militaires, car si Bouley était disposé à plaider, avec la puissance de son talent et de son dévouement à la profession, la cause des vétérinaires de l'armée, il n'a pas eu « d'efforts à faire pour convertir le plus haut chef de l'armée : les convictions du Ministre étaient faites ».

Le décret du 8 juillet 1884 — 2e S. R. 30 — rendu sur la proposition du ministre de la guerre a assimilé les grades de la hiérarchie des vétérinaires militaires aux grades de la hiérarchie militaire. — Le rapport du ministre et le décret qui en fut la conséquence méritent également d'être rapportés, les voici :

Rapport au Président de la République française.

Paris, le 8 juillet 1884.

Monsieur le président,

Le décret du 28 janvier 1852, en accordant aux vétérinaires militaires le bénéfice de la loi du 19 mai 1834, les a assimilés aux officiers seulement au point de vue de la propriété du grade, mais il ne leur a conféré ni le titre d'officier, ni l'assimilation aux grades militaires.

Il y aurait avantage réel à leur donner l'assimilation de grade, comme cela existe déjà pour le corps de santé depuis le décret du 16 juin 1860. En effet, la situation des vétérinaires dans l'armée est absolument comparable à celle des médecins ou pharmaciens, dont ils se rapprochent par l'étendue et la solidité de leurs études professionnelles, qui ont acquis un caractère scientifique très élevé. Ils exercent une autorité directe sur les sous-officiers et soldats des infirmeries vétérinaires; ils ont des rapports incessants dans les corps de troupe avec le personnel soit des escadrons, soit des batteries; ils vivent avec les officiers et prennent part, en général, à tous les actes des combattants.

Ces prérogatives et ces charges me paraissent de nature à justifier l'assimilation dont les vétérinaires sont d'ailleurs dignes en tous points par leur valeur morale, et j'ai l'honneur de soumettre à votre signature un projet de décret préparé dans ce sens.

Veuillez agréer, monsieur le président, l'hommage de mon respectueux dévouement.

Le Ministre de la guerre,
CAMPENON.

Le Président de la République française,

Vu la loi du 19 mai 1834;

Vu l'article 16 et le tableau G. y annexé de la loi du 13 mars 1875,

Vu les décrets des 28 janvier 1852, 14 janvier 1860 et 30 avril 1875;

Vu le code de justice militaire, en date du 9 juin 1857, et le décret d'assimilation du 18 juillet 1875;

Sur le rapport du ministre de la guerre;

DÉCRÈTE:

Art. 1er. — Les grades de la hiérarchie des vétérinaires militaires sont assimilés aux grades de la hiérarchie militaire ainsi qu'il suit:

Vétérinaire principal de 1re classe. Lieutenant-colonel.

Vétérinaire principal de 2e classe. Chef d'escadrons.

Vétérinaire en 1er. Capitaine.

Vétérinaire en 2e. Lieutenant.

Aide-vétérinaire. Sous-lieutenant.

Cette assimilation ne modifie point les conditions du fonctionnement du service vétérinaire telles qu'elles sont réglées par les décrets des 26 décembre 1876 et 28 décembre 1883, ni les limites d'âge fixées par la décision impériale du 29 juin 1863, rappelée par la note du 10 août 1863 (T. X. P. 479 de l'Edition refondue du *Journal militaire*) et le décret du 30 avril 1875, pour l'admission à la retraite des vétérinaires militaires.

Art. 2. — Sont abrogées toutes les dispositions antérieures à celles qui précèdent.

Art. 3. — Le ministre de la guerre est chargé de l'exécution du présent décret.

Fait à Paris, le 8 juillet 1884.

JULES GRÉVY.

Par le Président de la République:
Le Ministre de la guerre,
E. CAMPENON.

Comme conséquence du décret d'assimilation, une décision ministérielle du 8 juillet 1884 (2. S. R. P. 86) porte description d'une nouvelle tenue des vétérinaires militaires et leur accorde le port des insignes de leurs grades, à savoir : des galons circulaires sur les bras et des galons au képi.

Le règlement sur le service intérieur de l'école d'application de cavalerie (24 juin 1885. — 2e S. R. 13) complète le décret d'organisation du 25 mai 1883, et contient relativement aux aides-vétérinaires-stagiaires des dispositions qui n'ont qu'une importance secondaire au point de vue historique. Elles sont seulement évoquées ici comme mémoire et se trouvent rapportées textuellement à la quatrième partie du Recueil. Titre III.

Le décret du 1er mars 1886-1er (S. R.-184), qui a institué auprès du ministre, pour chaque arme ou service autonome, un comité consultatif ;

La décision ministérielle du 30 mars 1886 (1er S. R. 261) portant organisation et fonctionnement des sections techniques ;

Ont modifié notablement l'organisation de la commission d'hygiène hippique.

Celle-ci, une des trois commissions de la section technique de la cavalerie, présidée de droit par le secrétaire du comité consultatif de l'arme (colonel de cavalerie), qui est le chef de toute la section, composée de : trois vétérinaires principaux et un vétérinaire en 1er, secrétaire, a, par cela même, acquis plus d'autonomie, ne comptant désormais que des membres vétérinaires de l'armée.

Mais son mode de fonctionnement et les questions qui peuvent lui être soumises n'ont, au fond, subi aucune modification. — Il est digne de remarque qu'elle n'a plus à intervenir dans le classement des vétérinaires proposés pour l'avancement ou la Légion d'honneur.

Le décret du 24 avril 1886-1er S. R. 497 réglant les modes de classement des officiers proposés pour l'avancement et la Légion d'honneur a substitué un nouveau mode de classement à celui qui était fait par les membres militaires de la commission d'hygiène hippique. Dans chaque corps d'armée et dans le gouvernement de Paris, les vétérinaires seront désormais classés par une commission régionale composée (art. 2 du décret) :

1° Comme membres permanents :

Du général de corps d'armée ou du gouverneur militaire, président ;

Des deux généraux commandant les divisions d'infanterie du corps d'armée, membres.

2° Comme membres adjoints :

Du général inspecteur de cavalerie ; du général commandant la brigade de cavalerie du corps d'armée,

Ou des généraux commandant les divisions ou les brigades de cavalerie indépendantes dans les corps d'armée où il y en a ;

Enfin du vétérinaire principal inspecteur.

Les propositions de l'inspecteur général des remontes seront adressées au commandant du corps d'armée intéressé ou au gouverneur militaire.

Le décret de 1886 contient d'autres dispositions de détail modifiées par le décret plus récent.

du 27 août 1887, 2e S. R. 212, qui fait actuellement autorité et que nous rappelons seulement ici. Il est rapporté *in extenso* à la 4e Partie, Titre IV (avancement).

Notons, toutefois, comme singularité que, contrairement à l'esprit et à la lettre du décret du 24 avril 1886, la décision ministérielle qui, par application de ce décret, a fixé la composition des commissions de classement pour 1886, n'avait attribué que voix consultative au vétérinaire principal inspecteur.

La décision qui fixe la composition des commissions pour 1887 (27 août, 2e S. S. 133) a fait disparaître et sans doute définitivement cette irrégularité.

Par décret présidentiel du 26 janvier 1888 (1er S.R. 30) les dispositions suivantes, réclamées depuis longtemps pour les intérêts du corps, ont été prises relativement à la retraite des vétérinaires militaires.

Art. 1er. — Les vétérinaires militaires réunissant les conditions réglementaires pour l'obtention de la pension de retraite à titre d'ancienneté de service, seront admis d'office à la retraite quand ils auront atteint les limites d'âge fixées pour les officiers des corps de troupes de toutes armes dont ils ont la correspondance de grade.

Art. 2. — Cette disposition sera appliquée à partir du 1er mars 1888. Toutefois, ceux des vétérinaires auxquels elle serait applicable et qui seraient inscrits au tableau d'avancement pour 1888 seront maintenus en activité jusqu'à leur promotion, à moins qu'ils n'atteignent auparavant la limite d'âge fixée pour le grade supérieur.

Art. 3. — Toutes les dispositions antérieures contraires à la teneur du présent décret sont et demeurent abrogées.

Art. 4. — Le Ministre de la guerre est chargé de l'exécution du présent décret.

Le Président de la République,
CARNOT.

Le Ministre de la guerre,
LOGEROT.

PREMIÈRE PARTIE

DISCIPLINE ET SUBORDINATION MILITAIRES

SERVICE INTÉRIEUR

Décret du 23 décembre 1883 et Documents complémentaires. — Loi sur l'État des officiers.

Principes généraux de la subordination.

La discipline faisant la force principale des armées, il importe que tout supérieur obtienne de ses subordonnés une obéissance entière et une soumission de tous les instants ; que les ordres soient exécutés littéralement, sans hésitation ni murmure ; l'autorité qui les donne en est responsable, et la réclamation n'est permise à l'inférieur que lorsqu'il a obéi.

Si l'intérêt du service demande que la discipline soit ferme, il veut en même temps qu'elle soit paternelle. Toute rigueur qui n'est pas de nécessité, toute punition qui n'est pas déterminée par le règlement ou que ferait prononcer un sentiment autre que celui du devoir, tout acte, tout geste, tout propos outrageant d'un supérieur envers son subordonné, sont sévèrement interdits. Les membres de la hiérarchie militaire, à quelque degré qu'ils y soient placés, doivent traiter leurs inférieurs avec bonté, être pour eux des guides bienveillants, leur porter tout l'intérêt et avoir envers eux tous les égards dus à des hommes dont la valeur et le dévouement procurent leurs succès et préparent leur gloire.

La subordination doit avoir lieu rigoureusement de grade à grade ; l'exacte observation des règles qui la garantissent, en écartant l'arbitraire, doit maintenir chacun dans ses droits, comme dans ses devoirs.

Le cavalier doit obéir au brigadier ;

Le brigadier au brigadier-fourrier, au maréchal des logis-fourrier et au maréchal des logis ;

Le brigadier-fourrier au maréchal des logis-fourrier et au maréchal des logis;

Le maréchal des logis-fourrier et le maréchal des logis au maréchal des logis chef ;

Le maréchal des logis chef à l'adjudant ;

L'adjudant au sous-lieutenant ;

Le sous-lieutenant au lieutenant ;

Le lieutenant au capitaine en second ;

Le capitaine en second au capitaine-commandant ;

Le capitaine-commandant au major et au chef d'escadrons ;

Le major et le chef d'escadrons au lieutenant-colonel ;

Le lieutenant-colonel au colonel ;

Le colonel au général de brigade ;

Le général de brigade au général de division ;

Le général de division au général de division commandant le corps d'armée et au maréchal de France.

Le Ministre de la guerre est chef de l'armée.

Indépendamment de cette subordination la discipline exige, à grade égal, la subordination à l'ancienneté, en tout ce qui concerne le service général et l'ordre public. Ainsi, plusieurs militaires du même grade, de service ensemble, qu'ils soient ou non du même corps ou de même arme, doivent obéissance au plus ancien d'entre eux, comme s'il leur était supérieur en grade ; à égalité d'ancienneté de grade, le droit au commandement est déterminé par l'ancienneté dans le grade immédiatement inférieur ; à égalité d'ancienneté dans le grade immédiatement inférieur, par l'ancienneté dans le grade précédent ; et ainsi de suite jusqu'au grade de brigadier.

Entre cavaliers, le commandement est exercé par le plus ancien cavalier de 1re classe, ou, à défaut de cavalier de 1re classe, par le plus ancien cavalier de 2e classe.

La subordination existe encore, à grade égal, à l'égard des officiers généraux pourvus de lettres de commandement spécial et des sous-officiers pourvus d'un emploi leur conférant autorité.

A grade égal, les officiers, fonctionnaires et agents de l'armée active ont le commandement sur les officiers, fonctionnaires et agents de réserve et sur ceux de l'armée territoriale. Toutefois, les officiers retraités placés dans la réserve de l'armée active conservent les droits au commandement que leur conférait leur ancienneté, au moment où ils ont quitté l'armée.

Les officiers retraités classés dans l'armée territoriale conservent les mêmes droits au commandement, mais à l'égard des officiers de l'armée territoriale seulement.

Les officiers de réserve et les officiers de l'armée territoriale qui n'ont pas servi dans l'armée active ne peuvent, dans aucun cas, exercer les fontions soit de chef de corps ou de service, soit de commandement de dépôt.

Tout militaire exerçant provisoirement les fonctions d'un grade supérieur au sien se trouve investi, à l'égard de la troupe près de laquelle il les exerce, de tous les droits et de toute la responsabilité du titulaire, sauf les restrictions indiquées par le présent Règlement.

Même hors du service, les supérieurs ont droit à la déférence et au respect de leurs subordonnés.

FONCTIONS INHÉRENTES A CHAQUE GRADE OU EMPLOI.

ÉTAT-MAJOR.

COLONEL.

Attributions générales.

Article 1er. — Les devoirs et l'autorité du colonel s'étendent à toutes les parties du service ; il est responsable de la discipline, de l'éducation et de l'instruction militaires, de la police, de l'hygiène et de la tenue du régiment dont le commandement lui est confié ; il en dirige l'administration, assisté d'un conseil d'administration qu'il préside.

Il embrasse l'ensemble des services, donne les ordres et laisse à ses subordonnés le soin d'arrêter les détails d'exécution.

Il veille à ce que les différents grades exercent réellement la part d'autorité et d'initiative qui leur est attribuée, afin que chacun obtienne l'influence et la considération qui lui sont indispensables, et trouve dans l'accomplissement de ses obligations et dans la jouissance de ses droits un moyen constant d'instruction et d'émulation.

L'autorité du colonel doit se faire sentir bien plus par une impulsion régulatrice que par une action immédiate ; elle doit être le recours et l'appui de tous.

Le colonel exécute et fait exécuter tout ce qui est prescrit par les lois, les décrets et les règlements, ou ordonné par les officiers généraux sous le commandement desquels le régiment est placé. Il lui est interdit d'y apporter des changements, si ce n'est dans les cas urgents et imprévus, et alors il doit en rendre compte immédiatement au général de brigade, auquel il soumet ses motifs. Dans tous les cas, ces changements doivent cesser avec les circonstances qui les ont nécessités.

Le colonel ne perd jamais de vue l'éventualité d'une mobilisation subite ; il veille constamment à sa préparation et ne néglige rien pour assurer l'ordre et la rapidité dans les opérations. Il exige que les officiers connaissent tous les détails de leurs fonctions pour cette circonstance, et il s'assure fréquemment de l'existence et de l'état de conservation du matériel dont le corps a la charge.

Le colonel porte une attention particulière à l'état moral de ses subordonnés et s'applique à développer chez eux les sentiments du devoir, de l'honneur et du devoir à la Patrie.

Le colonel doit au général commandant la brigade un rapport journalier.

Dans une ville de garnison, comme dans une place de guerre, le colonel reçoit les ordres du commandant d'armes pour tout ce qui a trait au service et à la police générale de la garnison ou de la place. Quant à la police dans l'intérieur des quartiers, elle n'est exercée que par le colonel, suivant les prescriptions du présent Règlement.

Nominations faites par le colonel. — Demandes soumises aux généraux.

2. Le colonel prononce le passage des cavaliers à la 1re classe, et nomme, conformément aux lois et aux décrets, aux grades de brigadier et de sous-officier, aux différents emplois dans ces grades, ainsi qu'aux emplois de trompette et de maréchal ferrant.

Il fait passer un sous-officier, un brigadier ou un cavalier d'un escadron dans un autre, si le bien du service l'exige. Il ne doit détacher un officier d'un escadron dans un autre, pour y faire momentanément le service, qu'en cas de nécessité absolue.

Quand un sous-officier, un brigadier ou un cavalier change d'escadron par suite d'avancement, le cheval qui lui est affecté passe avec lui dans le nouvel escadron.

Lorsqu'un emploi d'officier devient vacant, le colonel en informe aussitôt le Ministre de la guerre par la voie hiérarchique, au moyen d'un bulletin. Il informe de même le Ministre de la guerre, dès qu'elle se produit, de toute mutation entraînant l'annulation d'une proposition faite au Ministre en faveur d'un officier, d'un sous-officier, d'un brigadier ou d'un cavalier.

Lorsque le colonel est absent, le lieutenant-colonel prend ses ordres pour les nominations aux grades de brigadier et de sous-officier et aux différents emplois; il prononce l'admission des cavaliers à la 1re classe et le passage d'un escadron dans un autre.

Les demandes qui doivent être soumises aux généraux en faveur des officiers, des sous-officiers, des brigadiers et des cavaliers sont faites par le colonel lorsqu'il est présent, et, en son absence, par l'officier supérieur commandant le régiment, qui en rend compte au colonel.

En campagne ou hors du territoire, toutes ces nominations, propositions ou demandes sont faites par l'officier supérieur commandant le régiment. Si des escadrons sont détachés du corps d'armée ou de la division dont le régiment fait partie, l'officier commandant ces escadrons nomme aux grades de brigadier et de sous-officier et aux différents emplois, prononce l'admission des cavaliers à la 1re classe et le passage d'un escadron dans un autre. L'officier commandant le dépôt a les mêmes droits à l'égard des fractions du régiment qui s'y trouvent. Ces officiers rendent compte au colonel.

En tout temps, lorsque le colonel est avec une partie du régiment hors de France, les nominations aux grades de brigadier et de sous-officier et aux différents emplois sont faites, et l'admission des cavaliers à la 1re classe est prononcée, dans la partie du régiment restée en France par l'officier supérieur qui la commande. Dans le cas où cette partie du régiment est commandée par un officier d'un grade inférieur, cet officier ne peut faire ces nominations qu'après avoir obtenu l'assentiment du général de brigade.

Il est rendu compte au colonel de toutes ces nominations.

Réunion du corps d'officiers.

4. Toutes les fois que le corps d'officiers s'assemble les officiers sont groupés et rangés dans l'ordre des numéros des escadrons auxquels ils appartiennent, l'état-major à la droite; un intervalle de deux pas sépare chaque demi-régiment.

Les officiers de l'état-major sont placés par file comme il suit : le capitaine instructeur, le trésorier, ayant derrière lui l'adjoint au trésorier ; l'officier d'habillement, ayant derrière lui le porte-étendard ; le médecin-major, ayant derrière lui le médecin aide-major ; le vétérinaire en premier, ayant derrière lui le vétérinaire en deuxième et l'aide-vétérinaire.

Dans chaque escadron les officiers sont placés sur une file : le capitaine-commandant, le capitaine en second, le lieutenant en premier, le lieutenant en second, le premier sous-lieutenant, le deuxième sous-lieutenant.

Les chefs d'escadrons sont à deux pas en avant des officiers de leurs escadrons ; le major, à deux pas en avant des officiers de l'état-major.

Le colonel est au centre, à quatre pas en avant des chefs d'escadrons et du major ; le lieutenant-colonel, à sa hauteur et du côté opposé à celui par lequel arrive la troupe en défilant, ou la personne à qui on rend les honneurs.

Les officiers de réserve prennent leur place, conformément aux droits qu'ils ont au commandement.

Dans un escadron isolé, les officiers se placent sur un rang.

Ordres donnés par l'intermédiaire du lieutenant-colonel.

5. Le colonel fait, autant que possible, passer par le lieutenant-colonel tous les ordres relatifs au service, à la discipline et à l'administration.

Lorsqu'il donne des ordres directement, ceux qui les reçoivent en informent leur chef hiérarchique.

Hygiène des chevaux.

8. Le colonel est responsable de la conservation, de la santé et de la condition des chevaux du régiment.

Tenant compte des indications du vétérinaire en premier et, s'il y a lieu, des renseignements fournis par le régiment qui l'a précédé dans la localité, il arrête les prescriptions hygiéniques qui lui paraissent encore nécessaires.

Tout en mettant, dans les limites imposées par les nécessités du service, les chevaux du régiment à la disposition des officiers, pour entretenir chez eux le goût du cheval et la pratique de l'équitation, le colonel veille à ce que les permissions qu'il donne ne portent pas préjudice aux intérêts de l'Etat.

Il soumet au général de brigade les demandes qu'il croit devoir faire au sujet de la répartition de la ration d'avoine.

Les mêmes devoirs incombent à tout chef de détachement.

Ordinaires.

9. Le colonel a la haute surveillance des ordinaires du règlement ; il détermine le mode de gestion à suivre, d'après les instructions du commandement et suivant les circonstances locales ; il provoque la concurrence entre les fournisseurs ; il recourt à l'intervention des autorités

municipales, du sous-préfet et du préfet, lorsque le régiment éprouve des difficultés provenant de coalitions ou de collusions.

Il fixe le versement à faire à l'ordinaire par homme et par jour, demande des ordres au général de brigade au sujet du taux du boni, veille à la formation judicieuse des fonds d'économie et s'assure que la somme qui dépasse le maximum fixé est déposée dans la caisse du trésorier ; il en autorise la reprise totale ou partielle.

Il nomme les membres de la commission des ordinaires et approuve les marchés.

Visite des chevaux de remonte.

10. A l'arrivée des chevaux de remonte, le colonel les apprécie ; il donne des ordres pour leur immatriculation et leur répartition dans les escadrons.

Dans la deuxième quinzaine qui suit leur arrivée, il voit de nouveau les chevaux, et adresse au général de brigade un rapport concernant le résultat de son examen.

LIEUTENANT-COLONEL.

Attributions générales.

13. Le lieutenant-colonel est l'intermédiaire habituel du colonel dans toutes les parties du service.

Il remplace le colonel absent.

Il transmet les ordres qu'il en reçoit et veille à leur stricte exécution. Lorsqu'il rédige lui-même les ordres, il exprime que ce sont ceux du colonel, afin qu'il n'y ait dans le service qu'une seule impulsion.

Il est membre du conseil d'administration.

Les officiers de l'état-major lui adressent toutes les demandes qu'ils forment ; les officiers chargés de la direction d'un service spécial lui adressent de même celles qu'ils forment à l'occasion de ce service.

Le lieutenant-colonel a la haute surveillance de l'infirmerie régimentaire, ainsi que celle des écoles régimentaires, cours préparatoire du 1er et du 2e degré, escrime, natation, trompettes, etc.

Registres tenus ou surveillés par le lieutenant-colonel. — Transmission des feuillets du personnel.

15. Le lieutenant-colonel tient :

1° Le registre d'ordres du régiment ;

2° Le double du tableau d'avancement des sujets propres aux grades de brigadier et de sous-officier ;

3° Le journal des marches et opérations ;

4° Le registre des conférences régimentaires faites aux officiers ;

5° Les feuillets du personnel des officiers.

Sur le registre d'ordres du régiment, il vise chaque ordre pour copie conforme.

Il exige que le registre d'ordres de chaque escadron soit tenu avec régularité, qu'il soit exactement communiqué aux officiers et signé par eux, et que chaque officier, après une absence, prenne connaissance de tout ce qui a été inscrit sur le registre depuis son départ. Chaque ordre a, en marge, un sommaire qui sert à former la table analytique, et un numéro d'ordre dont la série se renouvelle tous les ans, au 1er janvier.

Les registres d'ordres sont établis pour une année. Tous les ans, on transcrit d'abord sur les nouveaux registres les ordres laissés par les généraux à la suite de leurs inspections et ceux que le colonel juge utile de reproduire. Les registres d'ordres sont conservés jusqu'à la fin de l'année suivante; ils sont alors brûlés en présence du lieutenant-colonel, à l'exception de celui qui est tenu par cet officier supérieur : ce registre est conservé aux archives du corps.

Les feuillets du personnel des officiers sont mobiles et renfermés dans un portefeuille à serrure. Le lieutenant-colonel y inscrit, à mesure, les punitions infligées aux officiers, et au moins deux fois par an, en janvier et en juillet, des notes sur leur conduite militaire et privée, leur instruction et leurs aptitudes au service.

Ces feuillets doivent permettre de suivre l'officier dans toutes les circonstances de sa carrière, en guerre comme en paix, et en particulier de se rendre compte de la manière dont il se comporte devant l'ennemi.

Quand le lieutenant-colonel s'absente, il remet le portefeuille au colonel. En cas d'absence simultanée du colonel et du lieutenant-colonel, le portefeuille est déposé, fermé et cacheté, chez l'officier supérieur commandant provisoirement le régiment. Cet officier tient note des punitions infligées aux officiers.

Les feuillets du lieutenant-colonel sont tenus par le colonel ; ceux du colonel le sont par le général de brigade qui a le corps sous ses ordres.

Lorsqu'une portion du régiment est détachée sous les ordres du lieutenant-colonel, celui-ci garde les feuillets du personnel des officiers qui sont sous ses ordres et remet ceux des autres officiers au colonel, qui les tient au courant. Tous les six mois (1er janvier et 1er juillet), le lieutenant-colonel adresse au colonel la copie textuelle des punitions et des notes qu'il a inscrites sur les feuillets des officiers de son détachement.

Quand une portion du régiment est détachée sous les ordres de tout autre officier, le chef du détachement adresse au colonel, aux mêmes époques, le relevé des punitions infligées à chacun des officiers de son détachement, ainsi que les renseignements nécessaires pour l'établissement des notes que le lieutenant-colonel doit inscrire sur les feuillets.

Quand un officier change de corps, ses feuillets sont envoyée, sous pli cacheté, à son nouveau chef de corps ou à son nouveau général de brigade, qui y mentionne son appréciation personnelle.

Quand un officier est nommé à un emploi en dehors du corps, mais sans cesser de lui appartenir, ses feuillets sont envoyés à son nouveau chef de service, qui les renvoie au corps avec ses notes à la rentrée de l'officier.

Les feuillets des officiers qui sont rayés des contrôles ou qui, en raison de leur grade, cessent d'être notés sur le registre du personnel, sont envoyés au Ministre de la guerre, pour être joints à leur dossier.

Le commandant d'une circonscription de remonte tient lui-même les feuillets du personnel des officiers détachés, à titre permanent ou à titre temporaire, et des officiers de compagnie de cavaliers de remonte de sa circonscription. Lorsqu'il s'absente, il remet le portefeuille, fermé et cacheté, au commandant d'armes.

Logements des officiers.

17. A l'arrivée dans une garnison, le lieutenant-colonel fait remettre au colonel l'état des logements des officiers.

Cet état est affiché dans la salle de rapport et au corps de garde de police.

Le lieutenant-colonel veille, dans l'intérêt du service, à ce qu'aucun officier n'occupe un logement qui soit trop éloigné du quartier où sa troupe est casernée ; il s'assure aussi que les logements sont en rapport avec la dignité professionnelle.

Tout officier qui change de logement en fait rendre compte sur la situation-rapport.

Officiers malades.

18. Il est toujours fait rapport au lieutenant-colonel des officiers qui ne peuvent pas faire leur service ; le lieutenant-colonel charge le médecin-major de les voir et de lui rendre compte de leur état ; il en informe le colonel au rapport journalier, et plus tôt s'il y a lieu.

Cas d'absence.

19. Lorsque le lieutenant-colonel est détaché, absent ou indisponible, il est remplacé, dans les détails du service journalier, par le chef d'escadrons de semaine.

Les officiers supérieurs soumettent alors directement au colonel les demandes et les rapports qui doivent ordinairement lui parvenir par l'intermédiaire du lieutenant-colonel.

CHEFS D'ESCADRONS.

Attributions générales.

20. Les chefs d'escadrons s'assurent que les capitaines commandants de leur demi-régiment déploient, dans l'exercice de leurs fonctions, le zèle et l'intelligence qu'elles réclament. Tout en laissant à ces officiers l'initiative qui correspond à la part de responsabilité que leur assument les règlements, il veille à ce qu'ils exécutent les ordres du colonel.

Un chef d'escadrons est membre du conseil d'administration. Un chef d'escadrons préside la commission des ordinaires. Un chef d'escadrons préside la commission d'abatage. Le même chef d'escadrons peut être simultanément chargé de plusieurs de ces fonctions.

Tout chef d'escadrons nouvellement promu prend le commandement du demi-régiment du chef d'escadrons qui a ouvert la vacance.

Les chefs d'escadrons roulent entre eux pour les services individuels.

Livrets et registres.

21. Le chef d'escadrons veille à ce que les passages aux divers degrés de l'instruction soient inscrits sur les livrets.

Il s'assure fréquemment que les punitions sont portées avec exactitude sur les livrets matricules.

Il surveille aussi la tenue des registres d'ordres.

Dans les détachements, ou lorsque le major est absent, le chef d'escadrons le remplace dans la surveillance à exercer sur la tenue des livrets et des registres de comptabilité.

Infirmerie-vétérinaire. — Maréchalerie.

26. Le chef d'escadrons de semaine est spécialement chargé de la surveillance de l'infirmerie vétérinaire et de la maréchalerie. Il reçoit du vétérinaire en premier tous les rapports qui ont trait à la santé des chevaux.

Visite du magasin à fourrages.

28. Le chef d'escadrons de semaine visite, avec le sous-intendant militaire, les magasins à fourrages et consigne son opinion sur le registre des distributions.

MAJOR.

Attributions générales.

29. Le major est membre et rapporteur du conseil d'administration ; il est spécialement chargé de surveiller et de contrôler toutes les parties de l'administration et de la comptabilité.

Vérifications relatives à l'administration et à la comptabilité.

31. Le major procède, sans attendre les époques fixées par les règlements d'administration, à toutes les vérifications qu'il croit utiles, concernant les fonds, les magasins du corps, les registres, la tenue des livrets matricules et des livrets individuels et leur concordance avec les registres du corps.

Il rend compte par écrit des revues qu'il a passées.

CAPITAINE INSTRUCTEUR.

Fonctions.

36. Le capitaine instructeur est d'une façon générale à la disposition du colonel, notamment pour diriger les écoles régimentaires des sous-officiers et pour faire aux lieutenants et sous-lieutenants des cours ou des conférences sur le tir, l'artillerie, la topographie, l'hippologie et, en général, sur toutes les matières qui font l'objet de l'enseignement général de l'École d'application de cavalerie. Il peut être appelé, en outre, à diriger des reprises de manège exécutées par les lieutenants et sous-lieutenants réunis.

TRÉSORIER.

Fonctions et responsabilité.

37. Le trésorier est membre et secrétaire du conseil d'administration.

Il fait toutes les recettes en deniers et les verse immédiatement dans la caisse du conseil, à l'exception de celles qui doivent entrer directement dans sa caisse particulière; il acquitte toutes les dépenses prévues par les règlements ou autorisées par le conseil d'administration.

Il est responsable des fonds qu'il a reçus et dont il doit faire le versement dans la caisse du conseil, de ceux qu'il a reçus directement ou qui ont été mis à sa disposition pour acquitter les dépenses du corps; il l'est aussi de la régularité des payements et de la tenue de ses écritures.

Il rédige, sous la direction du major, les lettres et les actes relatifs à ses fonctions, que le conseil ou son président doit signer.

Il fournit au médecin-major les renseignements nécessaires à l'établissement de la statistique médicale.

Il est archiviste du corps.

Le trésorier est dispensé de prendre part aux écoles de l'escadron et du régiment.

Il est exempt du service de place.

Officier adjoint au trésorier.

Fonctions.

40. Le trésorier a sous ses ordres un officier du grade de lieutenant ou de sous-lieutenant, qui est chargé de l'aider dans son travail et de le remplacer lorsqu'il est malade ou absent.

L'officier adjoint au trésorier prend part à l'instruction théorique et pratique des écoles de l'escadron et du régiment.

Il est exempt du service de place.

Il remplit aux escadrons mobilisés ou séparés du dépôt, sous le titre d'officier payeur, les fonctions attribuées au trésorier.

L'officier payeur, malade ou absent, est remplacé par un officier désigné par le colonel, sur la présentation du conseil d'administration.

OFFICIER D'HABILLEMENT.

Fonctions et responsabilité.

41. L'officier d'habillement est membre du conseil d'administration.

Il est chargé, sous la direction du major, des confections exceptionnelles, de la distribution et de la réparation des effets et des armes, de la conservation et de l'entretien du matériel en magasin et du groupement méthodique des effets du service de réserve.

Il est responsable des étoffes, des matières et effets de toute nature existant dans les magasins du corps, de la régularité des distributions et de la tenue de ses écritures.

Il rédige les marchés et la correspondance relative à ses fonctions, que le conseil ou son président doit signer.

Il commande le peloton hors rang et le petit état-major; il exerce à leur égard les fonctions de capitaine-commandant.

L'officier d'approvisionnement est sous son autorité en tout ce qui concerne ses fonctions spéciales.

Il est chargé de la police des ateliers ; le chef armurier, le maréchal des logis maître sellier et les brigadiers premiers ouvriers tailleur et bottier ne reçoivent d'ordres, pour le travail, que de lui ou de son adjoint. Il propose au major le remplacement de tout ouvrier incapable ou de mauvaise conduite.

L'officier d'habillement est dispensé de prendre part aux écoles de l'escadron et du régiment.

Il est exempt du service de place.

Officier d'armement adjoint à l'habillement.

Art. 44. L'officier d'habillement a sous ses ordres, comme adjoint, un officier du grade de lieutenant ou de sous-lieutenant, désigné dans un des quatre premiers escadrons par le colonel, sur la présentation du conseil d'administration.

Cet officier, qui prend aussi le titre d'officier d'armement, est spécialement chargé de tous les détails de l'armement ; il aide l'officier d'habillement dans la tenue des écritures, les détails de l'habillement, et le remplace en cas d'absence ou de maladie ; il est habituellement exempt du service de semaine, mais il prend part à l'instruction théorique et pratique des écoles de l'escadron et du régiment.

Il remplit aux escadrons mobilisés ou séparés du dépôt les fonctions d'officier d'habillement.

PORTE-ÉTENDARD.

Fonctions.

Art. 45. Le porte-étendard est chargé des détails des services du casernement, du couchage et de l'éclairage au compte de la masse d'entretien, sous la direction et la surveillance du major.

Il tient le registre de casernement et le registre d'ameublement, de literie et de couchage.

Il est, en outre, chargé de l'achat des objets d'écurie ; il veille à ce que le plus grand ordre et la plus stricte économie président à la distribution, à l'emploi et au remplacement de ces divers objets.

Il centralise les détails du service du blanchissage du linge de la troupe.

Le porte-étendard remplit les fonctions d'officier de peloton à l'égard du peloton hors rang.

Il est chargé de l'entretien du matériel d'instruction.

Il prend part à l'instruction théorique et pratique des écoles de l'escadron et du régiment.

Il est exempt du service de place.

Un cavalier est mis à la disposition du porte-étendard pour assurer le service de l'éclairage.

MÉDECINS.

Devoirs généraux.

Art. 46. Le médecin-major est chargé d'assurer le service sanitaire du régiment ; il est secondé par le médecin aide-major de première classe (1).

Le médecin-major n'exerce son autorité qu'au point de vue technique, en ce qui concerne l'hygiène et la science médicale.

L'action administrative appartient au conseil d'administration.

L'autorité du médecin-major s'exerce, en ce qui concerne le service, sous le contrôle du colonel, et spécialement, en ce qui se rapporte à la partie technique, sous la surveillance et le contrôle du médecin inspecteur ou principal, directeur du service de santé du corps d'armée.

Sous la réserve de l'acceptation du colonel, le médecin-major a l'initiative des propositions pour l'avancement et pour la Légion d'honneur, concernant les médecins sous ses ordres. En ce qui le concerne personnellement, cette initiative appartient au colonel.

Il fait connaître au directeur, par un bulletin, les mutations des médecins sous ses ordres.

Toutes les communications du médecin-major avec le directeur du service de santé ont lieu par l'intermédiaire du colonel.

Les médecins doivent leurs soins à tous les militaires du régiment et à leur famille.

VÉTÉRINAIRES.

Nature et objet du service vétérinaire.

Art. 59. Le service vétérinaire fonctionne sous l'autorité militaire et lui est toujours subordonné ; il a pour objet d'éclairer l'autorité militaire sur les mesures intéressant la conservation de la santé des chevaux, de traiter les animaux atteints de maladies, de diriger la maréchalerie, de visiter les animaux de boucherie destinés aux troupes, d'apprécier les fourrages en magasin ou en distribution.

Devoirs généraux.

Art. 61. Le vétérinaire en premier est chargé du traitement des maladies des chevaux et pratique toutes les opérations nécessaires pour leur guérison. Il est secondé par un vétérinaire en second et un aide-vétérinaire ; il les utilise en tirant le meilleur parti de leurs aptitudes spéciales et répartit entre eux les détails du service, mais il reste seul responsable de sa bonne exécution.

En ce qui concerne la direction de son service, le vétérinaire en premier relève du colonel. Il relève également du vétérinaire principal, chef de ressort; celui-ci porte à la connaissance du colonel les modifications qu'il croit devoir prescrire dans la thérapeutique des vétérinaires.

En principe, aucune opération importante n'est pratiquée sans l'autorisation du colonel ou du chef de détachement ; cependant, dans des cas urgents, le vétérinaire peut opérer aussitôt, sauf à rendre compte ensuite au colonel ou au chef de détachement. Le colonel ou le chef de détachement est toujours consulté lors de l'application des feux de saison.

1. Les régiments à 6 escadrons comptent un deuxième médecin aide-major.

Le vétérinaire en second et l'aide-vétérinaire doivent exécuter les prescriptions du vétérinaire en premier ; et, lorsque en l'absence du vétérinaire en premier, ils sont appelés à diriger le service, ils doivent faire d'après ses méthodes.

Dans les cas graves, et lors de l'apparition de maladies épizootiques, le vétérinaire en premier en confère avec le vétérinaire en second et l'aide-vétérinaire ; puis il prescrit, sous sa responsabilité, le traitement à suivre pour les chevaux à l'infirmerie, et propose au colonel, par la voie du rapport, les mesures hygiéniques préventives.

Un vétérinaire peut être désigné, à défaut de médecin, pour examiner les viandes destinées à la troupe.

OFFICIERS D'ESCADRON.

CAPITAINE-COMMANDANT.

Devoirs généraux.

Art. 79. Les premiers soins du capitaine-commandant doivent être d'inspirer aux militaires de son escadron du zèle et de l'amour pour le service, et de développer en eux les sentiments du devoir, de l'honneur et du dévouement à la Patrie. Il cherche à leur rendre facile la pratique de leurs devoirs par ses conseils, par l'usage équitable de son autorité, et par une constante sollicitude pour leur bien-être. Il est l'intermédiaire indispensable de leurs demandes. Il doit s'attacher à connaître le caractère et l'intelligence de chacun d'eux pour les traiter, en toute circonstance, avec une justice éclairée. Il réprime au besoin la familiarité et la brusquerie de ses subordonnés envers le cavalier, qu'on ne doit jamais tutoyer, injurier ni maltraiter.

Il dirige les officiers sous ses ordres dans l'accomplissement de leurs devoirs ; il leur accorde une juste part d'initiative et de responsabilité, de manière à rehausser leur prestige, à permettre à leurs aptitudes particulières de se développer, et à les préparer au commandement d'un escadron. Il leur donne connaissance des propositions faites en faveur des hommes de leurs pelotons.

Il visite chaque jour son escadron et voit fréquemment les hommes de son escadron en traitement à l'infirmerie ou à l'hôpital.

Il fait établir et signe tous les matins la situation-rapport.

Responsabilité et initiative.

Art. 80. Le capitaine-commandant est responsable de l'éducation militaire et de l'instruction théorique, pratique et équestre, et de la discipline des officiers, des sous-officiers, des brigadiers et des cavaliers de son escadron, du dressage et de la bonne condition des chevaux, de la réception, de la conservation, de l'entretien, de la réintégration et du remplacement de tout le matériel en service.

Il est également responsable de l'administration de son escadron ; cette responsabilité s'étend à tous les détails relatifs à la perception, à la distribution et à l'emploi des diverses prestations en argent ou en nature, et à la gestion de la masse individuelle

Il assure, en ce qui le concerne, la préparation à la mobilisation de son escadron, et veille à ce que tous les militaires sous ses ordres soient pourvus des effets réglementaires.

En dehors des dispositions communes aux divers escadrons fixées par le colonel, le capitaine-commandant règle l'emploi du temps dans son escadron.

Il détermine la quotité des économies d'avoine qu'il juge convenable de faire, dans les limites fixées par le colonel, et règle les consommations des chevaux de son escadron.

Dans l'accomplissement de ses devoirs, le capitaine-commandant jouit de l'initiative que les règlements lui ont concédée, sous la condition de satisfaire aux programmes d'instruction militaire déterminés par le Règlement d'exercices.

Il peut être appelé à faire partie du conseil d'administration du corps.

Répartition des chevaux.

Art. 93. La répartition des chevaux dans l'escadron est faite par le capitaine-commandant, elle est basée, pour les sous-officiers, brigadiers et cavaliers, sur le grade et l'ancienneté. Toutefois, le capitaine-commandant n'est pas astreint à suivre cet ordre; il se préoccupe avant tout de l'aptitude et des conditions physiques du cavalier.

Dans l'intérêt de la conservation des chevaux, il retire ceux qui sont dans de mauvaises mains et les donne à des cavaliers qui sont en état de les mieux conduire. Cette mesure ne peut être prise qu'exceptionnellement à l'égard des sous-officiers rengagés.

Les officiers choisissent leurs chevaux parmi tous les chevaux du régiment, à l'exception de ceux des sous-officiers, et les présentent au colonel qui prononce. La réintégration d'un cheval d'officier est demandée à l'époque des inspections trimestrielles. Le général de brigade l'ordonne s'il juge que la demande est suffisamment motivée.

Ferrage et hygiène des chevaux. — Harnachement. — Marquage des chevaux.

Art. 94. Pour le ferrage, les repas des chevaux et les soins à leur donner, le capitaine-commandant se conforme aux prescriptions du présent Règlement.

Il veille à ce que l'approvisionnement des fers de rechange de l'escadron soit toujours au complet.

Il rectifie fréquemment l'ajustage des harnachements ; il en est responsable.

Il s'assure que les chevaux portent au sabot antérieur droit la marque du régiment, et au sabot antérieur gauche leur numéro matricule, et rend compte quand il y a lieu de renouveler les marques.

Propositions diverses concernant les chevaux.

Art. 95. Le capitaine-commandant présente à son chef d'escadron les chevaux susceptibles d'être proposés pour la réforme, pour les changements d'armes ou les autres catégories.

Le chef d'escadrons transmet ces propositions au colonel ; il y joint son avis.

Chevaux malades.

Art. 96. Le capitaine-commandant exige que les officiers et les sous-officiers, brigadiers et cavaliers de l'escadron surveillent, avec le plus grand soin, la santé des chevaux.

En dehors de l'heure de la visite quotidienne du vétérinaire en premier, il fait appeler le vétérinaire de semaine, toutes les fois qu'il le juge utile.

Il désigne, conformément aux ordres du colonel, les cavaliers qui doivent faire le service à l'infirmerie; ils sont choisis de préférence parmi ceux dont les chevaux y sont en traitement. Le capitaine ne désigne jamais, pour soigner les chevaux douteux, ni d'hommes ayant des plaies aux mains et au visage, ni d'hommes malingres ou ayant des habitudes d'ivrognerie.

Il se conforme aux prescriptions du présent Règlement à l'égard des harnachements et des effets de pansage des chevaux douteux ou atteints de maladies contagieuses.

CAPITAINE EN SECOND.

Fonctions.

Art. 99. Les fonctions du capitaine en second sont de deux sortes celles de capitaine en second et celles de capitaine de semaine.

Capitaine en second d'escadron.

Devoirs généraux.

Art. 100. Le capitaine en second est subordonné au capitaine-commandant. Il est à sa disposition pour le seconder dans toutes les parties du service et de l'instruction, sauf aux heures pendant lesquelles il est employé à un service spécial.

Capitaine de semaine.

Art. 104. Les capitaines en second roulent entre eux pour le service de semaine du régiment.

Le capitaine de semaine a pour supérieur immédiat le chef d'escadrons de semaine.

Les appels généraux, les rassemblements, la réunion des gardes, le service de la garde de police, la police des salles de discipline, celle de l'infirmerie régimentaire et des cantines, la propreté des locaux communs à divers escadrons, celle des cours et des abords extérieurs du quartier, la sûreté du quartier de jour et de nuit, concernent directement le capitaine de semaine.

Le capitaine de semaine se rend dans les chambres ou dans les écuries, lorsque, en l'absence d'un officier, son intervention y est nécessitée par un fait intéressant la police générale ou la sûreté du quartier.

Il désigne les officiers de semaine qui doivent recevoir les distributions de chauffage.

En prenant le service, il reçoit du capitaine qu'il relève : 1° l'état des officiers, des sous-officiers et brigadiers qui entrent en semaine avec lui, et la note des ordres et des consignes dont l'exécution a besoin d'être particulièrement surveillée; 2° le contrôle pour commander les services individuels des officiers, les services des fractions constituées et les détachements, conformément au décret sur le service dans les places de guerre et les villes de garnison. Ce contrôle est établi sur un livret coté et parafé par le lieutenant-colonel. Le capitaine de semaine y inscrit nominativement les services accomplis par les officiers ; il indique l'ordre en vertu duquel les détachements ont été fournis, ainsi que la date du départ et celle de la rentrée.

Lorsque le capitaine de semaine s'absente, il est remplacé par le plus ancien officier de semaine des escadrons.

Le capitaine de semaine couche au quartier quand l'ordre en est donné ; une chambre est disposée à cet effet.

LIEUTENANTS ET SOUS-LIEUTENANTS.

Fonctions.

Art. 109. Les lieutenants et les sous-lieutenants sont employés par le capitaine-commandant à tous les détails d'éducation et d'instruction militaires, de service, de police et d'administration de l'escadron.

Ils reçoivent du capitaine-commandant les renseignements relatifs à la mobilisation de l'escadron et l'aident de tous leurs moyens dans l'accomplissement de sa tâche.

Leurs fonctions sont de deux sortes : celles d'officier de peloton et celles d'officier de semaine.

Ils alternent entre eux dans l'escadron pour le service de semaine, et roulent entre eux dans le régiment pour les services individuels.

Un lieutenant ou un sous-lieutenant du cadre actif, désigné par le colonel, remplit dans le régiment les fonctions d'officier d'approvisionnement. Cet officier peut être le porte-étendard.

Officier de peloton.

Entretien des chevaux et du harnachement.

Art. 114. L'officier de peloton doit connaître le tempérament, le caractère et la valeur des chevaux de son peloton. Il est responsable, envers le capitaine-commandant, de leur bonne condition, de leur propreté et de l'entretien de la ferrure.

Il visite fréquemment le harnachement ; il s'assure qu'il est bien ajusté et convenablement entretenu ; il propose au capitaine-commandant les modifications ou remplacements qu'il croit utiles ; il lui signale les réparations nécessaires, et s'assure qu'elles sont bien exécutées.

Officier de semaine.

Chevaux malades.

123. Il veille à ce que le maréchal des logis de semaine fasse conduire, à l'heure indiquée, les chevaux malades à la visite du vétérinaire.

Dès que l'état d'un cheval de l'escadron paraît réclamer les soins immédiats du vétérinaire, l'officier de semaine fait prévenir le vétérinaire de service.

ADJUDANTS.

Devoirs généraux.

Art. 131. Les adjudants ont autorité et inspection immédiate sur les sous-officiers et sur les brigadiers, pour tout ce qui a rapport à la discipline et à la police générale. Ils observent la conduite privée et surveillent la tenue des sous-officiers.

Ils sont sous les ordres immédiats du capitaine de semaine pour les détails du service général de semaine ; ils leur doivent des rapports sur tout ce qui est relatif au service général et au bon ordre.

Ils alternent pour le service de semaine.

Étrangers entrant au quartier.

Art. 132. Les étrangers qui se présentent pour entrer au quartier sont conduits, par les soins du maréchal des logis de garde, à l'un des adjudants. Les adjudants n'autorisent l'entrée que de ceux qui y ont affaire, et ils les font respecter. Ils veillent avec un soin particulier à ce qu'il ne s'y introduise ni gens sans aveu, ni femme d'allure suspecte.

ADJUDANT-VAGUEMESTRE.

Remise des lettres et de l'argent.

Art. 146. Il remet d'abord au colonel les lettres à son adresse et à celle du conseil d'administration. Il porte de même à tous les officiers les lettres qui leur sont adressées, l'argent qu'il a reçu pour eux et les paquets dont la remise exige une décharge par la signature du destinataire.

Il remet également aux sous-officiers, aux brigadiers et aux cavaliers du petit état-major et du peloton hors rang les lettres et l'argent qui leur sont adressés. Il distribue, par l'intermédiaire de chaque maréchal des logis de semaine, les lettres ordinaires qu'il reçoit pour les sous-officiers, les brigadiers et les cavaliers des escadrons. Il remet directement aux intéressés les lettres non affranchies ou frappées de surtaxe ; il se fait rembourser les avances qu'il a faites d'après les indications portées sur ces lettres.

Les lettres et les paquets dont la remise exige une décharge par la signature du destinataire, reçus pour les sous-officiers, les brigadiers et les cavaliers, leur sont remis directement par le vaguemestre à l'heure prescrite par le colonel, en présence du maréchal des logis de semaine, qui signe avec le destinataire au registre du vaguemestre. Les cavaliers qui ne savent pas écrire font une croix, et l'officier de semaine signe au registre pour certifier la remise.

Le vaguemestre, en recevant un mandat pour en toucher le montant, doit, lorsque ce mandat lui est présenté, exiger à l'appui la production de l'enveloppe de la lettre d'envoi. Il s'assure que l'enveloppe et le mandat appartiennent à celui qui les présente, et que les deux pièces ont le même point de départ. Le vaguemestre inscrit sur le mandat le numéro matricule du titulaire, appose son parafe au-dessous, et reproduit le numéro matricule sur son registre après le nom du titulaire.

Ces premières précautions prises, le vaguemestre exige, au moment de payer, la production de l'enveloppe de la lettre et celle du livret individuel du titulaire, afin de constater, par l'inspection du numéro matricule du militaire qui se présente, que celui-ci est bien le véritable destinataire. On opère de même pour la remise des lettres ou des paquets exigeant la signature du destinataire.

Dans le cas où l'indication du corps dont fait partie le destinataire est inexacte, la régularisation est faite sur le mandat même, mais sans altération de la désignation erronée, et cette régularisation est appuyée de la signature du major, ainsi que de l'apposition du timbre du conseil d'administration. On opère de même, quand la position du destinataire n'est pas suffisamment indiquée ou quand ses nom ou prénoms sont inscrits d'une manière incorrecte sur le mandat.

Le vaguemestre présente à la poste, tous les jours, ou au moins deux fois par semaine, les mandats à toucher pour des militaires du corps. Le colonel ou le chef de détachement se concerte à cet égard avec le receveur des postes et des télégraphes, et donne des ordres pour que l'argent des mandats touchés soit remis aux destinataires le plus tôt possible, en se conformant aux prescriptions ci-dessus.

Lorsqu'un militaire reçoit un mandat télégraphique, il doit, pour en toucher le montant, le remettre au vaguemestre, qui le présente, à la première distribution, au receveur des postes et des télégraphes ; celui-ci remet immédiatement au vaguemestre la valeur du mandat télégraphique, qui est versée sans retard dans les mains du destinataire, d'après les règles fixées ci-dessus pour le payement des mandats postaux.

Le vaguemestre donne à l'adjudant de semaine un état signé par le receveur des postes et des télégraphes, constatant les différentes sommes d'argent ainsi que les lettres chargées qu'il a reçues pour les sous-officiers, les brigadiers et les cavaliers. Cet état est annexé à la situation rapport du régiment ; l'adjudant de semaine en donne lecture aux maréchaux des logis chefs, qui en rendent compte aux capitaines-commandants et aux officiers de semaine.

Si le vaguemestre n'a reçu aucun article d'argent, il remet à la salle du rapport un état négatif, également signé par le receveur des postes et des télégraphes.

Lettres de rebut. — Argent adressé aux absents.

Art. 147. Les lettres de rebut sont rendues par le vaguemestre à la poste, sans avoir été décachetées, après que le motif de refus a été inscrit au dos; le port en est remboursé, s'il y a lieu, par le receveur des postes et des télégraphes.

Si la lettre est décachetée, le port reste à la charge de celui qui l'a ouverte, à moins qu'elle ne l'ait été par erreur provenant de conformité de noms.

Les lettres chargées ou recommandées et les mandats adressés à des militaires qui sont décédés, qui n'appartiennent plus au corps ou qui sont absents, doivent être rendues au receveur des postes et des télégraphes, qui, suivant le cas, les fait parvenir aux ayants droit ou les tient à leur disposition.

Toutes les lettres adressées à des militaires déclarés inconnus doivent être remises au trésorier, qui ne les rend au vaguemestre qu'après avoir certifié par son visa que ces militaires ne figurent pas au registre matricule du corps.

Le délai pour la remise à la poste des lettres ordinaires, des lettres chargées ou recommandées et des mandats qui ont été distribués au vaguemestre est de huit jours.

MARÉCHAL DES LOGIS TROMPETTE-MAJOR ET BRIGADIER-TROMPETTE.

Fonctions.

Art. 149. Le maréchal des logis trompette-major, secondé par le brigadier-trompette, est chargé d'apprendre à sonner aux trompettes et aux élèves trompettes, à toutes les allures, les sonneries du Règlement d'exercices de cavalerie et les sonneries de clairon du Règlement de l'infanterie. Il a la direction de la fanfare, qui ne comprend que les trompettes et les élèves trompettes.

CHEF ARMURIER ET BRIGADIER-ARMURIER.

Fonctions.

Art. 150. Le chef armurier est commissionné par le Ministre.

Quelle que soit sa classe, il est subordonné aux adjudants et prend rang après ces sous-officiers.

Il est chargé, sous la surveillance directe de l'officier d'armement, des réparations aux armes, aux casques, aux cuirasses et aux parties en fer du harnachement, ainsi que de la conservation de ceux de ces effets qui sont en magasin.

Il est également chargé, sous la surveillance directe de l'officier d'approvisionnement, dans la mesure indiquée, des réparations d'entretien du matériel roulant.

Le chef armurier est chef d'atelier sous la direction et la surveillance de l'officier d'habillement. Il est responsable de la propreté de son atelier et de la discipline qui y règne. Le brigadier et les ouvriers mis à sa disposition sont sous ses ordres à l'atelier.

Le brigadier premier ouvrier armurier est nommé par le colonel, sur la présentation du chef armurier approuvée par l'officier d'habillement et par le major.

Quand le régiment est divisé, le chef armurier reste avec les escadrons que commande le colonel.

MAITRE D'ESCRIME ET BRIGADIERS PRÉVOTS D'ARMES.

Fonctions.

Art. 151. Le maître d'escrime (adjudant ou maréchal des logis) est nommé par le Ministre.

Il enseigne l'escrime et la contre-pointe, sous la surveillance d'un officier désigné par le colonel.

Il est secondé par deux brigadiers prévôts d'armes et par des élèves prévôts.

Il est responsable de la tenue, de la police et du matériel de la salle d'armes.

Les cavaliers employés exceptionnellement à la salle d'armes, en sus des élèves prévôts, ne sont exemptés d'aucun service.

Le maître d'escrime est personnellement chargé de l'enseignement de l'escrime aux officiers : cet enseignement a lieu dans la salle d'armes, aux heures fixées par le colonel.

Quand le régiment est divisé, le maître d'escrime reste avec la fraction principale.

MARÉCHAL DES LOGIS CHARGÉ DE L'INFIRMERIE VÉTÉRINAIRE ET DU DÉTAIL DES ÉCURIES.

Fonctions.

Art. 153. Le maréchal des logis de l'infirmerie vétérinaire est chargé, sous les ordres et sous la responsabilité du vétérinaire en premier, de la police et de la tenue des écuries de l'infirmerie, des soins et de l'entretien des chevaux qui y sont en traitement.

Il est aussi sous les ordres de l'officier de casernement pour assurer la conservation et la distribution des divers ustensiles d'écurie.

Un cavalier désigné pour seconder le maréchal des logis est préposé spécialement à la tenue des écritures de l'infirmerie vétérinaire.

MARÉCHAL DES LOGIS CHEF.

Devoirs généraux.

Art. 159. Le maréchal des logis chef s'applique à connaître la conduite, le caractère et les aptitudes des sous-officiers, des brigadiers et des cavaliers de l'escadron ; il éclaire sur leur compte l'opinion des officiers de l'escadron et principalement celle du capitaine-commandant. Il les commande en tout ce qui est relatif au service, à la tenue et à la discipline. Il est responsable envers l'officier de semaine de la police intérieure de l'escadron et de la manière dont il commande le service.

Il est l'agent du capitaine-commandant pour tout ce qui concerne l'administration et la comptabilité ; il est responsable envers cet officier de la tenue des registres, contrôles, livrets, etc., et de la conservation du matériel de l'escadron. Il surveille le maréchal des logis fourrier et le brigadier fourrier, chargés sous sa direction, de faire les écritures.

Il communique au capitaine-commandant les ordres et les décisions du colonel.

Il prend part à l'instruction théorique et pratique, tout au moins à partir de l'école du peloton.

MARÉCHAUX DES LOGIS.

Fonctions.

Art. 171. Les maréchaux des logis commandent aux brigadiers et aux cavaliers en tout ce qui est relatif au service, à la police, à la discipline et à l'instruction ; ils surveillent la conduite privée des brigadiers et des cavaliers sous leurs ordres.

Ils sont responsables, envers le maréchal des logis chef et les officiers de l'escadron, de l'exécution des ordres et de la police.

Ils alternent dans chaque escadron pour le service de semaine et autres services de l'escadron, et exceptionnellement dans le régiment pour les services individuels.

Les fonctions des maréchaux des logis sont de deux sortes : celles de maréchal des logis de peloton et celles de maréchal des logis de semaine.

Maréchal des logis de peloton.

Devoirs généraux.

Art. 172. Le maréchal des logis de peloton dirige son peloton, sous l'autorité de l'officier de peloton ; il est chargé des détails de l'éducation et de l'instruction des brigadiers et des cavaliers du peloton ; il surveille la tenue des chambres, la conservation et la propreté des armes et des effets de toute nature.

Il est responsable envers l'officier de peloton des soins à donner aux chevaux du peloton.

Il appuie les brigadiers de son autorité ; il les habitue à commander avec fermeté, mais sans brusquerie, et veille à ce qu'ils ne s'écartent jamais de l'impartialité ni de la justice.

Dans les pelotons où il y a deux maréchaux des logis, le plus jeune de grade est à la disposition du plus ancien, pour le seconder et le suppléer dans tous les détails de l'instruction et du service.

Maréchal des logis de semaine.

Devoirs aux écuries.

Art. 182. Au réveil, il se rend aux écuries, fait exécuter toutes les mesures relatives à l'aération et à la propreté. Il se conforme pour les repas des chevaux aux ordres donnés, reçoit des gardes d'écurie le rapport des événements de la nuit et rend compte à l'officier de semaine.

Dans le courant de la journée, il veille à ce que les prescriptions du présent Règlement et les ordres particuliers du capitaine-commandant soient rigoureusement observés.

Il s'assure fréquemment du bon état des licols et des ustensiles d'écurie ; il signale ceux qui doivent être réparés ou remplacés, et rend compte au maréchal des logis chef de toutes les dégradations et de toutes les pertes qu'il constate.

Il surveille les gardes d'écurie, leur fait répéter les consignes, exige qu'ils les exécutent et les empêche de s'absenter.

S'il est avisé de quelque indisposition grave survenue à un cheval, il en fait prévenir aussitôt le vétérinaire de service.

MARÉCHAL DES LOGIS FOURRIER ET BRIGADIER FOURRIER.

Maréchal des logis fourrier.

Devoirs généraux.

Art. 190. Le maréchal des logis fourrier est aux ordres du maréchal des logis chef ; il tient, sous la direction de ce sous-officier, toutes les écriture de l'escadron.

Il est chargé du casernement et du couchage,

Il remplace au besoin le maréchal des logis chef pour les réceptions, les distributions ou les versements d'armes et d'effets de toute nature.

Il prend part à l'instruction théorique et pratique ; il est exempt d'assister au pansage.

Chaque jour, un maréchal des logis fourrier est chargé de réunir et d'accompagner, aux heures indiquées, les malades du régiment qui entrent à l'hôpital et ceux qui en sortent.

Brigadier fourrier.

Devoirs généraux.

Art. 192. Le brigadier fourrier seconde le maréchal des logis fourrier, dans ses fonctions, selon les ordres du maréchal des logis chef, et le remplace en cas d'absence.

Il tient le registre d'ordres et le communique aux officiers de l'escadron ; leur signature justifie qu'il le leur a présenté. Il leur transmet immédiatement les ordres et les décisions du colonel.

Il est chargé de la lecture des ordres et des décisions à l'escadron. Il prend part aux exercices d'instruction et aux théories ; il est exempt d'assister au pansage.

Le brigadier fourrier du peloton hors rang remplit les fontions de maréchal des logis fourriers au peloton hors rang. Il communique aussi le registre d'ordres aux officiers de l'état-major autres que le lieutenant-colonel et le colonel.

BRIGADIERS.

Fonctions.

Art. 193. Les brigadiers doivent donner l'exemple de la bonne conduite, de la subordination et de l'exactitude à remplir leurs devoirs.

Ils surveillent les cavaliers en tout ce qui tient au bon ordre et à la tranquillité publique ; ils sont chargés de tout ce qui est relatif au service, à la tenue, à la police et à la discipline de leur escouade.

Ils doivent user, au besoin, des moyens de répression que le présent Règlement leur accorde, et, si ces moyens sont insuffisants, en appeler à l'autorité de leurs supérieurs ; mais ils ne doivent jamais oublier que la manière la plus sûre de se faire respecter et obéir, est de se conduire avec leurs subordonnés avec fermeté, sans familiarité ni brusquerie.

Ils pansent chaque jour leur cheval, excepté quand ils sont de service ou de semaine.

Ils sont exempts des corvées auxquelles sont assujettis les cavaliers et ne montent pas de garde d'écurie.

Ils alternent, dans chaque escadron, pour le service de semaine et les autres services particuliers à l'escadron, et roulent entre eux, dans le régiment, pour les services individuels.

Les fontions des brigadiers sont celles de : brigadier d'escouade ; brigadier de chambrée, brigadier de semaine ; brigadier d'ordinaire.

Visite d'officiers.

Art. 206. Quand un officier entre dans une chambre,le brigadier commande : FIXE ; les cavaliers se lèvent, se découvrent s'ils sont en képi, et gardent le silence et l'immobilité jusqu'à ce que l'officier soit sorti ou qu'il ait commandé : REPOS.

Si c'est un officier supérieur ou un officier général qui entre dans la chambre, le brigadier commande : A VOS RANGS ; les cavaliers se placent au pied de leurs lits ; lorsqu'ils y sont, le brigadier commande FIXE.

S'il y a des hommes en armes dans la chambre, ils ne se découvrent pas ; ils prennent la position du *cavalier reposé sur l'arme*, s'ils sont armés de la carabine, ou celle du *cavalier à pied*, s'ils n'ont que le sabre.

Cas d'absence.

Art. 207. En l'absence du brigadier de chambrée, et à défaut d'un autre brigadier logé dans la chambre, son autorité et sa responsabilité passent au plus ancien cavalier de 1re classe de la chambrée.

Brigadier de semaine.

Devoirs généraux.

Art. 208. Le brigadier de semaine est sous les ordres du maréchal des logis de semaine, pour le seconder dans tous les détails du service de semaine.

Il réunit les cavaliers commandés pour les corvées et tous les groupes de cavaliers ne formant pas de fractions constituées de l'escadron.

Aux heures des repas, il fait porter par des hommes de corvée les subsistances aux hommes de garde et aux gardes d'écurie. Il fait remettre au maréchal des logis de garde celles des détenus de l'escadron.

Muni du cahier de visite médicale.il conduit à la visite les hommes malades et les hommes rentrés la veille d'une position d'absence ; après la visite, il remet le cahier au maréchal des logis chef.

Le brigadier de semaine ne s'absente pas du quartier, même pour le service, sans l'autorisation du maréchal des logis de semaine.

Lorsque celui-ci est absent momentanément, il le remplace.

Gardes d'écurie.

Art. 212. Le brigadier de semaine réunit les gardes d'écurie et les conduit à leurs postes, à l'heure fixée par le capitaine-commandant.

Il vérifie l'état des ustensiles d'écurie après que les gardes se les sont consignés en sa présence ; il constate à qui doivent être imputés la réparation ou le remplacement des objets détériorés ou perdus, et en rend compte au maréchal des logis de semaine. Il s'assure que chaque garde d'écurie connaît exactement la consigne qui lui est propre ; il veille à l'exécution de ces consignes particulières ainsi qu'à celle des consignes générales.

Portes et fenêtres des écuries. — Rondes. — Éclairage des écuries.

Art. 213. Il veille à ce que les gardes d'écurie se conforment aux ordres donnés pour ouvrir ou fermer les portes et les fenêtres.

Il fait dans la journée de fréquentes rondes aux écuries, pour s'assurer qu'elles sont tenues dans le plus grand état de propreté et que les gardes d'écurie sont à leur poste.

S'il s'aperçoit qu'un cheval transpire à l'écurie, en rentrant du travail, il le fait bouchonner de nouveau par son cavalier et couvrir si cela est nécessaire.

Le soir, avant la retraite, ou à la tombée de la nuit, il s'assure que les lampes, que l'on ne doit allumer que pendant le temps strictement nécessaire, sont suffisamment garnies.

Des lanternes portatives sont à la disposition des gardes d'écurie, afin qu'ils puissent porter secours aux chevaux qui en auraient besoin, et allumer les lampes si cela est nécessaire.

Brigadier d'ordinaire.

Devoirs généraux.

Art. 216. Le brigadier d'ordinaire est chargé de tous les détails du service de l'ordinaire de l'escadron. Il est désigné par le capitaine-commandant pour un mois seulement.

Distributions et achats.

Art. 217. Le brigadier d'ordinaire fait connaître au maréchal des logis de semaine, avant le rassemblement quotidien de l'escadron, le nombre d'hommes à commander pour les corvées d'ordinaire.

Lorsque la commission des ordinaires assure l'achat des denrées, le brigadier d'ordinaire reçoit chaque jour du maréchal des logis chef une note indiquant les denrées à prendre pour l'escadron ; accompagné des cavaliers de corvée, il se présente, à l'heure fixée, aux locaux où se font les distributions ; il assiste aux pesées, s'assure que les quantités demandées sont exactement remises, prend livraison et devient responsable.

Pour les achats de gré à gré, il reçoit chaque jour du maréchal des logis chef la note des denrées à acheter et la somme nécessaire pour les payer ; il passe chez les fournisseurs, accompagné des cavaliers de corvée. Ceux-ci ont le droit de débattre les prix et d'aller chez d'autres fournisseurs.

Il est interdit d'acheter à crédit ; les fournisseurs sont toujours payés au comptant en présence des cavaliers de corvée.

Quand les fournisseurs sont payés de la main à la main, leur émargement immédiat sur le livret d'ordinaire doit justifier chaque jour des payements qui leur sont faits.

Toute remise, tout arrangement illicite entre les fournisseurs et le brigadier d'ordinaire, entraîne le changement des premiers ; quant au brigadier, il est déféré au conseil de guerre.

CAVALIERS DE 1re CLASSE.

Admission des cavaliers à la 1re classe. — Service.

Art. 220. L'admission des cavaliers à la 1re classe est prononcée par le colonel sur la proposition de l'officier de peloton, l'approbation du capitaine-commandant et l'avis du chef d'escadrons.

Les cavaliers de 1re classe sont choisis parmi les cavaliers de 2e classe parvenus à l'école d'escadron, qui ont au moins six mois de service, qui savent lire et écrire, qui se font particulièrement remarquer par la manière dont ils montent à cheval et manient leurs armes, et qui méritent cette distinction, par les soins qu'ils donnent aux chevaux, par leurs aptitudes militaires, par leur conduite et leur tenue.

Il ne peut être fait exception à cette règle que pour un acte de courage ou de dévouement.

Les cavaliers de 1re classe font le même service et sont assujettis aux mêmes corvées que les autres cavaliers de l'escadron.

TROMPETTES.

Nomination. — Service.

Art. 221. Les trompettes sont choisis sur une liste d'aptitude dressée par l'officier chargé de la surveillance de l'école des trompettes, et nommés par le colonel sur la proposition du capitaine-commandant.

La désignation des élèves trompettes, à raison de deux par escadron, est faite de même.

Les trompettes sont, pour leur service spécial et leur instruction seulement, sous les ordres du maréchal des logis trompette-major et du brigadier-trompette; ils sont soumis aux mêmes règles et aux mêmes devoirs que les cavaliers d'escadron, sous les ordres constants de leurs chefs directs.

Ils prennent le service avec la fraction de l'escadron à laquelle ils appartiennent.

Le trompette qui est commandé de service au quartier avec la fraction qui constitue la garde de police exécute toutes les sonneries ; il est aux ordres du capitaine de semaine, de l'adjudant de semaine et du maréchal des logis de garde.

MARÉCHAUX FERRANTS.

Nomination. — Service.

Art. 222. Une réglementation spéciale détermine les conditions à remplir pour prétendre aux emplois de maîtres maréchaux. La nomination à ces emplois et la désignation des aides-maréchaux et des élèves, à raison de trois par escadron, sont faites par le colonel sur la proposition du capitaine commandant et l'avis du vétérinaire en premier.

Les maréchaux ferrants sont, pour leur service spécial et leur instruction professionnelle, sous les ordres des vétérinaires, du maréchal des logis premier maître et des brigadiers maîtres maréchaux.

Les maréchaux ferrants et les maîtres maréchaux sont soumis aux mêmes règles et aux mêmes devoirs que les militaires des escadrons ; ils sont exempts de corvées. Le colonel fixe les exercices auxquels ils doivent prendre part et les revues auxquelles ils doivent assister, de manière qu'ils conservent l'habitude du cheval, tout en assurant le service spécial qui leur incombe.

Devoirs généraux et communs aux divers grades et emplois.

RAPPORT JOURNALIER.

Dispositions générales.

Art. 223. Tous les matins, les maréchaux des logis chefs présentent à leur capitaine-commandant la situation-rapport des vingt-quatre heures, contenant la situation journalière de l'escadron, les demandes et les punitions des sous-officiers, des brigadiers et des cavaliers, et toutes les mutations.

Le capitaine-commandant vérifie et signe la situation-rapport, après y avoir ajouté les demandes des officiers de son escadron, les augmentations qu'il juge convenable d'apporter aux punitions prononcées par ses subordonnés, ainsi que ses demandes propres et ses observations.

La situation-rapport du peloton hors rang, comprenant l'état-major et le petit état-major, est signée par l'officier d'habillement; elle est ensuite présentée au trésorier, qui y porte les mutations des officiers de l'état-major, ainsi que les demandes de ces officiers qui ont été agréées par le lieutenant-colonel.

Les maréchaux des logis chefs et le vaguemestre remettent la situation-rapport et les pièces à l'appui des mutations à l'adjudant de semaine, une heure et demie avant la réunion du rapport. L'adjudant en forme la situation-rapport du régiment, et la signe.

Le capitaine de semaine vérifie la situation-rapport du régiment, et réunit, à l'heure prescrite, dans la salle de rapport, l'adjudant de semaine, les maréchaux des logis chefs et le brigadier fourrier du peloton hors rang.

L'adjudant de semaine dicte aux maréchaux des logis chefs l'état des sommes d'argent et des mandats que le vaguemestre a reçus pour les sous-officiers, brigadiers et cavaliers de leur escadron.

A la même heure, les rapports journaliers du médecin-major et du vétérinaire en premier doivent être déposés à la salle de rapport; le chef d'escadrons de semaine prend connaissance de la situation-rapport du régiment et des rapports du médecin et du vétérinaire, et recueille tous les renseignements nécessaires; puis, accompagné du capitaine et de l'adjudant de semaine, il se rend chez le colonel.

Le lieutenant-colonel et le major s'y rendent directement.

Le colonel prononce sur les objets contenus dans la situation-rapport du régiment et dans les rapports du médecin et du vétérinaire, ainsi que sur les demandes faites ou transmises par le lieutenant-colonel; il dicte ses ordres et ses décisions à l'adjudant de semaine.

Le capitaine et l'adjudant de semaine retournent immédiatement au quartier; le capitaine commande les services individuels des officiers; l'adjudant communique ensuite aux maréchaux des logis chefs et aux brigadiers fourriers les ordres et les décisions du colonel; il leur fait connaître le service à fournir pour le lendemain; il donne le nom du médecin et du vétérinaire de service et le fait inscrire sur le registre des entrées et des sorties après l'appel du soir. Il va communiquer ensuite les ordres et les décisions du colonel aux officiers supérieurs qui n'ont pas assisté au rapport, et remettre au major les situations-rapports des escadrons avec les pièces à l'appui.

Le colonel fait remettre au trésorier, à la fin du mois, les situations-rapports du régiment du mois précédent.

Les maréchaux des logis chefs vont rendre compte à leur capitaine-commandant des ordres et des décisions du colonel, ainsi que du service qui incombe à l'escadron, et les font communiquer par les brigadiers fourriers aux autres officiers de l'escadron. Le brigadier fourrier du peloton hors rang fait la même communication aux officiers des grades inférieurs de l'état-major.

Le lieutenant-colonel peut être autorisé par le colonel à ne pas assister tous les jours au rapport.

Afin d'assurer à tout le service un fonctionnement régulier et d'éviter de distraire pendant la journée des sous-officiers ou des plantons du service de l'instruction, le colonel doit donner au rapport, à moins de circonstances très exceptionnelles, tous les ordres et toutes les décisions à exécuter jusqu'au rapport du lendemain.

Il fixe dans le même but, en tenant compte des indications du tableau du service journalier, les heures pendant lesquelles les services spéciaux du régiment peuvent être en relations avec les escadrons sans gêner la marche de l'instruction, à laquelle les exigences de tous les services doivent être subordonnées.

MARQUES EXTÉRIEURES DE RESPECT.

Devoirs généraux.

Art. 224. Tout militaire doit, en toutes circonstances, soit de jour, soit de nuit, même hors du service, de la déférence et du respect à ses supérieurs des armées de terre ou de mer, quels que soient l'arme et le corps auxquels ils appartiennent.

L'inférieur prévient le supérieur en le saluant le premier ; le supérieur rend le salut.

A grade égal, les militaires échangent le salut.

Les militaires de tous grades de la réserve et de l'armée territoriale ont les devoirs et les droits communs à tous les militaires, dans toutes les circonstances où ils portent l'uniforme.

Formes du salut.

Art. 225. Le salut militaire, à pied ou à cheval, quel que soit le grade et quelle que soit la coiffure, consiste à porter la main droite au côté droit de la visière, la paume de la main en avant, le coude légèrement levé, en regardant la personne qu'on salue.

Tout sous-officier, brigadier ou cavalier qui est de pied ferme, prend, pour saluer, la position du *cavalier à pied* et se tourne du côté du supérieur ; s'il est assis, il se lève pour saluer ; s'il croise un supérieur, il le salue quand il en est à six pas, et continue à marcher en conservant l'attitude du salut jusqu'à ce qu'il l'ait dépassé ; s'il marche derrière lui et le dépasse, il le salue en arrivant à sa hauteur, et conserve l'attitude du salut jusqu'à ce qu'il l'ait dépassé.

Le salut ne se renouvelle pas dans une promenade ou dans tout autre lieu public.

Chez le Président de la République et leurs supérieurs en uniforme, les officiers en tenue se découvrent après avoir salué réglementairement. Chez les autorités civiles et un supérieur non en tenue, les officiers se présentent découverts. Les sous-officiers et soldats ne se découvrent que lorsque le supérieur les y autorise. 9 avril 1886. 1er S. R. 466.

Dans les visites de corps, les officiers, à l'exception de ceux qui ont pour coiffure le chapeau mettent la jugulaire sous le menton et restent couverts.

Tout militaire qui parle à un supérieur le salue et prend une attitude militaire.

Tout militaire qui passe devant un drapeau ou un étendard de régiment salue sans s'arrêter.

Tout sous-officier, brigadier ou cavalier, armé de la carabine ou ayant le sabre à la main qui parle à un officier, porte ou présente l'arme, suivant le grade ; s'il passe près d'un officier, devant un drapeau ou un étendard de régiment, il porte l'arme sans s'arrêter.

Fonctionnaires et employés militaires.

Art. 226. Les fonctionnaires et les employés militaires doivent le salut et y ont droit, suivant leur rang hiérarchique ou suivant le rang dont ils ont les prérogatives ; à rang égal, le fonctionnaire ou l'employé militaire doit le premier le salut.

Les officiers de douaniers et les officiers de chasseurs forestiers en uniforme ont les mêmes droits et les mêmes devoirs, même hors le cas de convocation.

Les agents du Trésor, des postes et des télégraphes et des sections techniques des chemins de fer, convoqués pour un service militaire, ont les mêmes droits et les mêmes devoirs, suivant le rang qui leur est attribué.

Aides-vétérinaires stagiaires.

Art. 52. D. 76. Les aides-vétérinaires-stagiaires doivent le salut aux sous-lieutenants et le reçoivent des sous-officiers.

Sapeurs-pompiers.

16 fév. 1884, 1er S. R. 233. Les officiers, sous-officiers et hommes des compagnies de sapeurs-pompiers des communes ont droit, de la part des militaires de l'armée, aux marques de respect que comporte le grade dont ils sont investis. Il doit y avoir réciprocité de leur part vis-à-vis des militaires.

Officiers des armées étrangères.

Art. 227. Les militaires sont tenus de saluer les officiers des armées étrangères.

Plantons et ordonnances.

Art. 228. Les sous-officiers, les brigadiers et les cavaliers remettent les dépêches de la manière suivante :

S'ils sont armés de la carabine, ils s'arrêtent, portent l'arme, remettent la dépêche de la main gauche, se portent à six pas en arrière, et attendent dans la position du *cavalier reposé sur l'arme ;*

S'ils ne sont pas armés de la carabine, ils s'arrêtent, saluent, remettent la dépêche de la main gauche et vont attendre à six pas dans la position du *cavalier à pied ;*

Si la dépêche est remise à un officier général ou supérieur, le planton présente l'arme, la contient de la main gauche, et remet la dépêche de la main droite.

Les ordonnances à cheval saluent et remettent ensuite la dépêche de la main droite.

Appellations.

Art. 229. Le supérieur parlant à un inférieur l'appelle par son grade, en ajoutant le nom s'il le juge à propos.

L'inférieur parlant à un supérieur l'appelle par son grade précédé du mot « mon » ; quand il s'adresse à un brigadier ou à un sous-officier autre qu'un adjudant, il l'appelle seulement par son grade.

Tout militaire s'adressant à un fonctionnaire ou à un employé militaire l'appelle par sa qualification, sans distinction de classe, précédée des mots « Monsieur le ».

Le Ministre de la guerre, les maréchaux de France, le grand chancelier, les gouverneurs militaires de Paris et Lyon, les gouverneurs des places fortes, sont toujours désignés par leur titre précédé des mots « Monsieur le »

Correspondances.

Art. 230. Dans la correspondance de service, on se conforme aux modèles I, II et III, en supprimant tout préambule et en employant des termes courtois envers l'inférieur, respectueux envers le supérieur.

La correspondance se termine sans aucune formule par la signature.

Pour les appellations, on se conforme aux prescriptions de l'article précédent.

VISITES.

Visites de corps.

Art. 231. Il est fait des visites de corps aux personnes qui y ont droit d'après le Règlement sur le service dans les places de guerre et les villes de garnison.

Le colonel a droit à une visite du corps d'officiers en grande tenue de service, lorsqu'il vient prendre le commandement de son régiment, il en fixe l'heure ; il est en grande tenue de service.

Visites individuelles.

Art. 232. Le jour où ils sont reçus dans leur grade, les officiers supérieurs et les capitaines-commandants reçoivent la visite des officiers qui sont sous leurs ordres immédiats ; l'officier le plus élevé en grade ou le plus ancien dans le grade le plus élevé fait la présentation. Ces visites sont faites et reçues en grande tenue de service.

Les officiers arrivant au régiment, ou promus à un grade supérieur dans le régiment, se présentent au colonel en grande tenue de service, le jour où ils sont reconnus : ils font dans la même tenue une visite aux officiers sous les ordres directs desquels ils sont placés.

Dans les mêmes circonstances, les officiers supérieurs doivent faire une visite aux officiers généraux des armées de terre et de mer et au commandant d'armes.

Les officiers qui quittent le régiment doivent faire les mêmes visites avant leur départ, mais ils sont en tenue du jour.

Les officiers rentrant de position d'absence se présentent en tenue du jour au colonel et à leur chef immédiat, lorsque leur absence a duré plus de huit jours.

NOMINATIONS. — MODE DE RÉCEPTION DES OFFICIERS.

Nominations.

Art. 233. Les nominations des officiers, des sous-officiers, des brigadiers, les passages des cavaliers à la 1re classe et les nominations aux emplois divers prévus par la loi, sont mis à l'ordre du régiment.

Il en est de même des nominations des médecins et des vétérinaires.

Réceptions des officiers.

Art. 234. Les officiers sont reçus de la manière suivante :

Le colonel, par le général commandant la brigade ou la subdivision de région ;

Les officiers supérieurs, les capitaines-commandants et le capitaine instructeur, par le colonel ; cette disposition s'applique aux capitaines en second qui deviennent capitaines-commandants ;

Les capitaines en second et le porte-étendard, par le lieutenant-colonel ;

Les lieutenants et les sous-lieutenants, par leur chef d'escadrons ;

Les officiers comptables, par le major.

A défaut des officiers ci-dessus désignés pour procéder aux réceptions, les officiers du grade immédiatement inférieur les remplacent ; le major est remplacé par le chef d'escadrons de semaine.

Pour la réception du colonel et celle du lieutenant-colonel, le régiment est à cheval, en grande tenue, avec l'étendard.

Les chefs d'escadrons et le major sont reçus à cheval, en grande tenue, sans l'étendard ; le chef d'escadron qui doit être reçu se place devant le centre des escadrons qu'ils doivent commander ; le major se place vis-à-vis du centre du régiment.

Les autres officiers peuvent être reçus, la troupe étant à pied, lors de la première réunion du régiment : ils se placent devant le front de leur escadron ; le capitaine instructeur et les officiers comptables, devant le centre du régiment. Le porte-étendard est reçu la première fois que le corps prend les armes avec l'étendard ; il se place vis-à-vis de l'étendard.

L'officier qui doit être reçu se place à la gauche de celui qui le fait recevoir ; l'un et l'autre mettent le sabre à la main ; ils font face à la troupe. Celui qui reçoit fait porter les armes, ou mettre le sabre à la main, et ouvrir un ban ; il prononce à haute voix la formule suivante :

(Pour la réception du colonel) : « De par le Président de la République, officiers, sous-officiers, brigadiers et cavaliers, vous reconnaîtrez pour colonel du régiment M...., et vous lui obéirez en tout ce qu'il vous commandera pour le bien du service et pour l'exécution des règlements militaires. »

Quand l'officier qui procède à la réception est d'un grade inférieur à celui qu'il reçoit, il se place à sa gauche et substitue les mots : « nous reconnaîtrons et nous lui obéirons » à ceux « vous reconnaîtrez et vous lui obéirez. »

Après la réception, l'officier qui reçoit fait fermer le ban et reposer sur les armes, ou remettre le sabre.

Les officiers qui avancent en grade sans changer d'emploi ne sont pas reçus.

Les officiers changeant de corps, sans avancer en grade, sont reçus dans leur nouveau corps.

Réception des militaires nommés ou promus dans la Légion d'honneur et des nouveaux décorés de la médaille militaire ou d'une médaille d'honneur.

34 *bis*. 10 mai 1886, 1er S. R. 535 et 16 nov. 1886, 2e S. R. 930.

Le membre de la Légion d'honneur délégué par le grand chancelier conformément à l'art. 27 du décret organique du 16 mars 1852 procède, avec le cérémonial ci-après indiqué, à la réception des militaires nommés ou promus dans l'ordre de la Légion d'honneur.

1° Les officiers jusqu'au grade de colonel inclus, les sous-officiers, caporaux ou brigadiers et soldats faisant partie d'un corps de troupe sont reçus lors d'une revue devant le régiment ou le corps de troupe auquel ils appartiennent, par leur chef de corps ou un officier général ou par l'officier commandant le détachement dont ils font partie si cet officier est officier supérieur ; dans le cas contraire, la réception est faite par le commandant d'armes.

2° . . . .

3° Les officiers sans troupes ;

Les fonctionnaires de l'intendance ;

Les assimilés les employés militaires ;

Les sous-officiers et soldats ne faisant partie d'aucun corps ou détachés du leur.

Sont reçus devant le garnison convoquée pour être passée en revue par le commandant d'armes ou son délégué.

A l'issue de la revue, le commandant des troupes fait sortir du rang sans leur garde les drapeaux ou étendards et les fait placer devant le centre. Tous les légionnaires présents se groupent derrière ces drapeaux ou étendards et les récipiendaires se placent à dix pas en avant.

L'officier délégué par le grand chancelier pour procéder à la réception, se place en face des récipiendaires, fait porter les armes et ouvrir un ban ; il adresse ensuite à haute voix à chaque nouveau nommé ou promu les paroles suivantes :

Au nom du Président de la République et en vertu des pouvoirs qui nous sont conférés, nous vous faisons (chevalier, officier ou commandant de la Légion d'honneur).

Puis il frappe le récipiendaire du plat de l'épée sur chaque épaule, lui attache la décoration sur la poitrine et lui donne l'accolade.

Les drapeaux et les anciens légionnaires rentrent dans le rang, le commandant des troupes fait fermer le ban et défiler l'arme sur l'épaule droite. Pendant le défilé, les nouveaux légionnaires se tiennent à quatre pas derrière le commandant des troupes.

Médaille d'honneur.

Lorsqu'un officier, sous-officier ou soldat aura obtenu une des médailles d'honneur destinées à récompenser des actes de courage et de dévouement, la remise en sera faite avec un cérémonial destiné à en rehausser le prix.

A cet effet, on portera d'abord à la connaissance du corps, par la voie de l'ordre, l'acte qui a valu la médaille d'honneur, puis le chef du corps ou le commandant d'armes remettra personnellement ladite médaille à son titulaire en présence du corps de troupe dont il fait partie ou devant un des corps de la garnison s'il ne fait partie d'aucun.

Garde de police.

Art. 236. Il y a dans chaque quartier une garde de police, dont la force est déterminée suivant les localités. Elle est formée en même temps que les gardes qui peuvent être commandées pour un service extérieur.

La garde de police ne reçoit de consignes verbales et journalières que du lieutenant-colonel, du chef d'escadrons et du capitaine de semaine ou de l'adjudant de semaine; elle n'en reçoit d'écrites ou de permanentes que du colonel.

Les prescriptions du Règlement sur le service dans les places de guerre et villes de garnison sont applicables à la garde de police; la consigne générale pour la garde de police est affichée dans le corps de garde.

Devoirs du maréchal des logis de garde.

Devoirs généraux.

Art. 237. Le maréchal des logis de garde est responsable de la ponctualité avec laquelle le brigadier et les sentinelles remplissent leurs devoirs.

Il est chargé, sous les ordres de l'adjudant de semaine, de faire exécuter toutes les sonneries.

Il est responsable des dispositions relatives à la propreté dans les cours, dans le corps de garde, dans les locaux disciplinaires et dans les latrines, conformément aux prescriptions du présent Règlement.

Il veille à l'exécution des ordres du capitaine de semaine, relativement au service journalier des équipages.

Surveillance de la tenue de la troupe.

Art. 240. A défaut d'un maréchal des logis de planton chargé spécialement de surveiller la tenue, cette surveillance appartient au maréchal des logis de garde; il ne laisse sortir aucun sous-officier, brigadier ou cavalier que dans la tenue prescrite, et signale sur son rapport ceux qui sont rentrés en tenue irrégulière ou en état d'ivresse.

Étrangers entrant au quartier.

Art. 241. Lorsqu'un étranger se présente pour entrer au quartier, le maréchal des logis le fait conduire à l'un des adjudants. Il refuse l'entrée aux gens sans aveu et aux femmes d'allure suspecte.

Malades.

Art. 243. Si, pendant la nuit, il est averti que quelqu'un ait besoin de prompts secours, il envoie aussitôt appeler le médecin de service par un homme intelligent.

Après l'appel du matin, il fait donner aux maréchaux des logis chefs les noms des détenus malades.

Il prévient, à son arrivée au quartier, le médecin-major quand il y a des malades dans les salles de discipline, et prescrit au brigadier de garde d'assister à la visite du médecin.

Registres.

Art. 244. Il y a dans chaque corps de garde de police ; un registre des punis ; un registre des rentrées et des sorties après l'appel du soir, sur lequel on inscrit également les rondes, les patrouilles et les événements qui doivent être mentionnés au rapport journalier, ainsi que les consignes particulières.

Ce registre est signé le matin par le maréchal des logis, qui le porte à l'adjudant de semaine ; l'adjudant l'arrête, le vérifie et le soumet au capitaine de semaine.

L'état des logements des officiers du régiment, des médecins et des vétérinaires, est affiché au corps de garde. L'adjudant de semaine y mentionne les changements à mesure qu'ils surviennent.

Devoirs des sentinelles.

Alertes et honneurs.

Art. 247. Les sentinelles de la garde de police ont les mêmes alertes et rendent les mêmes honneurs que les sentinelles des postes de la place.

La sentinelle placée à la porte du quartier crie « Aux armes » lorsque le colonel vient au quartier ; la garde se forme devant le poste, l'arme au pied (ou le sabre au fourreau).

Paquets portés ou jetés hors du quartier.

Art. 248. La sentinelle placée à la porte du quartier s'oppose à ce qu'aucun étranger sorte avec un paquet ou avec une arme, ni aucun brigadier ou cavalier avec un paquet, une carabine ou un revolver, sans l'autorisation du maréchal des logis de garde.

Si l'on jette un paquet hors du quartier, elle en avertit le maréchal des logis ou le brigadier de garde.

Sortie des chevaux.

Art. 249. Elle ne laisse sortir aucun cavalier avec son cheval, sans l'autorisation du maréchal des logis ou du brigadier de semaine.

Entrée d'étrangers au quartier. — Entrées et sorties après l'appel.

Art. 250. Elle ne laisse entrer aucun étranger ni aucun homme de troupe d'un autre corps, sans l'autorisation du maréchal des logis de garde.

près l'appel du soir, elle fait passer au corps de garde les militaires de tous grades qui rentrent au quartier ou qui en sortent.

Consignes des gardes d'écurie.

Art. 254. Les gardes d'écurie reçoivent et rendent, en présence du brigadier de semaine, les consignes et les ustensiles d'écurie. S'il se trouve des objets endommagés ou perdus par leur faute, le prix de la réparation ou du remplacement est imputé sur leur masse individuelle.

Vigilance pour prévenir les accidents.

Art. 255. Ils doivent être vigilants jour et nuit, accourir au moindre bruit que font les chevaux, soit qu'ils se battont, s'embarrassent dans leurs longes ou dans leurs bât-flancs, ou se détachent.

Ils sont pourvus de plusieurs colliers et de longes de rechange pour attacher les chevaux qui cassent leur licol.

Propreté des écuries.

Art. 256. Les gardes d'écurie sont chargés d'entretenir la plus grande propreté dans les écuries, de ne pas laisser séjourner de crottin sous les chevaux et de relever la paille, à mesure qu'elle s'étend, pour la remettre à la litière ou la rejeter dans le râtelier.

Ils exécutent sous la direction du brigadier et du maréchal des logis de semaine, toutes les prescriptions relatives à l'aération des écuries et aux repas des chevaux.

Police intérieure des écuries.

Art. 257. Les gardes d'écurie empêchent qu'on entre dans les écuries avec du feu et qu'on y fume.

Ils n'en laissent sortir aucun cheval de troupe sans l'autorisation d'un officier, d'un sous-officier, ou du brigadier de semaine.

Ils n'y admettent point de chevaux étrangers au régiment sans un ordre d'officier ou d'un adjudant.

Quand il est fourni des manteaux aux gardes d'écurie, il leur est défendu de se servir des leurs.

Accidents. — Indispositions des chevaux.

Art. 258. Les gardes d'écurie rendent compte aux officiers, aux sous-officiers et brigadiers de semaine des chevaux qui se sont détachés ou échappés, du nombre des licols cassés, des accidents et des indispositions des chevaux. Si ces accidents ou ces indispositions sont d'une nature grave, ils en informent sur-le-champ, pendant le jour, le maréchal des logis de semaine, et pendant la nuit, le maréchal des logis de garde.

Les gardes d'écurie rendent compte également au maréchal des logis et au brigadier de garde, lors des visites que ceux-ci font aux écuries pendant la nuit.

École de natation.

Art. 267. Le colonel profite de toutes les occasions pour faire apprendre à nager aux sous-officiers brigadiers et cavaliers. L'école de natation est dirigée, dans chaque escadron, par le capitaine-commandant, qui prend les précautions convenables pour éviter les accidents ; les sous-officiers, brigadiers et cavaliers y passent tous à leur tour.

Quand les localités le permettent, les chevaux sont également exercés à la nage.

TRAVAILLEURS.

Art. 268. Toutes les fois qu'un cavalier en reçoit l'ordre, il est tenu d'exercer temporairement, dans l'intérêt du régiment, la profession qu'il avait avant son entrée au service.

En raison des nécessités particulières de l'instruction et des soins à donner aux chevaux, les cavaliers ne peuvent, dans aucun cas, être employés comme travailleurs en ville, ni comme moissonneurs.

Si, en cas d'extrême urgence, l'autorité supérieure donne l'ordre de fournir des travailleurs à des services étrangers au corps, ces travailleurs reçoivent les mêmes indemnités que les ouvriers de ces services.

Les cavaliers distraits du service comme travailleurs sont pris parmi les hommes ayant terminé l'école d'escadron.

CAVALIERS ORDONNANCES.

Art. 269. Le colonel et le lieutenant-colonel, pourvus de trois chevaux, sont autorisés à employer chacun deux cavaliers, à leur choix, pour leur service personnel et le pansage de leurs chevaux; les autres officiers, pourvus d'un ou de deux chevaux, sont autorisés à avoir un cavalier.

Les officiers de l'état-major du régiment, y compris les médecins et les vétérinaires, choisissent leur ordonnance dans tout le régiment, avec l'autorisation du colonel; les autres officiers le prennent dans la fraction du régiment qui est sous leurs ordres immédiats.

Ces cavaliers sont choisis parmi les cavaliers de 2e classe qui ont terminé l'école d'escadron; ils sont dispensés de services et de corvées ; mais ils assistent aux inspections et prennent part aux marches et aux écoles à cheval de l'escadron et du régiment; ils exécutent leur tir annuel.

Les officiers qui changent de position sont autorisés à faire conduire leurs chevaux par leurs ordonnances ; ils peuvent conserver ces ordonnances dans leur nouvelle position.

Les officiers payent, par mois, à leur ordonnance, 5 francs pour le service personnel de l'officier et 4 francs par cheval. Il n'est fait aucune retenue sur ce salaire.

TENUE.

Responsabilité du colonel.

Art. 270. Le colonel, responsable de la tenue du régiment, veille à ce que l'uniformité soit rigoureusement observée. Il ne lui est, sous aucun prétexte, permis d'y rien changer ou tolérer qui soit contraire aux règlements. Il répond personnellement envers l'Etat des dépenses que l'infraction à cet égard aurait occasionnées, et il est tenu d'indemniser ses subordonnés des frais qui en seraient résultés pour eux.

Des différentes tenues.

Art. 271. Il y a quatre tenues :

La tenue du matin, portée jusqu'à une heure par les officiers et par la troupe ;

La tenue du jour, qui se prend à partir de une heure, et qui est la tenue habituelle ;

La grande tenue, qui se prend quand elle est indiquée par l'ordre ;

La tenue de campagne, qui se porte à l'intérieur dans les marches militaires, les routes, les manœuvres d'automne, etc.

Dans chaque arme, des dispositions particulières déterminent l'insigne dont le port constitue la tenue de service.

Quand la grande tenue est ordonnée, elle est prise par la troupe après la soupe du matin, et par les officiers à partir de une heure.

Les officiers et la troupe portent le plumet en grande tenue, quand l'ordre en est donné.

Quelle que soit la tenue, les officiers portent à cheval la culotte et la botte ; les sous-officiers, le pantalon de cheval.

Les officiers et la troupe prennent le manteau dans toutes les tenues, quand l'ordre en est donné. En dehors du service, les officiers sont autorisés à prendre le manteau quand la température l'exige.

Les cavaliers qui doivent être de service pendant la nuit sont munis de leur manteau roulé et porté autour du corps de droite à gauche.

Les officiers, les sous-officiers, les brigadiers et les cavaliers qui sont en deuil de famille peuvent porter un crêpe noir au bras gauche. Le deuil militaire se porte par un crêpe au sabre ou à l'épée.

Les chefs ouvriers sont habituellement dispensés d'être en tenue.

Cheveux et moustaches.

Art. 272. Les cheveux des officiers, des sous-officiers, des brigadiers et des cavaliers sont coupés court, surtout par derrière ; ils ne forment jamais de touffes ni de boucles.

Les officiers, sous-officiers, brigadiers et cavaliers portent à leur gré les moustaches et la mouche ou la barbe entière, celle-ci assez courte pour ne pas masquer les écussons du collet.

Le port des favoris seuls est interdit (Décret du 1er juillet 1887. 2e S. R. 4).

Manière de porter et d'ajuster les effets.

Art. 273. Les effets d'habillement, de coiffure, d'équipement, de harnachement et les armes sont ajustés et portés conformément aux prescriptions réglementaires.

14 juin 1884. 1er S. R. 684. Les officiers en permission ou en congé doivent porter la tenue prescrite dans la garnison où ils se trouvent en position d'absence.

8 juin 1881. 1er S. R. 350. Les officiers et fonctionnaires militaires assistant à des obsèques sans être commandés de service doivent être en tenue du jour, à moins de convocation officielle indiquant que la grande tenue est de rigueur.

Revues et inspections des généraux.

Revues d'ensemble.

Art. 274. Dans les revues d'ensemble passées par les généraux, on se conforme aux prescriptions du Règlement d'exercices.

Après avoir passé devant le front du régiment, si le général veut contrôler les effectifs, il ordonne au colonel de faire rompre par escadron.

Les escadrons sont formés sur un rang ; les officiers, les sous-officiers et les brigadiers à la droite ; les trompettes, les enfants de troupe et les cavaliers à leur numéro de contrôle. L'état-major et le petit état-major, ainsi que le peloton hors rang, se réunissent à la droite du régiment.

Le sous-intendant militaire, s'il assiste à la revue, ou le major en son absence, remet successivement au général le contrôle trimestriel de chaque escadron :

L'état nominatif des hommes malades à la chambre ou à l'infirmerie, établi par le médecin-major ; celui des hommes de service et des militaires en prison ou en cellule, établi par le capitaine de semaine ; l'état des chevaux sur la litière, établi par le vétérinaire en premier ; ces trois états étant certifiés par le chef d'escadrons de semaine, sont remis par le colonel au général. Le général les remet au sous-intendant pour la vérification des appels.

Dans un détachement, ces états sont certifiés et remis au général par le chef de détachement.

Le général fait lui-même l'appel des officiers de l'état-major et des escadrons ; il fait faire sur le registre de comptabilité celui du petit état-major et du peloton hors rang par l'adjudant vaguemestre, et celui des escadrons par les maréchaux des logis chefs, qui se tiennent en arrière du rang formé par l'escadron et à hauteur du général.

Si le régiment est à cheval, chaque capitaine-commandant fait mettre le sabre à la main quand le général se présente devant son escadron ; il fait remettre le sabre quand le général passe à l'escadron suivant. Si le régiment est à pied, le capitaine fait porter les armes quand le général se présente, puis reposer sur les armes quand il quitte l'escadron.

Le colonel, le lieutenant-colonel, le major, les chefs d'escadrons et les capitaines-commandants pour leurs escadrons respectifs, le trésorier, l'officier d'habillement, le médecin-major et le vétérinaire en premier, accompagnent le général.

Quand la revue est terminée, le général donne l'ordre de faire défiler le régiment devant lui.

Revues et inspections administratives.

Revues et inspections.

Art. 277. Les inspections administratives sont passées annuellement par les intendants généraux et par les intendants militaires ; elles ont lieu en vertu d'une délégation spéciale ; les détails en sont réglés par des décisions ministérielles.

Les intendants et les sous-intendants militaires passent des revues périodiques d'effectif sur le terrain ; ils passent aussi des revues quand ils en reçoivent l'ordre du Ministre de la guerre ou des généraux commandant les corps d'armée.

Soit qu'il s'agisse d'une revue prescrite par les règlements ou d'une revue ordonnée par le Ministre ou par le général commandant le corps d'armée, les intendants et les sous-intendants en préviennent l'officier général sous les ordres duquel le régiment se trouve.

S'ils reconnaissent la nécessité de passer une revue extraordinaire, ils doivent au préalable en demander l'agrément à l'officier général sous les ordres duquel le régiment est placé, et lui en déduire les motifs. Si l'officier général croit devoir s'opposer à cette revue, il en rend compte par voie hiérarchique.

Les intendants et les sous-intendants militaires, avant de passer une revue, se concertent avec le commandant d'armes, à l'effet de fixer le jour, l'heure et le lieu de la réunion du régiment.

Le colonel en est informé la veille par le commandant d'armes.

Tous les officiers, les sous-officiers et les cavaliers, tous les chevaux d'officiers et de troupe doivent être présents aux revues d'effectif des intendants et sous-intendants militaires.

Le fonctionnaire de l'intendance et le régiment sont en tenue de service (tenue du jour avec l'insigne de service) l'étendard ne paraît pas.

Le fonctionnaire de l'intendance s'assure que tous les chevaux appartenant à l'Etat sont marqués.

Après la revue d'un intendant ou d'un sous-intendant, les escadrons, conduits par leurs capitaines-commandants, sous la direction des chefs d'escadrons, passent en colonne par le flanc, le sabre à la main, devant le fonctionnaire de l'intendance, placé entre le colonel et le lieutenant-colonel ; le major se tient à la droite du colonel. Les trompettes marchent en tête de leur escadron.

Les revues administratives et les revues d'effectif sont toujours passées à pied ; les chevaux, sellés et paquetés, sont placés dans chaque escadron sur un rang derrière les cavaliers.

Visite au quartier après la revue.

Art. 278. Lorsque la revue sur le terrain est terminée, l'intendant ou le sous-intendant, accompagné du major, du médecin-major et du vétérinaire en premier, se rend au quartier pour y vérifier l'existence des hommes de garde, des malades, des détenus et des chevaux restés à l'infirmerie.

Revues d'effectif des fonctionnaires du contrôle.

Art. 279. Le sous-intendant militaire, avisé par le commandant d'armes, se rend directement, à l'heure fixée, sur le terrain où doit s'effectuer la revue. Il accompagne pendant la revue le fonctionnaire du contrôle, auquel il présente successivement, pour chaque escadron, les contrôles trimestriels tenus dans ses bureaux.

On se conforme pour tous les détails de la revue d'effectif, ainsi que pour les états à fournir, aux dispositions des articles précédents.

Quand le fonctionnaire du contrôle arrive sur le terrain, le colonel doit se trouver à droite de l'état-major, à deux pas en avant; il a le sabre à la main, il salue avec cette arme ; le fonctionnaire du contrôle rend le salut.

Le fonctionnaire du contrôle, le fonctionnaire de l'intendance et le régiment sont en tenue de service (tenue du jour).

Inspections médicales.

Art. 280. Lorsqu'un médecin inspecteur en tournée d'inspection ou en mission est arrivé dans une place, il se concerte avec le commandant d'armes, qui fixe pour chaque corps l'heure de sa visite dans les quartiers.

Le médecin-major se rend chez le médecin inspecteur pour l'accompagner au quartier ; il le reconduit au retour.

Le colonel reçoit le médecin inspecteur au quartier et l'accompagne dans la visite des bâtiments occupés par le régiment ; les médecins et le porte-étendard assistent également à cette visite.

En outre, les médecins du régiment accompagnent le médecin inspecteur dans sa visite à l'hôpital militaire ou à l'hospice militarisé.

Le médecin inspecteur et les officiers présents à la revue sont en tenue du jour.

Inspections vétérinaires.

Art. 281. Les inspections des vétérinaires principaux portent sur le personnel des vétérinaires, sur l'infirmerie vétérinaire, sur les chevaux traités à l'infirmerie vétérinaire depuis la dernière inspection vétérinaire, sur la pharmacie vétérinaire, la maréchalerie, la ferrure des chevaux, l'approvisionnement de ferrure de rechange et de réserve, enfin sur les denrées de consommation.

Le vétérinaire principal est accompagné dans sa revue par le chef d'escadrons de semaine et par les vétérinaires.

Le vétérinaire principal, le chef d'escadrons de semaine et les vétérinaires sont en tenue du jour.

Visite des armes, des munitions et du matériel roulant.

Dispositions générales.

Art. 282. Les armes, les munitions et le matériel roulant des régiments sont visités tous les ans par un capitaine d'artillerie désigné à cet effet par le Ministre (Forge de campagne).

PERMISSIONS.

Permissions pour les officiers.

Permissions de la journée.

Art. 283. Les permissions de la journée, sauf les exceptions spécifiées pour l'instruction et le service de semaine, sont accordées:

Aux lieutenants et aux sous-lieutenants, par les capitaines-commandants, qui en rendent compte à leur chef d'escadrons ;

Aux capitaines, par leur chef d'escadrons ;

Aux officiers comptables et au porte-étendard, par le major ;

Au capitaine instructeur, aux médecins et aux vétérinaires, par le lieutenant-colonel ;

Aux officiers supérieurs, par le colonel.

Les chefs d'escadrons et le major rendent compte au lieutenant-colonel des permissions accordées aux officiers sous leurs ordres et de celles qu'ils obtiennent pour eux-mêmes. Le lieutenant-colonel en rend compte au colonel, au rapport du lendemain.

La dispense des devoirs du service de semaine est accordée aux lieutenants et aux sous-lieutenants par le capitaine-commandant et au capitaine par le chef d'escadrons de semaine. Lorsque cette dispense est accordée pour toute la journée, elle oblige les officiers à se faire remplacer.

Les exemptions d'exercice ou de manœuvre sont accordées aux officiers par l'officier chargé de commander l'exercice ou la manœuvre.

Les officiers chargés d'un service spécial qui demandent des permissions de la journée doivent obtenir préalablement l'assentiment du chef de ce service.

Permission pour quitter la garnison.

Art. 284. La permission de s'absenter de la garnison est accordée aux officiers dans les limites suivantes :

Par le colonel, quatre jours avec solde de présence ou huit jours avec solde d'absence ;

Par le général de brigade, huit jours avec solde de présence ou quinze jours avec solde d'absence ;

Par le général de division, quinze jours avec solde de présence ou trente jours avec solde d'absence.

Le général commandant le corps d'armée peut accorder trente jours de permission avec solde de présence ; il peut aussi accorder aux officiers des congés de trois mois pour affaires personnelles, avec solde d'absence.

Le colonel soumet au général de division la liste des officiers désirant obtenir, lorsque l'instruction annuelle est terminée, des congés ou des permissions, sauf à échelonner les absences suivant les besoins du service et à demander, en temps utile, à l'autorité militaire compétente le visa des titres d'absence. Ces faveurs ont la priorité sur les demandes qui peuvent se produire dans le cours de l'année; les permissions de trente jours passent également avant les congés.

En principe, les colonels ne peuvent s'absenter qu'avec l'autorisation du Ministre ; toutefois le général commandant le corps d'armée a le droit de leur donner une permission de huit jours.

Les officiers comptables ne peuvent obtenir de permission de plus de huit jours, sans produire un certificat du conseil d'administration, constatant que la situation de leurs écritures ne s'y oppose pas.

Les officiers supérieurs commandant un détachement en dehors de la région du corps d'armée peuvent accorder les mêmes permissions que le colonel; ils lui en rendent compte.

La faculté donnée aux officiers généraux et aux colonels d'accorder des permissions s'exerce de manière que tout le personnel soit présent lors de l'inspection du général de division, et aux manœuvres d'automne.

Officiers qui s'absentent sans permission ou qui dépassent leur permission.

Art. 285. Les officiers qui n'ont pas rejoint à l'expiration de leur permission ou de leur congé, et qui ne justifient pas de leur retard, sont mis aux arrêts de rigueur. Si le terme de la permission ou du congé a été dépassé de huit jours, ils sont mis aux arrêts de forteresse ; et s'il a été dépassé de quinze jours, ils sont traduits devant un conseil de guerre.

Les officiers qui s'absentent sans permission sont punis des arrêts de rigueur, si cette absence a duré quarante-huit heures : des arrêts de forteresse, si elle a duré davantage. Ils sont traduits devant un conseil de guerre si elle a duré plus de six jours.

Permissions permanentes.

Art. 290. Les adjudants, les sous-officiers décorés de la Légion d'honneur ou de la médaille militaire, et les sous-officiers rengagés, que leur service ne retient pas au quartier, sont autorisés à ne rentrer qu'à minuit.

Les autres sous-officiers et les brigadiers fourriers, ainsi que les brigadiers et les cavaliers décorés de la Légion d'honneur ou de la médaille militaire, sont dispensés de se trouver à l'appel du soir; mais ils doivent rentrer au quartier à onze heures.

Les sous-officiers mariés peuvent être autorisés à loger en ville; ils couchent au quartier quand ils sont de service.

Le colonel retire toutes ces autorisations lorsqu'il en est fait abus ou que l'intérêt du service l'exige.

Après l'appel du soir, les sous-officiers, les brigadiers et les cavaliers qui sortent du quartier ou qui y entrent, sont tenus de se présenter au maréchal des logis de la garde de police.

Prescriptions générales (1884. 1er S. R. 666).

293. Le nombre des permissions et des exemptions de service est limité par le colonel, lorsqu'il le juge nécessaire.

Les officiers, sous-officiers, soldats en permission peuvent, avec l'assentiment de leur chef de corps ou de service, obtenir une prolongation de permission, quand la durée totale de l'absence ne doit pas dépasser les droits conférés à cet égard à l'autorité qui a délivré le titre de permission ou qui délivre la prolongation. La demande, accompagnée du consentement ci-dessus, est soumise au général commandant la subdivision de région où se trouve le permissionnaire. En cas d'extrême urgence, le permissionnaire peut être autorisé à attendre la réception qu'il doit produire.

Les officiers changeant de résidence peuvent obtenir du général commandant la région de corps d'armée une permission qui ne doit pas dépasser quinze jours, abstraction faite des délais de route.

Toute demande d'autorisation d'absence pour se rendre à l'étranger ne peut être accordée que par le Ministre de la guerre, auquel elle est transmise par la voie hiérarchique.

En principe, il n'est accordé aucune permission, en dehors de celle de la journée du dimanche et des fêtes reconnues, aux militaires de la réserve et de l'armée territoriale, pendant la durée des convocations.

PUNITIONS.

Fautes contre la discipline.

Art. 294. Sont réputées fautes contre la discipline et punies comme telles, suivant leur gravité:

De la part du supérieur, tout acte de faiblesse, tout abus d'autorité, tout propos injurieux, toute punition injustement infligée ;

De la part de l'inférieur, tout murmure, mauvais propos ou défaut d'obéissance, quelque raison qu'il croie avoir de se plaindre ; l'infraction aux punitions ; l'ivresse dans tous les cas, même quand elle ne trouble pas l'ordre ; le dérangement de conduite ; les dettes ; les querelles entre militaires ou avec des citoyens ; le manque aux appels, à l'instruction, aux différents services ; les contraventions aux ordres et aux règles de police ; enfin toute faute contre le devoir militaire, provenant de négligence, de paresse ou de mauvaise volonté.

Est également réputée faute contre la discipline, la publication d'un écrit, quel qu'il soit, sans l'autorisation préalable du Ministre de la guerre.

Les fautes sont toujours plus graves quand elles sont réitérées et surtout habituelles ou collectives, et quand elles ont lieu pendant la durée du service, particulièrement devant les inférieurs, ou lorsqu'il s'y joint quelque circonstance qui peut porter atteinte à l'honneur ou entraîner du désordre.

Tout supérieur qui rencontre un inférieur troublant la tranquillité publique, ou dans une tenue indécente, doit employer son influence ou même son autorité pour le faire rentrer dans l'ordre, à quelque corps ou à quelque arme qu'il appartienne. Toutefois, il doit, autant que possible, éviter de se commettre avec lui, particulièrement lorsque l'inférieur est en état d'ivresse ; il cherche à le faire arrêter par ses camarades et, au besoin, par la garde.

A moins de nécessité absolue, la punition encourue par un homme ivre ne doit lui être signifiée que lorsque l'état d'ivresse a cessé.

Art. 45, D. 76. Les vétérinaires militaires doivent s'abstenir à l'occasion des travaux qu'ils croient devoir publier dans un intérêt purement scientifique de tout ce qui est étranger à l'art de guérir.

Les observations qu'ils ont recueillies sur des faits appartenant au service qui leur est confié dans les corps de troupes à cheval et établissements militaires, ne doivent recevoir de publication qu'après avoir été soumises à l'examen de la commission d'hygiène hippique, et après qu'ils auront obtenu l'autorisation du Ministre à qui les mémoires doivent toujours être adressés par la voie hiérarchique.

Comme à tous ceux qui font partie de l'armée, il est défendu aux vétérinaires de publier des brochures et d'écrire dans les journaux.

Ces dispositions sont le résumé et la consécration de celles contenues dans les documents suivants :

1° Note ministérielle du 30 mars 1843-2° 1876-304.

2° Note — du 30 juillet 1844-2° 1876-504.

3° Note — du 3 mai 1853-2° 1876-505, qui défend, lorsque l'autorisation a été accordée, de publier un écrit quelconque, d'en faire mention sur la brochure afin qu'on ne croie pas que le Ministre s'associe aux idées de l'auteur.

4° Ordre du 24 octobre 1871-2° 1876-506.

5° Note de janvier 1877. 1er S. R. 24.

Défend de rien faire imprimer ou autographier, réimprimer ou réautographier sans avoir obtenu l'autorisation préalable du Ministre.

Droit de punir.

Art. 295. Le droit de punir s'exerce en toutes circonstances de temps et de lieu ; tout militaire peut être puni par un militaire d'un grade supérieur au sien, quels que soient l'arme et le corps de celui-ci.

Nul ne peut être puni de plusieurs peines simultanément, ni successivement, pour une seule et même faute.

En l'absence des officiers de l'escadron, le maréchal des logis chef ou un adjudant peut faire mettre provisoirement à la salle de police tout cavalier ou brigadier qui trouble l'ordre, ou qui commet une faute nécessitant une répression immédiate. Dans les mêmes conditions, ces mêmes sous-officiers peuvent prescrire la consigne à la chambre à un sous-officier qui leur est inférieur en grade. Le capitaine-commandant fixe la punition.

L'officier commandant par intérim un escadron a le droit d'infliger les mêmes punitions que le capitaine-commandant.

Le capitaine-commandant par intérim le demi-régiment a le droit d'infliger les mêmes punitions que le chef d'escadrons.

L'officier supérieur commandant par intérim le régiment a le droit d'infliger les mêmes punitions que le colonel.

Tout capitaine, lieutenant ou sous-lieutenant, commandant un détachement, a le droit d'infliger les mêmes punitions que les officiers supérieurs ; l'officier supérieur commandant un détachement a les mêmes droits, à cet égard, que le colonel, sauf en ce qui concerne le renvoi des cavaliers de la 1re à la 2e classe et les privations d'emploi.

Tout sous-officier, brigadier ou cavalier, commandant un détachement, a le droit d'infliger dans ce détachement les mêmes punitions que les lieutenants et sous-lieutenants.

Si un chef de détachement croit nécessaire d'infliger une punition plus grave que celles qu'il peut prononcer, il en réfère au colonel, et en cas d'urgence, au général commandant la subdivision de région.

Tout militaire qui, en raison de son ancienneté, exerce incidemment un commandement, a sur ses égaux en grade, dans l'exercice de son commandement, le même droit de punir que celui qu'il possède sur ses inférieurs immédiats ; le cavalier a, dans ce cas, les droits du brigadier.

Le commandant du régiment peut augmenter ou diminuer les punitions ; il peut en changer la nature et même les faire cesser. Dans ce dernier cas, il fait sentir à celui qui a puni l'erreur qu'il a commise et le charge de lever la punition ; il le punit lui-même, s'il est reconnu qu'il y ait eu de sa part abus d'autorité, et lève la punition.

Le capitaine-commandant, dans son escadron, peut augmenter les punitions infligées par ses subordonnés directs, et même en aggraver la nature ; il en rend compte. Lorsqu'il juge qu'il y a lieu de diminuer une punition, il en fait la demande au colonel par la voie du rapport.

Le commandant d'une circonscription de remonte a envers le personnel de toute nature employé dans sa circonscription, les droits d'un chef de corps. L'officier supérieur commandant un dépôt de remonte a, sur le personnel de toute nature employé dans son dépôt, les mêmes droits que l'officier supérieur commandant un détachement. Toutefois et notamment au dépôt chef-lieu de circonscription, le commandant du dépôt n'exerce ces droits qu'en l'absence du commandant de la circonscription.

Dans les compagnies de remonte, le capitaine-commandant a le droit d'infliger les mêmes punitions qu'un chef d'escadrons dans un régiment.

Le droit de consigner au quartier la totalité ou une fraction du régiment n'appartient qu'aux officiers généraux sous les ordres desquels il se trouve, au commandant d'armes et au commandant du régiment. Lorsque ce dernier a jugé nécessaire d'infliger cette punition, il en informe sur-le-champ le commandant d'armes et lui en fait connaître les motifs ; il en rend compte au général de brigade.

Hors le cas d'urgente nécessité, une troupe ne peut être consignée plus de vingt-quatre heures sans l'autorisation du général commandant la subdivision de région.

Les officiers de semaine des escadrons consignés sont tenus de rester au quartier jusqu'à l'appel du soir ; le colonel peut ordonner que tous les officiers de ces escadrons se tiennent au quartier.

En ce qui concerne leur service spécial, le capitaine de semaine n'est puni que par les officiers supérieurs ; les officiers comptables ne peuvent l'être que par le colonel, le lieutenant-colonel ou le major : le capitaine instructeur par le colonel ou le lieutenant-colonel.

Les officiers, sous-officiers, brigadiers et cavaliers chargés d'emplois spéciaux ne peuvent de même être punis, en ce qui concerne leur service spécial, que par leur supérieur dans ce service.

Le médecin-major ne peut être puni que par les officiers supérieurs ; le médecin aide-major ne peut l'être que par les officiers supérieurs ou par le médecin-major, sans préjudice des droits attribués par le présent Règlement à tout chef de détachement.

Les punitions que peuvent encourir les médecins sont les mêmes que celles qui peuvent être infligées aux officiers du grade dont ils ont la correspondance ; les droits qu'ils ont entre eux, en matière de punition, sont également ceux de ces grades.

Les médecins peuvent infliger aux sous-officiers, brigadiers et cavaliers, à l'infirmerie, à la salle des convalescents ou à la salle de visite, ainsi qu'au brigadier d'infirmerie et aux infirmiers régimentaires, les mêmes punitions que les officiers du grade dont ils ont la correspondance. Le médecin-major rend compte sur le rapport médical des punitions infligées.

Les médecins s'adressent au lieutenant-colonel, lorsqu'ils ont une punition à demander contre un officier d'un grade inférieur à celui dont ils ont la correspondance, ou contre un sous-officier, un brigadier ou un cavalier autres que ceux qui sont désignés au paragraphe précédent. De même, les capitaines s'adressent au lieutenant-colonel, lorsqu'ils ont une punition à demander contre le médecin aide-major.

Le vétérinaire en premier ne peut être puni que par les officiers supérieurs ; le vétérinaire en deuxième et l'aide-vétérinaire peuvent l'être, en outre, par leur supérieur dans leur hiérarchie spéciale, et par les capitaines, sans préjudice des droits attribués par le présent Règlement à tout chef de détachement.

Les punitions que peuvent encourir les vétérinaires sont les mêmes que celles qui peuvent être infligées aux officiers du grade dont ils ont les prérogatives ; les drois qu'ils ont entre eux en matière de punitions, sont également ceux de ces grades.

Dans les corps ou détachements, le vétérinaire le plus élevé en grade peut punir les sous-officiers, brigadiers et cavaliers employés à l'infirmerie et à la maréchalerie. Il rend compte sur le rapport vétérinaire des punitions infligées. Les droits des vétérinaires à l'égard du personnel spécial sous leurs ordres ci-dessus énoncé, sont ceux des officiers dont ils ont les prérogatives (31 mars 1884-1er S. R. 328).

Les vétérinaires s'adressent au chef d'escadrons de semaine lorsqu'ils ont une punition à demander contre un officier d'un grade inférieur à celui dont ils ont les prérogatives, ou contre un sous-officier, un brigadier ou un cavalier autres que ceux qui sont désignés au paragraphe précédent. De même les lieutenants s'adressent au chef d'escadrons de semaine, lorsqu'ils ont une punition à demander contre l'aide-vétérinaire.

Lorsque le sous-intendant militaire a sujet de se plaindre du major pour des faits particuliers à l'administration, il en informe le colonel et, s'il y a lieu, demande que cet officier supérieur soit puni ; le colonel ne peut refuser que pour des considérations majeures, dont il rend compte au général de brigade.

Le général de brigade, le général de division et le général commandant le corps d'armée, sous les ordres desquels le régiment est placé, peuvent augmenter, changer, diminuer, suspendre les punitions. Ils peuvent aussi les lever.

Le général de brigade peut prolonger jusqu'à trente jours la durée de la prison ou des arrêts de forteresse ; il en rend compte au général de division.

Le général commandant le corps d'armée et le général de division, dans l'étendue de leur commandement, peuvent infliger la prison ou les arrêts de forteresse pendant soixante jours ; le général de division rend compte sur-le-champ au commandant de corps d'armée.

Tout officier général a, en dehors de son commandement, les droits du colonel ; il rend compte au général commandant le corps d'armée.

Les officiers, sous-officiers et les brigadiers de réserve ou de l'armée territoriale, lorsqu'ils sont sous les drapeaux, peuvent être punis pas les officiers de l'armée active qui leur sont supérieurs en grade, et ils ont, en matière de punition, les mêmes droits que les militaires de l'armée active de leur grade.

Impartialité dans les punitions

Art. 296. Les punitions doivent être proportionnées, non seulement aux fautes, mais encore à la conduite habituelle de chaque homme, à son caractère, au temps de service qu'il a accompli, et à son degré d'intelligence.

Elles doivent être infligées avec justice et impartialité, et jamais par aucun sentiment de haine ni de passion. Le supérieur doit s'attacher à prévenir les fautes ; lorsqu'il est dans l'obligation de punir, il recherche avec soin toutes les circonstances atténuantes.

En infligeant une punition, il ne se permet jamais de propos outrageants ; le calme du supérieur fait connaître qu'en punissant, il n'est animé que par le bien du service et le sentiment de son devoir.

Dispositions communes aux divers grades.

Art. 297. Dans le corps, tout officier, sous-officier ou brigadier qui inflige une punition en informe l'adjudant de semaine, qui la fait communiquer par le maréchal des logis chef au capitaine-commandant de l'escadron auquel appartient le militaire puni, en indiquant le motif et la durée de la punition.

Tout supérieur qui inflige une punition à un militaire d'un autre corps en informe le capitaine de semaine de son régiment, qui en fait rendre compte, par le rapport journalier, au major de la garnison. Celui-ci fait connaître la punition au chef de corps auquel appartient l'homme puni.

Tout militaire qui, en permission ou en congé, encourt une punition de prison, est immédiatement renvoyé au régiment par le général commandant la subdivision de région.

Les punitions des sous-officiers, brigadiers et cavaliers se décomptent par jour : de l'heure de la garde montante à l'heure de la garde montante du lendemain ; elles commencent au moment où elles sont infligées et se terminent à l'heure de la garde montante du jour où elles doivent cesser. L'adjudant de semaine, à l'expiration des punitions, fait élargir les hommes punis et les fait conduire à leur escadron par les brigadiers de semaine.

Punitions des officiers.

Nature des punitions.

Art. 298. Les punitions à infliger aux officiers pour actes contre la discipline, sont :

Les arrêts simples;

La réprimande du colonel;

Les arrêts de rigueur;

Les arrêts de forteresse ;

La réprimande des généraux.

La réprimande du colonel et celle des généraux ont lieu en présence d'un ou de plusieurs officiers du grade supérieur, ou en présence d'officiers du même grade et plus anciens que l'officier réprimandé.

Arrêts simples.

Art. 299. Un officier peut être mis aux arrêts simples par tout officier d'un grade supérieur au sien, ou même d'un grade égal, si ce dernier est plus ancien et s'il a le commandement du détachement, de la garnison ou du cantonnement dont l'autre fait partie.

Un lieutenant peut ordonner les arrêts pendant quatre jours ; un capitaine pendant huit; un capitaine-commandant dans son escadron, ou un officier supérieur, pendant quinze ; le colonel et les généraux, pendant trente jours.

Un officier aux arrêts simples n'est exempt d'aucun service ; il est tenu de garder la chambre sans recevoir personne, excepté pour affaires de service.

Arrêts de rigueur. — Arrêts de forteresse.

Art. 300. Les arrêts de rigueur et les arrêts de forteresse ne peuvent être ordonnés que par le colonel : les arrêts de rigueur pendant trente jours, les arrêts de forteresse pendant quinze.

Ces punitions suspendent de toutes fonctions militaires et imposent à l'officier les mêmes obligations que les arrêts simples.

Comment sont ordonnés les arrêts.

Art. 301. Les arrêts peuvent être ordonnés par écrit ou de vive voix. Dans tous les cas, un billet cacheté fait connaître, sous forme d'ordre, à l'officier puni le motif de la punition, ainsi que le jour et l'heure de l'expiration des arrêts ; il est donné reçu de cet avis. Un officier d'un grade supérieur à l'officier puni, ou plus ancien que lui, peut être chargé de lui signifier verbalement les arrêts. La punition commence dès qu'elle est infligée.

Les arrêts de rigueur et les arrêts de forteresse sont mis à l'ordre, lorsque l'intérêt de la discipline l'exige.

Le général de brigade décide, sur la proposition du colonel, si l'officier puni des arrêts de forteresse doit se rendre librement au lieu de détention ou s'il doit y être conduit.

Compte rendu.

Art. 302. Tout officier qui a ordonné les arrêts à un officier du même escadron que lui en rend compte sur-le-champ au capitaine-commandant, qui en instruit le chef d'escadrons.

Si c'est un officier d'un autre escadron, mais sous les ordres du même chef d'escadrons, le compte est rendu à ce dernier, qui en fait informer le capitaine-commandant.

Si l'officier puni appartient aux autres escadrons, l'officier qui a ordonné la punition en rend compte directement au lieutenant-colonel, qui en fait donner avis au chef d'escadrons; celui-ci en fait prévenir le capitaine-commandant.

Les chefs d'escadrons et le major rendent compte au lieutenant-colonel des punitions infligées aux officiers sous leurs ordres.

Le colonel rend compte des arrêts simples, sous pli cacheté, au général de brigade en lui adressant son rapport journalier ; lorsqu'il inflige les arrêts de rigueur ou les arrêts de forteresse, il lui rend compte immédiatement.

Expiration des arrêts.

Art. 303. Les arrêts simples et les arrêts de rigueur cessent à l'époque fixée pour l'expiration de la punition, et sans autre formalité.

Fautes pendant les arrêts.

Art. 304. Si un officier aux arrêts simples commet une faute, tout supérieur peut lui infliger une nouvelle punition ; le colonel peut seul changer les arrêts simples en arrêts de rigueur, et ceux-ci en arrêts de forteresse.

Punitions des sous-officiers.

Nature des punitions.

Art. 305. Les punitions à infliger aux sous-officiers sont :

La privation de sortir du quartier après l'appel du soir ;

La consigne au quartier ;

La consigne à la chambre ;

La réprimande du capitaine-commandant ;

La prison ;

La réprimande du colonel ;

La rétrogradation ;

La cassation ;

La révocation et la mise à la retraite d'office pour les commissionnés.

La privation de sortir du quartier après l'appel du soir est infligée aux sous-officiers qui font preuve de paresse ou d'ignorance à l'instruction, ou qui rentrent au quartier après l'heure fixée. Elle est infligée aussi pour inexactitude dans la remise des pièces et pour légères irrégularités dans le service.

Pour les fautes de tenue, soit personnelles, soit relatives à leur troupe, les sous-officiers sont punis de la consigne au quartier.

Pour les fautes légères contre la discipline, ils sont punis de la consigne à la chambre.

Pour les fautes plus graves, entre autres celles qu'ils commettent pendant un service armé, ils sont punis de la réprimande du capitaine-commandant ou de la prison.

La réprimande du capitaine-commandant a lieu en présence d'un ou de plusieurs sous-officiers du même grade de l'escadron.

La réprimande du colonel a lieu en présence de plusieurs sous-officiers du même grade, ou en présence de tous les sous-officiers du régiment. Elle est mise à l'ordre.

La rétrogradation est infligée pour réprimer des fautes graves réitérées et l'inconduite habituelle.

La cassation des sous-officiers, ainsi que la révocation ou la mise à la retraite des sous-officiers commissionnés sont employées, en principe, quand les autres moyens ont été épuisés.

Les sous-officiers consignés ne sont dispensés d'aucun service. Lorsque le service exige qu'ils sortent du quartier, ils en préviennent l'adjudant de semaine et reprennent leur punition aussitôt après.

La nourriture des sous-officiers consignés à la chambre leur est apportée de la cantine.

Les sous-officiers punis de prison ne font aucun service.

Quand cette punition excède quinze jours, elle peut être subie à la prison militaire de la place.

Par qui elles sont ordonnées.

Art. 306. Les punitions sont ordonnées aux sous-officiers de la manière suivante :

Par les maréchaux des logis chefs, quatre jours de privation de sortir après l'appel, ou deux jours de consigne au quartier ;

Par les maréchaux des logis chefs dans leur escadron, et par les adjudants, quatre jours de privation de sortir après l'appel, ou quatre jours de consigne au quartier ;

Par l'adjudant de semaine dans son service spécial, et par les sous-lieutenants et les lieutenants, huit jours de privation de sortir après l'appel, ou huit jours de consigne au quartier, ou quatre jours de consigne à la chambre ;

Par les capitaines, quinze jours de privation de sortir après l'appel, ou huit jours de consigne au quartier, ou huit jours de consigne à la chambre ;

Par les capitaines-commandants dans leur escadron, et par les officiers supérieurs, trente jours de privation de sortir après l'appel, ou quinze jours de consigne au quartier, ou quinze jours de consigne à la chambre, ou huit jours de privation, ou la réprimande ;

Par le colonel, trente jours de privation de sortir après l'appel, ou trente jours de consigne au quartier, ou trente jours de consigne à la chambre, ou quinze jours de prison, ou la réprimande.

Punitions des brigadiers et des cavaliers.

Nature des punitions.

Art. 307. Les punitions à infliger aux brigadiers sont :

La consigne au quartier ;

La salle de police ;

La prison ;

La cassation ;

La révocation et la mise à la retraite d'office pour les commissionnés.

Les punitions à infliger aux cavaliers sont :

Les corvées supplémentaires ;

L'inspection avec la garde ;

La consigne au quartier ;

La salle de police ;

La prison ;

La cellule ;

Le renvoi de la 1re à la 2e classe.

La révocation et la mise à la retraite d'office pour les commissionnés ;

L'envoi aux compagnies de discipline.

Pour les fautes légères, les cavaliers sont punis par une ou plusieurs corvées supplémentaires.

Pour négligence dans l'entretien de leurs effets ou de leurs armes, ils sont punis par un ou plusieurs jours d'inspection. Ils subissent cette punition quand la fraction à laquelle ils appartiennent est commandée de service.

Pour les fautes légères contre la discipline, les brigadiers et les cavaliers sont punis de la consigne au quartier.

Pour manquer à l'appel du soir, pour mauvais propos, désobéissance, querelles, ivresse, les brigadiers et les cavaliers sont punis de la salle de police.

Pour les fautes plus graves, particulièrement lorsqu'elles sont commises pendant un service ou en état d'ivresse, ils sont punis de la prison ; les cavaliers peuvent l'être de la cellule.

Les brigadiers doivent subir leurs punitions de salle de police ou de prison dans des locaux spéciaux.

Tout militaire dont la classe est renvoyée par anticipation, et tout militaire passant dans la disponibilité, qui a à subir tout ou partie d'une punition de prison ou de cellule au moment du départ, est retenu au régiment pour y subir intégralement sa punition.

Les cavaliers d'une inconduite caractérisée peuvent, lors du renvoi anticipé de leur classe, être maintenus au régiment pendant un temps égal à celui qu'ils ont passé en prison ou à la cellule, durant les deux dernières années de présence au corps ; cette mesure est ordonnée par le général commandant le corps d'armée, sur la demande qui lui en est faite.

En aucun cas, la durée du temps de service ainsi imposée à ces hommes ne doit être prolongée au delà de la date de passage dans la réserve de la classe à laquelle ils appartiennent.

Les réservistes qui ont été, pendant une période d'instruction, punis de prison ou de cellule, sont maintenus au corps, à la fin de la période d'instruction, pendant un nombre de jours égal à la durée totale des punitions de cette nature qu'ils ont encourues.

Les réservistes qui se présentent en retard à l'appel d'une période d'instruction, sans justifier de motif légitime, sont punis de prison.

Afin de ne pas gêner l'instruction, les punitions de prison et de cellule infligées aux réservistes pendant une période d'instruction, sont subies à la fin de la période.

Les mêmes prescriptions sont applicables aux hommes de l'armée territoriale ; ils sont maintenus, s'il y a lieu, au corps de l'armée active le plus voisin.

Par qui elles sont ordonnées.

Art. 308. Les punitions sont ordonnées aux brigadiers de la manière suivante :

Par le brigadier-fourrier et par les maréchaux des logis, quatre jours de consigne au quartier ;

Par les maréchaux des logis chefs dans leur escadron et par les adjudants, huit jours de consigne au quartier ;

Par l'adjudant de semaine dans son service spécial et par les sous-lieutenants et les lieutenants, huit jours de consigne au quartier ou quatre jours de salle de police ;

Par les capitaines, quinze jours de consigne au quartier ou huit jours de salle de police ;

Par les capitaines-commandants dans leur escadron, et par les officiers supérieurs, trente jours de consigne au quartier, ou quinze jours de salle de police, ou huit jours de prison ;

Par le colonel, trente jours de consigne au quartier, ou trente jours de salle de police, ou quinze jours de prison.

Les punitions sont ordonnées aux cavaliers de la manière suivante :

Par les brigadiers, deux jours de consigne au quartier ;

Par le brigadier fourrier et par les maréchaux des logis, quatre jours de consigne au quartier ;

Par les maréchaux des logis chefs dans leur escadron, et par les adjudants, huit jours de consigne au quartier ;

Par l'adjudant de semaine dans son service spécial et par les sous-lieutenants et les lieutenants, huit jours de consigne au quartier, ou quatre jours de salle de police ;

Par les capitaines-commandants dans leur escadron, et par les officiers supérieurs, trente jours de consigne au quartier, ou quinze jours de salle de police ou huit jours de prison ;

Par le colonel, trente jours de consigne au quartier, ou trente jours de salle de police, ou quinze jours de prison, ou huit de cellule (en déduction d'un nombre égal de jours de prison).

MISE EN NON-ACTIVITÉ ET MISE EN RÉFORME DES OFFICIERS.

Mise en non-activité par retrait ou suspension d'emploi.

Art. 316. Lorsque les officiers commettent des fautes qui, sans être de nature à entraîner la perte du grade ni à rendre justiciable d'un conseil de guerre, sont néanmoins assez graves pour ne pouvoir être réprimées par les punitions spécifiées au chapitre précédent, ils peuvent être mis en non-activité ou en réforme.

La non-activité, c'est-à-dire l'exclusion temporaire du service, est prononcée par décret du Président de la République, sur le rapport du Ministre de la guerre.

Les causes qui peuvent motiver la mise en non-activité par mesure de discipline, moins graves que celles qui peuvent donner lieu à la réforme, c'est-à-dire à l'exclusion définitive de l'armée, sont laissées à l'appréciation de l'autorité supérieure.

L'officier mis en non-activité par suspension d'emploi n'est pas remplacé pendant un an, et peut être replacé dans son corps avant l'expiration d'une année.

L'officier mis en non-activité par retrait d'emploi est dans cette position pour un temps non limité ; mais cette situation ne peut être prolongée plus de trois années, sans qu'un conseil d'enquête ne soit appelé à donner son avis sur la question de savoir si l'officier doit être mis en réforme.

Lorsque le chef de corps estime qu'un officier ne peut être maintenu en activité, soit pour inconduite, soit pour fautes dans le service ou défaut de capacités, il expose les torts de l'officier d'une manière détaillée dans une plainte qu'il remet au général de brigade. Il spécifie si, dans son opinion, l'officier doit être mis en retrait ou seulement en suspension d'emploi, et joint à la plainte un relevé des punitions de l'officier, une copie du feuillet du personnel de l'officier, et, s'il y a lieu, les pièces relatives aux faits sur lesquels la plainte est appuyée.

Le dossier est transmis hiérarchiquement par le général de brigade, le général de division et le général commandant le corps d'armée, au Ministre de la guerre.

Chacun de ces officiers généraux donne son avis écrit et signé, tant au sujet des torts qui sont reprochés à l'officier, que de la mesure demandée contre lui.

L'officier en non-activité reste soumis aux règles de discipline générale et de la subordination, sous la surveillance du général commandant la subdivision de région où il est autorisé à résider.

Le rappel à l'activité est prononcé dans les mêmes formes que la mise en non-activité.

Mise en réforme. — Conseils d'enquête.

Art. 317. La réforme peut être prononcée par le Président de la République sur la proposition du Ministre de la guerre : par mesure de discipline, directement et sans passer par la position de non-activité ; pour inconduite habituelle, fautes graves dans le service ou contre la discipline, fautes contre l'honneur ; indirectement, à raison de la non-activité pendant trois ans, pour cause de discipline ou de santé.

Dans ces deux cas la réforme ne peut être prononcée que sur l'avis d'un conseil d'enquête.

Lorsqu'un officier en activité, ou en non-activité, est dans le cas d'être envoyé devant un conseil d'enquête, un rapport spécial, avec la plainte s'il en est formé, est transmis par la voie hiérarchique au Ministre de la guerre.

La plainte peut être portée par toute personne qui se prétend lésée, ou d'office, par l'un des supérieurs de l'officier ; elle doit toujours être transmise au Ministre.

Le rapport spécial est fait, pour les officiers et assimilés d'un corps de troupe, par le chef de corps ou l'officier supérieur qu'il désigne ; pour les chefs de corps ou de service et officiers sans troupe jusqu'au grade de colonel inclusivement, par le général de brigade commandant la subdivision de région.

Les officiers par l'intermédiaire desquels la plainte et le rapport spécial sont transmis au Ministre, les visent sans émettre d'opinion.

Toutefois un officier peut être envoyé par le Ministre devant un conseil d'enquête sans l'accomplissement de ces formalités, dans les cas prévus aux articles 12 et 27 de la loi du 19 mai 1834.

Il y a trois sortes de conseil d'enquête :

Le conseil d'enquête de régiment ou de corps de troupe formant bataillon ou escadron, pour les officiers du grade inférieur de troupe ;

Le conseil d'enquête de région ou de corps d'armée pour les officiers supérieurs, les officiers sans troupe et assimilés ;

Le conseil d'enquête spécial pour les officiers généraux et assimilés.

Chaque conseil se compose de cinq membres qui sont désignés, suivant les prescriptions du décret du 29 juin 1878, d'après le grade ou l'emploi de l'officier objet de l'enquête. Deux membres au moins doivent être de l'arme ou du service auquel appartient l'officier ; tous sont d'un grade supérieur ou plus ancien de grade.

A la réception des pièces, le général chargé de la formation du conseil en désigne les membres, nomme parmi eux un rapporteur d'un grade supérieur à celui de l'officier objet de l'enquête, convoque le conseil et ordonne à l'officier de se rendre devant le conseil ; il lui fait connaître le nom du rapporteur.

Le conseil ayant procédé à l'enquête dans les formes prescrites, le président, suivant le cas, pose séparément et dans les termes ci-après les questions suivantes :

Pour cause de discipline.

M. est-il dans le cas d'être mis en réforme pour inconduite habituelle ?

M. est-il dans le cas d'être mis en réforme pour faute grave dans le service ?

M. est-il dans le cas d'être mis en réforme pour faute grave contre la discipline ?

M. est-il dans le cas d'être mis en réforme pour faute contre l'honneur ?

Pour cause de condamnation à un emprisonnement de plus de six mois.

M. condamné à plus de 6 mois de prison par jugement de est-il dans le cas d'être mis en réforme ?

Pour cause de non-activité par retrait ou suspension d'emploi.

M. en non-activité par retrait ou suspension d'emploi depuis plus de trois ans, est-il dans le cas d'être mis en réforme comme reconnu non susceptible d'être rappelé à l'activité ?

Pour cause de non-activité pour infirmités.

M. en non-activité pour infirmités temporaires depuis plus de trois ans, est-il dans le cas d'être mis en réforme comme reconnu non susceptible d'être rappelé à l'activité :

Par application de la loi du 25 juin 1861.

M. en non-activité pour infirmités temporaires et ayant vingt-cinq années de service, est-il dans le cas d'être mis à la retraite comme n'étant pas susceptible d'être rappelé à l'activité ?

Les membres votent au scrutin secret ; la majorité forme l'avis du conseil ; le résultat du vote est consigné dans le procès-verbal que signent tous les membres.

Le procès-verbal est adressé au Ministre de la guerre.

L'avis du conseil ne peut être modifié qu'en faveur de l'officier.

L'officier en réforme est libéré des obligations de l'état d'activité ou de non-activité.

Les officiers de réserve et de l'armée territoriale, soumis à des règles spéciales, peuvent perdre le grade qui leur a été conféré par l'une des causes énumérées, et dans les formes prescrites par le décret du 31 août 1878.

Nota. Conformément à l'art. 4 du décret organique du 30 avril 1875 la composition des conseils d'enquête appelés à juger les vétérinaires militaires est la même que pour les grades militaires auxquels ils sont assimilés.

RÉCLAMATIONS.

Prescription générale.

Art. 322. Les réclamations individuelles sont les seules autorisées.

Réclamations par suite des punitions.

Art. 323. Des punitions injustes ou trop sévères pouvant être infligées par suite de rapports inexacts, d'informations mal prises, ou par des motifs particuliers étrangers au service, les réclamations sont admises en se conformant aux règles suivantes :

Quel que soit l'objet de la réclamation, elle ne peut être portée qu'aux officiers ou aux généraux sous les ordres immédiats desquels se trouve placé le militaire qui la fait.

Tout militaire recevant l'ordre d'une punition doit d'abord s'y soumettre ; mais il lui est permis d'adresser une réclamation dès que la punition a commencé. Les sous-officiers, les brigadiers et les cavaliers doivent adresser leurs réclamations au capitaine-commandant ; les officiers doivent adresser les leurs au colonel.

Un homme qui réclame étant en état d'ivresse ne peut être entendu.

Le colonel et les capitaines-commandants doivent écouter avec calme les réclamations qui leur sont adressées, en vérifier avec soin l'exactitude, et y faire droit quand elles sont fondées ; mais ils peuvent infliger une punition nouvelle à celui qui a réclamé sans de justes motifs.

Manière de réclamer auprès du colonel et des généraux.

Art. 325. Lorsque les réclamations qu'ils ont adressées n'ont pas été accueillies par le capitaine-commandant, les cavaliers, brigadiers et sous-officiers sont autorisés à s'adresser au colonel, soit par écrit, soit verbalement.

Les militaires de tous grades peuvent également adresser des réclamations par écrit aux généraux, mais seulement après avoir réclamé auprès du colonel, à moins que la réclamation ne le concerne personnellement.

Ils peuvent de même, en ce qui concerne l'administration, réclamer verbalement ou par écrit auprès du conseil d'administration, avec recours, s'il y a lieu, auprès des généraux et du Ministre de la guerre.

Les réclamations que les militaires de tous grades peuvent avoir à présenter au général inspecteur, sont toujours formulées par écrit.

DISTRIBUTIONS.

Prescriptions générales.

Art. 371. Toutes les denrées destinées aux hommes ou aux chevaux sont, avant d'être délivrées aux parties prenantes, reconnues sous le rapport de la qualité et du poids, par un officier dit de distribution désigné à cet effet.

Les denrées, à l'exception du chauffage et du fourrage, qu'elles soient fournies par l'administration ou par la commission des ordinaires, sont reçues pas l'officier de semaine de la commission des ordinaires ; les distributions de chauffage sont reçues par un officier de semaine d'escadron désigné par le capitaine de semaine du régiment. Un médecin de corps peut être appelé pour donner son appréciation.

Les distributions de fourrages se font par escadron et les denrées sont reconnues par le capitaine commandant l'escadron. En cas d'empêchement, le capitaine-commandant est remplacé par l'officier de semaine de l'escadron. Si la distribution du fourrage ne peut pas être faite par escadron, et si deux ou plusieurs escadrons doivent se présenter en même temps au magasin, le chef d'escadrons de semaine détermine l'ordre dans lequel les distributions doivent se faire : toutefois chaque capitaine-commandant procède à la visite des fourrages que doit percevoir son escadron.

Refus des denrées.

Art. 376. Si, dans l'examen préalable des denrées, et même dans le cours de la distribution, l'officier chargé de recevoir une distribution reconnaît que des denrées ne sont pas acceptables, il arrête la distribution. Dans ce cas, les denrées sorties du magasin sont réputées bonnes et acquises aux parties prenantes. L'officier de semaine qui fait la même constatation après le départ de l'officier de distribution suspend l'opération et avise de suite l'officier de distribution, qui l'arrête s'il le juge convenable.

L'officier chargé de recevoir la distribution rend compte immédiatement au major ; celui-ci informe aussitôt le commandant d'armes et le colonel, et avise le sous-intendant militaire. A défaut du major, les démarches sont faites directement par l'officier chargé de recevoir la distribution.

Le commandant d'armes convoque le plus tôt possible la commission.

Commissions.

Art. 377. Dans toutes les places où il est fourni des approvisionnements, ou fait des distributions, des commissions sont constituées pour juger les contestations qui peuvent s'élever entre la partie prenante d'une part, et l'administration ou l'entrepreneur de l'autre.

Ces commissions sont composées ainsi qu'il suit :

1° *Service des vivres* (vivres-pain ; vivres de campagne ; vivres-viande ; liquides) *et du chauffage.* — Un chef de bataillon ou d'escadrons d'un des corps de la garnison ou du corps de passage, ou, à défaut d'un officier supérieur de ce grade, l'officier inférieur du grade le plus élevé ; les deux capitaines les plus anciens, et le médecin le plus élevé en grade, ou le plus ancien de grade de la garnison ou du corps de passage ; le sous-intendant militaire ou son suppléant.

2° *Service des fourrages.* — L'officier le plus élevé en grade des corps de cavalerie ou d'artillerie de la garnison ou de passage, et si cet officier est commandant d'armes, il est remplacé par l'officier de cavalerie ou d'artillerie qui prend rang après lui ; les deux capitaines les plus anciens, et le vétérinaire ayant le rang le plus élevé des corps de cavalerie ou d'artillerie de la garnison ou de passage ; le sous-intendant militaire ou son suppléant.

Les commissions sont convoquées et présidées par le commandant d'armes.

Elles ont pour objet de prononcer sur :

L'admission ou le refus des denrées qui font l'objet des contestations ;

La fixation du terme de conservation ;

L'ordre à qui de droit de faire subir aux denrées des manutentions pour les rendre acceptables ;

L'ordre à la troupe de recevoir les denrées rationnées, ou le rejet de ces denrées, leur remplacement et leur sortie des magasins pour être remises aux Domaines ;

Enfin, dans le cas où les denrées auraient été reconnues nuisibles à la santé des hommes ou des chevaux, leur destruction complète par enfouissement, jet à l'eau, ou incinération.

Les commissions prononcent à la majorité des voix ; en cas de partage la voix du président est prépondérante.

Dans la gestion directe, les commissions peuvent proposer l'expulsion du magasin des denrées refusées, le sous-intendant étant chargé d'en faire opérer la vente immédiate, et d'infliger à l'officier d'administration comptable (sauf le cas de force majeure) une retenue proportionnée à la quotité des denrées rejetées.

En route, et dans les localités qui ne sont pas des villes de garnison, les commissions se réunissent sur l'invitation du colonel ou du chef de détachement ; elles se composent du chef de détachement, président, des deux officiers, sous-officiers ou cavaliers qui marchent hiérarchiquement après lui, du maire ou de son délégué, et de deux idoines désignés par le maire, et prononcent sur l'admission ou le refus des denrées à la majorité des voix ; en cas de partage, la voix du chef de détachement est prépondérante.

Transmission des décisions des commissions.

Art. 378. Les décisions prononcées par les commissions et la suite qui y a été donnée sont constatées par des procès-verbaux dressés en une seule expédition. Ces procès-verbaux sont déposés aux archives du régiment qui a élevé la contestation ; une copie en est adressée au général commandant le corps d'armée et une au Ministre de la guerre par la voie hiérarchique.

Denrées sorties des magasins. — Denrées avariées.

Art. 379. La vente et le rachat des rations sont interdits entre la partie prenante et l'officier d'administration comptable ou l'entrepreneur.

Aucune denrée reçue en distribution et sortie du magasin ne peut y être rapportée pour y être échangée ; et, après la sortie du magasin, aucune plainte n'est admise, tant sous le rapport de la qualité que sous celui de la pesée ou du mesurage.

Toutefois, il est fait exception à cette règle pour les conserves de viande ou de légumes, ainsi que pour les balles de foin pressé. Lorsque ces denrées sont reconnues avariées, lors de leur mise en consommation et dans le délai prévu, elles peuvent être échangées immédiatement, après entente entre le colonel ou le chef de détachement et le sous-intendant militaire, et, à défaut d'entente, sur l'ordre qui en est donné au sous-intendant par le commandant d'armes, s'il juge la réclamation de la partie prenante fondée.

Quand des rations distribuées sont avariées ou détruites dans les magasins du régiment ou dans les camps, par un événement de force majeure, une distribution extraordinaire est faite en remplacement de ces rations. Un procès-verbal relatant les causes de la perte ou de l'avarie tient lieu de bon de distribution, sauf imputation à qui de droit.

Caractères distinctifs des denrées.

Art. 380. La viande doit avoir une couleur rouge vif qui dénote sa fraîcheur, être ferme sans être dure, entremêlée de graisse, d'une odeur presque nulle, et n'offrir aucune partie sanglante, gluante, livide ou blafarde.

Les viandes salées qui sont distribuées quelquefois en remplacement de viande fraîche, ou qui sont acquises directement par les corps, ne doivent jamais être mises en consommation qu'après un examen attentif. Elles doivent toujours être soumises à une cuisson complète.

Quelles que soient la variété et l'origine de l'avoine, il faut qu'elle soit pesante ; qu'elle coule facilement dans les doigts ; que son écorce soit mince, brillante et lustrée, sans rides ; que son odeur soit presque insensible ; que son amende, blanche et adhérente à l'écorce, laisse, en l'écrasant dans la bouche, une saveur agréable et farineuse ; qu'elle soit débarrassée de ses balles ou calices, et exempte de graines étrangères. Bien que le poids de cette denrée ne soit pas un indice certain de ses qualités nutritives, l'hectolitre d'avoine ne doit pas peser moins de

45 kilogrammes. Toute avoine mouillée, germée, moisie, charbonnée ou cariée, doit être refusée.

Le bon foin se reconnaît aux signes suivants : couleur légèrement verte ; odeur agréable et aromatique ; tiges rondes, noueuses, fines et flexibles, difficiles à casser et garnies, autant que possible, de leurs feuilles et de leurs fleurs ; saveur douce et plus ou moins sucrée. Quand on secoue le bon foin, il se sépare facilement et sans déchets. Il doit être très propre, sans poussière, et ne jamais renfermer ni déchets ni ramassis de magasin.

Les plantes qui composent le bon foin doivent appartenir, pour les neuf dixièmes au moins, aux familles des graminées et des légumineuses. Le sainfoin, la luzerne, peuvent entrer pour moitié dans la ration de foin.

Les foins très secs, lavés, vasés, rouillés, moisis, échauffés ou ayant une mauvaise odeur, doivent être refusés, et l'on ne doit pas oublier que l'usage de foin moisi est toujours suivi de maladies graves, telles que : morve, farcin, pousse, etc.

Le foin pressé, en tenant compte de la préparation qu'il a subie, doit présenter les mêmes qualités que le foin ordinaire.

A moins de circonstances exceptionnelles, la paille de froment est la seule dont on fasse usage pour la nourriture des chevaux.

La bonne paille se reconnaît aux caractères suivants : les tuyaux sont minces, flexibles et luisants ; leur couleur est d'un blanc mat ou d'un jaune doré ; les épis sont garnis de leurs balles ou calices. L'odeur de la paille doit être agréable. La qualité de la paille augmente avec le nombre de plantes herbacées de bonne qualité qu'elle contient. Toute paille terreuse roulée, cariée ou charbonnée, doit être refusée.

La farine d'orge doit être fraîche, d'un blanc jaunâtre, grossièrement moulue ; d'une odeur douce. Elle s'altère et se pique, et se charançonne promptement.

Le son doit provenir de la mouture du froment ; il doit être frais, inodore, d'une saveur douce. Il est d'autant meilleur qu'il contient plus de farine. En principe, la farine d'orge doit lui être préférée.

Gestion des ordinaires.

Art. 389. Les régiments peuvent se procurer les denrées nécessaires à l'alimentation des hommes vivant à l'ordinaire :

1° Par des achats effectués directement de gré à gré, par chaque escadron, à la diligence du capitaine-commandant et de ses agents ;

2° Par des achats effectués, soit par adjudication, soit de gré à gré, pour tous les escadrons du régiment ou du détachement, par une commission dite : commission des ordinaires ;

3° En recourant à la commission des ordinaires pour l'achat de toutes les denrées, à l'exception de la viande, que chaque escadron achète directement ou que fournit l'administration militaire.

Composition de la commission des ordinaires.

Art. 390. La commission des ordinaires, nommée par le colonel, est composée :

D'un chef d'escadrons, président ;

De quatre capitaines-commandants, membres ;

D'un lieutenant ou sous-lieutenant (autant que possible le porte-étendard), secrétaire avec voix consultative ; il est secondé par un sous-officier désigné par le colonel.

Dans un détachement : de trois officiers, y compris le président ;

D'un lieutenant ou sous-lieutenant, secrétaire avec voix consultative, secondé par un sous-officier.

Le chef de corps ou de détachement ne fait jamais partie de la commission.

Il n'est pas constitué de commission dans les détachements ne comptant pas trois officiers outre le chef de détachement.

Les chefs d'escadrons alternent pour la présidence ; les capitaines-commandants sont pris à tour de rôle dans l'ordre des escadrons. La commission des ordinaires est constituée trois fois par an : le 1er janvier, le 1er mai et le 1er septembre. Le président et le secrétaire, si ce n'est pas le porte-étendard, sont nommés à ces dates ; le sous-officier est remplacé à des dates intermédiaires.

TABLES.

Tables des officiers.

Art. 393. Le lieutenant-colonel est spécialement chargé de la surveillance des tables d'officiers ; il s'assure que les officiers payent leurs dépenses régulièrement tous les mois.

Les officiers supérieurs vivent ensemble ; les capitaines, le médecin-major et le vétérinaire en premier forment une table ; les lieutenants et les sous-lieutenants, le médecin aide-major, le vétérinaire en second et l'aide-vétérinaire en forment une ou plusieurs autres.

Dans les détachements, les officiers supérieurs peuvent manger avec les capitaines. En route et aux manœuvres, tous les officiers vivent à la même table ou par fraction constituée.

Les officiers mariés dont la famille réside dans la garnison sont autorisés à manger chez eux ; cette autorisation subsiste quand leur famille s'absente momentanément.

Lorsque les officiers de différents grades vivent ensemble, les dépenses sont toujours réglées d'après le taux habituel des pensions des différents grades.

L'officier le plus élevé en grade, ou le plus ancien dans le grade le plus élevé, est le président de la table ; il use de son autorité pour y maintenir l'ordre et la bonne harmonie.

Tables des vétérinaires.

Art. 53. D. 76. Les vétérinaires principaux de 1re et de 2e classe vivent à la table des officiers supérieurs.

Les vétérinaires en 1er à celle des capitaines.

Les vétérinaires en 2e, les aides-vétérinaires et les aides-vétérinaires-stagiaires à celle des lieutenants et sous-lieutenants.

Classement des passagers de la guerre à bord des navires de l'Etat ou affrétés par la marine. — Poids maximum de bagages alloué à chaque passager (6 mai 1886, 1er S. R. 856).

Les tables sont ainsi désignées :

Table du commandant	1re table.
Table de l'état-major.	2e table.
Table des aspirants.	3e table.
Table des maîtres.	4e table.
Table des seconds maîtres.	5e table

Vivent à la 1re table :

Les vétérinaires principaux.

Vivent à la 2e table :

Les vétérinaires (active, réserve et territoriale en cas de mobilisation).

Vivent à la 3e table :

Les aides-vétérinaires et les aides-vétérinaires-stagiaires (active, réserve et territoriale en cas de mobilisation).

Le poids maximum des bagages à embarquer est de :

Sur les navires de l'Etat.	400 kil.	Pour officiers de tous grades et assimilés.
Sur les navires affrétés.	500 kil.	

Réceptions de corps.

Art. 395. Les réceptions de corps n'ont lieu qu'avec l'autorisation du commandant d'armes.

Dettes des officiers.

Devoirs du lieutenant-colonel.

Art. 396. Le lieutenant-colonel tient la main à ce qu'aucun officier ne se livre à des dépenses qui le mettent dans le cas de contracter des dettes.

Les officiers qui font des dettes sont sévèrement punis ; il est fait mention de leur inconduite sous ce rapport sur les feuillets du personnel. S'ils ne tiennent pas compte des avertissements qui leur sont donnés, ils sont signalés au Ministre.

Retenues sur la solde et poursuites judiciaires.

Art. 397. Lorsque les officiers font des dettes, soit pour leur nourriture, soit pour leur logement, leur tenue ou d'autres fournitures relatives à leur état, la totalité de leur traitement, moins ce qui est nécessaire pour les dépenses courantes et indispensables, est employée à les acquitter. Le colonel, sur le compte qui lui en est rendu par le lieutenant-colonel, donne des ordres pour que le payement soit fait dans le plus bref délai possible.

Lorsque les officiers ont des dettes d'une nature autre que celles indiquées ci-dessus, l'action de l'autorité militaire est exclusivement disciplinaire.

Les actions en recouvrement de créances sont du ressort des magistrats civils; les officiers et les juges militaires ne peuvent en prendre connaissance qu'à l'armée et hors du territoire; ils ne peuvent non plus apporter aucun obstacle à la poursuite et à l'exécution du jugement.

Les retenues sur la solde ont lieu de plein droit, quand elles sont ordonnées par le Ministre de la guerre ou requises en vertu d'oppositions ou de saisies judiciaires. Elles n'excluent, dans aucun cas, l'action des créanciers sur les biens, meubles et immeubles, de leurs débiteurs, suivant les règles établies par les lois.

Les indemnités de toute nature, les gratifications, le traitement de la Légion d'honneur et de la médaille militaire, ne sont point passibles de retenue.

Les armes, les chevaux, les livres, les instruments d'étude, les effets d'habillement et d'équipement dont les règlements prescrivent que les officiers soient pourvus, ne peuvent être saisis ni vendus au profit des créanciers.

OFFICIERS MALADES.

Art. 400. Les officiers qui ne peuvent pas faire leur service pour cause d'indisposition sont tenus de garder la chambre pendant au moins vingt-quatre heures.

Les capitaines en second, les lieutenants et les sous-lieutenants en informent sur-le-champ le capitaine-commandant; les capitaines-commandants, leur chef d'escadrons; les officiers comptables et le porte-étendard, le major; les officiers supérieurs, le capitaine instructeur; les médecins et les vétérinaires, le lieutenant-colonel. Tout officier chargé d'un service spécial, ainsi que le médecin aide-major, le vétérinaire en deuxième et l'aide-vétérinaire, préviennent en outre leur chef de service.

Un officier de semaine malade est remplacé dans son service.

L'officier malade a le droit de se faire soigner chez lui; mais, dans des circonstances spéciales, sur l'avis du médecin-major, le colonel peut ordonner l'entrée de l'officier à l'hôpital.

L'officier qui se fait soigner chez lui est tenu de se fournir de médicaments.

COMMISSION DE REMONTE DU CORPS.

Art. 401. Il est institué dans chaque corps à cheval une commission de remonte permanente dont les membres sont nommés par le général de brigade sur la proposition du chef de corps.

Elle est composée: d'un officier supérieur (président); du capitaine instructeur ou son suppléant, du vétérinaire chef de service, membres (12 juin 1886, 1er S. R. 683).

Les régiments dont le dépôt est séparé de la portion principale peuvent former deux commissions.

Cette commission se réunit toutes les fois qu'il y a lieu:

1° De livrer un cheval, soit à titre gratuit, soit à titre onéreux, à un officier du service d'état-major, d'infanterie, sans troupe, etc.;

2° De recevoir un cheval précédemment livré dans les conditions ci-dessus, un cheval réintégré ou rétrocédé par un officier du régiment, ou d'acheter un cheval présenté par un officier du régiment ayant droit à un cheval à titre gratuit.

Si un membre de la commission doit présenter un cheval, il est remplacé dans la commission.

La commission est pécuniairement responsable des opérations qu'elle effectue. Toutes ces opérations donnent lieu à l'établissement de procès-verbaux qui sont portés sur un livret spécial.

ROUTES DANS L'INTÉRIEUR.

Dispositions générales.

Art. 402. Les exercices du temps de paix devant toujours être une préparation au service de guerre, les routes dans l'intérieur s'exécutent en se conformant, autant que possible, aux prescriptions du Règlement sur le service en campagne.

Pour rapprocher les troupes de cavalerie des conditions qui se rencontrent à la guerre et pour leur faire exécuter des marches rapides, les régiments qui changent de garnison ou qui se rendent à des concentrations de manœuvres, peuvent suivre en une ou plusieurs colonnes des itinéraires autres que ceux des lignes d'étapes.

Le cinquième escadron, l'infirmerie des chevaux, les chevaux indisponibles au moment du départ, et les hommes à pied qui ne marchent pas avec les quatre premiers escadrons, forment une colonne séparée qui suit toujours la ligne ordinaire d'étapes, sous le commandement du major, ou du capitaine commandant le cinquième escadron.

L'ordre de route qui est donné au régiment règle ces différentes dispositions.

Préparation à l'exécution de la route.

Art. 403. Afin de préparer les hommes et les chevaux aux fatigues de la route, on exécute plusieurs marches pendant la période qui précède le départ.

Le colonel ordonne toutes les mutations que nécessite le mouvement ; il répartit les médecins et les vétérinaires par colonne, et désigne, pour chacune d'elles, un vaguemestre qui est muni d'une commission délivrée par le conseil d'administration.

Il donne les ordres nécessaires pour que les appointements des officiers et la solde de la troupe soient perçus ; pour que les ordinaires soient réglés et arrêtés à la veille du départ de chaque colonne et que le cautionnement des fournisseurs leur soit remis. Il fixe le prélèvement sur les bonis que les capitaines-commandants peuvent retirer de la caisse du trésorier, pour améliorer la nourriture des hommes pendant la route. Il prend les mesures nécessaires pour que la distribution des bons de tabac soit assurée. Il règle enfin tout ce qui est relatif au transport des bagages des officiers et des effets que la troupe n'emporte pas, ainsi qu'à la remise des différents services.

Les capitaines-commandants prescrivent toutes les dispositions nécessaires pour la bonne exécution de la route.

Officier devançant la colonne.

Art. 404. Un ou deux jours avant le départ de chaque colonne suivant un itinéraire particulier, un officier part pour prendre, dans chaque gîte, les dispositions suivantes :

1° Il se présente à son arrivée chez le commandant d'armes, qui lui donne ses instructions; il lui remet une situation numérique des différentes colonnes du régiment ; il va ensuite chez le maire.

2° Il fait préparer le logement en se rapprochant, autant que possible, des prescriptions arrêtées pour le cantonnement dans le Règlement sur le service en campagne.

3° Il s'assure qu'on a préparé les denrées nécessaires à la consommation des hommes et des chevaux, ainsi que les moyens de transport auxquels la troupe peut avoir droit ; il recourt, s'il y a lieu, à l'autorité municipale pour que les achats soient effectués dans les meilleures conditions.

4° Avant son départ de chaque gîte, il laisse à la mairie, pour le commandant de la première colonne, une lettre par laquelle il l'informe des mesures prises pour le logement, les vivres et les transports, ainsi que des renseignements particuliers qu'il a recueillis sur ces objets. Le commandant de la première colonne, après avoir ajouté ses observations au bas de cette lettre, la remet à la mairie pour le commandant de la colonne suivante, s'il y a lieu.

Si quelque partie de la troupe doit être détachée en arrière ou sur les côtés du gîte, l'officier qui a devancé la colonne demande au maire un guide pour chaque détachement, et prend les mesures nécessaires pour que le commandant de la colonne soit prévenu à temps ; il lui indique les points où, pour ne pas faire de chemin inutile, les détachements doivent se séparer de la colonne, et ceux où ils peuvent rejoindre le lendemain. Chaque colonne donne le même avis à celle qui marche après elle.

Si la colonne doit faire séjour, l'officier qui l'a devancée l'attend pour prendre connaissance des mutations et recevoir s'il y a lieu de nouveaux ordres.

Chevaux malades.

Art. 406. Les chevaux malades, qui ne peuvent être mis en route, sont désignés quelques jours avant le départ, et mis en subsistance dans un corps de la garnison. Ils sont confiés à la gendarmerie s'il n'y a pas de corps de troupe dans la localité.

Logement.

Art. 407. Le *logement*, composé comme le Règlement du service en campagne prescrit de composer le *campement*, part avant la colonne, sous les ordres d'un officier commandé chaque jour pour ce service. Cet officier est chargé des distributions.

Un maréchal ferrant marche avec le logement.

Devoirs de l'officier de logement.

Art. 408. Dès son arrivée, l'officier de logement se rend chez le commandant d'armes pour le prévenir de l'heure présumée de l'arrivée de la colonne, et prendre ses ordres. Il va ensuite chez le maire.

Il s'assure que le logement est préparé conformément aux principes prescrits ; reconnaît les denrées et le lieu des distributions, et se porte au-devant du commandant de la colonne pour lui rendre compte, avant son arrivée au gîte. Il l'avise de la qualité des denrées.

Devoirs de l'adjudant.

Art. 409. L'adjudant est à la disposition de l'officier de logement et le seconde dans la répartition et la reconnaissance du logement. Il visite le logement des officiers supérieurs. Il distribue aux fourriers les billets de logement de leur escadron. Il établit pour le commandant de la colonne un état sommaire du logement, indiquant les rues occupées par les différents escadrons.

Il va, avec l'officier de logement, au-devant de la colonne et remet aux officiers de l'état-major leur billet de logement.

Il établit la garde de police, et remet au corps de garde une note indiquant le logement des officiers de l'état-major, des médecins, des vétérinaires, des adjudants, du vaguemestre et du maréchal des logis trompette-major.

Arrivée au gite. — Rapports et ordres.

Art. 415. A la dernière halte, qui a lieu à l'entrée du gîte, le colonel fait le rapport général.

Chaque maréchal des logis chef remet à l'adjudant la situation-rapport de son escadron, et s'il y a lieu, les pièces-justificatives ; quand le capitaine et le chef d'escadrons de jour ont pris connaissance de ces rapports, le lieutenant-colonel les reçoit et les remet au colonel, qui prononce sur leur contenu.

Le colonel ayant reçu les renseignements de l'officier de logement, donne ses ordres, ou communique ceux que le commandant d'armes lui a donnés, indique l'heure et le lieu des distributions, de la visite des malades, du pansement des chevaux, des appels généraux ; il indique également le point et l'heure du rassemblement pour le départ du lendemain, et donne ensuite l'ordre d'entrer au cantonnement.

L'adjudant précède l'escorte qui conduit l'étendard au logement du colonel. Il établit ensuite la situation-rapport qui est remise au colonel et donne au capitaine faisant les fonctions de major les situations-rapports des escadrons ainsi que les pièces justificatives des mutations.

A son arrivée, le commandant de l'arrière-garde remet au colonel le certificat de bien-vivre qu'il a pris à la mairie avant son départ.

Visite et pansement des chevaux.

Art. 419. A l'heure fixée, la visite et le pansement des chevaux malades ou blessés se font devant le corps de police ; ces chevaux y sont conduits par leurs cavaliers, sous la surveillance du maréchal des logis de jour de chaque escadron, qui prend note des prescriptions du vétérinaire, et en rend compte à l'officier de jour et au capitaine-commandant.

Les vétérinaires de la colonne, les maréchaux ferrants et un ouvrier sellier de chaque escadron se trouvent au pansement des chevaux.

Les capitaines-commandants et le vétérinaire en premier rendent compte du résultat de cette visite au chef d'escadrons de jour, chargé d'en rendre compte au lieutenant-colonel, et celui-ci au colonel.

Si un cheval tombe malade, sans être affecté d'une maladie contagieuse, il est mis en subsistance, à défaut d'un corps de troupe, dans la gendarmerie. S'il n'y a ni corps de troupe ni gendarmerie dans la localité, le cheval est remis avec un état signalétique au maire, qui le fait conduire à la brigade de gendarmerie la plus proche, dès que son état le permet. Le commandant de la colonne rend compte aussitôt au commandant de la subdivision de région.

Lorsque des chevaux sont atteints ou suspects de maladie contagieuse, ils sont séparés pendant la route. Les maires des localités où l'on s'arrête sont prévenus de la maladie ; il est demandé pour eux des locaux isolés, et les cavaliers qui les pansent sont logés séparément. Ces chevaux sont placés en subsistance dans le corps de troupe le plus voisin.

Punitions.

Art. 422. Les officiers punis marchent à leur rang; ils subissent leur punition comme en garnison, mais ils sont autorisés à prendre leur repas à la table commune.

Si l'intérêt de la discipline l'exige, le chef de la colonne fait diriger l'officier puni d'arrêts de forteresse sur la prison militaire la plus voisine.

Les sous-officiers, les brigadiers et les cavaliers punis marchent avec leur escadron ; ils reprennent leur punition à l'arrivée au gîte. Les sous-officiers et les brigadiers punis de la prison pour des fautes très graves peuvent être démontés pendant le temps de ces punitions. Les cavaliers punis de cellule, ceux qui maltraitent leurs chevaux, ou qui n'en ont pas soin, sont démontés pendant toute la route.

Les brigadiers et les cavaliers peuvent être condamnés à marcher à pied, soit pendant plusieurs jours, soit seulement pendant une partie de la journée. Cette punition n'est infligée que par les capitaines-commandants et par les officiers supérieurs.

Les hommes condamnés à marcher à pied sont placés, pendant la marche, sous le commandement du chef du détachement des hommes à pied de la colonne.

Les militaires qui sont prévenus de délits ou de crimes sont remis à la gendarmerie, sur réquisition du colonel ; il en est rendu compte aussitôt au général commandant de la subdivision de région. Ils peuvent être attachés si cette mesure est nécessaire.

TRANSPORT PAR LES VOIES FERRÉES.

Art. 425. Aussitôt l'ordre de mouvement reçu, le colonel fait rappeler par les capitaines-commandants les prescriptions de toute nature relatives à ce mode de transport. Il ajoute aux prescriptions réglementaires les ordres de détail que comporte l'exécution de chaque itinéraire, en raison du parcours ou des haltes.

Il veille pendant l'embarquement, la route et le débarquement, à l'observation des prescriptions du Règlement général sur le transport des troupes par les voies ferrées et de l'instruction spéciale à la cavalerie.

DISPOSITIONS GÉNÉRALES.

Abrogation des Règlements antérieurs.

Art. 435. Sont abrogés les ordonnances, décrets et règlements antérieurs sur le service intérieur des troupes à cheval, et toutes autres dispositions contraires au présent décret.

Le Ministre Secrétaire d'Etat au département de la guerre est chargé de l'exécution du présent décret.

LOI SUR L'ÉTAT DES OFFICIERS

Au palais des Tuileries, le 19 mai 1834.

LOUIS-PHILIPPE, Roi des Français.

A tous présents et à venir, salut.

Les Chambres ont adopté, nous avons ordonné et ordonnons ce qui suit :

TITRE PREMIER.

DU GRADE.

Article 1er. Le grade est conféré par le Roi ; il constitue l'état de l'officier. L'officier ne peut le perdre que par l'une des causes ci-après :

1° Démission acceptée par le Roi ;

2° Perte de la qualité de Français prononcée par jugement ;

3° Condamnation à une peine afflictive ou infamante ;

4° Condamnation à une peine correctionnelle, pour délits prévus par la section 1re et les art. 402, 403, 404, 405, 406 et 407 du chapitre 2 du titre 2 du livre 3 du Code pénal ;

5° Condamnation à une peine correctionnelle d'emprisonnement et qui, en outre, a placé le condamné sous la surveillance de la haute police, et l'a interdit des droits civiques, civils et de famille ;

6° Destitution prononcée par jugement d'un conseil de guerre.

Indépendamment des cas prévus par les autres lois en vigueur, la destitution sera prononcée pour les causes ci-après déterminées :

1° A l'égard de l'officier en activité, pour l'absence illégale de son corps, après trois mois ;

2° A l'égard de l'officier en activité, en disponibilité ou en non-activité, pour résidence hors du royaume sans l'autorisation du Roi, après quinze jours d'absence.

TITRE II.

DES POSITIONS DE L'OFFICIER.

Art. 2. Les positions de l'officier sont :

L'activité et la disponibilité,

La non-activité,

La réforme.

La retraite.

SECTION Ire. — *De l'Activité.*

Art. 3. L'activité est la position de l'officier appartenant à l'un des cadres constitutifs de l'armée, pour vu d'emploi, et de l'officier hors cadre employé temporairement à un service spécial ou à une mission.

La disponibilité est la position spéciale de l'officier général ou d'état-major appartenant au cadre constitutif momentanément sans emploi.

SECTION II. — *De la Non-activité.*

Art. 4. La non-activité est la position de l'officier hors cadre et sans emploi.

Art. 5. L'officier en activité ne peut être mis en non-activité que par l'une des causes ci-après :

Licenciement de corps ;

Suppression d'emploi ;

Rentrée de captivité à l'ennemi, lorsque l'officier prisonnier de guerre a été remplacé dans son emploi ;

Infirmités temporaires ;

Retrait ou suspension d'emploi.

Art. 6. La mise en non-activité, par retrait ou suspension d'emploi, a lieu, par décision royale, sur le rapport du Ministre de la guerre.

Art. 7. Les officiers en non-activité par licenciement de corps, suppression d'emploi ou rentrée de captivité à l'ennemi, sont appelés à remplir la moitié des emplois de leur grade vacant dans l'arme à laquelle ils appartiennent.

Le temps passé par eux en non-activité leur est compté comme service effectif pour les droits à l'avancement, au commandement, à la réforme et à la retraite.

Art. 8. Les officiers en non-activité pour infirmités temporaires et par retrait ou suspension d'emploi sont susceptibles d'être remis en activité.

Le temps passé par eux en non-activité leur est compté comme service effectif *pour la réforme et pour la retraite seulement.*

SECTION III. — *De la Réforme.*

Art. 9. La réforme est la position de l'officier sans emploi qui n'étant plus susceptible d'être rappelé à l'activité, n'a pas de droits acquis à la pension de retraite.

Art. 10. La réforme peut être prononcée :

1° Pour infirmités incurables ;

2° Par mesure de discipline.

§ 1er. — *De la réforme pour infirmités incurables.*

Art. 11. La réforme pour infirmités incurables sera prononcée dans les formes voulues par la loi du 11 avril 1831, sur les pensions de l'armée de terre.

§ 2. — *De la réforme par mesure de discipline.*

Art. 12. Un officier ne peut être mis en réforme pour cause de discipline que pour l'un des motifs ci-après :

Inconduite habituelle ;

Fautes graves dans le service ou contre la discipline ;

Fautes contre l'honneur ;

Prolongation au delà de trois ans de la position de non-activité, sauf les restrictions énoncées en l'article suivant.

Art. 13. La réforme, par mesure de discipline, des officiers en activité et officiers en non-activité, sera prononcée par décision royale, sur le rapport du ministre de la guerre, d'après l'avis d'un conseil d'enquête dont la composition et les formes seront déterminées par un règlement d'administration publique.

La réforme, à raison de la prolongation de la non-activité pendant trois ans, ne pourra être prononcée qu'à l'égard de l'officier qui, d'après l'avis du même conseil, aura été reconnu non susceptible d'être rappelé à l'activité.

Les avis du conseil d'enquête ne pourront être modifiés qu'en faveur de l'officier.

SECTION IV. — *De la Retraite.*

Art. 14. La retraite est la position définitive de l'officier rendu à la vie civile et admis à la jouissance d'une pension, conformément aux lois en vigueur.

TITRE III.

DE LA SOLDE.

Art. 15. La solde d'activité et celle de disponibilité sont réglées suivant les tarifs approuvés par le Roi.

Art. 16. La solde de non-activité est fixée :

1° Pour l'officier sorti de l'activité par suite de licenciement de corps, de suppression d'emploi, de rentrée de captivité à l'ennemi ou d'infirmités temporaires, à moitié de la solde d'activité, dégagée de tous accessoires et de toute indemnité représentative ;

2° Pour l'officier sorti de l'activité par retrait ou par suspension d'emploi, aux deux cinquièmes de la même solde.

Art. 17. Les lieutenants et sous-lieutenants en non-activité toucheront les trois cinquièmes de la solde d'activité, dépouillée de tous accessoires, par exception au paragraphe 1er de l'article précédent.

Art. 18. Nul officier réformé n'a droit à un traitement, s'il n'a accompli le temps de service imposé par la loi de recrutement.

Tout officier réformé, ayant moins de vingt ans de service, recevra, pendant un temps égal à la moitié de la durée de ses services effectifs, une solde de réforme égale aux deux tiers du *minimum* de la pension de retraite de son grade, conformément à ce qui est déterminé par la loi du 11 avril 1831.

L'officier ayant, au moment de sa réforme, plus de vingt ans de service effectif, recevra une pension de réforme dont la quotité sera déterminée d'après le *minimum* de la retraite de son grade, à raison d'un trentième pour chaque année de service effectif.

Art. 19. Les pensions et traitements de réforme ci-dessus déterminés peuvent se cumuler avec un traitement civil.

Art. 20. Les pensions de réforme accordées après vingt ans de service seront inscrites au livre des pensions du Trésor public. Elles seront, comme les pensions de retraite, incessibles et insaisissables, excepté dans les cas de débet envers l'Etat, ou dans les circonstances prévues par les articles 203, 205 et 214 du Code civil.

Dans ces deux cas, les pensions de réforme sont passibles de retenues qui ne peuvent excéder le cinquième pour cause de débet, et le tiers pour aliments.

Art. 21. Dans aucun cas, il ne peut y avoir lieu à réversibilité de tout ou partie de la pension de réforme sur les veuves et les orphelins.

TITRE IV.

DISPOSITIONS TRANSITOIRES.

Art. 22. Les officiers actuellement en jouissance de solde de congé illimité et de non-activité ou de traitement de réforme restent dans les positions où ils ont été placés par les ordonnances royales.

Les dispositions des articles 13 et 18 de la présente loi seront toutefois appliquées à ceux de ces officiers qui seraient reconnus devoir passer de la position de congé illimité ou de non-activité à celle de réforme.

Art. 23. Les officiers mis en réforme avec ou sans traitement, depuis le 1er avril 1814 jusqu'au 1er août 1830, et qui sont actuellement en activité de service, ou en possession d'une solde de non-activité ou de congé illimité, seront admis à faire valoir pour la retraite ou la réforme, comme service effectif, le temps qu'ils ont antérieurement passé en réforme, mais seulement jusqu'à concurrence du nombre d'années qui ouvre le droit au *minimum* de la pension de retraite.

Le même droit est accordé aux officiers réintégrés dans l'armée depuis le 1er août 1830, et qui, par suite d'infirmités ou pour tout autre motif de santé dûment constaté, auront été mis à la position de réforme.

TITRE V.

DE L'APPLICATION A L'ARMÉE DE MER.

Art. 24. La présente loi est déclarée commune aux deux services de terre et de mer. Elle est, en conséquence, applicable aux officiers des troupes de la marine et aux officiers entretenus des autres corps de ce département.

Néanmoins, la mise en non-activité d'un officier de vaisseau ou d'autres officiers entretenus des corps de la marine ne pourra ouvrir aucune vacance dans le cadre de l'état-major maritime.

Art. 25. Les pensions de réforme qui, en exécution de l'article 18 ci-dessus, devront être accordées aux officiers entretenus des corps de la marine, après vingt ans de service effectif, seront liquidées proportionnellement et payées suivant la teneur des articles 1er et 26 de la loi du 18 avril 1831.

TITRE VI.

DISPOSITIONS GÉNÉRALES.

Art. 26. Les dispositions de la présente loi sont applicables au corps de l'intendance militaire.

Elles sont également applicables aux officiers de santé des armées de terre et de mer, à ceux de l'administration des hôpitaux et aux agents du service de l'habillement et du campement. Aux vétérinaires militaires (Décret du 28 janvier 1852. 1re S. R. 68).

Art. 27. Tout officier condamné par jugement à un emprisonnement de plus de six mois sera suspendu de son emploi ou mis en réforme, en se conformant aux dispositions des articles 6 et 13 de la présente loi.

La durée de l'emprisonnement ne comptera jamais comme temps de service effectif, même pour la retraite.

Art. 28. Toutes dispositions antérieures contraires à la présente loi sont et demeurent abrogées.

La présente loi, discutée, délibérée et adoptée par la Chambre des pairs et par celle des députés, et sanctionnée par nous cejourd'hui, sera exécutée comme loi de l'Etat.

Donnons en mandement à nos Cours et tribunaux, préfets, corps administratif et tous autres, que les présentes ils gardent et maintiennent, fassent garder, observer et maintenir ; et, pour les rendre plus notoires à tous, ils les fassent publier et enregistrer partout où besoin sera ; et, afin que ce soit chose ferme et stable à toujours, nous y avons fait mettre notre sceau.

Fait à Paris, au palais des Tuileries, le 19e jour du mois de mai 1834.

Signé : LOUIS-PHILIPPE.

Par le Roi :

Le Président du Conseil, Ministre secrétaire d'Etat au département de la guerre,

Signé : MARÉCHAL SOULT, DUC DE DALMATIE.

DEUXIÈME PARTIE

SERVICE DES PLACES

PLACE DES VÉTÉRINAIRES DANS LES DIVERSES FORMATIONS ET A BORD

SONNERIES PRINCIPALES

I

SERVICE DANS LES PLACES DE GUERRE ET LES VILLES DE GARNISON

Décret du 23 octobre 1883.

Article 1er. La dénomination de place de guerre s'applique aux villes fortifiées pourvues d'une simple enceinte ou de forts détachés. La même dénomination s'applique aux forts isolés, châteaux, citadelles, postes militaires.

Toute place de guerre est classée par une loi. Les places de guerre sont en état de paix, de guerre ou de siège.

Dispositions générales.

Art. 2. Le commandement d'une place de guerre ne peut être exercé que par *un officier né ou naturalisé Français et servant au titre français.*

Deux services distincts.

Art. 3. Il y a lieu de considérer dans les places de guerre deux services distincts : *le service de garnison* et le service de *défense.*

Les villes ouvertes ne comportent que le premier.

BIBLIOTHÈQUE NATIONALE R.F. IMPRIMÉS

Service de garnison. — Par qui dirigé.

Art. 4. Le service de garnison est dirigé dans les places de guerre comme dans les villes ouvertes, par l'officier le plus ancien dans le grade le plus élevé, quelles que soient son arme et ses fonctions. Cet officier prend le titre de *commandant d'armes*.

Il est aidé dans les détails de ce service par des officiers de la garnison désignés à cet effet, et en outre, dans les places de guerre les plus importantes, par des officiers ou employés militaires attachés spécialement à ces places.

En raison de leurs attributions spéciales, les officiers de gendarmerie n'exercent pas les fonctions de commandant d'armes.

Service de défense. — Par qui dirigé.

Art. 5. L'officier qui doit diriger la défense d'une place de guerre est nommé par le Président de la République, qui le choisit, soit parmi les officiers généraux des armées de terre et de mer, soit parmi les officiers du cadre d'activité des armées de terre et de mer, soit enfin parmi les officiers en retraite depuis moins de cinq ans. Cet officier prend, au moment de la mobilisation, le titre de *gouverneur*; jusque-là, il n'est que gouverneur désigné.

Le commandant d'un fort dépendant d'une place est nommé par le gouverneur de cette place; il porte le titre de *commandant de tel fort* et relève du gouverneur de la place.

Major de la garnison. — Fonctions.

Art. 22. Dans les places de guerre comme dans les villes ouvertes, un officier du grade immédiatement inférieur à celui du *commandant d'armes* et désigné par lui remplit les fonctions de *major de la garnison*; toutefois, dans le cas où les officiers de ce grade seraient tous officiers généraux, chefs de corps ou de service, les fonctions de major de la garnison sont remplies par un officier du grade suivant dans l'ordre hiérarchique.

Les officiers du recrutement, de la remonte et de la gendarmerie sont dispensés des fonctions de major de la garnison.

Lorsque le commandant d'armes n'est pas d'un grade supérieur à celui de chef de bataillon ou d'escadrons, il remplit en même temps les fonctions de major de la garnison.

Le major de la garnison est le délégué du commandant d'armes; il est chargé, sous son autorité, de diriger et de surveiller les détails du service. Il établit les consignes des différentes gardes; il envoie le mot aux corps, fixe le nombre, les heures et l'itinéraire des rondes et patrouilles; il reçoit les rapports des postes, des officiers et des sous-officiers commandés pour les différents services; il rend compte au commandant d'armes. Il ne peut s'immiscer dans l'administration ou le service intérieur des corps auxquels il n'appartient pas.

Insulte envers une sentinelle.

Art. 94. Toute sentinelle insultée par un militaire quel que soit son grade, ou par tout autre individu, l'arrête ou le fait arrêter sur-le-champ et conduire au poste; si elle est frappée, elle fait usage de ses armes.

OFFICIERS, FONCTIONNAIRES, EMPLOYÉS MILITAIRES OU MARINS ARRIVANT DANS UNE PLACE.

(Art. 111 modifié par un erratum au *Journal militaire* — 1er S. R. 1884, 459).

Les officiers généraux qui arrivent dans une place ou dans une ville de garnison pour y séjourner en vertu d'une mission, d'un congé ou d'une permission, en donnent avis au commandant d'armes, en indiquant la durée de leur séjour, leur adresse et le jour de leur départ.

Les contrôleurs généraux, les intendants généraux, les intendants militaires, les inspecteurs du service de santé se conforment à la même règle.

Les officiers supérieurs et autres, les contrôleurs, les sous-intendants militaires et adjoints, les officiers d'administration, les employés et agents du département de la guerre se conforment également à la même règle lorsqu'ils sont en congé ou en permission. S'ils sont en mission, ils se présentent chez le commandant d'armes à leur arrivée et à leur départ, à moins qu'ils ne soient d'un grade ou d'un rang supérieur au sien, dans ce cas, ils l'informent par écrit.

Les militaires ou assimilés qui n'ont pas rang d'officier présentent eux-mêmes au bureau de la place les titres dont ils sont porteurs.

Inscription spéciale est faite audit bureau de tous les renseignements concernant les militaires, quel que soit leur grade, en mission, congé ou permission.

Toutes ces dispositions sont applicables aux officiers généraux, supérieurs et autres, aux fonctionnaires, employés ou agents de l'armée de mer, ainsi qu'aux marins, excepté dans les places qui sont ports militaires.

Les militaires ou marins isolés rentrant dans leurs foyers comme passant dans la disponibilité ou la réserve ne doivent se présenter, à leur arrivée, qu'à la gendarmerie de leur résidence.

Tenue.

Art. 113. Le commandant d'armes veille à ce que les militaires de la garnison, quel que soit leur grade, soient toujours dans la tenue prescrite par le Ministre.

Le commandant d'armes, et, dans les localités où il n'y a pas de garnison, le commandant de la gendarmerie locale, surveille la tenue des officiers retraités et des officiers en réforme pour infirmités qui font usage de leur uniforme; ceux d'entre eux qui l'auraient compromis seraient signalés dans un rapport circonstancié adressé au commandant du territoire; ce dernier rend compte au commandant de la région territoriale, qui peut retirer à ces officiers le droit de le porter et qui en informe le Ministre de la guerre.

La surveillance du commandant d'armes s'exerce également sur la tenue des officiers de réserve et de l'armée territoriale.

INSTRUCTION RÉGLEMENTANT LA TENUE DES MILITAIRES EN PERMISSION OU EN CONGÉ.

(14 juin 1884 — 1er S. R. 684.)

1° Pour les officiers et adjudants, tenue prescrite dans la garnison où ils se trouvent en position d'absence.

DES PUNITIONS.

Droits du commandant d'armes en matière de punitions.

Art. 126. Lorsque le commandant d'armes est officier général, il a, en matière de punitions, à l'égard de tous les militaires de la garnison et en ce qui concerne les infractions à la discipline, les droits qui lui sont conférés par son grade. S'il est officier supérieur, il a, dans les mêmes conditions, les droits qui appartiennent à un colonel dans son régiment, sauf en ce qui concerne les suspensions, pour lesquelles il en réfère au général commandant la subdivision de région ; s'il est capitaine, lieutenant ou sous-lieutenant, il a aussi dans les mêmes conditions les droits d'un capitaine dans sa compagnie.

Lorsqu'une punition d'arrêts de rigueur ou d'arrêts de forteresse est infligée à un officier, à un fonctionnaire ou à un employé militaire chargé d'une responsabilité spéciale, le commandant d'armes prend les mesures nécessaires, et au besoin, suspend momentanément l'effet de la punition, de manière que le service n'en souffre pas et pour mettre à couvert cette responsabilité.

Si le commandant d'armes a des plaintes à former contre un membre du corps de l'intendance ou un membre du corps de santé à l'égard duquel il n'ait pas le droit de punition, il en fait l'objet d'un rapport adressé, suivant le cas, soit au général commandant la division, soit au général commandant le corps d'armée.

Punitions infligées par le major et les adjudants de la garnison.

Art. 127. Les majors et les adjudants de la garnison ont, en matière de punitions, quant à leur nature et à leur durée, tous les droits que le règlement sur le service intérieur attribue aux officiers de leur grade.

Lorsque le major de la garnison, les adjudants de la garnison, les officiers et sous-officiers employés dans un service de place ont puni un militaire pour une infraction aux consignes générales de police, ils en rendent compte au commandant d'armes. Celui-ci peut confirmer ou modifier la punition ; il peut même la faire cesser. Dans ce cas, il fait sentir à celui qui a puni l'erreur qu'il a commise et le charge de lever la punition. Il le punit lui-même, s'il reconnaît qu'il y a eu de sa part abus d'autorité.

Le major de la garnison informe les chefs de corps et de service des punitions infligées aux militaires ou employés sous leurs ordres.

Il rend compte au commandant d'armes des punitions infligées aux officiers pour fautes commises dans le service de la place ou contre les règles de police générale de la garnison. Il provoque les punitions qu'il n'a pas le droit d'infliger.

Militaires arrivant dans la place.

Art. 181. L'autorité civile est, en tout temps, tenue d'envoyer chaque soir au commandant d'armes les renseignements parvenus à sa connaissance et concernant les militaires arrivés dans la place.

RANGS ET PRÉSÉANCES.

RANGS DES OFFICIERS GÉNÉRAUX ET AUTRES, DES FONCTIONNAIRES ET EMPLOYÉS MILITAIRES CONVOQUÉS EN CORPS.

Classement du personnel dans les groupes.

Art. 250. Les officiers, fonctionnaires et employés des armées de terre et de mer se répartissent par service, comme il suit, dans les groupes d'états-majors où ils doivent prendre place, savoir :

1° ARMÉE DE TERRE.

Etats-majors relevant directement du Ministre de la Guerre.

L'état-major du Ministre,
Le corps du contrôle de l'administration de l'armée,
Les directeurs et le personnel de l'administration centrale,
Les comités et les conseils,
L'état-major de l'Hôtel des Invalides,
Les états-majors des écoles placées sous la direction immédiate du Ministre.
Les officiers du dépôt central de l'artillerie et du dépôt des fortifications,
Les officiers des établissements placés sous la direction immédiate du Ministre.

Etats-majors des gouvernements de Paris et de Lyon, des corps d'armée, des divisions et des brigades comprenant le personnel du commandement territorial.

Le personnel du service d'état-major (section active et section territoriale),
L'état-major particulier de l'artillerie,
L'état-major particulier du génie,
Le corps de l'intendance militaire,
Le corps des ingénieurs des poudres et salpêtres,
Le corps de santé militaire,
Les aumôniers,
Le personnel de la justice militaire,
Les officiers de gendarmerie,
Le personnel du recrutement,
Le personnel de la remonte,
Les vétérinaires,
Les archivistes,
Les gardes d'artillerie,
Les adjoints du génie,
Les officiers d'administration,
Les interprètes,

Le personnel du service des chemins de fer,

Le personnel du service télégraphique,

Le personnel du service de la trésorerie et des postes.

Etat-major de la place.

Les officiers et employés militaires d'artillerie et du génie.	attachés au service de la place.
Les officiers du service de santé.	
Les aumôniers.	
Les vétérinaires.	
Le personnel des services administratifs.	
Les interprètes.	

L'ordre ci-dessus est suivi pour tous les états-majors suivant les services que chacun d'eux comprend.

Les officiers généraux, les contrôleurs, les intendants et les inspecteurs du service de santé, en mission ou disponibles, présents dans la localité, se joignent au groupe d'état-major du commandement le plus élevé.

Les officiers, fonctionnaires et employés qui ne font pas partie des commandements actifs, prennent place avec les officiers de leur arme ou de leur service dans les états-majors des corps d'armée, des divisions, des brigades ou de la place, suivant que l'étendue de leur service, relativement au territoire, les rattache à l'un ou à l'autre de ces groupes.

Hors Paris, les officiers, fonctionnaires et employés des établissements ou des écoles, ressortissant directement au ministère de la guerre, prennent rang avec le personnel de leur arme ou de leur service, à l'état-major le plus élevé de la localité où ils se trouvent.

Dans chaque groupe de chaque état-major, les officiers généraux et autres, les fonctionnaires et employés, se placent par service suivant leur grade et leur rang, le plus ancien prenant la droite.

Les corps d'officiers de troupe prennent rang avec l'état-major de la place, et à sa suite, dans l'ordre de bataille des fractions constituées de la garnison.

Les corps d'officiers de l'armée territoriale marchent après les corps d'officiers de l'armée active de leur arme ou de leur service.

HONNEURS A RENDRE PAR LES CORPS D'OFFICIERS ET LES PERSONNELS DES DIVERS SERVICES.

Visites de corps.

Art. 256. Les corps d'officiers de troupes des armées de terre et de mer, les officiers sans troupe, *fonctionnaires et employés de la guerre* et de la marine, ayant *rang d'officiers*, présents dans la localité, doivent des visites de corps :

Aux Ministres,

Aux maréchaux de France et amiraux,

Aux généraux de division et vice-amiraux,
Aux contrôleurs généraux de 1re classe,
Aux intendants généraux inspecteurs,
Au médecin inspecteur général,
Aux généraux de brigade et contre-amiraux,
Aux contrôleurs généraux de 2e classe,
Aux intendants militaires,
Aux majors généraux de la marine qui ne sont pas contre-amiraux,
A l'inspecteur général du génie maritime,
A l'inspecteur général du service de santé (armée de mer),
Aux inspecteurs du service de santé (armée de terre),
Aux commandants d'armes,
Aux cardinaux, archevêques et évêques,
Aux conseillers d'Etat en mission extraordinaire,
Aux premiers présidents de Cours d'appel,
Aux préfets,
Au président de Cours d'assises.

Toutefois, les visites de corps à ce dernier magistrat ne comprennent qu'un officier supérieur et un officier de chaque grade par corps, et un fonctionnaire ou employé de chaque service; mais tous les officiers de gendarmerie doivent y prendre part.

Visites de corps en grande tenue; avis préalable.

Art. 259. Les visites de corps sont faites en grande tenue de service. Elles ont lieu dans les quatre jours qui suivent l'arrivée dans la place des personnes à qui elles sont dues, sur l'avis que ces personnes ont préalablement adressé à celle des autorités militaires ou maritimes qui a qualité pour donner les ordres nécessaires.

Le lendemain de l'arrivée et la veille du départ d'un corps de troupe, des visites sont également faites par le corps d'officiers, dans les formes et aux heures indiquées par l'autorité militaire ou maritime. Par exception, ces visites se font en tenue de route.

Ordre des visites de corps.

Art. 263. Les dispositions auxquelles les corps d'officiers, fonctionnaires et employés de la guerre et de la marine doivent se conformer pour se réunir en vue des visites de corps qu'ils ont à rendre, sont toujours prescrites à l'avance par l'autorité militaire ou maritime compétente. Ces visites se font dans l'ordre suivant :

ARMÉE DE TERRE.

Le commandant d'armes avec son état major,
Le corps du contrôle,
Le personnel des écoles militaires,

ARMÉE DE MER.

Les officiers de marine,
Les officiers mécaniciens,
Les officiers de l'état-major particulier de l'artillerie,

ARMÉE DE TERRE.

L'état-major particulier de l'artillerie,
L'état-major particulier du génie,
L'intendance militaire,
Les ingénieurs des poudres et salpêtres,
Le corps de santé militaire,
Les aumôniers,
Le personnel de la justice militaire,
Les officiers de gendarmerie,
Le personnel du recrutement,
Le personnel de la remonte,
Les vétérinaires (devraient venir après le corps de santé),
Les archivistes,
Les gardes d'artillerie,
Les adjoints du génie,
Les officiers d'administration,
Les interprètes,
Le personnel du service des chemins de fer. . . . . . . } ayant rang d'officier,
Le personnel du service télégraphique. . . . . } ayant rang d'officier,
Le personnel du service de la trésorerie et des postes. . . } ayant rang d'officier,
Les officiers des corps de troupe présentés par leurs officiers généraux; ceux-ci sont accompagnés des officiers de leurs états-majors.

ARMÉE DE MER.

Les officiers de la gendarmerie maritime,
Les officiers du génie maritime,
Les officiers du génie hydrographique,
Les officiers du commissariat de la marine,
Les officiers de l'inspection des services administratifs,
Les officiers du service de santé,
Les aumôniers,
Le personnel de la justice maritime,
Les agents du personnel administratif, des directions de travaux, agents comptables des matières et manutentionnaires des subsistances, par catégorie, d'après l'ordre de l'Annuaire de la marine,
Les examinateurs et professeurs de l'école navale et des écoles d'hydrographie,
Les trésoriers des Invalides de la marine,
Les gardes d'artillerie,
Les ingénieurs des travaux hydrauliques,
Les officiers des corps de troupe.

Dans chacune de ces catégories, les officiers fonctionnaires et employés sont placés entre eux suivant leur grade ou rang.

Les officiers des corps de troupe, dans les visites de corps, marchent dans l'ordre fixé par le rang de bataille des troupes entre elles (article 253).

Les employés du service des chemins de fer, du service télégraphique et du service de la trésorerie et des postes ne peuvent être convoqués que lorsque leur service fonctionne militairement dans la place.

Manifestation extérieure d'un culte reconnu par l'État ou convoi funèbre.

Art. 280. Lorsqu'une troupe en marche se trouve en présence d'une manifestation extérieure d'un culte reconnu par l'Etat, ou en présence d'un *convoi funèbre*, le commandant de la troupe fait porter les armes sans arrêter la marche.

Si la troupe est arrêtée, son chef fait porter les armes.

Commandant d'une troupe rencontrant un supérieur du grade d'officier.

Art. 281. Tout commandant d'une troupe en marche qui rencontre un supérieur du grade d'officier, *salue de l'épée* s'il est officier, en portant l'arme s'il est sous-officier, caporal ou soldat. Si la troupe est sans armes, il salue en portant la main droite à la coiffure.

Honneurs à rendre aux drapeaux et étendards.

Art. 282. En ce qui concerne les troupes, ces honneurs sont rendus conformément aux règles tracées par les règlements de manœuvres.

Tout commandant d'une troupe en armes ou sans armes qui rencontre un drapeau ou étendard, *le salue*.

Tout militaire isolé passant devant un drapeau ou étendard, *salue*.

Les sentinelles présentent les armes aux drapeaux et étendards lorsque ceux-ci passent devant elles.

En toutes circonstances, l'officier qui passe une revue ou fait défiler, quel que soit son grade, salue les drapeaux et étendards en passant devant les troupes et quand elles défilent devant lui.

Honneurs du défilé.

Art. 283. Les honneurs du défilé sont exclusivement attribués:

Au Président de la République,

Aux Ministres de la guerre et de la marine,

Aux maréchaux et amiraux,

Aux généraux de division et vice-amiraux,

Aux généraux de brigade et contre-amiraux,

Aux chefs de corps, par les troupes sous leurs ordres,

Aux officiers supérieurs commandant d'armes ou exerçant titulairement un commandement territorial en Algérie ou aux colonies.

Les officiers placés, à quelque titre que ce soit, à la tête d'une troupe, font aussi défiler cette troupe, mais ils commandent eux-mêmes le défilé, qui n'a pas, dans ce cas, le caractère que lui attribue le paragraphe précédent.

Dans les revues, les prises d'armes et les défilés, le commandant des troupes, quel que soit son grade, salue de l'épée ou du sabre la personne à qui les honneurs sont rendus.

Dans toutes les circonstances où les troupes doivent rendre les honneurs, les membres de l'intendance, du corps de santé militaire, les vétérinaires et les autres fonctionnaires des armées de terre et de mer ayant rang d'officier, qui ne mettent pas l'arme à la main, saluent dans les mêmes conditions que les officiers de troupe qui leur sont assimilés. Ce salut s'exécute en portant la main droite à la coiffure.

Les officiers convoqués pour une revue sans avoir de commandement dans les troupes qui défilent, ou sans être appelés à faire partie des états-majors, *les officiers et fonctionnaires spécifiés* dans le paragraphe précédent et n'appartenant pas aux corps de troupe présents à la revue, mais qui y ont été convoqués par les officiers généraux commandant, *ne défilent pas*. Pendant la revue, ils se placent sur le terrain à la droite des troupes, et pendant le défilé ils se groupent derrière la personne à qui les honneurs sont dus. Dans les deux cas, ils se rangent dans l'ordre assigné aux troupes de leur arme, les chefs de service au premier rang ayant leur personnel derrière eux. Ils ne mettent pas l'arme à la main, et quand *ils doivent saluer, ils le font en portant la main droite à la coiffure.*

HONNEURS A RENDRE PAR LES SENTINELLES ET PLANTONS.

Règle générale.

Art. 294. Les honneurs à rendre par les sentinelles sont dus, *quelle que soit la tenue des officiers ou fonctionnaires* qui passent auprès d'elles.

Les sentinelles s'arrêtent pour rendre les honneurs dès que la personne à qui ils sont dus est arrivée à six pas d'elles. Elles lui font face et restent dans cette position jusqu'à ce qu'elles aient été dépassées de six pas.

Les officiers et fonctionnaires *rendent le salut.*

Présentation des armes.

Art. 295. Les sentinelles présentent les armes :

Au Président de la République,

Aux Ministres,

Aux sénateurs. . . . . } en costume officiel ou revêtus de leurs insignes,
Aux députés. . . . . }
Aux conseillers d'Etat. . . . . }

Aux maréchaux et amiraux,

Aux grands-croix. . . . . } de la Légion d'honneur porteurs de leur décoration,
Aux grands-officiers. . . . . . }
Aux commandeurs. . . . . }

Aux officiers généraux et supérieurs,

Aux fonctionnaires et employés des armées de terre et de mer qui ont le grade ou le rang d'officier général ou supérieur,

Aux préfets en costume officiel,

A la Cour de cassation, à la Cour des comptes et aux Cours d'appel en corps ou en députation.

Port d'armes.

Art. 296. Les sentinelles portent les armes :

Aux officiers et chevaliers de la Légion d'honneur porteurs de leur décoration ;

Aux capitaines, lieutenants et sous-lieutenants des armées de terre et de mer ;

Aux lieutenants et enseignes de vaisseau, aux aspirants de 1re classe de la marine ;

Aux fonctionnaires et employés des armées de terre et de mer ayant le grade ou le rang d'officier ;

En présence d'une manifestation extérieure d'un culte reconnu par l'Etat ou au passage d'un convoi funèbre :

A la Cour d'assises.	en corps ou en députation.
Au tribunal de première instance.	
Au corps municipal.	
Aux corps académiques.	
Au tribunal de commerce.	

Immobilité sous les armes.

Art. 297. Les sentinelles gardent l'immobilité, la main dans le rang et l'arme au pied pour :

Les aspirants de 2e classe de la marine;

Les adjudants principaux des ports militaires ;

Les maîtres principaux et entretenus des arsenaux de la marine ;

Les adjudants sous-officiers des corps de troupe et premiers maîtres des équipages de la flotte ;

Les employés du génie ou de l'artillerie des armées de terre et de mer ayant rang de sous-officiers ;

Les décorés de la médaille militaire porteurs de leur médaille.

Nota. — Les aides-vétérinaires-stagiaires recevant le salut des sous-officiers (52-D. 76) sont considérés comme ayant rang d'officier et ont droit au port de l'arme.

Plantons et ordonnances.

Art. 298. En passant près des officiers de tout grade et de tout rang ou devant une troupe en armes, les sous-officiers, caporaux et soldats de planton, ou envoyés en ordonnance, portent l'arme sans s'arrêter. Les plantons à cheval saluent.

Cette règle est applicable aux sous-officiers, caporaux, brigadiers ou soldats qui marchent isolément en armes pour un motif quelconque.

VISITES INDIVIDUELLES.

Dispositions spéciales.

Art. 310. Dans les armées de terre et de mer, les officiers généraux et *hauts fonctionnaires des divers services* se doivent réciproquement des visites.

Elles ont lieu lorsqu'ils prennent possession de leurs commandements ou lorsqu'ils arrivent sur les lieux étant en mission.

La *première visite* est faite par l'inférieur en grade et, à égalité de grade ou de rang, par l'arrivant.

Les vice-amiraux commandant en chef, préfets maritimes reçoivent la première visite dans les ports militaires chefs-lieux d'arrondissement maritime, mais les généraux de division commandants de corps d'armée la reçoivent dans toute autre place ou ville de leur région.

Les vice-amiraux commandant en chef à la mer, arrivant dans un port autre qu'un port militaire chef-lieu d'arrondissement maritime, doivent également, en l'absence du commandant du corps d'armée, la première visite au général de division commandant territorial.

Les visites sont rendues dans les vingt-quatre heures.

A quelles autorités les visites individuelles sont dues.

Art. 311. *Tout officier, fonctionnaire ou employé ayant rang d'officier, venant prendre possession d'un emploi dans une place ou dans un port, doit, à son arrivée, faire une visite aux officiers sous les ordres directs desquels il est placé.*

Dans les mêmes circonstances, les officiers généraux ou supérieurs et les *fonctionnaires assimilés des armées* de terre et de mer doivent faire une visite aux maréchaux et amiraux, aux officiers généraux des armées de terre et de mer et au commandant d'armes.

Les officiers, *fonctionnaires ou employés* en mission ne doivent de visites qu'au commandant d'armes et aux chefs des services que leur mission concerne.

Salut.

Art. 312. Tout inférieur doit le salut à son supérieur, soit de jour, soit de nuit; dans le service, le fonctionnaire ou employé assimilé doit le premier le salut à l'officier *revêtu de ses insignes* qui *est son supérieur ou son égal en rang.*

Les gendarmes ne doivent pas le salut aux sous-officiers, caporaux et brigadiers étrangers à leur corps.

Les sous-officiers, caporaux et soldats décorés de la Légion d'honneur ou de la Médaille militaire ont droit au salut des militaires du même grade non décorés.

HONNEURS FUNÈBRES MILITAIRES.

Lieutenants-colonels, capitaines de frégate, etc.

Art. 319. Deux compagnies ou deux pelotons de troupes à cheval commandés par un chef de bataillon ou d'escadrons ou major, ou par un capitaine de frégate, prennent les armes :

Pour les fonctionnaires des armées de terre et de mer ayant le rang de colonel ;

Pour les lieutenants-colonels ;

Pour les capitaines de frégate, chefs de bataillon, officiers de la Légion d'honneur, etc.

Art. 320. Une compagnie ou un peloton de troupes à cheval commandés par un capitaine ou un lieutenant de vaisseau prennent les armes :

Pour les fonctionnaires des armées de terre et de mer ayant le rang de *lieutenant-colonel* (vétérinaire PP. de 1re classe) ;

Pour les chefs de bataillon ou d'escadrons et les majors ;

Pour les officiers de la Légion d'honneur.

Capitaines, lieutenants de vaisseau.

Art. 321. Un peloton d'infanterie ou de troupes à cheval, commandé par un lieutenant ou un enseigne de vaisseau, prend les armes :

Pour les fonctionnaires des armées de terre et de mer ayant le rang *de chef de bataillon* (vétérinaire P P. de 2e classe) ;

Pour les capitaines ;

Pour les lieutenants de vaisseau.

Lieutenants, sous-lieutenants, enseignes, aspirants de 1re classe, chevaliers de la Légion d'honneur.

Art. 322. Une section d'infanterie ou un demi-peloton de troupes à cheval, commandé par un sous-lieutenant ou un aspirant de 1re classe, prend les armes :

Pour les fonctionnaires des armées de terre et de mer ayant le rang de *capitaine, lieutenant, sous-lieutenant* ou aspirant de 1re classe.

Pour les lieutenants et les sous-lieutenants ;

Pour les enseignes et les aspirants de 1re classe ;

Pour *les chevaliers de la Légion d'honneur.*

NOTA. — Rien pour les stagiaires.

Officiers, fonctionnaires et employés décédés en dehors du service.

Art. 326. Les honneurs définis par les articles 314 et suivants appartiennent exclusivement aux officiers généraux du cadre d'activité ou du cadre de réserve et aux officiers, fonctionnaires et employés qui décèdent en position d'activité ou dans l'exercice de leurs fonctions. Quand ils décèdent dans toute autre position, retraite, non-activité, réforme, etc., ils n'ont droit qu'à la moitié de ces mêmes honneurs.

Les honneurs dus aux membres de la Légion d'honneur à ce titre leur sont rendus intégralement dans toutes les positions.

Aucun honneur n'est rendu en raison de leur grade aux officiers, fonctionnaires et employés mis en réforme par mesure de discipline.

Les officiers et soldats de la réserve et ceux de l'armée territoriale ont droit, lorsqu'ils décèdent étant sous les drapeaux, aux mêmes honneurs que les officiers et soldats de l'armée active.

Dans toute autre circonstance, il ne leur est dû aucun honneur en raison de leur grade dans la réserve ou dans l'armée territoriale.

Service des troupes commandées pour rendre les honneurs funèbres aux personnes autres que les militaires et marins décédés en activité.

Art. 328. Les honneurs militaires funèbres dus aux membres de le Légion d'honneur et aux personnes autres que les militaires et marins en activité dénommés aux articles 314 et suivants, sont rendus au domicile du défunt.

Pour rendre ces honneurs, les troupes sont rangées autant que possible face à la maison mortuaire. Pendant la levée du corps et jusqu'à ce que le cortège ait défilé, elles sont au port d'armes ; les tambours, clairons ou trompettes battent ou sonnent la marche funèbre. Après le défilé du cortège, les troupes sont reconduites à leurs quartiers.

On se conforme, en ce qui concerne la composition des détachements, aux dispositions des articles 314 et suivants.

Pour les officiers, fonctionnaires et employés décédés en dehors du service et dénommés à l'article 326, ainsi que pour les sous-officiers et soldats retraités, membres de la Légion d'honneur ou décorés de la médaille militaire, il sera commandé en outre une députation d'au moins quatre personnes de grade ou de rang égal à celui du décédé, et, à défaut, de quatre personnes du grade ou du rang inférieur. Cette députation accompagnera le corps jusqu'à l'endroit où se terminent les cérémonies funèbres.

Service des troupes commandées pour rendre les honneurs funèbres aux militaires et marins décédés en activité. — Marche du cortège.

Art. 329. Les troupes commandées pour rendre les honneurs funèbres aux militaires et marins décédés en activité sont conduites à la maison mortuaire. A la levée du corps, elles portent ou présentent les armes et rendent les honneurs dus au grade du défunt. Elles accompagnent ensuite le corps jusqu'au cimetière.

Pendant la marche du cortège, les troupes marchent en colonne, l'arme sur l'épaule, partie en avant, partie en arrière du char funèbre. Ces deux colonnes sont reliées par deux détachements marchant en file à droite et à gauche du char et des voitures de deuil. Les hommes marchant en file ont l'arme sous le bras droit. Les drapeaux et étendards sont voilés d'un crêpe ; les tambours sont couverts de serge noire ; les clairons et trompettes ont des sourdines et des crêpes.

Sur le char funèbre sont déposés les insignes, armes et décorations du décédé. S'il était officier général, ou officier supérieur chef de corps et en activité de service, son cheval de bataille, dont le harnachement est couvert d'un voile noir, est conduit derrière la char.

Les coins du poêle sont portés par quatre personnes de grade ou de rang égal à celui du décédé, et, à défaut, par quatre personnes du grade ou du rang inférieur.

Arrivée au cimetière.

Art. 330. A l'arrivée au cimetière, les troupes rendent les mêmes honneurs qu'à la maison mortuaire et sont reconduites à leurs quartiers.

Décès des chefs de corps.

Art. 334. Tous les officiers portent pendant un mois le deuil de leur chef de corps.

Port du deuil militaire et du deuil de famille.

Art. 335. Le deuil militaire se porte par un crêpe à l'épée, le deuil de famille par un crêpe au bras gauche.

Députations.

Art. 336. L'autorité militaire ou maritime locale reste juge des circonstances dans lesquelles des députations des divers corps doivent assister aux cérémonies funèbres.

Les honneurs funèbres ne sont rendus qu'une seule fois.

Art. 337. Lorsque le corps de la personne décédée doit être transporté d'un lieu dans un autre, les honneurs funèbres ne sont rendus qu'une seule fois.

8 juin 1881. 1re S. R. P. 350. — *Note Ministérielle relative à la tenue des officiers, fonctionnaires et employés militaires assistant à des obsèques sans être commandés de service.*

Tenue du jour en dehors des convocations officielles indiquant que la grande tenue est de rigueur.

PRESCRIPTIONS SPÉCIALES ET PRINCIPES RELATIFS AUX HONNEURS.

Les honneurs sont rendus du lever au coucher du soleil.

Art. 341. Les honneurs militaires, qu'il ne faut pas confondre avec les marques extérieures de respect que tout militaire doit à son supérieur dans toutes les circonstances, ne se rendent que *du lever au coucher du soleil.*

Les honneurs ne se cumulent pas.

Art. 342. Les honneurs militaires ne se cumulent pas. A toute personne revêtue à la fois de plusieurs titres dans les fonctions publiques, il n'est attribué que les honneurs qui appartiennent à la plus *élevée de ses fonctions.*

Honneurs des intérimaires et des assimilés.

Art. 343. Un officier ou fonctionnaire remplaçant son supérieur à titre intérimaire ou provisoire n'a droit ni au rang, ni aux honneurs attribués au titulaire qu'il supplée.

Les fonctionnaires des armées de terre et de mer auxquels des règlements spéciaux auraient assigné le même rang qu'à certains officiers, ne peuvent prétendre qu'aux honneurs qui leur sont attribués par le présent règlement.

Costume officiel, visites, drapeaux, étendards.

Art. 347. Les visites de corps et autres sont toujours faites, reçues et rendues, quand il y a lieu de les rendre, en uniforme ou en costume officiel.

Les honneurs, quels qu'ils soient, ne sont rendus qu'aux personnes revêtues de l'uniforme, du costume officiel, portant leurs décorations (Légion d'honneur, Médaille militaire), ou les insignes de la fonction.

En toutes circonstances, les drapeaux et étendards ne sortent qu'avec les chefs de corps.

Dispositions particulières à la ville de Paris

Art. 348. *A Paris,* les visites de corps et les *visites individuelles* ne sont faites qu'aux autorités sous les ordres desquelles les corps ou les personnes qui doivent la visite sont directement placés.

Honneurs qui ne doivent être rendus que par ordre supérieur.

Art. 349. Les honneurs déterminés par les articles 266 et suivants, 299 et suivants, 304 et suivants, sont rendus :

Au Président de la République,

Aux Ministres,

Aux maréchaux et amiraux qui n'ont pas de commandement,

sur l'ordre des Ministres de la guerre ou de la marine.

Il en est de même des honneurs funèbres attribués aux Ministres, aux maréchaux et amiraux.

Par décret spécial du Président de la République, les honneurs funèbres pourront être rendus exceptionnellement jusqu'à l'endroit où se terminent les cérémonies funèbres, à des fonctionnaires non militaires morts, soit en activité de service, soit après la cessation de leurs fonctions.

Souverains étrangers, corps diplomatique, officiers des armées étrangères.

Art. 350. Les honneurs sont rendus aux souverains et princes étrangers, et aux membres du corps diplomatique, sur l'ordre des Ministres de la guerre ou de la marine, et d'après une communication du Ministre des affaires étrangères.

Les honneurs attribués par le présent règlement aux militaires de l'armée nationale sont rendus aux militaires des armées étrangères, revêtus de leur uniforme et de leurs insignes de grade.

Interdiction d'exiger des honneurs particuliers.

Art. 351. Il est interdit d'exiger ou de rendre des honneurs autres que ceux qui sont déterminés par le présent décret.

Dispositions générales.

Art. 352. Sont abrogés les ordonnances, décrets et règlements antérieurs, tant sur le service dans les places de guerre et villes de garnison, que sur les honneurs militaires. Sont également abrogées toutes autres dispositions contraires au présent règlement.

Art. 353. Les Ministres secrétaires d'Etat au département de la justice, des affaires étrangères, de l'intérieur, de la guerre et de la marine sont chargés, chacun en ce qui le concerne, de l'exécution du présent décret, qui sera inséré au *Bulletin des lois*.

Fait à Paris, le 23 octobre 1883.

Signé : Jules GRÉVY.

Par le Président de la République :

Le Ministre de la guerre,

Signé : E. Campenon

II

PLACE DES VÉTÉRINAIRES DANS LES DIVERSES FORMATIONS ET A BORD DES NAVIRES

Décret du 31 *mai* 1882 *portant règlement sur les exercices de la cavalerie.*

TITRE PREMIER. — BASES DE L'INSTRUCTION.

Formation d'un régiment dans l'ordre en bataille.

Art. 2. L'adjoint au trésorier, les médecins et les vétérinaires se placent, dans l'ordre où ils sont désignés ici, à 25 mètres en arrière de la droite du 1er escadron.

Dispositions relatives aux revues.

Art. 3. Le trésorier, l'officier d'habillement, l'adjoint au trésorier, le médecin-major et les médecins-aides-majors, le vétérinaire en 1er, le vétérinaire en 2e et l'aide-vétérinaire sont placés sur un rang et dans l'ordre où ils sont ici désignés, à 25 mètres en arrière de la droite du 1er escadron.

Ordre en colonne pour défiler.

Les médecins et les vétérinaires marchent sur un seul rang, à la gauche du régiment, à 4 mètres du dernier peloton.

Les vétérinaires se placent par rang de grade à gauche des médecins lorsque la personne à qui l'on rend les honneurs est sur le flanc droit de la colonne, et à droite, lorsque la personne se trouve à gauche de la colonne.

Les officiers fixent les yeux sur la personne à qui l'on rend les honneurs en passant devant elle.

NOTA. — Il va de soi que dans l'ordre en colonne de marche (colonne d'escadrons) sans qu'on défile, les vétérinaires doivent occuper la même place que dans l'ordre en colonne pour défiler, à *moins* d'ordre contraire du chef de la colonne.

La place des vétérinaires dans tous les autres cas est fixée par l'art. 4 du règlement du 28 décembre 1883 sur le service intérieur, et par les art. 250 et suivants du règlement du 23 octobre 1883 sur le service des places.

Décret du 26 octobre portant règlement sur le service des armées en campagne et instruction du 10 juillet 1884 sur le service de la cavalerie en campagne.

Bivouac d'un régiment de cavalerie en colonne d'escadrons.

Art. 54. . . . .

Les feux et les abris des officiers des escadrons sont sur une seule ligne, à 10 mètres (13 pas) en arrière de la ligne de la garde de police et des cantines ; ceux des officiers de l'état-major sur une autre ligne, à 10 mètres (13 pas) plus en arrière, le colonel au centre avec l'étendard auprès de lui, le lieutenant-colonel à sa droite, les chefs d'escadrons à hauteur de leurs escadrons respectifs, les autres officiers de l'état-major à la droite de la ligne, les *médecins et les vétérinaires* à la gauche. L'infirmerie, les équipages régimentaires, *les forges de leurs chevaux* s'établissent sur une seule ligne, à 20 mètres (27 pas) en arrière du 2e rang du dernier escadron, sous la surveillance du vaguemestre, qui bivouaque à gauche avec les conducteurs.

Les officiers de l'état-major ont leurs chevaux à côté d'eux.

Bivouac d'un régiment de cavalerie en bataille.

Art. 55 . . . . .

Les officiers des escadrons s'établissent sur une ligne à 10 mètres de la ligne de la garde de police et des cantines, derrière la troupe qu'ils commandent. Les officiers de l'état-major du régiment s'établissent sur une autre ligne à 10 mètres en arrière ; le colonel derrière le centre du régiment, avec l'étendard près de lui ; le lieutenant-colonel à sa droite, les chefs d'escadrons derrière leurs escadrons respectifs ; les autres officiers de l'état-major à la droite de la ligne ; les *médecins et les vétérinaires*, à la gauche. L'infirmerie, les équipages régimentaires, les forges et leurs chevaux, sont placés sur la même ligne à l'extrême gauche, sous la surveillance du vaguemestre, qui bivouaque à gauche vers les conducteurs.

Les officiers de l'état-major ont leurs chevaux à côté d'eux.

Bivouac d'une batterie montée.

Art. 56 . . . . .

La forge est placée près de la ligne des feux, sous le vent du bivouac.

Les officiers ont leurs tentes à 20 mètres en arrière des tentes de la section du centre ou de la ligne des cuisines, si les cuisines sont derrière la section du centre ; leurs chevaux sont à côté d'eux.

Le Bivouac d'une batterie à cheval s'établit d'une manière analogue.

(Article 57.)

Bivouac d'un groupe de batteries.

Art. 58. Elles bivouaquent en bataille ou en colonne.

Dans le bivouac en bataille, le commandant des batteries et les officiers de son état-major s'établissent à 20 mètres en arrière des officiers d'une des batteries du centre.

Dans le bivouac en colonne, ces officiers s'établissent à 20 mètres en arrière des officiers de la batterie de tête, laquelle est séparée de la suivante par une distance de 45 mètres.

Dans l'un et l'autre cas, leurs chevaux sont près de leurs tentes, et leurs équipages sont réunis à la gauche de leur ligne.

Exécution de la marche.

Art. 151. Les malades marchent avec l'ambulance. Les chevaux de main des officiers et les chevaux haut le pied marchent à la suite de l'unité à laquelle ils appartiennent.

Les hommes à pied de la cavalerie et les *chevaux indisponibles* marchent avec le train régimentaire.

La voiture du général commandant le corps d'armée, celles des généraux blessés ou malades, la voiture-bureau de l'état-major du corps d'armée peuvent seules marcher avec les troupes.

Dispositions à l'arrivée.

Art. 153. Dès que les troupes sont installées dans leurs cantonnements ou bivouacs. . . . les vétérinaires passent la visite des chevaux.

Classement des vétérinaires à bord des bâtiments de l'Etat ou des navires affrétés par la marine et indication du poids maximun de bagages qui leur est alloué.

Note du 6 mai 1887. — 1er S. R. 856. — Les dénominations des tables ont été modifiées de la façon suivante :

Anciennes dénominations.	*Nouvelles dénominations.*
Table du commandant,	1re Table,
Table de l'Etat-major,	2e Table,
Table des aspirants,	3e Table,
Table des maîtres,	4e Table,
Table des seconds maîtres.	5e Table.

Les vétérinaires principaux vivent à la 1re table ;

Les vétérinaires en 1er et en 2e de l'armée active, de la réserve et de la territoriale en cas de mobilisation vivent à la 2e table.

Les aides-vétérinaires de l'armée active, de la réserve et de la territoriale en cas de mobilisation, et les aides-vétérinaires-stagiaires vivent à la 3e table.

Le maximum du poids des bagages à emporter est ainsi fixé :

1° *Sur les bâtiments de l'Etat :* — Officiers de tous grades et assimilés. . . . . . 400 k.

2° *Sur les navires affrétés :* — Officiers de tous grades et assimilés . . . . 500 k.

III

SONNERIES PRINCIPALES

(*Règlement du 31 mai 1882 sur les exercices de cavalerie.*)

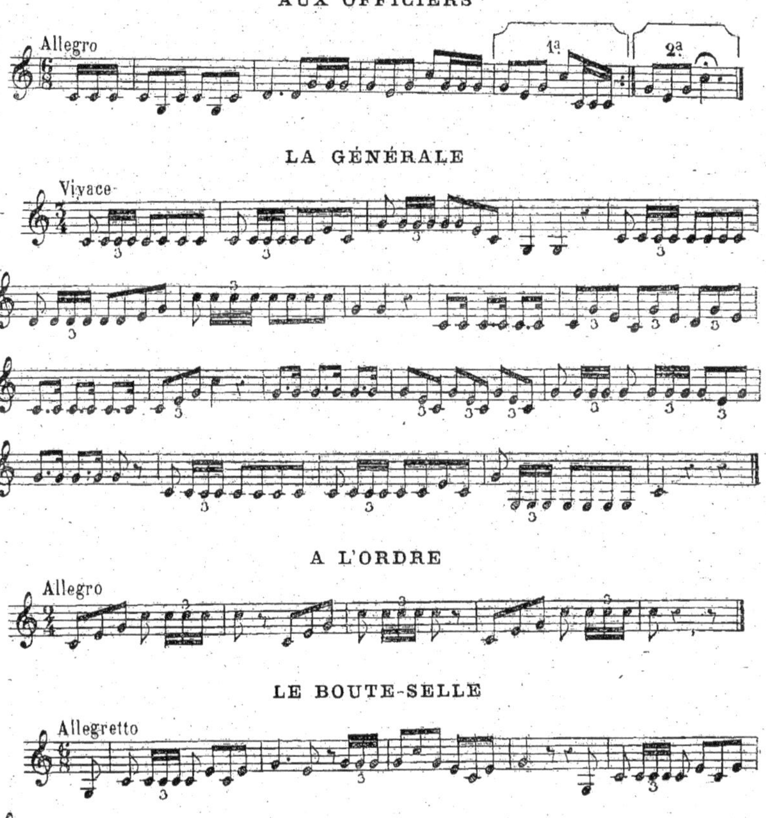

A CHEVAL

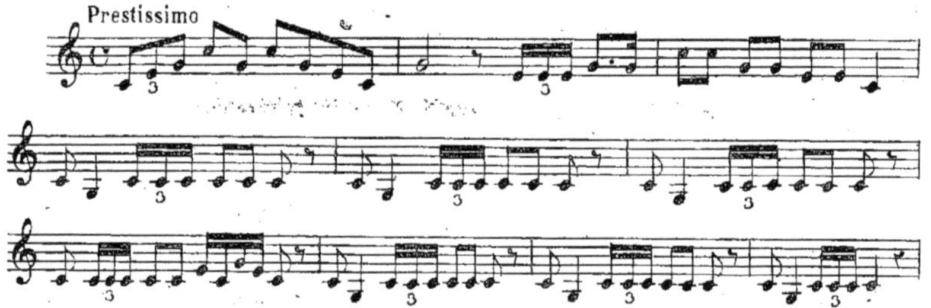

LA CHARGE

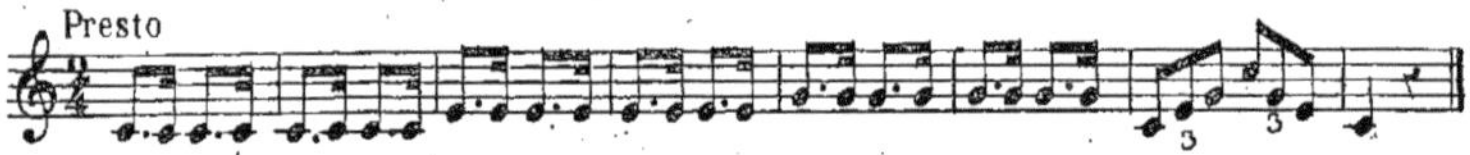

TROISIÈME PARTIE

FONCTIONNEMENT ET ADMINISTRATION DU SERVICE VÉTÉRINAIRE EN GARNISON ET EN CAMPAGNE

En tête de cette troisième partie, nous avons cru devoir insérer en bloc, sans commentaires, le texte des deux décrets en vigueur portant règlement sur le service vétérinaire de l'armée, savoir : le décret du 26 *décembre* 1876, *qui a subi des modifications et le décret du* 28 *décembre* 1883 *sur le service intérieur des troupes à cheval (chap.* X, *cav.;* IX, *artill.).*

Nous avons pensé qu'on se ferait ainsi plus aisément une idée de leur esprit d'ensemble que s'ils étaient présentés seulement par fractions réparties entre les chapitres.

DÉCRET DU 26 DÉCEMBRE 1876

PORTANT RÈGLEMENT SUR LE SERVICE VÉTÉRINAIRE DE L'ARMÉE

PRÉLIMINAIRES

Objet du service vétérinaire.

Article 1er. Le service vétérinaire de l'armée a pour objet : la conservation de la santé des animaux; le traitement de ceux atteints de maladies; la maréchalerie; la visite des animaux de boucherie et l'examen des viandes destinées aux troupes, en station et en campagne.

Comment le service vétérinaire est assuré à l'intérieur et en campagne.

Art. 2. Le service vétérinaire est assuré : à l'intérieur, par un corps spécial de vétérinaires militaires; en campagne, par ce même corps, auquel sont adjoints temporairement et à titre d'auxiliaires des vétérinaires civils faisant partie de la réserve de l'armée active ou de l'armée territoriale.

Comment fonctionne le service vétérinaire.

Art. 3. Le service vétérinaire fonctionne sous l'autorité militaire et lui est toujours subordonné.

Commission d'hygiène hippique.

Art. 4. Le Ministre de la guerre a auprès de lui une commission d'hygiène hippique, constituée ainsi qu'il suit par l'article 8 du décret organique du 30 avril 1875 :

Un général de division, *président*.
Un général de brigade, *vice-président*.

Un colonel de cavalerie.	*Membres.*
Un colonel d'artillerie.	
Un pharmacien militaire.	
Quatre vétérinaires principaux de 1re classe.	
L'inspecteur des Ecoles vétérinaires.	
Le directeur de l'Ecole vétérinaire d'Alfort.	
Un professeur de l'Ecole vétérinaire d'Alfort.	

Un vétérinaire principal de 2e classe, *secrétaire*.
(Modifié par décision ministérielle du 30 mars 1886. — 1re S. R. 261, insérée p. 149.)

Attributions générales de la commission d'hygiène hippique.

Art. 5. La commission d'hygiène hippique a pour mission d'émettre son avis sur toutes les questions que le Ministre lui défère, touchant l'hygiène et les maladies des chevaux de l'armée.

Elle centralise les rapports annuels des vétérinaires, chefs de service, et les classe dans leur ordre de mérite.

Elle surveille la rédaction du *Recueil de mémoires et observations sur l'hygiène et la médecine vétérinaires militaires*, ainsi que l'établissement des statistiques des maladies observées et des pertes éprouvées parmi les chevaux de l'armée.

Elle donne son appréciation sur les mémoires dans lesquels les vétérinaires ont traité les questions d'hygiène et de médecine mises au concours chaque année.

Elle rédige et soumet au Ministre, en ce qui concerne l'hygiène des chevaux de l'armée, ainsi que la science et l'art de guérir, toutes les instructions relatives au service vétérinaire.

Elle veille à ce que les médicaments nouveaux dont elle a reconnu l'utilité, soient inscrits dans la nomenclature de ceux que les vétérinaires sont autorisés à tirer des hôpitaux militaires ou à se procurer dans le commerce.

Enfin, elle appelle l'attention du Ministre sur tout ce qui lui paraît devoir améliorer l'hygiène des chevaux et constituer un progrès dans l'art de guérir leurs maladies.

Commission de classement des vétérinaires

Art. 6. Le classement, par ordre de mérite, des vétérinaires proposés pour l'avancement, est fait chaque année par une commission, dite de classement, composée des membres militaires de la commission d'hygiène hippique.

(Modifié par le Décret du 24 avril 1886 — 1re S. R. 497; et 27 août 1887 — 2e S. R. 212.)

Rang et subordination des vétérinaires.

Art. 7. Les vétérinaires militaires prennent rang entre eux, selon leur grade et leur classe, et sont subordonnés les uns aux autres, suivant les règles de la discipline.

Cette hiérarchie est toute spéciale et ne comporte l'exercice, ni directement, ni par assimilation, de grades militaires. Toutefois, conformément à l'article 4 du décret organique du 30 avril 1875, en ce qui concerne les prérogatives, les vétérinaires prennent rang, savoir :

Le vétérinaire principal de 1re classe, après le lieutenant-colonel;

Le vétérinaire principal de 2e classe, après le chef d'escadrons;

Le vétérinaire en 1er, après le capitaine;

Le vétérinaire en 2e, après le lieutenant;

L'aide-vétérinaire, après le sous-lieutenant.

(Abrogé par Décret du 8 juillet 1884 — 2e S. R. P. 30).

Vétérinaires principaux. — Attributions des vétérinaires principaux de 1re classe.

Art. 8. Un des vétérinaires principaux de 1re classe est attaché à l'état-major général de l'armée d'Algérie; les autres sont membres de la commission d'hygiène hippique, de la commission de classement des vétérinaires militaires, de la commission d'examen des candidats aux emplois d'aide-vétérinaire-stagiaire, ainsi que du jury d'examen de sortie des aides-vétérinaires-stagiaires à l'Ecole d'application de cavalerie.

Les vétérinaires principaux de 1re classe peuvent être, en outre, chargés de missions ayant pour but d'éclairer le Ministre de la guerre sur l'état sanitaire des chevaux de l'armée, ainsi que sur le mérite et la manière de servir des vétérinaires des corps de troupes et des établissements.

Attributions des vétérinaires principaux de 2e classe.

Art. 9. Trois vétérinaires principaux de 2e classe sont attachés aux états-majors des corps d'armée qui comptent le plus grand nombre de chevaux.

Les deux autres sont attachés, savoir : l'un à la commission d'hygiène hippique, comme secrétaire; l'autre à l'Ecole d'application de cavalerie.

Les vétérinaires principaux de 2e classe attachés aux corps d'armée, ont la centralisation du service vétérinaire de ces corps.

Lorsque des maladies d'un caractère épizootique ou contagieux se déclarent parmi les chevaux du corps d'armée, auquel ils sont spécialement attachés, ils sont chargés, par le commandant en chef de ce corps, d'aller en étudier les causes sur les lieux et de proposer les moyens d'en combattre les effets.

Si ces maladies se déclarent dans des régions qui ne font pas partie du territoire des corps d'armée auxquels sont attachés les vétérinaires principaux, le Ministre désigne celui de ces chefs de service le plus à proximité du foyer de l'épidémie.

Dans l'un et l'autre cas, ils rendent compte du résultat de ces missions, dans un rapport spécial, au général en chef du corps d'armée dans lequel la maladie s'est déclarée.

Ce rapport est transmis au Ministre de la guerre.

PREMIÈRE PARTIE

Service vétérinaire dans les corps de troupes a cheval et dans les établissements militaires de l'intérieur et de l'Algérie.

CHAPITRE PREMIER

Attributions des vétérinaires.

Art. 10. Dans les corps de troupes à cheval et dans les établissements militaires, les vétérinaires sont spécialement chargés du traitement des maladies des chevaux, et pratiquent toutes les opérations nécessaires pour leur guérison. Ils ne doivent rien négliger pour conserver ou rétablir la santé des chevaux, et surtout pour les préserver des maladies contagieuses.

Le vétérinaire en premier a la direction de ce service, et, en son absence, le vétérinaire en second ou, à défaut de celui-ci, l'aide-vétérinaire en a les attributions et l'autorité.

Infirmerie des chevaux.

Art. 11. Le vétérinaire en premier a, sous la surveillance du chef d'escadrons de semaine, la direction de tout le service de l'infirmerie, et il est responsable de sa bonne exécution.

Il prescrit le traitement des chevaux malades et pratique lui-même ou fait pratiquer, par les vétérinaires qu'il a sous ses ordres, les opérations chirurgicales.

Il peut employer les méthodes thérapeutiques qui lui paraissent préférables selon les cas; néanmoins, il ne doit les choisir que parmi celles généralement suivies et qui ont pour elles la sanction de l'expérience.

Il ne peut essayer aucun remède nouveau sans en avoir obtenu l'autorisation du Ministre, ni pratiquer des opérations susceptibles de tarer ou de déprécier les animaux sans l'approbation du chef de corps.

Les vétérinaires en second et les aides-vétérinaires doivent exécuter les prescriptions du vétérinaire en premier sans les modifier, quelle que soit leur opinion particulière; et, lorsqu'en l'absence du vétérinaire en premier, ils sont appelés à diriger provisoirement le service, ils doivent le faire d'après les méthodes thérapeutiques suivies par lui.

L'administration des médicaments et le pansement des plaies sont faits par les maréchaux ferrants, sous la surveillance et en présence des vétérinaires. A cet effet, un service de semaine, organisé par le vétérinaire en premier, comprend un nombre de maréchaux suffisant pour les besoins, désignés à tour de rôle.

Subordination dans la partie technique du service vétérinaire.

Art. 12. Au point de vue de l'art de guérir, le vétérinaire en premier ne relève que du chef de corps ou du commandant de l'établissement, envers lequel il est responsable de la santé des chevaux, autant que cela peut dépendre de ses soins.

Au même point de vue, le vétérinaire en premier relève encore des vétérinaires principaux en mission, auxquels il appartient spécialement de rectifier, dans la pratique des vétérinaires militaires, les écarts non conformes aux données de l'expérience.

Toutefois, les modifications que les vétérinaires principaux croient devoir prescrire dans la thérapeutique des vétérinaires, sont portées par eux à la connaissance des chefs de corps ou des commandants d'établissement.

Action disciplinaire des vétérinaires sur le personnel de l'infirmerie.

Art. 13. Les sous-officiers et cavaliers employés à l'infirmerie sont sous les ordres des vétérinaires et soumis à leur action disciplinaire immédiate pour tout ce qui concerne ce service.

Pansage des chevaux.

Art. 14. Au pansage du matin, tous les vétérinaires qui n'en sont pas empêchés par un autre service, se rendent à l'infirmerie pour passer la visite des chevaux malades, ou assister à cette visite ; surveiller les pansements et pratiquer les opérations chirurgicales. C'est le moment que choisit le vétérinaire en premier pour initier ses aides à sa pratique médicale et leur donner les instructions et les explications qu'il juge nécessaires, relativement aux traitements qu'il prescrit.

Dans les cas graves et lors de l'apparition de maladies épizootiques, le vétérinaire en premier doit en conférer avec ses aides.

Au pansage du soir, si le régiment occupe plusieurs quartiers, le vétérinaire en premier se rend à celui de la fraction principale ; le vétérinaire en second et l'aide vont dans les autres quartiers ; ils y visitent les chevaux, et particulièrement ceux qui leur sont désignés comme étant ou paraissant malades. Ils font entrer à l'infirmerie ceux qu'ils jugent avoir besoin de soins spéciaux, et indiquent aux chefs d'escadrons commandant les escadrons ou les batteries, ceux qui ont besoin d'être séparés pour être soumis à un régime particulier.

Lorsque le régiment n'occupe qu'un quartier, tous les vétérinaires doivent se trouver également au pansage du soir. Dans ce cas, si le service n'a pas à en souffrir, le vétérinaire en premier peut exempter de ce pansage le vétérinaire en second ou l'aide-vétérinaire, mais jamais d'une façon permanente ; il ne doit pas s'établir entre les vétérinaires un service de semaine ; dans l'intérêt de leur instruction et de la bonne exécution du service, ils doivent suivre avec exactitude la clinique du régiment.

A la fin du pansage, le vétérinaire en second et l'aide-vétérinaire rendent compte au vétérinaire en premier, et celui-ci au chef d'escadrons de semaine, ou, en son absence, à l'adjudant-major.

Visite des chevaux indisponibles.

Art. 15. La visite des chevaux indisponibles a lieu tous les jours, à l'heure fixée par le chef de corps ; elle est passée par le vétérinaire en second ou l'aide-vétérinaire, qui rend compte au vétérinaire en premier au pansage suivant.

Le vétérinaire en premier doit, au moins une fois par semaine, passer lui-même cette visite ou tout au moins y assister.

Il est expressément défendu aux vétérinaires de laisser comme indisponibles dans les escadrons, batteries ou compagnies, des chevaux ayant des plaies suppurantes, des vésicatoires ou des maladies internes. Ces animaux doivent être traités à l'infirmerie.

CHAPITRE II

Maladies contagieuses.

Art. 16. Les vétérinaires doivent porter toute leur attention sur les maladies contagieuses et prendre toutes les précautions pour en prévenir la propagation. Ils se préoccupent surtout des chevaux atteints de la morve ou du farcin et de la gale.

Visite de santé.

Art. 17. La visite sanitaire est faite tous les samedis.

Elle a lieu tous les jours lorsqu'une maladie contagieuse règne dans le régiment, et trois fois par semaine (les mardi, jeudi et samedi) pendant le mois qui suit la disparition de cette maladie.

Tous les vétérinaires concourent à la visite sanitaire, et le vétérinaire en premier doit combiner celles qu'il passe de manière à ce qu'il puisse voir tous les chevaux du régiment au moins une fois par mois, lorsque ces visites sont hebdomadaires, et une fois par semaine, dans les autres cas.

Après chaque visite, le vétérinaire en second et l'aide-vétérinaire font leur rapport verbal au vétérinaire en premier, et celui-ci rend compte au chef d'escadrons de semaine du résultat général de la visite.

Précautions générales à prendre à l'égard des chevaux atteints de maladies contagieuses.

Art. 18. Lorsqu'un cheval est reconnu atteint d'une maladie contagieuse, il doit immédiatement être retiré du rang et isolé dans un local affecté à cet usage.

Ses voisins, celui de droite et celui de gauche, sont considérés comme suspects, et placés dans une écurie spéciale, si le casernement le permet; dans le cas contraire, ils sont isolés à une extrémité de leur écurie, et doivent être attentivement surveillés; le vétérinaire en premier les visite tous les jours, et ils restent ainsi en observation pendant vingt-cinq jours, si leur suspicion est causée par la morve ou le farcin, et dix jours, si c'est par la gale.

Le vétérinaire en premier se fait remettre le harnachement et les effets de pansage du cheval atteint de maladie contagieuse ; il en délivre reçu et les fait déposer dans un local spécial, d'où ils ne sortent qu'après désinfection.

Les trois places laissées vides, c'est-à-dire celle du cheval affecté et celles de ses deux voisins, sont désinfectées conformément à la note B. Le vétérinaire assiste à cette opération et la dirige.

Les chevaux atteints de maladies contagieuses sont toujours pansés par les mêmes cavaliers, qui laissent dans l'écurie leurs effets de pansage. Ces chevaux ne sont pas conduits aux abreuvoirs servant aux chevaux sains. Ils ne sont promenés qu'autant qu'on peut le faire dans la cour des écuries qui leur sont affectées ou dans un endroit retiré. On ne doit pas les sortir du quartier.

Abatage des chevaux.

Art. 19. Toutes les fois que, pour un motif quelconque, le vétérinaire, chef de service, juge qu'un cheval doit être abattu, il en fait la proposition par la voie du rapport.

Lorsqu'il y a urgence d'abattre un cheval, comme dans le cas de fracture, le vétérinaire en rend compte au chef d'escadrons de semaine, qui soumet de suite la proposition au colonel. Dans les escadrons formant corps, les dépôts de remonte et les établissements militaires, cette proposition d'urgence est faite directement par le vétérinaire au chef de corps ou au commandant du dépôt ou de l'établissement.

Dans tous les cas, l'animal est soumis à l'examen de la commission spéciale instituée pour l'examen des chevaux douteux de morve.

L'abatage, s'il y a lieu, est ordonné :

Dans les cas urgents (fractures) par le chef de corps ou le commandant du dépôt de remonte ou de l'établissement ;

Dans les autres cas, par le général de brigade, conformément à l'avis de la commission ; et cet avis (modèle n° 7) est annexé avec l'ordre d'abatage (modèle n° 7) au procès-verbal (modèle n° 8) constatant la perte.

Le sous-intendant militaire doit toujours être prévenu pour qu'il puisse dresser le procès-verbal d'abatage.

Constatation de la mort des chevaux.

Art. 20. Le vétérinaire chef de service assiste le sous-intendant militaire et le major du régiment ou son suppléant dans la constatation de la mort des chevaux. A cet effet, il présente le cadavre de l'animal, en prouve l'identité par le signalement, fait connaître la cause de la mort et signe au procès-verbal (modèle n° 9).

Autopsie des chevaux.

Art. 21. Un rapport (modèle n° 10) est établi par le vétérinaire en premier et signé par le chef d'escadrons de semaine, à la suite de la mort ou de l'abatage d'un cheval.

En principe, l'autopsie doit toujours être faite, et tous les vétérinaires y assistent. Lorsqu'elle n'a pu avoir lieu, le rapport en fait connaître les motifs.

Il est expressément défendu de pratiquer des autopsies dans les quartiers et dans les camps. Ces opérations doivent toujours être faites dans les clos d'équarrissage ou lieux désignés par les autorités locales pour l'enfouissement des cadavres d'animaux.

Quant à leur dépouille, on doit se conformer à la décision ministérielle du 23 novembre 1833.

CHAPITRE III

Pharmacie.

Art. 22. Le vétérinaire en premier a l'administration de la pharmacie sous la surveillance du major.

Il est responsable de la conservation des médicaments et du matériel qu'elle contient, et il en surveille l'emploi.

Dans les premiers jours du dernier mois de chaque trimestre, il prépare un état (modèle n° 11) pour l'approvisionnement en médicaments et objets de pansement nécessaire au service vétérinaire pendant le trimestre suivant. Pour les médicaments qui doivent être tirés des hôpitaux militaires et ceux achetés dans le commerce, il se conforme à la Nomenclature.

Le vétérinaire en premier prépare ou fait préparer en sa présence les médicaments qui doivent être administrés aux animaux malades.

Les médicaments simples ou composés sont renfermés dans des vases de nature à en assurer la conservation. Ces vases, pourvus d'étiquettes indiquant leur contenu et celle des préparations magistrales, font en outre connaître la composition du médicament.

Les substances toxiques doivent toujours être déposées dans une armoire fermée, dont le vétérinaire chef de service conserve la clef.

CHAPITRE IV

Maréchalerie.

Art. 23. Le vétérinaire en premier a, sous la surveillance du chef d'escadrons de semaine dans les régiments, ou du commandant dans les établissements militaires, la direction de l'atelier de maréchalerie. Il s'assure de l'aptitude des maréchaux ferrants; il exige qu'ils soient pourvus des outils que l'Etat ne fournit pas, et que l'approvisionnement qu'ils doivent avoir, en fers et en clous, soit toujours au complet. Il vérifie les dimensions des fers en les passant au calibre réglementaire; fait briser ceux qui lui paraissent mal confectionnés ou de trop grandes dimensions, en largeur et en épaisseur, et veille à ce que la ferrure soit convenablement appliquée.

Le vétérinaire en premier n'est pas responsable de l'entretien de la ferrure dans les escadrons, batteries et compagnies; mais il est responsable de sa bonne exécution.

Il est défendu aux vétérinaires d'apporter des modifications à la ferrure prescrite par le règlement, excepté pour les cas où une ferrure spéciale est nécessaire.

Un des vétérinaires du corps, sous la direction du vétérinaire en premier, fait aux maréchaux ferrants et aux élèves maréchaux un cours théorique de ferrure; il leur donne en outre des notions suffisantes sur les pansements des chevaux malades et sur les opérations de petite chirurgie, principalement sur celles de ces opérations qui se pratiquent sur le pied.

Le vétérinaire en premier tient la main à ce que le premier maître et les maîtres maréchaux ferrants perfectionnent leurs aides et forment des élèves.

Il donne toujours son avis sur les propositions faites pour les emplois vacants de premiers maîtres et maîtres maréchaux ferrants.

Marque des chevaux à l'encolure et au sabot.

Art. 24. Lorsque l'ordre en est donné, le vétérinaire en premier fait appliquer, par les vétérinaires sous ses ordres, et au besoin par un maître maréchal ferrant, la marque du régiment à l'encolure des chevaux. Il en est de même pour le renouvellement du numéro matricule de chaque cheval à la partie supérieure et externe du sabot antérieur gauche.

CHAPITRE V

Hygiène des chevaux.

Art. 25. Le vétérinaire en premier propose au chef de corps, pas l'intermédiaire du chef d'escadrons de semaine, toutes les mesures hygiéniques qui lui paraissent de nature à intéresser la conservation des chevaux en général.

Aération des écuries.

Art. 26. A l'arrivée dans une nouvelle garnison, ou lors de l'occupation de nouvelles écuries, le vétérinaire en premier doit, dans le plus bref délai, proposer au chef de corps les mesures hygiéniques qu'il convient d'adopter; il indique surtout, en raison de la disposition et de l'orientation des locaux, quelle est la combinaison d'ouverture ou de fermeture des portes et fenêtres la plus favorable pour chaque écurie, afin d'éviter les courants d'air, tout en maintenant la plus large aération possible.

Les mesures hygiéniques adoptées peuvent, s'il y a lieu, être modifiées selon l'influence des saisons : dans ce cas, le vétérinaire en premier doit proposer, avec précision et en temps utile, les changements qu'il croit nécessaires.

Il peut même survenir telle circonstance atmosphérique qui oblige à des modifications immédiates : elles sont provisoirement ordonnées, sur la proposition du vétérinaire en premier, par le chef d'escadrons de semaine, qui en rend compte au colonel. Si ces modifications doivent être maintenues pendant quelque temps, la demande en est faite au rapport.

Les mesures hygiéniques adoptées doivent être consignées dans le rapport que le vétérinaire en premier laisse en quittant la garnison, et il s'inspire aussi des renseignements fournis par le régiment qui a précédemment occupé le quartier.

Régime du vert.

Art. 27. Tous les ans, à l'époque du vert et lorsque l'ordre en est donné, le vétérinaire en premier, après une revue spéciale de tous les chevaux du régiment, passée en présence du chef d'escadrons commandant les escadrons ou les batteries, propose par la voie du rapport, ceux auxquels il juge ce régime nécessaire, et en fait connaître les motifs.

Lorsque le vert doit être pris au quartier, le vétérinaire indique toutes les mesures pour que ce régime soit suivi dans les meilleures conditions possibles.

Quand le vert est pris en liberté ou dans des écuries appartenant à des particuliers, le vétérinaire doit préalablement visiter les prairies et les locaux, s'enquérir de la nature du vert qui est consommé à l'écurie, et rendre compte au chef de corps de ses observations et de l'époque qui lui paraît, en raison de l'état de végétation des plantes, la meilleure pour commencer ce régime.

Le vétérinaire en premier a, sous la surveillance du chef d'escadrons de semaine, la direction du vert. Il doit tous les jours visiter les chevaux qui sont soumis à ce régime, lorsqu'il est pris au quartier ou dans une écurie particulière de la ville.

Quand le vert est donné à la campagne, un vétérinaire du régiment se rend tous les jours sur les lieux pour y visiter les chevaux; le vétérinaire en premier visite lui-même ces chevaux au moins une fois par semaine.

Dans le cas où la distance ne permet pas des visites journalières, le chef de corps décide du meilleur mode de surveillance, et si, en raison du nombre de chevaux mis au vert, un vétérinaire ne doit pas être détaché avec ces animaux.

Le vétérinaire en premier rend compte tous les jours au rapport des observations auxquelles le vert a donné lieu; il propose par la même voie de retirer les chevaux auxquels ce régime paraît ne pas convenir, et enfin il indique l'époque à laquelle le vert doit cesser.

Le vétérinaire en premier fait connaître dans un rapport (modèle n° 16) les résultats obtenus immédiatement et trois mois après la cessation du régime du vert.

Ce rapport est hiérarchiquement transmis au Ministre.

Tondage des chevaux.

Art. 28. Aucun cheval ne doit être tondu sans l'ordre du chef de corps.

Chaque année, avant l'apparition des premiers froids, et lorsque le poil d'hiver a acquis assez de longueur, le vétérinaire en premier, en présence du chef d'escadrons commandant les escadrons ou les batteries, visite les chevaux du régiment et désigne, par la voie du rapport, ceux de ces animaux auxquels le tondage est nécessaire.

Cette visite spéciale est continuée une fois la semaine, le jour prescrit par le chef de corps et pendant toute la durée de l'hiver.

Le vétérinaire en premier a, sous la surveillance du chef d'escadrons de semaine, la direction de l'opération du tondage, laquelle doit être pratiquée conformément à des instructions spéciales.

Bains des chevaux.

Art. 29. Dans les garnisons où les bains de mer ou d'eau douce peuvent être facilement pris par les chevaux, le vétérinaire en premier en fait la proposition par la voie du rapport, dès que la saison et la température le permettent.

Un des vétérinaires du corps assiste toujours à la baignade des chevaux.

Réception des chevaux de remonte.

Art. 30. Le vétérinaire en premier assiste à la réception des chevaux de remonte ; il en passe la visite sanitaire, les classe en raison des soins qu'ils exigent, prescrit le régime alimentaire qui leur convient, vérifie leur signalement, et les fait marquer au sabot et à l'encolure.

Réception des détachements de chevaux, ou des chevaux isolés arrivant au corps.

Art. 31. Le vétérinaire en premier est appelé lors de l'arrivée de tout détachement de chevaux ; quelle qu'en soit la provenance, il doit en passer la visite sanitaire avant leur entrée dans les écuries qui leur sont destinées, à moins que ces détachements n'aient été accompagnés par un vétérinaire et que les visites sanitaires aient été régulièrement passées pendant le trajet.

Il doit également visiter les chevaux qui rentrent ou qui arrivent isolément au corps.

Visite des magasins à fourrages.

Art. 32. Le vétérinaire en premier accompagne l'officiers supérieur et le sous-intendant militaire dans les visites mensuelles des magasins à fourrages, pour donner son avis sur la qualité des denrées composant l'approvisionnement. Son opinion est toujours consignée sur le registre du magasin et comprise dans le résumé de l'officier supérieur.

Il donne également son avis sur les denrées mises en distribution, lorsqu'il lui est demandé par le major ou le chef d'escadrons de semaine.

Réforme des chevaux.

Art. 33. Le vétérinaire en premier donne son avis motivé sur toutes les propositions de réforme de chevaux faites par les chefs d'escadron commandant les escadrons ou les batteries.

CHAPITRE VI

Rapport au quartier.

Art. 34. Le vétérinaire en premier et, en cas d'empêchement, le vétérinaire en second ou l'aide-vétérinaire, assiste au rapport journalier pour rendre compte de son service au chef d'escadrons de semaine.

Tenue des registres.

Art. 35. Le vétérinaire en premier tient, sous la surveillance du major, deux registres, le premier, dit de l'*Infirmerie*, et portant le numéro 1, conforme au modèle A ; le second, dit de *Pharmacie*, portant le numéro 2, et conforme au modèle B. Ces registres sont fournis par le vétérinaire en premier sur l'indemnité qui lui est attribuée à titre de frais de bureau et, après qu'ils sont entièrement remplis, ils doivent être conservés pendant au moins cinq ans dans les archives du corps.

Les vétérinaires en second et les aides-vétérinaires, détachés avec une fraction du régiment, doivent tenir un cahier du modèle n° 8 (registre A), sur lequel ils inscrivent les renseignements que doit contenir ledit registre, relativement aux chevaux malades de leur détachement.

Rapports que doit fournir le vétérinaire en premier.

Art. 36. Indépendamment des rapports qui peuvent lui être demandés pour des cas imprévus, le vétérinaire en premier doit fournir régulièrement :

1° Un rapport journalier sur les mouvements de l'infirmerie et l'état sanitaire des chevaux (modèle n° 17). Ce rapport parvient au colonel par l'intermédiaire du chef d'escadrons de semaine ;

2° Un rapport mensuel sur l'état sanitaire des chevaux et la situation de l'infirmerie (modèle n° 18).

Ce rapport n'est fourni que dans les corps d'armée auxquels sont attachés des vétérinaires principaux, et, dans ce cas, il est transmis hiérarchiquement à l'état-major général du corps d'armée, pour servir à la centralisation du service vétérinaire ;

3° Un rapport annuel, conforme au modèle envoyé chaque année par le Ministre de la guerre (n° 19).

Ce rapport est établi en double expédition, dont une est adressée au Ministre, et l'autre reste dans les archives du corps ou de l'établissement pour être communiquée à l'inspecteur général.

Rapport à fournir par les vétérinaires détachés.

Art. 37. Les vétérinaires en second et les aides-vétérinaires détachés doivent, tous les quinze jours, fournir au vétérinaire en premier de leur régiment, et par l'intermédiaire du commandant du détachement, un rapport conforme au modèle n° 20.

Les renseignements contenus dans ce rapport, relativement aux chevaux traités pour maladies, sont inscrits sur le registre n° 1 tenu par le vétérinaire en premier. En cas de maladie épizootique, ce rapport doit être fourni tous les cinq jours.

CHAPITRE VII

Mesures à prendre avant la mise en route des corps.

Art. 38. Lorsque le corps reçoit l'ordre de se mettre en route, le vétérinaire en premier désigne au rapport journalier, quelques jours avant le départ, les chevaux qui, pour cause de maladie, doivent rester à la garnison et ceux qui, en raison de leur âge ou de leur état de santé, doivent voyager par les voies ferrées, par analogie avec ce qui se pratique pour les chevaux de remonte.

Le vétérinaire en premier remet au major, qui le transmet au colonel, le rapport spécial prescrit par la décision ministérielle du 14 mai 1845 (modèle n° 14), et contenant les remarques et observations faites pendant le séjour du régiment, sur les écuries, les fourrages, et sur tout ce qui peut intéresser la santé des chevaux.

Avant son départ, le vétérinaire en premier doit encore établir l'état (modèle n° 21) des médicaments et ustensiles qu'il laisse à la garnison, conformément à l'instruction ministérielle du 1er décembre 1874 et à la note du 22 février 1876.

Mesures à prendre pendant la route.

Art. 39. Lorsque le régiment voyage en plusieurs colonnes, autant que possible, un vétérinaire marche avec chacune d'elles, ainsi qu'il suit :

Le vétérinaire en premier avec la colonne commandée par le chef de corps ;

Le vétérinaire en second avec la fraction constituant le dépôt, et dont font partie les jeunes chevaux ;

L'aide-vétérinaire, s'il n'y a pas une troisième colonne, voyage avec celle où se trouve le vétérinaire en premier.

En route, les vétérinaires marchent avec les chevaux malades et indisponibles.

Tous les jours, à l'heure indiquée par le chef de corps, le pansement des chevaux blessés ou malades se fait devant le corps de garde de police ; ces chevaux y sont conduits par les cavaliers sous la surveillance du maréchal des logis de semaine de chaque escadron, qui informe le capitaine-commandant des prescriptions du vétérinaire.

Les vétérinaires désignent *par une note écrite*, aux chefs d'escadron commandant les escadrons ou les batteries, les chevaux dont la charge ou la selle doit être mise aux convois, ceux qui doivent marcher avec les chevaux de main et ceux qui sont hors d'état de suivre le régiment.

Lorsque des chevaux sont atteints ou suspects de maladies contagieuses, le vétérinaire en informe sur-le-champ le chef d'escadron commandant les escadrons ou les batteries ; ces chevaux sont séparés pendant la route. Les maires des gîtes d'étape sont prévenus de leur maladie ; il est demandé pour eux des locaux isolés, et les cavaliers qui les pansent sont logés séparément. Ces chevaux sont laissés en subsistance dans le premier corps de troupes à cheval qui se trouvent sur la route parcourue par le régiment.

Si cette maladie contagieuse est la morve, l'abatage peut être prononcé par le chef de la colonne, après l'avis de la commission instituée à cet effet, article 19.

Tous les jours, après le pansage du soir, le vétérinaire rend compte de son service au chef d'escadrons de jour, et, en son absence, au commandant de la colonne.

Après l'arrivée dans la nouvelle garnison, le vétérinaire de chaque colonne rédige un rapport spécial et raisonné, conforme au modèle n° 15, et destiné à faire connaître les différentes phases qu'a subies l'état sanitaire des chevaux dans les marches auxquelles ils ont été soumis. (Prescrit dès 1853 — 1er sem. P. 142.)

Ce rapport est transmis au chef de corps par l'intermédiaire du commandant de la colonne.

Transport des corps par chemins de fer.

Art. 40. Lorsque le régiment est transporté par les chemins de fer, un vétérinaire doit, autant que possible, voyager avec chaque fraction et assister à toutes les opérations de l'embarquement des chevaux.

Transport des corps à bord des navires.

Art. 41. Les corps transportés à bord des navires doivent toujours, autant que possible, désigner un vétérinaire pour voyager avec chaque fraction. Il assiste à l'embarquement des chevaux, et il se conforme, à cet égard, pendant le trajet et pour le débarquement, aux prescriptions de l'instruction ministérielle du 31 janvier 1864.

Marches militaires, manœuvres et promenades.

Art. 42. Les vétérinaires assistent aux marches militaires générales. — Le vétérinaire en second et l'aide-vétérinaire alternent par semaine, pour le service des manœuvres et des promenades générales, ainsi que pour celui des accidents qui peuvent arriver de jour et de nuit.

Répartition des vétérinaires dans les détachements et en cas de mobilisation.

Art. 43. Lorsqu'un régiment est fractionné, le colonel prend les dispositions nécessaires pour assurer le service vétérinaire des diverses fractions.

En cas de mobilisation, le vétérinaire en premier et l'aide-vétérinaire marchent avec les escadrons mobilisés, et le vétérinaire en second reste au dépôt.

CHAPITRE VIII

Visite et soins à donner aux chevaux des officiers sans troupe et de la gendarmerie.

Art. 44. Les vétérinaires militaires doivent gratuitement leurs soins aux chevaux des officiers et de toutes les personnes régulièrement attachées à leurs régiments, dans le cas où ces chevaux sont leur propriété particulière, aussi bien que lorsqu'ils appartiennent à l'Etat.

Cette même obligation s'étend aux chevaux des officiers du corps d'état-major et de l'intendance militaire, à ceux des officiers d'infanterie, à ceux des compagnies ou brigades de gendarmerie de la localité dans laquelle ils tiennent garnison ; enfin, aux chevaux des divers officiers sans troupe et des employés militaires.

Lorsque plusieurs corps de troupes à cheval occupent la même garnison, le commandant de place désigne le vétérinaire chargé de ce service. (Décision ministérielle du 19 juillet 1855.)

Publications et écrits sur le service vétérinaire.

Art. 45. Les vétérinaires militaires doivent s'abstenir, à l'occasion des travaux qu'ils croient devoir publier dans un intérêt purement scientifique, de tout ce qui est étranger à l'art de guérir.

Les observations qu'ils ont recueillies sur des faits appartenant au service qui leur est confié, dans les corps de troupes à cheval et les établissements militaires, ne doivent recevoir de publication qu'après avoir été soumises à l'examen de la commission d'hygiène hippique, et après qu'ils auront obtenu l'autorisation du Ministre, à qui les mémoires doivent toujours être adressés par la voie hiérarchique.

Comme à tous ceux qui font partie de l'armée, il est défendu aux vétérinaires de publier des brochures et d'écrire dans les journaux.

Clientèle civile.

Art. 46. La clientèle civile est interdite, non seulement aux vétérinaires attachés aux établissements de remonte, mais à tous les vétérinaires de l'armée.

Visite des viandes de boucherie consommées par les corps de troupe.

Art. 47. Dans les camps ou garnisons où sont installées des boucheries militaires, un vétérinaire est désigné pour visiter les animaux abattus et examiner la viande distribuée.

Ce service roule sur tous les vétérinaires militaires du camp ou de la place ; ils sont désignés à tour de rôle par le chef d'état-major du camp ou le commandant de place ou d'armes.

Le vétérinaire de service doit faire sa visite aux mêmes heures que celles de l'officier supérieur chargé de la surveillance de ces boucheries, et lui rendre compte de ses observations.

Un semblable service est organisé dans toutes les garnisons où l'autorité militaire juge à propos de faire examiner, dans les boucheries civiles, les viandes vendues aux ordinaires des corps.

CHAPITRE IX

Punitions des vétérinaires militaires.

Art. 48. En principe, les vétérinaires peuvent être punis par tout officier commandant, à titre permanent ou provisoire, la troupe dont ils font partie ou l'établissement militaire auquel ils sont attachés.

Ils peuvent être punis encore par tous les officiers généraux et par les commandants de place ou d'armes.

Les vétérinaires principaux attachés aux états-majors des armées ou des corps d'armée ne peuvent être punis que par les commandants de ces armées ou de ces corps d'armée, et par leurs chefs d'état-major généraux.

Les vétérinaires en premier ne peuvent être punis que par les officiers supérieurs de leurs régiments.

Les vétérinaires en second et les aides-vétérinaires peuvent être punis en outre par les capitaines.

Les autres officiers peuvent seulement provoquer la punition des vétérinaires d'un rang inférieur à leur grade, par les commandants de place ou d'armes, s'ils sont d'un autre corps, ou par le chef d'escadron de semaine, s'ils sont du même régiment.

Les vétérinaires étant subordonnés les uns aux autres d'après leur rang dans la hiérarchie, conformément à l'article 4 du décret du 30 avril 1875, chacun d'eux peut être puni par son supérieur.

Les punitions que peuvent encourir les vétérinaires sont les mêmes que celles qui peuvent être infligées aux officiers dont ils ont le rang.

Les aides-vétérinaires-stagiaires peuvent être punis par tous les officiers et dans les mêmes conditions que les vétérinaires militaires. Les punitions qu'ils peuvent encourir sont les mêmes que celles infligées aux aides-vétérinaires.

Punitions qui peuvent être infligées ou provoquées par les vétérinaires militaires.

Art. 49. Les vétérinaires peuvent infliger directement des punitions aux sous-officiers, brigadiers, maréchaux ferrants et cavaliers, pour infractions commises dans le service de l'infirmerie et de la forge.

Dans tous les autres cas où ils ont à se plaindre d'un cavalier, brigadier ou sous-officier, ils s'adressent au chef d'escadron de semaine, s'ils sont de leur régiment, ou au commandant de place ou d'armes, s'ils sont d'un autre corps. Ces officiers supérieurs prononcent la punition s'il y a lieu.

Les vétérinaires peuvent provoquer la punition des officiers d'un grade inférieur à leur rang par une plainte écrite au chef d'escadron de semaine ou au commandant de place ou d'armes, selon que l'officier est ou non du même corps.

Nature des punitions qui peuvent être infligées par les vétérinaires militaires, selon leur grade.

Art. 50. *Punitions entre vétérinaires.* — Les vétérinaires principaux de première classe peuvent infliger :

Au vétérinaire principal de seconde classe : huit jours d'arrêts simples ;

Aux vétérinaires en premier, en second, aux aides-vétérinaires et aux aides-vétérinaires-stagiaires : quinze jours d'arrêts simples.

Les vétérinaires principaux de seconde classe peuvent infliger :

Aux vétérinaires en premier et en second, aux aides-vétérinaires et aux aides-vétérinaires-stagiaires : quinze jours d'arrêts simples.

Les vétérinaires en premier peuvent infliger :

Aux vétérinaires en second, aux aides-vétérinaires et aux aides-vétérinaires-stagiaires : huit jours d'arrêts simples.

Les vétérinaires en second peuvent punir les aides-vétérinaires et les aides-vétérinaires-stagiaires de quatre jours d'arrêts simples.

Les aides-vétérinaires peuvent punir les aides-vétérinaires-stagiaires de quatre jours d'arrêts simples.

Punitions des sous-officiers, maréchaux ferrants, brigadiers et cavaliers. — Les sous-officiers et premiers maitres maréchaux peuvent être punis :

Par les aides-vétérinaires et les vétérinaires en second : de huit jours de consigne et de quatre jours de salle de police ;

Par les vétérinaires en premier, de quinze jours de consigne et de huit jours de salle de police ;

Par les vétérinaires principaux de première et de deuxième classe, de trente jours de consigne et de quinze jours de salle de police.

Les brigadiers, maitres-maréchaux ferrants, aides-maréchaux et cavaliers peuvent être punis :

Par les aides-vétérinaires et les vétérinaires en second, de huit jours de consigne et de quatre jours de salle de police ;

Par les vétérinaires en premier, de quinze jours de consigne et de huit jours de salle de police.

Par les vétérinaires principaux de première et de deuxième classe, de trente jours de consigne et de quinze jours de salle de police.

CHAPITRE X

Places des vétérinaires aux revues, cérémonies publiques et visites.

Art. 51. Dans les revues, ainsi que dans toutes les réceptions, cérémonies publiques et visites de corps, les vétérinaires prennent rang, dans l'ordre hiérarchique, conformément au règlement sur le service des places.

La réception des vétérinaires est constatée par la voie de l'ordre.

Marques extérieures de respect.

Art. 52. Les vétérinaires reçoivent, des sentinelles, les honneurs prescrits par le règlement sur le service des places.

Les vétérinaires principaux de première classe doivent le salut au lieutenant-colonel, et ils le reçoivent des chefs d'escadrons.

Les vétérinaires principaux de deuxième classe le doivent aux chefs d'escadrons, et le reçoivent des capitaines.

Les vétérinaires en premier doivent le salut aux capitaines, et le reçoivent des lieutenants.

Les vétérinaires en second doivent le salut aux lieutenants, et le reçoivent des sous-lieutenants.

Les aides-vétérinaires et les aides-vétérinaires-stagiaires doivent le salut aux sous-lieutenants, et le reçoivent des sous-officiers.

Les vétérinaires doivent également le salut à tous les militaires assimilés ou ayant le rang des grades qu'ils doivent saluer, et le reçoivent de ceux hiérarchiquement inférieurs.

Les vétérinaires reçoivent les honneurs funèbres prescrits par le règlement sur le service des places.

Tables, congés et mariages.

Art. 53. Les vétérinaires principaux de première et de deuxième classe vivent à la table des officiers supérieurs.

Les vétérinaires en premier, à celle des capitaines.

Les vétérinaires en second, les aides-vétérinaires et les aides-vétérinaires-stagiaires, à celle des lieutenants et des sous-lieutenants.

Lorsqu'ils voyagent en mer, sur les bâtiments de l'Etat; les vétérinaires principaux de première et de deuxième classe sont admis à la table du commandant (deuxième catégorie).

Les vétérinaires en premier et en second, et les aides-vétérinaires, vivent à la table de l'état-major (Note ministérielle du 21 septembre 1872).

Les vétérinaires sont soumis, pour la délivrance des congés, permissions, etc., aux dispositions réglementaires qui concernent les officiers de santé.

Ils ne peuvent se marier qu'après en avoir obtenu la permission par écrit du Ministre, et en se conformant aux dispositions prescrites par les circulaires des 17 décembre 1843 et 18 février 1875.

Nota. — La deuxième partie de ce décret, qui traite du service vétérinaire dans les armées en campagne n'ayant subi aucune modification ni addition jusqu'à ce jour, fait seule la matière du titre III de la troisième partie. Il serait donc superflu de la rapporter ici.

DÉCRET DU 28 DÉCEMBRE 1883

PORTANT RÈGLEMENT SUR LE SERVICE INTÉRIEUR DES TROUPES A CHEVAL

CHAPITRE X (caval.), IX (art.).

VÉTÉRINAIRE.

Nature et objet du service vétérinaire.

Art. 59, cav. ; 73, art. Le service vétérinaire fonctionne sous l'autorité militaire et lui est toujours subordonné ; il a pour objet d'éclairer l'autorité sur les mesures intéressant la conservation de la santé des chevaux, de traiter les animaux atteints de maladies, de diriger la maréchalerie, de visiter les animaux de boucherie destinés aux troupes, d'apprécier les fourrages en magasin ou en distribution.

Rang et subordination.

Art. 60 (74). Les vétérinaires prennent rang entre eux, selon leur grade ; les classes étant subordonnées les unes aux autres, suivant les règles de la discipline. Cette hiérarchie est toute spéciale et ne comporte, ni directement, ni par assimilation, de grades militaires ; toutefois, comme prérogatives, les vétérinaires prennent rang, savoir : le vétérinaire en premier, après le capitaine ; le vétérinaire en second, après le lieutenant ; l'aide-vétérinaire, après le sous-lieutenant (Abrogé par décret du 8 juillet 1884).

Devoirs généraux.

Art. 61 (75). Le vétérinaire en premier est chargé du traitement des maladies des chevaux et pratique toutes les opérations nécessaires pour leur guérison. Il est secondé par un vétérinaire en second et un aide-vétérinaire ; il les utilise en tirant le meilleur parti de leurs aptitudes spéciales et répartit entre eux les détails du service, mais il reste seul responsable de sa bonne exécution.

En ce qui concerne la direction de son service, le vétérinaire en premier relève du colonel. Il relève également du vétérinaire principal, chef de ressort ; celui-ci porte à la connaissance du colonel les modifications qu'il croit devoir prescrire dans la thérapeutique des vétérinaires.

En principe, aucune opération importante n'est pratiquée sans l'autorisation du colonel ou du chef de détachement ; cependant, dans des cas urgents, le vétérinaire peut opérer aussitôt, sauf à rendre compte au colonel ou au chef de détachement. Le colonel ou le chef de détachement est toujours consulté lors de l'application des feux de saison.

Le vétérinaire en second et l'aide-vétérinaire doivent exécuter les prescriptions du vétérinaire en premier; et, lorsqu'en l'absence du vétérinaire en premier, ils sont appelés à diriger le service, ils doivent faire d'après ses méthodes.

Dans les cas graves, et lors de l'apparition de maladies épizootiques, le vétérinaire en premier en confère avec le vétérinaire en second et l'aide-vétérinaire; puis il prescrit, sous sa responsabilité, le traitement à suivre pour les chevaux à l'infirmerie, et propose au colonel, par la voie du rapport, les mesures hygiéniques préventives.

Un vétérinaire peut être désigné, à défaut de médecin, pour examiner les viandes destinées à la troupe.

Infirmerie vétérinaire.

Art. 62 (76). Le vétérinaire en premier a, sous la surveillance du chef d'escadrons de semaine, la direction du service de l'infirmerie vétérinaire.

Tous les matins, le vétérinaire en premier, accompagné du vétérinaire en second et de l'aide-vétérinaire, passe la visite des chevaux à l'infirmerie; il prescrit le traitement des chevaux malades et pratique lui-même, ou fait pratiquer par les vétérinaires placés sous ses ordres, les opérations chirurgicales. Il ne peut essayer aucun remède nouveau sans avoir obtenu l'autorisation du vétérinaire chef de ressort.

L'administration des médicaments et le pansement des plaies sont faits par les maréchaux ferrants, sous la surveillance et en présence des vétérinaires. Des cavaliers désignés par les capitaines-commandants font le service de l'infirmerie. Le colonel en fixe le nombre en raison des chevaux malades et des besoins des différents services.

Visite des chevaux indisponibles.

Art. 63 (77). La visite des chevaux indisponibles a lieu tous les jours à l'heure fixée par le colonel. Elle est passée, en principe, par le vétérinaire en premier. Lorsque le régiment occupe plusieurs quartiers, le vétérinaire en premier répartit le service dans chacun d'eux.

Il est défendu de laisser, dans les écuries des escadrons, des chevaux ayant des plaies suppurantes, des vésicatoires, ou des maladies internes; ces animaux doivent tous être traités à l'infirmerie vétérinaire.

Visite sanitaire.

Art. 64 (78). La visite sanitaire a lieu une fois par semaine, et plus souvent si c'est utile. Le colonel fixe le jour et l'heure où cette visite doit être passée dans chaque escadron. Après la visite, le vétérinaire en premier fait son rapport au chef d'escadrons de semaine.

La visite sanitaire hebdomadaire ne dispense pas le vétérinaire en premier de passer fréquemment dans les écuries, afin de pouvoir adresser au colonel, par la voie du rapport, toutes les observations sur l'état général du régiment qu'il croit nécessaire de lui soumettre.

Maladies contagieuses.

Art. 65 (79). Les vétérinaires doivent porter toute leur attention sur les maladies contagieuses et prendre toutes les précautions pour en prévenir la propagation. Ils surveillent plus spécialement les chevaux atteints de la morve, du farcin ou de la gale.

Lorsqu'un cheval est reconnu atteint d'une maladie contagieuse, il est immédiatement retiré du rang, isolé dans un local affecté à cet usage et pansé chaque jour par le même cavalier, qui laisse dans l'écurie ses effets de pansage. Il n'est pas conduit aux abreuvoirs servant aux chevaux sains et il n'est promené que dans une cour spéciale ou dans un endroit retiré.

Le harnachement du cheval reconnu atteint de maladie contagieuse et les effets qui ont été employés à le panser sont remis au vétérinaire en premier, qui en délivre reçu au capitaine-commandant, et les fait déposer dans un local spécial, d'où ils ne sont retirés qu'après désinfection par les soins des vétérinaires.

Les deux voisins du cheval atteint d'une maladie contagieuse sont considérés comme suspects et placés, si le casernement le permet, dans une écurie spéciale; dans le cas où les ressources du casernement ne permettent pas de prendre cette mesure, ils sont placés dans une cour isolée, autant que possible près de l'infirmerie, et attentivement surveillés. Le vétérinaire en premier les visite tous les jours. Ces chevaux restent ainsi en observation pendant vingt-cinq jours, si la suspicion est causée par la morve ou le farcin, et pendant dix jours si c'est par la gale. Les places que ces trois chevaux occupaient à l'écurie sont aussitôt désinfectées sous la surveillance et en présence du vétérinaire.

Chevaux morveux ou farcineux. — Chevaux douteux. — Commission d'abatage.

Art. 66 (80). Aucun cheval affecté de morve ou de farcin ne doit être traité dans les corps de troupe. Aussitôt que les symptômes d'une de ces maladies apparaissent, il en est rendu compte au colonel ou au chef de détachement, qui convoque immédiatement la commission d'abatage.

Cette commission, présidée par le chef d'escadrons de semaine, est composée du capitaine-commandant l'escadron auquel appartient le cheval et des vétérinaires du régiment. Dans les détachements commandés par un chef d'escadrons la Commission est formée par deux capitaines-commandants et le vétérinaire. Si le détachement n'est composé que d'un escadron, la Commission comprend deux lieutenants et le vétérinaire ; à défaut de deux lieutenants, la commission comprend un lieutenant et un sous-lieutenant. La présidence de la Commission appartient toujours à l'officier le plus élevé en grade.

Si la maladie est évidente, la Commission propose l'abatage immédiat ; le colonel ou le chef de détachement prononce.

Si le cheval est douteux, c'est-à-dire si la maladie ne paraît pas bien confirmée, le cheval est visité de nouveau et à de courts intervalles par la Commission, jusqu'à ce que les symptômes aient disparu, ou que l'abatage ait été jugé nécessaire. Pour proposer l'abatage, la Commission n'a pas besoin d'attendre l'apparition de tous les symptômes caractéristiques ; elle s'inspire de l'état général du sujet, de ses antécédents et de la ténacité des symptômes. Tout cheval encore suspect de morve, après trois mois d'observation, doit être abattu.

Les avis de la Commission et les décisions qui les suivent sont résumés dans un rapport (modèle VII) qui est joint au procès-verbal d'abatage (modèle VIII). Le sous-intendant qui dresse le procès-verbal est prévenu par le colonel ou le chef de détachement.

Lorsque les symptômes de morve ou de farcin que présentait un cheval ont disparu, cet animal doit encore subir trois semaines d'observation à l'infirmerie, et plusieurs épreuves aux allures vives avant d'être remis dans le rang.

Les gardes d'écurie ne doivent jamais coucher dans les écuries des chevaux atteints de morve ou de farcin, ni même dans les écuries des chevaux douteux. Le vétérinaire met du savon à la disposition des hommes employés aux écuries de ces chevaux, il exige qu'après chaque pansage ils se lavent les mains et le visage. Les hommes ayant des plaies aux mains ou au visage ne doivent jamais être désignés pour ce service.

Abatage des chevaux.

Art. 67 (81). Toutes les fois que, pour un motif quelconque, le vétérinaire juge qu'un cheval doit être abattu, il en fait la proposition par la voie du rapport journalier. Le colonel convoque la Commission d'abatage.

Par exception, le vétérinaire en premier fait procéder immédiatement à l'abatage des chevaux atteints de fractures ou d'hydrophobie. Dans ce cas, la Commission se réunit aussitôt que possible après l'abatage pour en contrôler l'opportunité.

Constatation de la mort des chevaux.

Art. 68 (82). Le vétérinaire en premier assiste le sous-intendant militaire et le major du régiment dans la constatation de la mort des chevaux. A cet effet, il présente le cadavre de l'animal, en prouve l'identité par le signalement, fait connaître la cause de la mort et signe au procès-verbal (modèle IX.)

Autopsie des chevaux.

Art. 69 (83). Un rapport d'autopsie (modèle X) est établi par le vétérinaire en premier et signé par le chef d'escadrons de semaine, à la suite de la mort ou de l'abatage d'un cheval. Tous les vétérinaires assistent à l'autopsie. Lorsqu'elle n'a pu avoir lieu, le rapport en fait connaître les motifs.

Il est permis de pratiquer dans les quartiers et dans les camps l'autopsie des chevaux morts ou abattus, à l'exception de ceux atteints de maladies contagieuses. Pour ces derniers, l'opération doit être faite dans le clos d'équarrissage ou aux lieux désignés par les autorités locales.

Pharmacie vétérinaire.

Art. 70 (84). Le vétérinaire en premier a l'administration de la pharmacie vétérinaire, sous la surveillance du major. Il est responsable des médicaments et du matériel ; il en surveille la conservation et l'emploi.

Les corps tirent les médicaments et objets de pansement nécessaires aux infirmeries vétérinaires, des hôpitaux militaires. Dans les garnisons où il n'existe pas d'hôpital militaire, les corps peuvent être autorisés par le sous-intendant à se procurer directement les objets de pansement et mobiliers, ainsi que les médicaments.

Les substances vénéneuses doivent toujours être déposées dans une armoire fermée dont le vétérinaire en premier garde lui-même la clef.

Maréchalerie.

Art. 71 (85). Le vétérinaire en premier a la direction de l'atelier de maréchalerie. Il est responsable envers le colonel de l'aptitude et de l'instruction pratique des maréchaux, de la confection et de l'application de la ferrure ; mais il n'est pas responsable de son entretien. Il ne doit apporter aucune modification à la ferrure réglementaire, hors les cas où il juge qu'une ferrure spéciale est nécessaire. Il vérifie les dimensions des fers, fait briser ceux qui sont mal confectionnés et ceux qui n'ont pas les dimensions voulues. Le vétérinaire en premier fait, ou fait faire par un des vétérinaires, un cours aux maréchaux sur tout ce qui se rapporte à la ferrure, à l'application de certains pansements, ainsi qu'aux soins à donner aux pieds malades ou défectueux. Il exige que le maréchal des logis premier maître et les brigadiers maîtres-maréchaux perfectionnent leurs aides et forment les élèves ; il veille à ce qu'ils soient tous pourvus des outils que l'Etat ne fournit pas, et à ce que ces outils soient bien entretenus. Il exerce les maréchaux au fonctionnement de la forge de campagne. Il donne son avis sur les propositions relatives au personnel des maréchaux. Il rend compte, par la voie du rapport, des dégradations survenues à l'installation des forges régimentaires.

Réforme des chevaux. — Régime du vert. — Tonte. — Bains. — Hygiène. — Marquage des chevaux.

Art. 72 (86). Le vétérinaire en premier donne son avis sur les propositions de réforme des chevaux et sur les propositions d'envoi de chevaux au vert ; sur les propositions relatives à la tonte des chevaux et sur l'opportunité des bains. La tonte est pratiquée à l'infirmerie, sous sa direction.

Il a la direction du service des chevaux qui prennent le vert en dehors des escadrons, et fait connaître dans un rapport qui est transmis au Ministre, les résultats qui ont été obtenus immédiatement après la cessation du régime du vert, et ceux qui ont été observés trois mois après.

Il propose au colonel, par la voie du rapport, les mesures complémentaires ou les changements momentanés qu'il croit utile d'apporter, en raison de circonstances particulières, aux prescriptions du présent règlement relatives à l'hygiène des chevaux.

Un vétérinaire assiste au marquage des chevaux et s'assure que l'application des marques ne détériore pas les pieds.

Réception des chevaux de remonte.

Art. 73 (87). Le vétérinaire en premier assiste à l'arrivée des chevaux de remonte ainsi qu'à l'arrivée de tout détachement. Il passe la visite des chevaux, et prescrit les mesures sanitaires qu'il juge nécessaire de prendre à leur égard.

Il rectifie les signalements.

Exercices. — Vétérinaire de service.

Art. 74 (86). Le colonel indique les exercices militaires auxquels les vétérinaires doivent assister. Un des vétérinaires, dit vétérinaire de service dont le nom est porté sur le rapport journalier de l'infirmerie, ne doit s'éloigner ni du quartier ni de son logement, sans faire connaître où il pourra être promptement retrouvé en cas d'accident, de jour ou de nuit.

Visite des magasins à fourrages.

Art. 75 (89). Le vétérinaire en premier accompagne l'officier supérieur et le sous-intendant militaire dans la visite mensuelle du magasin à fourrages pour donner son avis sur la qualité des denrées composant l'approvisionnement. Son opinion est toujours consignée sur le registre de magasin.

Tenue des registres. — Rapports.

Art. 76 (90). Le vétérinaire en premier tient, sous la surveillance du major, le registre de l'infirmerie et le registre de la pharmacie, ainsi que le carnet des économies de fourrage réalisées à l'infirmerie.

Il veille à ce que les inscriptions sur les livrets d'infirmerie des chevaux soient faites régulièrement et avec exactitude.

Indépendamment des rapports qui peuvent être demandés pour des cas imprévus, le vétérinaire en premier doit fournir :

1° Un rapport journalier sur l'état sanitaire des chevaux (modèle VI) ; ce rapport est déposé à la salle de rapport, à l'heure indiquée ; 2° un rapport mensuel sur l'état sanitaire des chevaux ; 3° un rapport annuel, conforme au modèle envoyé chaque année par le Ministre de la guerre.

Visite et soins à donner aux chevaux des officiers étrangers au corps.

Art. 77 (91). Les vétérinaires doivent leurs soins à tous les chevaux des officiers, des membres de l'intendance, de la gendarmerie et de toute personne régulièrement attachée à un service de l'armée.

Lorsque plusieurs corps de troupes à cheval occupent la même garnison, le commandant d'armes désigne le vétérinaire chargé de ce service.

Les médicaments sont fournis par le corps auquel appartient le vétérinaire chargé des soins.

Cas de détachement.

Art. 78 (92). Lorsqu'un régiment est fractionné, le colonel prend les dispositions nécessaires pour assurer le service vétérinaire des diverses fractions.

Le vétérinaire en second et l'aide-vétérinaire détachés avec une fraction du régiment tiennent un cahier réglementaire sur lequel ils inscrivent les renseignements relatifs aux chevaux malades du détachement.

Ils fournissent tous les quinze jours un rapport au vétérinaire en premier par l'intermédiaire du chef de détachement.

Les renseignements contenus dans ce rapport, relativement aux chevaux traités pour maladies, sont inscrits sur le registre tenu par le vétérinaire en premier. En cas de maladie épizootique, ce rapport doit être fourni tous les cinq jours.

FONCTIONNEMENT ET ADMINISTRATION

DU SERVICE VÉTÉRINAIRE EN GARNISON ET EN CAMPAGNE

Décret du 26 décembre 1876 — 2e *S. R.* 339 *à* 506.

Décret du 28 décembre 1883 (chap. X, *caval. ;* IX, *artill.) et Documents complémentaires.*

PRÉLIMINAIRES

NATURE ET OBJET DU SERVICE VÉTÉRINAIRE.

Art. 59, cav. ; 73, artil. S. I. — 1 et 3 D. 76. — Le service vétérinaire fonctionne sous l'autorité militaire et lui est toujours subordonné ; il a pour objet : d'éclairer l'autorité militaire sur les mesures intéressant la conservation de la santé des chevaux ; de traiter les animaux atteints de maladies ; de diriger la maréchalerie ; de visiter les animaux de boucherie destinés aux troupes ; d'apprécier les fourrages en magasin ou en distribution.

TITRE PREMIER

SERVICE VÉTÉRINAIRE SUPÉRIEUR.

CHAPITRE PREMIER

COMMISSION D'HYGIÈNE HIPPIQUE — SES ATTRIBUTIONS

(Art. 4 et 5. D. 76 — Décision Ministérielle du 30 mars 1886. 1re S. R. 261.)

La Commission d'hygiène hippique, instituée au ministère de la guerre par l'article 8 du décret organique du 30 avril 1875, est composée ainsi qu'il suit, d'après la décision ministérielle du 30 mars 1886 :

Trois vétérinaires principaux. . . . . Membres.
Un vétérinaire en premier. . . . . Secrétaire.

Elle est une des trois commissions de la section technique de cavalerie, qui ressort à la deuxième direction (cavalerie et remonte) et a pour intermédiaire auprès du Ministre le directeur de cette direction.

La section technique est exclusivement consultative. Ses avis et propositions sont examinés par le directeur qui, s'il juge l'instruction suffisante, fait prendre la mesure d'exécution par les bureaux compétents, ou, dans le cas contraire, provoque un supplément d'instruction par le comité consultatif de l'arme (comité de cavalerie).

Le chef de la section, en même temps secrétaire du comité consultatif de l'arme (colonel de cavalerie) est naturellement chef de chacune des trois commissions dont il contrôle et approuve les travaux.

Les questions dont l'étude peut être soumise à la section technique de cavalerie sont de deux ordres :

1° Celles intéressant le service seul, qui sont en général relatives aux règlements de manœuvres et services divers : armement, équipement, habillement, chaussure, harnachement, campement, équipages, remontes, ferrure, hygiène hippique, etc. ; examen des travaux présentés par des officiers et étude de publications diverses (françaises ou étrangères intéressant l'arme) ;

2° Celles intéressant plusieurs services, qui sont étudiées avec le concours d'un ou plusieurs membres de la section étrangère intéressée.

Chaque commission est chargée en particulier d'étudier les questions afférentes à sa spécialité.

Art. 5. D. 76. — En outre, la commission d'hygiène hippique a pour mission d'émettre son avis sur toutes les questions que le Ministre lui défère touchant l'hygiène et les maladies des chevaux de l'armée.

Elle centralise les rapports annuels des vétérinaires chefs de service, et les classe dans leur ordre de mérite.

Elle surveille la rédaction du *Recueil* de mémoires et observations sur l'hygiène et la médecine vétérinaires militaires, ainsi que l'établissement des statistiques des maladies observées et des pertes éprouvées parmi les chevaux de l'armée.

Elle donne son appréciation sur les mémoires dans lesquels les vétérinaires ont traité les questions d'hygiène et de médecine mises au concours chaque année.

Elle rédige et soumet au Ministre, en ce qui concerne l'hygiène des chevaux de l'armée, ainsi que la science et l'art de guérir, toutes les instructions relatives au service vétérinaire.

Elle veille à ce que les médicaments nouveaux, dont elle a reconnu l'utilité, soient inscrits dans la nomenclature de ceux que les vétérinaires sont autorisés à tirer des hôpitaux militaires ou à se procurer dans le commerce.

Enfin, elle appelle l'attention du Ministre sur tout ce qui paraît devoir améliorer l'hygiène des chevaux et constituer un progrès dans l'art de guérir leurs maladies.

CHAPITRE II

RESSORTS VÉTÉRINAIRES — ATTRIBUTIONS DES VÉTÉRINAIRES PRINCIPAUX DIRECTEURS.

(Art. 8 et 9. D. 76. — Décision Ministérielle du 1er août 1878. 2e S. R. 139. — Instruction Ministérielle du 1er octobre 1878. 2e S. R. 325. — Décision Ministérielle du 15 février 1888. 1er S. R. 78).

Le nombre des vétérinaires principaux ne permettant pas d'attribuer un directeur du service à chaque corps d'armée, pour combler cette lacune, on a divisé le territoire en dix ressorts vétérinaires, conformément au tableau ci-après, fixé en dernier lieu par décision du 15 février 1888. 1er S. R. 78.

NUMÉRO D'ORDRE du ressort	DÉSIGNATION DES CORPS D'ARMÉE FIXANT L'ÉTENDUE DE CHAQUE RESSORT	SIÈGE CENTRAL	OBSERVATIONS
1	Ier et IIe corps d'armée	Paris.	Les trois titulaires des ressorts dont le siège est Paris, ainsi que deux autres vétérinaires principaux, à la désignation du ministre, cumulent le servive territorial avec les travaux de la Commission d'hygiène hippique.
2	IVe et Ve corps d'armée.	Paris.	
3	IIIe corps d'armée et gouvernement de Paris.	Paris.	
4	IXe corps, moins l'école de cavalerie; Xe et XIe corps	Rennes.	
5	Ecole d'application de cavalerie	Saumur.	
6	VIe corps d'armée	Châlons.	
7	VIIe, VIIIe et IXe corps d'armée.	Lyon.	
8	XIIIe, XVe et XVIe corps d'armée.	Montpellier.	
9	XIIe, XVIIe et XVIIIe corps d'armée.	Bordeaux.	
10	XIXe corps d'armée et brigade d'occupation de Tunisie.	Alger.	

Les trois vétérinaires principaux directeurs des ressorts dont le siège central est Paris, membres de la commission d'hygiène hippique sont, naturellement, chargés de l'examen de toutes les questions se rattachant aux attributions de ladite commission. Ils sont, en outre, membres de la commission d'examen des candidats aux emplois d'aide-vétérinaire-stagiaire, ainsi que du jury d'examen de sortie des aides-vétérinaires-stagiaires à l'École d'application de cavalerie. Toutefois, en ce qui concerne cette dernière fonction, si un membre de la commission d'hygiène n'était pas principal de première classe, il pourrait être remplacé par un vétérinaire de ce grade résident en province.

Tous les vétérinaires principaux ont la centralisation du service vétérinaire des corps d'armée auxquels ils sont attachés. Tous ont une mission de contrôle effectif et sur place à exercer sur la marche du service vétérinaire. A cet effet chacun d'eux peut être chargé par le commandant du corps d'armée dans lequel il est en résidence fixe, de missions ayant pour but : d'éclairer le Ministre sur l'état sanitaire des chevaux de l'armée, notamment en ce qui concerne les maladies contagieuses ; d'étudier la nature de ces dernières, leurs causes, et de proposer les moyens d'en combattre les effets.

S'il s'agit d'un corps d'armée autre que celui où siège le vétérinaire principal, mais dans la limite du ressort, le commandant de ce corps pourra également, par une demande adressée au Ministre, provoquer à toute époque, de la part du vétérinaire principal, des visites sanitaires de la même nature.

Enfin en dehors des missions éventuelles que les circonstances peuvent faire naître, chaque vétérinaire principal doit inspecter annuellement, sous le rapport du service vétérinaire, tous les corps de troupes à cheval et établissements hippiques de son ressort.

Pour la centralisation « le nombre de vétérinaires principaux ne permettant pas d'attribuer un fonctionnaire de cet ordre à chaque corps d'armée, pour combler cette lacune » (1), tous les rapports mensuels à fournir par les vétérinaires en premier seront, dans les corps d'armée dépourvus de vétérinaire principal, centralisés par les soins de l'état-major général de ces corps et envoyés dans les dix premiers jours du mois suivant, au commandant des corps d'armée du même ressort dans lequel siège le vétérinaire principal. Celui-ci résumera tous les documents de son ressort dans un rapport unique (Modèle IV, notes du 21 janvier 1887, des 1er mars 1881 et 27 juin 1883) (2) qui sera transmis au Ministre sous le couvert du commandant du corps d'armée de sa résidence et devra lui parvenir le 20 de chaque mois au plus tard.

Dans le cas où des rapports mensuels signaleraient une maladie grave, présentant un caractère épizootique ou contagieux, le vétérinaire principal pourra, s'il s'agit d'un régiment stationné dans un autre corps d'armée que celui où il réside, en référer immédiatement au Ministre, afin que, s'il y a lieu, il reçoive mission de visiter les corps ou établissements frappés.

S'il s'agit d'un régiment stationné dans le corps d'armée où le vétérinaire principal a sa résidence, le commandant de ce corps pourra directement ordonner la mission.

CHAPITRE III

INSPECTIONS VÉTÉRINAIRES.

(281 cav. 306. Art. — S. I. — 1er août et 1er octobre 1878. 2e S. R. 139. — 325 et 327).

Dispositions générales.

281 et 306 — S. I. — Les inspections des vétérinaires principaux (instituées par la Décision Ministérielle du 1er août 1878 et l'Instruction du 1er octobre 1878. 2e S. R. 139 et 325), portent sur le personnel des vétérinaires, sur l'infirmerie vétérinaire, sur les chevaux traités à l'infirmerie vétérinaire depuis la dernière inspection vétérinaire, sur la pharmacie vétérinaire, la maréchalerie, la ferrure des chevaux, l'approvisionnement des ferrures de rechange et de réserve, enfin sur les denrées de consommation.

Le vétérinaire principal est accompagné dans sa revue par le chef d'escadrons de semaine et par les vétérinaires.

Le vétérinaire principal, le chef d'escadrons de semaine et les vétérinaires sont en tenue du jour.

Dans les escadrons du train et les détachements, le vétérinaire principal est accompagné, dans sa revue, par l'officier de semaine le plus élevé en grade (abstraction faite des chefs de corps ou de détachement) et par les vétérinaires (Note du 7 février 1887. 1er S. R. 178).

1. 1er octobre 1878. — 2e S. R. 325.
2. Voir plus loin ces notes, aux documents complémentaires.

Objet des inspections.

Les inspections vétérinaires comportent :

D'une part, l'examen de tout ce qui a trait à la thérapeutique, c'est-à-dire à la manière de traiter, de soigner et de guérir les maladies des chevaux ; d'autre part, l'appréciation des vétérinaires militaires au point de vue professionnel seulement.

Préliminaires des inspections.

Avant de commencer leurs tournées d'inspections, les vétérinaires principaux doivent prendre les ordres du commandant du corps d'armée dans lequel ils vont opérer, et soumettre leur itinéraire à cet officier général. Cet itinéraire est notifié par le commandant du corps d'armée aux différents chefs de corps ou d'établissements intéressés, qui se trouvent ainsi prévenus de l'arrivée du vétérinaire principal.

Opérations des inspecteurs vétérinaires.

A. *Infirmerie.* — Les vétérinaires principaux visitent les infirmeries avec un soin tout particulier, s'assurent de l'exécution des mesures réglementaires relatives à l'isolement, la séquestration, l'abatage des chevaux suspects ou morveux, et à la désinfection des écuries, du harnachement et des effets de pansage ayant servi aux chevaux atteints de maladies contagieuses.

Ils examinent les chevaux qui ont été traités à l'infirmerie dans l'intervalle d'une inspection générale à l'autre, afin de vérifier les traitements employés, les traces d'opérations chirurgicales, et de pouvoir, par la constatation des résultats obtenus, juger de l'habileté professionnelle des vétérinaires.

Aux termes de l'article 24 du règlement du 30 juin 1856 et de la Décision Ministérielle du 19 juin 1863, le nombre des écuries-infirmeries est fixé à 4 par régiment de cavalerie ; ces écuries doivent contenir 25 places. Il conviendra d'examiner si ce nombre est suffisant, si le mode de séquestration est convenable selon le genre de maladie ; s'il existe des box séparés pour traiter les chevaux en liberté, des places réservées pour les chevaux ayant des maladies du pied, dont le traitement exige un aménagement spécial du sol, etc. — Sur la demande des vétérinaires principaux inspecteurs, le Ministre, par lettre circulaire du 12 août 1882, a décidé que dans la mesure du possible, la proportion des places réservées aux écuries-infirmeries serait portée à 5 0/0 de l'effectif et que des box seraient affectés aux infirmeries vétérinaires (Tomes X et XI du *Recueil* de mémoires et observations sur l'hygiène et la médecine vétérinaires militaires).

Les vétérinaires principaux ne perdront pas de vue que les écuries-infirmeries ne doivent contenir que les chevaux en traitement et non pas ceux que les vétérinaires jugent devoir être mis au repos. Les chevaux de cette dernière catégorie, ainsi que tous ceux n'exigeant pas un pansement ou un traitement spécial, restent sous le nom de chevaux indisponibles dans les écuries des escadrons, sous la surveillance particulière du capitaine-commandant et de ses subordonnés.

Ils vérifient dans quelle mesure on fait usage de l'onguent de pied ; quelle est la nature de cet onguent, et se font rendre compte des dépenses effectuées de ce chef dans une période de trois mois.

Ils provoquent la remise aux domaines des objets inutiles ou encombrants qui pourraient exister dans l'infirmerie, s'assurent de l'état d'entretien et de l'aménagement convenable de tout le matériel (appareils de suspension et autres).

B. *Pharmacie et cantines vétérinaires.* — Les vétérinaires principaux ont à constater si l'approvisionnement des infirmeries vétérinaires en médicaments et ustensiles divers contient bien tout le matériel réglementaire dont le détail est donné par la nomenclature L sur le service des remontes et par celle relative aux approvisionnements des infirmeries vétérinaires ; si les instruments et ustensiles sont conservés avec soin, et si l'on se conforme aux dispositions arrêtées pour le maintien à poste fixe de ce matériel.

Ils s'assurent que les cantines d'ambulance vétérinaire sont garnies de tous les ustensiles, médicaments et objets destinés à être mis en usage en cas de mobilisation ; le mode d'arrimage de ces cantines sur les fourgons doit être aussi l'objet de leur examen. Ils se font présenter les deux registres que les vétérinaires doivent tenir conformément à l'instruction ministérielle du 29 mars 1873, savoir :

Registre n° 1 dit des infirmeries,

Registre n° 2 dit de pharmacie.

C. *Maréchalerie. — Approvisionnements de ferrures. — Forges de campagne.* — Les vétérinaires principaux inspectent la maréchalerie en ce qui concerne la partie de ce service dévolue aux vétérinaires. Ils s'assurent si le cours théorique de ferrure est bien fait aux maréchaux par les vétérinaires. Ils indiquent si le cadre des maréchaux est au complet ; si les élèves à former en prévision des vacances sont recrutés convenablement et en nombre suffisant ; si les maréchaux sont divisés par classe, en raison de leur mérite ; si les vétérinaires entretiennent une louable émulation dans ce personnel, au moyen des avis qu'ils sont appelés à donner sur les propositions à faire en sa faveur, conformément à l'article 23 du décret du 26 décembre 1876.

Ferrure. — L'approvisionnement de chaque corps comprend :

1° Les ferrures de rechange que le maréchal ferrant est chargé d'entretenir en vertu de son marché ;

2° Les ferrures de réserve dont la fixation par régiment a été déterminée par une circulaire du 2 septembre 1876.

Les vétérinaires principaux vérifient ces approvisionnements en nombre, en qualité de matière et de confection et s'assurent que les mesures prescrites pour la conservation des ferrures de réserve par la circulaire ministérielle du 5 novembre 1877 et par la note du 14 août 1886, 2e S. R. 333, sont rigoureusement observées.

En outre, — note du 7 juillet 1882, 2e S. R. 21, — les vétérinaires principaux inspecteurs doivent vérifier les ferrures de réserve en dépôt dans les établissements de l'artillerie. — Toutefois cette vérification ne s'appliquera qu'aux approvisionnements tenus en réserve dans les lieux de garnison des régiments d'artillerie et des escadrons du train des équipages militaires de l'armée active.

Les vétérinaires principaux doivent faire fonctionner devant eux les forges de campagne et constater si le personnel chargé de ce service en connaît bien le maniement.

D. *Denrées fourragères de consommation.* — Les vétérinaires principaux ont à constater :

1° Si les fourrages livrés aux corps sont de bonne qualité et propres à assurer aux chevaux une alimentation saine et substantielle, conformément à l'article 4 du cahier des charges.

2° Si les substitutions autorisées sont opérées dans les proportions réglementaires et selon les formules administratives prescrites. — Voir à ce sujet : 5 avril 1867, t. II, 654, — 27 avril 1886, 1er S. R. 508, — 12 octobre 1887, 2e S. R. 295.

3° Si le carnet des économies fourragères de l'infirmerie est tenu par le vétérinaire en premier conformément au modèle arrêté par la Décision ministérielle du 1er octobre 1878, 2e S. R. 320.

4° Les vétérinaires principaux, visiteront en outre, lors de leur inspection annuelle et de missions accidentelles, les denrées constituant les approvisionnements des magasins. Après leurs investigations personnelles, ils se mettront en rapport avec les fonctionnaires de l'Intendance, pour terminer de concert avec eux les dernières parties de l'enquête. Ils devront toujours consigner leurs observations sur le registre de visite des denrées mises en distribution (15 fév. 1879, 1er S. R. 225 et 7 nov. 1884, 2e S. R. 640).

L'inspection des fourrages fait l'objet d'un rapport spécial.

E. *Personnel.* — L'inspection des vétérinaires attachés aux corps de troupes et établissements militaires, est faite exclusivement au point de vue professionnel.

Les vétérinaires principaux s'assurent :

1° Que les vétérinaires se conforment à toutes les prescriptions spéciales pour le traitement des chevaux malades, et qu'ils n'emploient que les méthodes thérapeutiques généralement adoptées ;

2° Que le fonctionnement du service vétérinaire dans les corps de troupes est réglé comme le prescrivent les dispositions en vigueur.

Les notes d'appréciation à donner sur les vétérinaires sont transmises par les principaux aux commandants des corps d'armée intéressés, qui les font parvenir au Ministre.

Vétérinaires de réserve et de l'armée territoriale. — Les vétérinaires principaux tiennent un contrôle spécial des vétérinaires civils résidant dans leur ressort et ayant, en cas de mobilisation, une destination quelconque relative au service militaire sédentaire ou actif. Ils provoquent, dans le cours de leur inspection et par l'intermédiaire des commandants de corps d'armée, la convocation de ces vétérinaires auxiliaires, lorsque cette convocation peut n'occasionner aux intéressés ni frais ni déplacement, et ils cherchent à s'assurer, par un entretien particulier, si ces vétérinaires possèdent l'habileté professionnelle nécessaire, s'ils ont acquis la connaissance des devoirs militaires qu'ils auront à remplir, des règles de la subordination, de l'organisation du service vétérinaire dans l'armée, etc.

F. *Dispositions générales.* — Les vétérinaires principaux doivent d'ailleurs, déférer aux demandes qui pourraient leur être adressées, soit par les commandants de corps d'armée, soit par les chefs de corps, sur des questions intéressant le service vétérinaire, en dehors de celles qui constituent leur mission spéciale.

Le travail d'inspection confié aux vétérinaires principaux est échelonné sur toute l'année, et doit être terminé à l'époque où commencent les inspections générales, de manière à permettre de donner connaissance à MM. les inspecteurs généraux des éléments de ce travail pouvant ressortir à leur inspection.

Les vétérinaires principaux ont la faculté, en dehors même des instructions spéciales ci-inclues, d'étendre leurs observations personnelles sur toutes les questions et les vues d'amélioration intéressant l'infirmerie, la maréchalerie, la pharmacie et le service technique vétérinaire.

Toutes les observations auxquelles ont donné lieu les inspections vétérinaires sont comprises dans un rapport établi pour chaque corps (modèle n° 5).

L'inspection est clause par un rapport d'ensemble pour tout le ressort (modèle 6, 27 déc. 1884, 2e S. R. 950).

Les instructions du 1er août 1878, 2e S. R. 327 donnent le tableau de la répartition des corps de troupes et établissements dans chacun des dix ressorts vétérinaires.

CHAPITRE IV

DOCUMENTS COMPLÉMENTAIRES.

A. — Modèles et production des rapports mensuels et d'inspections vétérinaires.

1er mars 1881. 1er S. R. 188. — *Décision ministérielle relative au modèle et à la production des rapports mensuels des vétérinaires principaux des ressorts.*

Ces rapports seront établis par corps d'armée, devront être adressés par l'intermédiaire des généraux commandant les corps d'armée qu'ils concernent et parvenir au Ministre le 20 de chaque mois au plus tard.

Quant au modèle ci-adopté il a été modifié par une décision ultérieure rapportée ci-dessous.

27 juin 1883. 1er S. R. 84. — *Note ministérielle relative à la rédaction des rapports mensuels des vétérinaires principaux en ce qui concerne l'appréciation des denrées fourragères de distribution.*

L'examen des rapports mensuels a donné lieu de reconnaître que les vétérinaires principaux des ressorts formulent souvent d'une façon trop vague leurs appréciations critiques sur les denrées fourragères mises en distribution.

Dans les cas où il paraîtra nécessaire d'appeler l'attention du Ministre sur la mauvaise qualité de l'une ou l'autre de ces denrées, les vétérinaires principaux devront toujours indiquer, d'après les renseignements à fournir par les vétérinaires chefs de service, le nom du corps auquel se rapporte l'observation, la place où a eu lieu la distribution et le détail des critiques formulées.

27 décembre 1884. 2e S. R. 950. — *Note prescrivant l'addition de divers tableaux statistiques aux rapports d'ensemble produits par les vétérinaires principaux inspecteurs, à l'issue de l'inspection vétérinaire* (Voir *modèle n° 6*).

21 janvier 1887. — *Note ministérielle relative au nouveau modèle et à la production des rapports mensuels des vétérinaires principaux directeurs des ressorts.*

Ces rapports seront conformes au *modèle n°* 4 arrêté par la présente note.

B. — Transmission au Ministre des rapports annuels et des travaux scientifiques des vétérinaires.

31 janv. 1881. 1er S. R. 33. — *Décision ministérielle relative à la transmission au Ministre des rapports annuels et des travaux scientifiques des vétérinaires militaires.*

En transmettant à l'administration centrale les rapports annuels établis par les vétérinaires chefs de service, les vétérinaires principaux de chaque ressort devront faire connaître, par un rapport spécial, leur appréciation sommaire sur chaque rapport annuel et résumer, à la fin, d'une manière concise, les propositions qui leur auront paru dignes d'intérêt.

Le Ministre a également décidé que tous les travaux scientifiques faits par les vétérinaires régimentaires, à l'exception des mémoires pour le concours annuel, seront désormais adressés hiérarchiquement au vétérinaire principal du ressort, qui les examinera et les fera parvenir au Ministre avec son avis motivé.

24 fév. 1881. 1er S. R. 188. — *Note ministérielle fixant l'époque où les vétérinaires principaux des ressorts doivent transmettre au Ministre les rapports annuels vétérinaires soumis à leur examen préalable.*

Le Ministre autorise les vétérinaires principaux des ressorts à conserver jusqu'au 1er juin de chaque année les rapports annuels des vétérinaires chefs de service, afin de pouvoir établir avec tout le soin désirable leur rapport d'ensemble, après avoir contrôlé les faits énoncés et examiné les différentes propositions faites par les vétérinaires des corps.

C. — Frais de bureau.

30 mars 1880. 1er S. R. 138. — *Décision ministérielle allouant une indemnité annuelle pour frais de bureau aux vétérinaires principaux des ressorts.*

Ces frais de bureau s'élèvent à 60 fr. payables par trimestre et imputables sur les fonds accessoires de la remonte.

D. — Documents divers.

Instructions sur les inspections générales en 1888. Dispositions communes. — 28 mars 1888, S. Pagination spéciale.

Article 1er. Le général gouverneur militaire ou commandant de corps d'armée est en principe l'inspecteur général permanent de tous les services placés sous son autorité.

Art. 4. Pour l'inspection des services administratifs de santé et vétérinaire, il est secondé par les directeurs de ces services, à qui il peut déléguer tout ou partie de ses pouvoirs pour procéder à l'une ou à la totalité des opérations de l'inspection.

TITRE II

SERVICE VÉTÉRINAIRE DANS LES CORPS ET ÉTABLISSEMENTS MILITAIRES DE L'INTÉRIEUR ET DE L'ALGÉRIE.

CHAPITRE PREMIER.

DEVOIRS GÉNÉRAUX DES VÉTÉRINAIRES. SUBORDINATION TECHNIQUE. COMMISSIONS.

Art. 61, caval. (75, art.) S. I. — 10. 12. D. 76. — Le vétérinaire en premier est chargé du traitement des maladies des chevaux et pratique toutes les opérations nécessaires à leur guérison. Il est secondé par un vétérinaire en second et un aide-vétérinaire ; il les utilise en tirant le meilleur parti de leurs aptitudes spéciales et répartit entre eux les détails du service ; mais il reste seul responsable de sa bonne exécution.

En ce qui concerne la *direction de son service*, le vétérinaire en premier relève du colonel. Il relève également du vétérinaire principal chef de ressort ; celui-ci porte à la connaissance du colonel les modifications qu'il croit devoir prescrire dans la thérapeutique des vétérinaires.

En principe, aucune opération importante n'est pratiquée sans l'autorisation du colonel ou du chef de détachement ; cependant, dans des cas urgents, le vétérinaire peut opérer aussitôt sauf à rendre compte ensuite au colonel ou au chef de détachement. Le colonel ou le chef de détachement est toujours consulté lors de l'application des feux de saison.

Le vétérinaire en second et l'aide-vétérinaire doivent exécuter les prescriptions du vétérinaire en premier ; et lorsqu'en l'absence du vétérinaire en premier, ils sont appelés à diriger le service ; ils doivent faire d'après ses méthodes.

Dans les cas graves, et lors de l'apparition de maladies épizootiques, le vétérinaire en premier en confère avec le vétérinaire en second et l'aide-vétérinaire ; puis il prescrit, sous sa responsabilité, le traitement à suivre pour les chevaux à l'infirmerie, et propose au colonel, par la voie du rapport, les mesures hygiéniques préventives.

Un vétérinaire peut être désigné, à défaut de médecin, pour examiner les viandes destinées à la troupe.

Art. 252. Inf. S. I. — *Vétérinaire.* — Lorsqu'il y a dans la garnison un corps de troupes à cheval, les chevaux et les mulets d'un corps ou d'un détachement d'infanterie sont soignés par un vétérinaire militaire désigné par le commandant d'armes ; s'il n'y a pas de vétérinaire, le service est fait par un vétérinaire civil désigné par le sous-intendant militaire.

Il passe chaque jour, à l'heure fixée par le commandant d'armes, la visite des chevaux indisponibles.

Tous les samedis, il passe la visite de santé de tous les chevaux du corps. Après chaque visite, le vétérinaire fait son rapport au chef de corps, verbalement ou par écrit. Il envoie, s'il le juge utile, les chevaux malades à l'infirmerie des corps de troupe à cheval s'il en existe dans la garnison.

Art. 253. Inf. S. I. — *Chevaux malades.* — En principe, aucune opération importante ne doit être faite à un cheval ou à un mulet sans l'autorisation du chef de corps ou détachement; cependant, dans des cas urgents, le vétérinaire peut opérer aussitôt, sauf à rendre compte ensuite au colonel ou au chef de détachement.

Un cheval atteint d'une maladie contagieuse est immédiatement isolé dans un local affecté à cet usage; ses voisins d'écurie, celui de droite et celui de gauche, sont considérés comme suspects et placés dans une écurie spéciale si le casernement le permet; dans le cas contraire, ils sont isolés à une extrémité de l'écurie et observés aussi longtemps que leur état le comporte.

Le harnachement et les effets de pansage des chevaux atteints sont désinfectés en présence du vétérinaire; les trois places, qu'occupaient le cheval malade et ses deux voisins sont également désinfectées.

Les chevaux atteints de maladie contagieuse sont toujours pansés par les mêmes hommes, qui laissent leurs effets de pansage dans l'écurie spéciale. Ces chevaux ne sont pas conduits aux abreuvoirs et ne sont promenés que dans des endroits retirés.

Il est défendu de laisser dans l'écurie commune les chevaux ayant des plaies suppurantes, des vésicatoires ou des maladies internes.

Les médicaments nécessaires à tous les chevaux malades sans exception et les ingrédients employés pour la désinfection sont fournis par la masse d'entretien du harnachement et ferrage.

Commissions relatives aux distributions. (Art. 377, 78, 79. caval. 401, 2, 3, artill. S. I. et Errata du 11 juin 1884. 1er S. R. 667). — Dans toutes les places où il est formé des approvisionnements, ou fait des distributions, des commissions sont constituées pour juger les contestations qui peuvent s'élever entre la partie prenante d'une part, et l'administration ou l'entrepreneur de l'autre.

Ces commissions sont composées ainsi qu'il suit:

1° . . . . .

2° *Service des fourrages.* — L'officier du corps de cavalerie ou d'artillerie de la garnison ou de passage le plus élevé en grade après le commandant d'armes ou le major de la garnison, suivant que la commission est présidée par l'un ou l'autre de ces deux officiers; les deux capitaines les plus anciens et le vétérinaire ayant le rang le plus élevé des corps de cavalerie ou d'artillerie de la garnison ou de passage; deux notables idoines choisis, l'un par le commandant d'armes, l'autre par le comptable ou l'entrepreneur à la ration, sur une liste dressée à l'avance par l'autorité municipale.

Le sous-intendant militaire ayant la surveillance administrative du service des subsistances ou son suppléant, est membre des commissions. Il est toujours entendu dans les observations qu'il formule, tant sur le fond même du litige qu'au point de vue de l'application des cahiers des charges et des dispositions légales et réglementaires.

Les commissions sont convoquées et présidées par le commandant d'armes ou le major de la garnison.

Elles ont pour objet de prononcer sur l'acceptation ou le refus des denrées.

En cas de refus, elles prescrivent, s'il y a lieu, les manutentions à faire subir aux denrées pour les rendre acceptables.

Elles peuvent proposer le rejet définitif des denrées, leur expulsion des magasins, ou leur destruction complète par enfouissement, jet à l'eau en incinération, dans le cas ou ces denrées auraient été reconnues nuisibles à la santé des hommes ou des chevaux.

Le général commandant le corps d'armée statue sur ces propositions, après avis exprimé par le directeur du service de l'Intendance. Il rend compte au Ministre.

Les commissions prononcent à la majorité des voix ; en cas de partage la voix du président est prépondérante. Il est passé outre à l'absence d'un ou deux membres, pourvu qu'ils aient été régulièrement convoqués.

En cas d'urgence, et s'il y a impossibilité de remplacer immédiatement la denrée, le commandant d'armes peut, nonobstant le refus prononcé par la majorité, ordonner qu'il soit donné suite à la distribution.

En route, dans les localités qui ne sont pas des villes de garnison, les commissions se réunissent sur l'invitation du colonel ou du chef de détachement ; elles se composent du chef de détachement, président, des deux officiers, sous-officiers, brigadiers ou cavaliers qui marchent hiérarchiquement après lui, du maire ou de son délégué, et de deux idoines désignés par le maire ; elles prononcent sur l'admission ou le refus des denrées à la majorité des voix ; en cas de partage, le voix du chef de détachement est prépondérante.

Les décisions prononcées ou proposées par les commissions et la suite qui y a été donnée sont constatées par des procès-verbaux dressés en une seule expédition. Ces procès-verbaux, établis par le sous-intendant militaire et mentionnant les observations motivées de ce fonctionnaire, sont signés par tous les membres. L'original reste aux archives du sous-intendant militaire ; une copie est envoyée au directeur du service de l'intendance, une seconde au corps intéressé, une troisième au commandant d'armes, qui la transmet par la voie hiérarchique au général commandant le corps d'armée.

La vente et le rachat des rations sont interdits entre la partie prenante, et l'officier d'administration comptable ou l'entrepreneur.

Aucune denrée reçue en distribution et sortie du magasin ne peut y être rapportée pour y être échangée ;et, après la sortie du magasin, aucune plainte n'est admise, tant sous le rapport de la qualité que sous celui de la pesée ou du mesurage.

Toutefois, il est fait exception à cette règle, pour les conserves de viande ou de légumes, ainsi que pour les balles de foin pressé. Lorsque ces denrées sont reconnues avariées, lors de leur mise en consommation et dans le délai prévu, elles peuvent être échangées immédiatement, après entente entre le colonel ou le chef de détachement et le sous-intendant militaire, et, à défaut d'entente, il est statué par les commissions dans les formes ordinaires.

Quand des rations distribuées sont avariées ou détruites dans les magasins du régiment ou dans les camps, par un événement de force majeure, une distribution extraordinaire est faite en remplacement de ces rations. Un procès-verbal relatant les causes de la perte ou de l'avarie tient lieu de bon de distribution, sauf imputation à qui de droit.

Commission de remonte du corps (Art. 401, caval.; 425, artill. S. I.) — Il est institué dans chaque régiment une commission de remonte permanente dont les membres sont nommés par le général de brigade, sur la proposition du colonel.

Elle est composée : d'un officier supérieur, président ; du capitaine instructeur ou son suppléant et du vétérinaire chef de service, membres.

Les régiments dont le dépôt est séparé de la portion centrale peuvent former deux commissions (12 juin 1886 1er S. R. 683.)

Cette commission se réunit toutes les fois qu'il y a lieu.

1° De livrer un cheval, soit à titre gratuit, soit à titre onéreux à un officier du service d'état-major, d'infanterie, sans troupe, etc.

2° De recevoir un cheval précédemment livré dans les conditions ci-dessus, un cheval réintégré ou rétrocédé par un officier du régiment, ou d'acheter un cheval présenté par un officier du régiment ayant droit à un cheval à titre gratuit.

Si un membre de la commission doit présenter un cheval, il est remplacé dans la commission.

La commission est pécuniairement responsable des opérations qu'elle effectue. Toutes ces opérations donnent lieu à l'établissement de procès-verbaux qui sont portés sur un livret spécial.

CHAPITRE II

INFIRMERIE VÉTÉRINAIRE

A. — Règles générales de son fonctionnement. — Personnel.

Art. 62, 96, 153, caval. (76, 109, 169, artill.). — S. I. 13. D. 76. — Le vétérinaire en premier a, sous la surveillance du chef d'escadrons de semaine, la direction du service de l'infirmerie vétérinaire. Tous les matins, le vétérinaire en premier accompagné du vétérinaire en second et de l'aide-vétérinaire, passe la visite des chevaux à l'infirmerie ; il prescrit le traitement des chevaux malades et pratique lui-même ou fait pratiquer par les vétérinaires placés sous ses ordres, les opérations chirurgicales. Il ne peut essayer aucun remède nouveau sans avoir obtenu l'autorisation du vétérinaire chef de ressort.

L'administration des médicaments et le pansement des plaies sont faits par les maréchaux ferrants, sous la surveillance et en présence des vétérinaires. En dehors de l'heure de la visite quotidienne du vétérinaire en premier le capitaine commandant fait appeler le vétérinaire de semaine, toutes les fois qu'il le juge utile à la santé des chevaux.

Personnel. — Des cavaliers font le service de l'infirmerie. Le colonel en fixe le nombre à raison des chevaux malades et des besoins des différents services. Chaque capitaine commandant les désigne conformément aux ordres du colonel ; ils sont choisis de préférence parmi ceux dont les chevaux sont en traitement. Le capitaine ne désigne jamais, pour soigner les chevaux douteux, ni d'hommes ayant des plaies aux mains et au visage, ni d'hommes malingres ou ayant des habitudes d'ivrognerie. Il se conforme aux prescriptions du présent règlement à l'égard des harnachements et des effets de pansage des chevaux douteux ou atteints de maladies contagieuses.

Art. 295, caval. ; — S. I. 13. D. 76. — Le personnel de l'infirmerie est sous les ordres des vétérinaires et soumis à leur action disciplinaire immédiate pour tout ce qui concerne ce service. Dans les corps ou détachements, le vétérinaire le plus élevé en grade peut punir dans la limite des droits concédés au grade dont il a l'assimilation, les sous-officiers, brigadiers et cavaliers employés à l'infirmerie et à la maréchalerie.

Un maréchal des logis est chargé, sous les ordres et sous la responsabilité du vétérinaire en premier, de la police et de la tenue des écuries de l'infirmerie, des soins et de l'entretien des chevaux qui y sont en traitement.

Il est aussi sous les ordres de l'officier de casernement pour assurer la conservation et la distribution des divers ustensiles d'écurie. Un cavalier désigné pour seconder le maréchal des logis est préposé spécialement à la tenue des écritures de l'infirmerie vétérinaire.

NOTA. — *La loi du 13 mars 1875 n'a prévu, dans les régiments de spahis qu'un cavalier pour surveiller l'infirmerie des chevaux et tenir les écritures.*

B. — Locaux des infirmeries vétérinaires. — Mobilier et aménagement des écuries.

Aux termes de l'art. 24 *du règlement du* 30 *juin* 1856. *T.* 7. 238 *et de la circulaire du* 19 *juin* 1863 *insérée* 2e *S. R.* 1876. 409.

Il doit être affecté au service vétérinaire :

1° Deux écuries pour maladies ordinaires ; 2° deux écuries pour maladies contagieuses ; contenant ensemble 25 places soit 4 0/0 de l'effectif dont 1/3 pour maladies contagieuses.

3° La pharmacie du vétérinaire ;

4° Une salle de désinfection ;

5° Un hangar pour les opérations.

Autant qu'il est possible, les écuries sont séparées du reste du quartier. Dans tous les cas, la partie de cet accessoire affectée au traitement des maladies contagieuses doit toujours être complètement isolée.

Il est établi une forge particulière pour les écuries-infirmeries quand elles ne peuvent pas être desservies par la forge du quartier.

Sur la proposition de la commission d'hygiène hippique, le Ministre, par lettre circulaire en date du 12 août 1882 (Tomes 10 et 11 du *Recueil de mémoires et observations sur l'hygiène et la Médecine vétérinaire*), a décidé que dans la mesure du possible la proportion des places réservées aux écuries-infirmeries serait portée à 5 0/0 de l'effectif en chevaux ; que les écuries pour maladies contagieuses permettraient un isolement rigoureux des animaux atteints ou suspects de ces maladies, notamment de la morve ; que des box seraient affectés aux infirmeries vétérinaires.

Mobilier et aménagement des écuries. — Les écuries-infirmeries sont pourvues du même matériel que les autres écuries. (Voir art. 43 règlement du 30 juin 1856. T. 7. 244 et circulaire du 15 juillet 1864 T. 10. 958, cette dernière portant suppression des cuves abreuvoirs et des tonnes à eau dans les écuries.)

Il doit être annexé aux écuries :

1° Un appareil de soutien, adopté et prescrit par Décision ministérielle du 22 juin 1882 (2e S. R. 54. Prix 280 fr.). Les appareils existant seront ramenés au type réglementaire.

2° Autant que possible une piscine pour pédiluves, recommandée par circulaire du 11 février 1876, dans les quartiers de cavalerie traversés par une conduite d'eau vive. Par note du 11 sept. 1887, 2e S. R. 254, le Ministre a décidé qu'à l'avenir cette piscine serait construite dans les dimensions suivantes : 1 m 50 de large, 2 mètres de long, 0m30 à 0m60 de profondeur au lieu de 0m15 à 0m20. Les anciens bassins conserveront pour le moment leurs dimensions premières et ne seront modifiés qu'au fur et à mesure des ressources disponibles du budget ordinaire.

Suppression de l'éclairage dans les écuries (22 juillet 1841, T. 4. 41). — La lumière est supprimée aussitôt l'écurie faite. Un seul réverbère reste allumé dans un corridor ou endroit séparé, de manière à ne pas éclairer l'écurie. Des lanternes portatives (fallots Aureggio) sont à la disposition des gardes d'écurie, afin qu'ils puissent se procurer immédiatement de la lumière et porter secours aux chevaux qui en auraient besoin.

Décision ministérielle relative à la première mise de litière dans les écuries (30 *mars* 1842. *T.* 4. 82). — Chaque corps de troupe à cheval arrivant dans une garnison a droit à 5 k. de paille fraîche pour litière par cheval de l'effectif. Il a droit également à 5 kilog. par cheval de remonte arrivant, et pour chaque cheval venant augmenter le complet réglementaire.

Cette paille (de froment, de seigle ou d'avoine) est fournie ou le prix en est remboursé suivant les conventions par l'adjudicataire des fumiers.

Note ministérielle relative au rempaillage des bas-flancs (15 *novembre* 1878. 2e *S. R.* 382). — Le rempaillage des bas-flancs est autorisé au compte de la masse d'entretien du harnachement et ferrage. Il importe, toutefois, que cette dépense soit maintenue dans des limites modérées et ne s'applique en général qu'aux emplacements occupés par les jeunes chevaux (infirmerie comprise.)

C. — Instructions complémentaires.

19 février 1881 1er S. R. 190. *Note ministérielle engageant les vétérinaires militaires à se livrer aux observations thermométriques et météorologiques.* — Sur l'avis de la commission d'hygiène hippique, le Ministre informe les vétérinaires chefs de service qu'il les verrait avec satisfaction se livrer à des observations thermométriques qui trouveraient leur place dans leur rapport annuel. Ces observations seraient insérées au chapitre B, page 22, du rapport sous ce titre :

Observations thermométriques et météorologiques recueillies pendant l'année 18... — Il en sera tenu compte par la commission dans les notes données à la suite de l'examen des dits rapports.

28 décembre 1882, 2e S. R. 509. Note ministérielle relative à *l'admission des chevaux de l'infanterie dans les infirmeries des dépôts de remonte.* — Ils y seront admis à la condition que le nombre des places disponibles soit suffisant.

3 octobre 1883, 2e S R. 318 et 10 décembre 1884 2e S. R. 915. *Notes ministérielles relatives à l'envoi à l'école de cavalerie de chevaux cryptorchides pour y être castrés : et à leur castration dans les corps.*

Le nombre à diriger sur l'école de cavalerie sera limité à 10 par an. Après guérison, ces animaux sur la proposition du commandant de l'école, y seront maintenus, ou renvoyés, soit à leur corps, soit dans un corps plus à proximité de Saumur. Ceux qui ne seront pas envoyés à l'école seront opérés dans les corps ou dépôts de remonte.

Enfin les chevaux communs et reconnus peu capables de rendre de bons services sans être opérés seront réformés.

Pour ceux à envoyer à Saumur, des propositions doivent être établies aux inspections générales ou revues trimestrielles et être transmises au Ministre qui décide.

3 mai 1884 1er S. R, 479. 22 oct. 1886 — 2e S. R 862. — *Notes ministérielles relatives à l'époque à laquelle les chevaux arabes castrés destinés à la remonte des capitaines d'infanterie peuvent être mis en service.* — La note du 3 mai 1884 avait fixé le délai à un an au minimum. Celle du 22 octobre 1886 a décidé par modification à la première, que les chevaux arabes castrés ; confiés à la cavalerie pour la remonte ultérieure des capitaines d'infanterie, seront mis en dressage et

en service à une époque qui sera fixée par le chef de corps, sur la proposition du vétérinaire chef de service.

Circulaire ministérielle fixant les conditions dans lesquelles doit être autorisée en Algérie la castration des chevaux entiers méchants (11 mai 1885). Circulaire au général commandant le 19e corps. — La castration des chevaux réintégrés pour méchanceté ou rétivité par des officiers sans troupe, pourra être ordonnée par les généraux commandant les subdivisions, mais sur la demande des corps qui les auront repris et après un temps suffisant pour leur permettre de s'assurer de la nécessité de l'opération et de la possibilité de la faire sans danger.

Note ministérielle recommandant l'emploi du sel marin pour combattre chez les chevaux l'affection dite Pica (12 juin 1886 1er S. R. 689). — Le Ministre a décidé, sur la proposition de la section technique de cavalerie (Commission d'hygiène hippique), que les corps de troupes à cheval qui ont des chevaux atteints de Pica devront faire usage, pour combattre cette maladie, du sel marin mélangé au fourrage à la dose de 10 grammes par jour et par cheval jusqu'à cessation complète. Cette substance est comprise dans la nomenclature générale des hôpitaux militaires.

CHAPITRE III

CHEVAUX INDISPONIBLES.

Art. 63 et 123, cav. (77 et 135, artill.). — S. I. 15 D. 76. — La visite des chevaux indisponibles a lieu tous les jours à l'heure fixée par le colonel. Elle est passée, en principe, par le vétérinaire en premier. Lorsque le régiment occupe plusieurs quartiers, le vétérinaire en premier répartit le service dans chacun d'eux.

Il est défendu de laisser, dans les écuries des escadrons, des chevaux ayant des plaies suppurantes, des vésicatoires ou des maladies internes ; ces animaux doivent être traités à l'infirmerie vétérinaire.

D'autre part (art. 3 de l'Instruction du 1er août 1878, 2e S. R. 327), les écuries-infirmeries ne doivent contenir que les chevaux en traitement, non pas ceux que les vétérinaires jugent devoir être mis au repos. Ceux-ci, ainsi que tous ceux qui n'exigent pas un pansement ou un traitement spécial, restent, sous le nom de chevaux indisponibles, dans les écuries des escadrons, sous la surveillance particulière du capitaine-commandant et de ses subordonnés.

L'officier de semaine veille à ce que le maréchal des logis de semaine fasse conduire, à l'heure indiquée, les chevaux malades à la visite du vétérinaire. Dès que l'état d'un cheval de l'escadron paraît réclamer les soins immédiats du vétérinaire, l'officier de semaine fait prévenir le vétérinaire de service.

CHAPITRE IV

MALADIES CONTAGIEUSES.

A. — Visite sanitaire.

Art. 64, caval. ; 78, artill. S. I. — La visite sanitaire a lieu une fois par semaine, et plus souvent si c'est utile. Le colonel fixe le jour et l'heure où cette visite doit être passée dans chaque escadron.

Après la visite, le vétérinaire en premier fait son rapport au chef d'escadrons de semaine.

La visite sanitaire hebdomadaire ne dispense pas le vétérinaire en premier de passer fréquemment dans les écuries, afin de pouvoir adresser au colonel, par la voie du rapport, toutes les observations sur l'état général des chevaux du régiment qu'il croit nécessaire de lui soumettre.

Note du 20 mars 1880. 1er S. R. 125. — *Au sujet de la visite sanitaire des chevaux de remonte transportés par les voies ferrées à de longues distances.*

A l'avenir, les gares d'arrêt seront désignées de préférence et autant que possible dans les places occupées par des corps de troupes à cheval ou établissements pourvus de vétérinaires militaires. Les chevaux de remonte faisant arrêt dans ces conditions seront visités dès l'arrivée par un vétérinaire qui sera désigné par l'autorité militaire locale, prévenue à l'avance par le commandant du dépôt de remonte. Ce vétérinaire aura pour mission de signaler les chevaux que leur état de santé ne permettrait pas de remettre en route immédiatement et qui seront placés en subsistance dans le corps auquel ce vétérinaire appartient.

Il sera rendu compte par la voie hiérarchique du résultat de la visite des animaux.

B. — Prescriptions générales relatives aux maladies contagieuses.

Art. 65, caval. ; 79, artill. S. I. 18 D. 76. — Les vétérinaires doivent porter toute leur attention sur les maladies contagieuses, et prendre toutes les précautions pour en prévenir la propagation. Ils surveillent plus spécialement les chevaux atteints de la morve, du farcin ou de la gale.

Lorsqu'un cheval est reconnu atteint ou douteux d'une maladie contagieuse, il est immédiatement retiré du rang, isolé dans un local affecté à cet usage, et pansé chaque jour par le même cavalier, qui laisse dans l'écurie ses effets de pansage. Il n'est pas conduit aux abreuvoirs servant aux chevaux sains et il n'est promené que dans une cour spéciale ou dans un endroit retiré.

A fortiori il ne doit pas être mis en route en cas de déplacement d'une fraction ou du corps entier (Circulaire du 6 janvier 1872, insérée 2e S. R. 1876. 415).

Le harnachement du cheval atteint de maladie contagieuse et les effets qui ont été employés à le panser sont remis au vétérinaire en premier, qui en délivre reçu au capitaine-commandant, et les fait déposer dans un local spécial, d'où ils ne sont retirés qu'après désinfection par les soins des vétérinaires.

Les deux chevaux voisins du cheval atteint d'une maladie contagieuse sont considérés comme suspects et placés, si le casernement le permet, dans une écurie spéciale ; dans le cas où les ressources du casernement ne permettent pas de prendre cette mesure, ils sont placés dans une cour isolée, autant que possible près de l'infirmerie, et attentivement surveillés. Le vétérinaire en premier les visite tous les jours. Ces chevaux restent ainsi en observation pendant vingt-cinq jours, si la suspicion est causée par la morve ou le farcin, et pendant dix jours si c'est par la gale.

Les places que ces trois chevaux occupaient à l'infirmerie sont aussitôt désinfectées sous la surveillance et en présence du vétérinaire.

18 novembre 1886. 2e S. R. 949. — *Circulaire ministérielle décidant que l'autorité militaire doit donner avis à l'administration préfectorale des épizooties qui se déclarent parmi les chevaux appartenant à l'armée.* Le texte n'ajoute rien à l'énoncé.

C. — Chevaux morveux ou farcineux. — Chevaux douteux. — Commission d'abatage.

Art. 66, caval. ; 80, artill. S. I. — Art. 19 et note C. — D. 76 — Aucun cheval affecté de morve ou farcin ne doit être traité dans les corps de troupe. Aussitôt que les symptômes d'une de ces maladies apparaissent, il en est rendu compte au colonel ou au chef de détachement, qui convoque immédiatement la commission d'abatage.

Cette commission, présidée par le chef d'escadrons de semaine, est composée du capitaine-commandant l'escadron auquel appartient le cheval et des vétérinaires du régiment. Dans les détachements commandés par un chef d'escadrons, la commission est formée par deux capitaines-commandants et par le vétérinaire. Si le détachement n'est composé que d'un escadron, la commission comprend deux lieutenants et le vétérinaire ; à défaut de deux lieutenants, la commission comprend un lieutenant et un sous-lieutenant. La présidence de la commission appartient toujours à l'officier le plus élevé en grade.

Si la maladie est évidente, la commission propose l'abatage immédiat ; le colonel ou le chef de détachement prononce.

Si le cheval est douteux, c'est-à-dire si la maladie ne paraît pas bien confirmée, le cheval est visité de nouveau et à de courts intervalles par la commission, jusqu'à ce que les symptômes aient disparu, ou que l'abatage ait été jugé nécessaire. Pour proposer l'abatage, la commission n'a pas besoin d'attendre l'apparition de tous les symptômes caractéristiques ; elle s'inspire de l'état général du sujet, de ses antécédents et de la ténacité des symptômes. Tout cheval encore suspect de morve, après trois mois d'observation, doit être abattu. — Note du 1er juillet 1882. 2e S. R. 14.

Les avis de la commission et les décisions qui les suivent sont résumés dans un rapport (modèle VII) qui est joint au procès-verbal d'abatage (modèle VIII). Le sous-intendant, qui dresse le procès-verbal, est prévenu par le colonel ou le chef de détachement.

Lorsque les symptômes de morve ou de farcin que présentait un cheval ont disparu, cet animal doit encore subir trois semaines d'observation à l'infirmerie, et plusieurs épreuves aux allures vives avant d'être remis dans le rang.

Les gardes d'écurie ne doivent jamais coucher dans les écuries des chevaux atteints de morve ou de farcin, ni même dans les écuries des chevaux douteux. Le vétérinaire met du savon à la disposition des hommes employés à ces chevaux ; il exige qu'après chaque pansage ils se lavent les mains et le visage. Les hommes ayant des plaies aux mains ou au visage ne doivent jamais être désignés pour ce service.

27 janvier 1878. 1er S. R. 35. — *Note ministérielle rappelant les prescriptions réglementaires concernant les chevaux atteints de morve et plus particulièrement les chevaux douteux.* — Les expériences, sur le curabilité de la morve par l'alcool, faites récemment sans succès au camp de Saint-Maur, ont fourni à la commission d'hygiène hippique l'occasion de remarquer que quelques chevaux avaient séjourné à plusieurs reprises dans les infirmeries comme atteints de *coryza*, de *catarrhe* et d'*adénite*, alors que les symptômes qu'ils présentaient devaient les faire

considérer comme douteux. Il en est résulté que sous les dénominations ci-dessus, ces animaux ont pu échapper aux mesures d'*isolement*, de *désinfection, à la présentation aux commissions régimentaires et à la mise en observation après la disparition des symptômes.* Or, ces chevaux, rentrant dans le rang non guéris, mais seulement *blanchis*, deviennent les propagateurs les plus actifs de la morve dans les régiments.

Il importe donc au plus haut point que les manifestations morbides — *glande* et *jetage* — soient inscrites au registre d'infirmerie et signalées au rapport journalier sous l'indication de *douteux de morve*, afin que les mesures sanitaires prescrites soient toujours exécutées.

De plus, dans les régiments où la morve règne, l'attention des vétérinaires doit particulièrement se porter sur les animaux en mauvais état et difficiles à refaire, sur ceux atteints de toux chronique, de boiterie sans cause appréciable ou d'un appétit capricieux, sur ceux qui présentent des jetages intermittents, même sans mauvais caractères ; sur ceux qui laissent voir sur la pituitaire des taches rougeâtres, des élevures ; des tubercules ou des granulations ; sur ceux enfin qui ont au nez ou aux lèvres les moindres boutons ou plaies ulcéreuses. Tous ces chevaux doivent être retirés du rang et mis à part pour être l'objet d'une surveillance journalière du vétérinaire ; si le casernement le permet, ils seront isolés dans un local spécial.

10 mai 1886. 1er S. R. 541. — *Note ministérielle prescrivant certaines mesures propres à combattre la propagation de l'affection farcino-morveuse.* — Sur la proposition de la section technique de cavalerie — commission d'hygiène hippique — le Ministre a décidé que lorsque l'affection farcino-morveuse sera constatée dans un corps ou fraction, les autres corps de la garnison devront en être immédiatement prévenus, afin qu'ils puissent prendre des dispositions pour éviter autant que possible tout contact avec le régiment infecté.

Le commandant d'armes, sera chargé d'assurer l'application de cette décision conformément à l'article 15 du décret du 23 octobre 1883 sur le service des places.

21 octobre 1886. 2e S. R. 931. — *Note ministérielle autorisant les corps de troupes à cheval à pratiquer des inoculations de contrôle dans les cas douteux de morve.*

Sur la proposition de la section technique de cavalerie — commission d'hygiène hippique — le Ministre a décidé que les vétérinaires chefs de service pourront être autorisés par les chefs de corps à pratiquer des inoculations de contrôle dans les cas douteux de morve lorsque l'utilité en sera reconnue. Toutefois, lorsque le résultat sera négatif, on se conformera aux dispositions de l'article 66, caval. S. I. et de la note ministérielle du 1er juillet 1882, relatives à la durée maximum de la séquestration des chevaux douteux de morve. — L'âne étant le meilleur réactif de la morve, les corps pourront, le cas échéant, acheter sur les fonds de la masse d'entretien du harnachement et ferrage, un animal de cette espèce, lorsque le prix d'achat ne dépassera pas vingt francs. — Dans le cas contraire, les inoculations seront pratiquées sur le cobaye. — Les sujets d'expérience seront nourris sur les économies de l'infirmerie, et s'ils restent indemnes, ils seront revendus dès qu'il n'y aura plus lieu de les utiliser.

D. — Lymphangite farcinoïde.

Note du 11 février 1887. 1er S. R. 184. — Il existe dans le cadre de la nosologie vétérinaire, une affection qui présente avec certains phénomènes morveux de la peau une grande ressemblance.

Cette affection, tantôt appelée farcin d'Afrique, tantôt lymphangite farcinoïde, farcineuse, épizootique, évolue dans le système lymphatique, et se traduit objectivement par des cordes et abcès siégeant sur le trajet des vaisseaux blancs.

Les faits ont montré avec évidence que cette maladie est curable, mais qu'aussi elle est contagieuse et qu'il convient de lui appliquer des mesures sanitaires basées sur sa nature et son mode de propagation.

Autant pour assurer l'application de ces mesures que pour éviter l'abatage des sujets, alors que la guérison peut être obtenue, il a paru nécessaire de formuler les indications suivantes :

1° Dans les corps où la lymphangite farcineuse ou épizootique viendra à apparaître, des visites de santé seront passées au moins deux fois par semaine.

Elles porteront sur les diverses parties du corps et spécialement sur les régions exposées aux blessures par le harnachement, aux coups de pied, embarrures, etc.

2° L'éponge sera supprimée pour le pansage des chevaux ainsi que dans le service de l'infirmerie.

3° Les cavaliers devront signaler tout cheval atteint d'engorgement, de boutons, de blessures ou de plaies quels qu'en soient d'ailleurs l'aspect et l'étendue.

4° Dans le traitement des accidents traumatiques, on ne perdra pas de vue que la lésion par laquelle débute fréquemment la lymphangite farcineuse a des caractères semblables à ceux d'une plaie simple.

Si on est obligé de faire usage de topiques liquides, on ne versera dans une sébille que la quantité nécessaire ; le pansement terminé, ce vase sera nettoyé à fond.

On évitera, autant que possible, de se servir de substances spongieuses, susceptibles de s'imprégner de matières virulentes. On évitera surtout, et en toutes circonstances, d'imprégner des étoupes de liquides médicamenteux en les appliquant sur le goulot du flacon servant de récipient. Celles qui auront servi au pansement des plaies, soit comme objet de pansement, soit pour l'application de topiques liquides seront détruites, même lorsqu'il s'agira de plaies paraissant de bonne nature.

5° Les animaux reconnus atteints, ainsi que ceux qui seraient déclarés douteux, seront isolés des autres catégories de malades, et, si le casernement le permet, séquestrés dans des cellules individuelles.

6° Pour les chevaux malades, les effets de pansage devront être individuels.

7° Toutes les fois que les lésions seront limitées à une région, on instituera un traitement chirurgical.

On recommandera de traiter les boutons par la cautérisation actuelle, et les cordes par l'extirpation.

8° Les plaies faisant suite à l'intervention chirurgicale seront traitées comme des plaies ordinaires, mais en prenant, comme il est dit plus haut, les précautions les plus minutieuses pour éviter le transport du virus d'un malade à un autre par les instruments et les matières à pansement.

9° Lorsque les accidents spécifiques offriront une grande ténacité et surtout lorsque, par leur extension, ils auront une tendance à se généraliser, les animaux seront abattus.

10° La désinfection du harnachement, des effets de pansage et des places occupées par les malades, etc., se fera d'après les règles applicables à la morve.

E. — Prescriptions relatives à la gale.

Note D. du décret du 26 décembre 1876. 2° S. R. 414. — Indépendamment des mesures spéciales prescrites, en cas de maladies contagieuses, par l'art. 18 du décret du 26 décembre 1876, les dispositions suivantes seront prises contre la gale :

Les chevaux affectés de gale seront toujours isolés dans une écurie spéciale, qui ne devra pas contenir d'autres chevaux sains ou atteints d'autres maladies.

Lorsque la gale règne dans un régiment, et que, par le nombre des animaux atteints, elle revêt un caractère épizootique, le vétérinaire doit exercer une surveillance minutieuse sur les chevaux des escadrons, batteries ou compagnies. Il passera chaque jour dans les écuries, examinera successivement tous les chevaux, en portant surtout son attention sur la crinière, la base de la queue et la face interne des membres. Il devra aussi faire recommander aux officiers, sous-officiers et brigadiers de semaine, de remarquer les chevaux qui se frotteraient, et de les signaler.

Dans cette situation, tout cheval qui présentera des dépilations et manifestera les signes de la moindre démangeaison, sera considéré comme suspect, retiré du rang et isolé.

La place de ce cheval sera nettoyée et désinfectée. Deux écuries au moins doivent être mises à la disposition du service vétérinaire ; l'une destinée aux chevaux galeux avant leur traitement : c'est dans cette écurie que ces animaux seront tondus et médicamentés.

Dans l'autre sont placés les chevaux immédiatement après l'application du remède antipsorique, et ils y restent jusqu'à guérison. Quelle que soit l'étendue de la gale, l'animal affecté devra être complètement tondu et soumis à une application générale du traitement.

Le mélange le plus sûr et le plus facile à employer dans ces circonstances est le mélange à parties égales, de pétrole, de benzine et d'huile d'arachides. On l'applique simplement sur la peau sans friction.

On peut affaiblir l'action irritante de ce mélange en augmentant la proportion d'huile.

Les poils coupés seront réunis en tas dans l'écurie, bien mouillés avec une solution au 1/100 d'acide phénique, puis transportés dans un lieu éloigné et enfouis profondément.

Après guérison, les chevaux galeux seront placés en observation dans les écuries de l'infirmerie ou dans une écurie spéciale, s'il y en a de disponible, et ils ne devront être remis en service que quand toutes traces de la maladie et de son traitement auront disparu, c'est-à-dire quand la peau aura repris sa souplesse, et que les poils auront partout repoussé.

F. — Mesures spéciales à la maladie typhoïde.

8 juillet 1881. 2e S. R. 10. — La fièvre typhoïde, qui paraît infectieuse, et dont le mode de contagion, par virus fixe, n'est pas démontré, atteint généralement tout d'abord les jeunes chevaux de la remonte pour se communiquer ensuite aux autres.

Les mesures à prendre contre l'envahissement de cette maladie comportent les divisions suivantes :

1° Mesures de salubrité générales ;

2° Mesures concernant le service vétérinaire ;

3° L'alimentation ;

4° Le travail.

1° *Mesures de salubrité générale.* — Lorsque l'épizootie est légère, on peut se borner à n'évacuer qu'une partie du quartier afin de permettre d'espacer les malades ; mais lorsqu'elle prend des proportions inquiétantes, il faut évacuer les écuries et mettre les chevaux sains à la corde. La désinfection des écuries doit être effectuée de la manière la plus rigoureuse : les murs, mangeoires, râteliers et bat-flancs sont raclés, lavés, arrosés d'eau chlorurée et phéniquée, et blanchis à la chaux. Les fumiers, qui sont la plupart du temps des foyers d'infection, doivent être relégués le plus loin possible de toute écurie. Les mutations entre chevaux d'escadrons différents doivent être interdites. Cnmme il a été constaté, dans plusieurs régiments, que l'apparition de la maladie coïncidait avec l'arrivée de chevaux de remonte, il importe que ces animaux, après avoir été soigneusement visités, soient mis à part pour subir une quarantaine, dans le but d'éviter tout contact avec les autres chevaux du corps.

2° *Mesures concernant le service vétérinaire.* — Les vétérinaires éviteront l'agglomération d'un grand nombre de malades dans les infirmeries, et ils donneront, autant que possible, deux intervalles à ceux qui sont sérieusement atteints. Ils maintiendront, pendant la journée et lorsque le temps le permettra, en dehors des écuries, les malades et les convalescents, pour qu'ils puissent bénéficier de l'influence sanitaire du grand air.

Ils passeront des visites générales fréquentes ; ils prendront en observation tout cheval qui boudera sur l'avoine et qui paraîtra triste, ils le soumettront au traitement ci-dessus dès que se manifesteront les moindres troubles des fonctions générales.

Traitement. — Révulsifs cutanés étendus et énergiques. — Toniques et excitants généraux. — Purgatifs salins à petites doses.

Le traitement, ainsi que le régime, seront modifiés selon la marche de la maladie. En vue de prévenir les rechutes, qui sont toujours très graves, les convalescents seront l'objet d'une surveillance étroite, et ils rejoindront leurs camarades à la corde, lorsque leur état de santé n'inspirera aucune inquiétude.

3° *Alimentation.* — Il est indispensable que les chevaux malades et convalescents soient nourris avec de l'avoine et des fourrages de choix. La situation commande le refus de fourrages altérés, quel que soit d'ailleurs le genre d'altération. Dans le cas où il serait impossible de s'en procurer de bonne qualité, il importe que les substitutions jugées nécessaires soient effectuées d'urgence.

4° *Travail.* — Dans les régiments où sévit l'affection, les chevaux doivent être seulement soumis à un exercice hygiénique. Dans les corps épargnés, un travail modéré peut prévenir tout affaiblissement qui pourrait exposer les chevaux à contracter la maladie.

30 juillet 1883. 2e S. R. 258. — *Note ministérielle prescrivant à tous les corps à cheval, écoles et établissements de remonte, de souscrire à un exemplaire de l'ouvrage de M. le vétérinaire en premier Servoles, intitulé :* « Fièvre typhoïde chez le cheval et chez l'homme. »

G. — Dispositions relatives aux désinfections.

Instructions relatives à la désinfection des écuries, du harnachement et des effets de pansage ayant servi aux chevaux atteints de maladies contagieuses, ainsi que des effets d'habillement appartenant aux hommes qui donnent leurs soins à ces chevaux. (Note B. D. 76 et circulaires diverses.)

Note B. 2e S. R. 1876. 411. *Désinfection des écuries et objets qu'elles renferment.* — Qu'il s'agisse d'une écurie entière ou de quelques places occupées par des animaux affectés de maladies contagieuses ou simplement suspects, on commencera par faire soigneusement enlever la litière, que l'on enfouira profondément dans le fumier Les interstices des pavés, les murs de face et de côté, la mangeoire et le râtelier seront fortement grattés et nettoyés à fond. Un lavage général, à l'eau chaude, autant que possible, sera fait immédiatement après, pour enlever toute la crasse non détachée par le grattage.

Cette première opération sera suivie, après quelques heures, selon que l'égouttement aura été plus ou moins rapide, d'un lessivage au chlorure de chaux (500 grammes par 10 litres d'eau). Enfin, le lendemain seulement, on procédera au blanchiment des murs, râteliers, mangeoires, etc., etc., au moyen de la chaux, qu'en outre on répandra sur le sol. Si le sol est bétonné ou macadamisé, il faudra le gratter fortement et même le repiquer, selon son état de conservation. S'il est en terre battue, on en enlèvera une couche d'au moins 10 centimètres,

On en fera autant sur un cercle dont le rayon sera la longueur de la longe d'attache ajoutée à celle du cheval dans les camps, lorsque les chevaux seront à la corde, et ce déblai sera transporté au loin et enfoui.

La désinfection terminée, on refera le sol avec de nouveaux matériaux. Si la désinfection a été opérée pour toute l'écurie, on ouvrira ensuite les portes et les fenêtres pour dissiper l'humidité. Les écuries et les places ainsi désinfectées ne seront pas réoccupées avant huit à dix jours. Quant aux effets et ustensiles d'écurie, tels que bat-flancs, coffres à avoine, fourches, pelles, seaux, baquets, auges, tinettes, etc., ils seront également grattés, lavés à grande eau, lessivés au chlorure de chaux, et on les laissera sécher avant de les remettre en service.

Désinfection du harnachement. — On devra préalablement démonter les brides, bridons et licols, dégarnir les selles de leurs accessoires, et découdre les pièces en peau de la schabraque.

Toutes les parties en cuir ou en peau, ainsi isolées seront lavées une à une et à plusieurs reprises, avec une brosse en racine, fréquemment trempée dans une solution de chlorure de chaux (500 grammes par seau de 10 litres). On brossera surtout avec un soin particulier, les parties qui, d'ordinaire, se trouvent plus spécialement en contact avec le cheval.

Au fur et à mesure que chaque objet sera lessivé, on le jettera dans un baquet d'eau naturelle, d'où on le retirera pour le graisser avec de l'huile de pied de bœuf. On laissera sécher à l'ombre les pièces qui ne comportent pas le graissage.

Les parties en drap ou en toile et les objets en fer du harnachement (mors de bride et de filet, étriers, couverture, surfaix, etc.) seront trempés pendant trois à quatre minutes dans de l'eau bouillante.

En principe, tous les objets qui peuvent, sans se détériorer, supporter une immersion de quelques minutes dans l'eau bouillante, seront désinfectés par ce moyen ; autrement, ces objets seront lessivés à l'eau chlorurée et, immédiatement après, lavés à grande eau.

Nota. — Dans certains cas, les effets de harnachement en cours de durée peuvent être détruits. Ainsi par dépêches du 23 avril et du 11 mai 1887 (M) le 8e escadron du train des équipages a été autorisé à brûler divers effets de harnachement ayant servi à des chevaux morveux.

Désinfection des effets de l'homme et des effets de pansage. — Les effets de coiffure et d'habillement que portent les hommes chargés de soigner les chevaux malades devront être passés à l'eau bouillante.

Les objets de pansage (éponge, époussette, brosse en chiendent) qui auront servi à des chevaux morveux, seront brûlés et remboursés au prix d'estimation sur les fonds de la masse d'entretien du harnachement et ferrage, aux cavaliers auxquels ils appartiennent.

Les effets de pansage ayant servi à des chevaux galeux, pourront être désinfectés par une immersion de quelques minutes dans l'eau bouillante. La toile de doublure des panneaux et du petit coussinet des selles qui auront été désinfectées, devra être remplacée au compte de la même masse.

Les effets de harnachement hors de service et dûment réformés, qui ont été en contact avec des chevaux atteints de la morve, ne pourront sous aucun prétexte être compris au nombre de ceux à remettre aux domaines ou à employer aux réparations, et devront être détruits par l'incinération. L'exécution de ces dispositions sera constatée par le sous-intendant militaire chargé de la surveillance administrative du corps.

Règlement du 11 juin 1883. 1er S. R. 864, *sur le service et l'entretien du harnachement de l'artillerie et des équipages militaires.* — Il dispose que les harnachements ayant servi aux chevaux morveux seront désinfectés indifféremment, au moyen d'un lessivage fait avec une solution de chlorure d'oxyde de sodium étendu de 12 parties d'eau de rivière ou avec la solution adoptée de chlorure de chaux.

Dispositions relatives à la désinfection périodique des écuries et infirmeries vétérinaires des corps de troupes à cheval et établissements militaires. — 2 mars 1883, 1er S. R. 176 et 25 déc. 1887 2e S. R. 1319.

Les écuries seront périodiquement désinfectées, savoir :

Les écuries-infirmeries tous les trois mois ;

Les écuries ordinaires, une fois par an, à l'époque où les régiments iront aux manœuvres.

La désinfection sera pratiquée d'après les indications suivantes :

1° Sauf le cas de maladie contagieuse, la litière sera conservée. Le sol de l'écurie sera lavé à grande eau et fortement balayé avant de commencer aucune opération de désinfection.

2° Les murs, mangeoires, râteliers et bat-flancs seront lavés à l'eau de potasse et frottés ensuite, soit avec des brosses en chiendent, soit avec des bouchons de paille.

3° Les murs, mangeoires, râteliers, bat-flancs et le sol seront passés comme précédemment à l'eau phéniquée (10 grammes par litre) à l'aide d'un pinceau.

4° On dégagera de l'acide sulfureux, pendant au moins 24 heures, dans chaque écurie, close à cet effet.

200 grammes de soufre, jetés sur un réchaud ardent, suffisent pour une écurie de 10 chevaux, dont les portes et fenêtres resteraient fermées hermétiquement pendant 24 heures au moins. M. Dujardin-Beaumetz indique 20 grammes par mètre cube comme quantité nécessaire et suffisante.

NOTA. — La fleur de soufre, simplement enflammée au moyen d'une allumette, brûle très bien dans un vase plat en terre, surtout en l'humectant d'un peu d'alcool.

5° Toute l'écurie et son matériel seront blanchis à l'eau de chaux contenant 1/10 de son poids de chlorure de chaux sec ;

6° Toutes les fois qu'un cheval atteint ou douteux de maladie contagieuse entrera à l'infirmerie, sa stalle et celles de ses deux voisins seront désinfectées. Tous les ingrédients et désinfectants nécessaires seront payés sur la masse d'entretien du harnachement et ferrage.

Le service du génie fournira seulement le lait de chaux et les pinceaux à blanchir. Les travaux seront exécutés gratuitement par main-d'œuvre militaire.

NOTA. — D'après le modèle d'abonnement adopté pour l'entretien du harnachement, le maître sellier est tenu de démonter, graisser après sa purification et remonter le harnachement ayant servi à des chevaux atteints de maladies contagieuses. — (*Recueil Charbonneau* 1879, p. 322.).

14 avril 1883, 1er S. S. 392. *Note relative à la désinfection périodique des écuries et infirmeries vétérinaires des corps d'infanterie.* — Cette circulaire rend applicable dans les corps d'infanterie la circulaire du 2 mars 1883, sous la réserve que, dans le cas où une infirmerie vétérinaire n'aurait pas été occupée dans l'intervalle d'une période de 3 mois à la suivante, il ne devrait être procédé à la désinfection qu'à l'expiration d'une nouvelle période de 3 mois.

9 juillet 1883, 2e S. S. 91. — *Note ministérielle prescrivant à tous les corps à cheval, écoles et établissements, de souscrire chacun pour un exemplaire au traité des désinfectants et de la désinfection du docteur Vallin.* (Prix : 9 fr. 25, acquitté sur les fonds de la masse d'entretien du harnachement et ferrage.)

24 juillet 1883. 2e S. R. 112. — *Note ministérielle disposant qu'après désinfection des écuries, le renouvellement de la litière se fera par les corps, qui achèteront la paille nécessaire sur les fonds de la masse d'entretien du harnachement et ferrage* (5 kilogrammes par cheval).

CHAPITRE V

ABATAGE DES CHEVAUX

Art. 67, cav. ; 81, art. S. I. 19. D. 76. — Toutes les fois que pour un motif quelconque, le vétérinaire en premier juge qu'un cheval doit être abattu, il en fait la proposition par la voie du rapport journalier. Le colonel convoque la commission d'abatage et, sur son avis, donne l'ordre d'abatage dans les cas d'urgence. Dans les autres cas l'ordre est donné par le général de brigade à qui le rapport de la commission (modèle VII) est soumis (art. 19, D. 76).

Par exception, le vétérinaire en premier fait procéder immédiatement à l'abatage des chevaux atteints de fractures ou d'hydrophobie. Dans ce cas, la commission se réunit aussitôt que possible après l'abatage, pour en contrôler l'opportunité.

Art. 234, infanterie. S. I. — Toutes les fois que, pour un motif quelconque, le vétérinaire juge qu'un cheval doit être abattu, il en fait la proposition au chef de corps ou de détachement qui convoque immédiatement la commission d'abatage.

Dans un régiment, cette commission est présidée par le chef de bataillon de semaine, et composée d'un capitaine et d'un vétérinaire.

Dans un détachement commandé par un chef de bataillon, elle est composée de deux capitaines et d'un vétérinaire.

Dans un détachement d'une force moindre qu'un bataillon, elle se compose de deux officiers et d'un vétérinaire.

La présidence de la commission appartient toujours à l'officier le plus élevé en grade ou le plus ancien dans le grade.

S'il y a lieu, la commission propose l'abatage ; le chef de corps ou de détachement prononce.

Par exception, le vétérinaire fait procéder immédiatement à l'abatage d'un cheval atteint de fracture ou d'hydrophobie. Dans ce cas, la commission se réunit aussitôt que possible après cet abatage, pour en contrôler l'opportunité.

Dans tous les cas, les avis de la commission d'abatage et les décisions qui les suivent sont résumés dans un rapport (modèle VII) qui est joint au procès-verbal (modèle VIII) constatant la perte. Le sous-intendant militaire doit toujours être prévenu pour qu'il puisse dresser le procès-verbal d'abatage.

En cas de mort, le vétérinaire assiste le sous-intendant militaire et le major du régiment dans la constatation du décès ; il prouve l'identité du cheval par le signalement, fait connaître la cause de la mort et signe au procès-verbal (modèle IX).

Un rapport d'autopsie (modèle X) est toujours établi par le vétérinaire à la suite de la mort ou de l'abatage d'un cheval. Ce rapport est signé par le chef de bataillon de semaine. Si l'autopsie n'a pu être faite, le rapport en fait connaître les motifs.

CHAPITRE VI

CONSTATATION DE LA MORT DES CHEVAUX

Art. 68, cav.; 82, artil. S. I. 20. D. 76. — Le vétérinaire en premier assiste le sous-intendant militaire et le major du régiment dans la constatation de la mort des chevaux. A cet effet, il présente le cadavre de l'animal, en prouve l'identité par le signalement, fait connaître la cause de la mort et signe au procès-verbal (modèle IX).

CHAPITRE VII

AUTOPSIE. — DÉPOUILLES DES CHEVAUX MORTS

Art. 69, cav.; 83, artil. S. I. 21. D. 76. — Un rapport d'autopsie (modèle X) est établi par le vétérinaire en premier et signé par le chef d'escadrons de semaine, à la suite de la mort ou de l'abatage d'un cheval. Tous les vétérinaires assistent à l'autopsie. Lorsqu'elle n'a pu avoir lieu, le rapport en fait connaître les motifs.

Il est permis de pratiquer dans les quartiers et dans les camps l'autopsie des chevaux morts ou abattus, à l'exception de ceux atteints de maladies contagieuses. Pour ces derniers, l'opération doit être faite dans le clos d'équarrissage ou aux lieux désignés par les autorités locales.

Les dépouilles des chevaux morts ou abattus, quelle qu'ait été la cause de la mort de ces chevaux, sont vendues et livrées au commerce dans tous les lieux de garnison où il existe des chantiers ou des clos d'équarrissage. Dans les lieux où il n'existe pas d'établissements de ce genre, les corps doivent, avant de conclure leur marché pour la vente de ces dépouilles, prendre l'attache de l'autorité municipale, afin de ne point contrevenir aux règlements de police locale (23 novembre 1833, insérée 2e S. R. 1876, 416).

La masse d'entretien du harnachement et ferrage des corps et établissements qui reçoivent en subsistance des chevaux appartenant à l'Etat bénéficie du produit des fumiers et des dépouilles de ces chevaux (Note du 29 décembre 1884, 2e S. R. 962).

CHAPITRE VIII

PHARMACIE VÉTÉRINAIRE

A. — Règles générales de l'administration. — Chauffage. — Blanchissage.

Art. 70, cav.; 84, art. S. I. 22. D. 76. — Le vétérinaire en premier a l'administration de la pharmacie vétérinaire, sous la surveillance du major. Il est responsable des médicaments et du matériel; il en surveille la conservation et l'emploi.

Les corps tirent les médicaments et objets de pansement nécessaires aux infirmeries vétérinaires, des hôpitaux militaires. Dans les garnisons où il n'existe pas d'hôpital militaire, les corps peuvent être autorisés par le sous-intendant à se procurer directement les objets de pansement et mobiliers, ainsi que les médicaments.

Les substances vénéneuses doivent toujours être déposées dans une armoire fermée, dont le vétérinaire en premier garde lui-même la clef.

Chauffage. — Notes des 9 juillet 1882, 2e S. R. 22 — 27 septembre 1884, 2e S. R. 547 et 12 novembre 1885, 2e S. R. 736.

Il peut être affecté chaque année au service du chauffage de chaque pharmacie vétérinaire, une somme de 150 francs au maximum, qui doit suffire à la fois au chauffage des locaux, à la conservation des médicaments et à la préparation des boissons, tisanes nécessaires au traitement des animaux.

En cas de fractionnement du corps, il pourra être attribué à la pharmacie de la fraction détachée, une allocation supplémentaire de 75 francs si la pharmacie est en commun avec celle d'un autre corps, et de 150 francs si elle est isolée. La dépense est imputable à la masse d'entretien du harnachement et ferrage.

Blanchissage. — Le blanchissage des serviettes et sarreaux de la pharmacie vétérinaire incombe, lorsqu'il y a lieu à dépense, à la masse d'entretien du harnachement et ferrage des corps, comme les frais d'approvisionnement de ces objets (voir *Approvisionnements*). Dans ce cas, les factures du blanchisseur sont présentées au major après avoir été certifiées exactes par le vétérinaire chef de service.

B. — Approvisionnements de la pharmacie en médicaments et ustensiles.

1° *Approvisionnements par le service des hôpitaux. — Destination à donner aux récipients inutiles.* — Notes des 22 fév. 1876. 1er S. R. 424. 14 nov. 1882. 2e S. R. 573. 23 janv. 1885. 1er S. R. 157 et 168.

Dispositions générales. — Conformément à la note ministérielle du 23 janvier 1885, 1er S. R. 157, qui abroge celles des 1er janvier 1881 et 5 juillet 1884, les cessions de médicaments et de matériel du service de santé qui peuvent être faites à charge de remboursement, aux corps de troupes, pour les infirmeries vétérinaires sont effectuées dans les conditions suivantes :

Les demandes de cession (modèle XI) ne doivent comprendre que les médicaments et objets indiqués par l'extrait ci-annexé (modèle n° XII) de la nomenclature générale du matériel du service de santé et qui ne pourraient être achetés sur place.

Elles sont établies tous les trois mois, dans les cinq premiers jours du dernier mois du trimestre, séparément pour les médicaments et pour le matériel, chacune en double expédition.

Ces demandes, visées par le sous-intendent militaire, sont transmises, par le directeur du service de l'intendance, au directeur du service de santé du corps d'armée, où se trouve stationné l'établissement du service de santé chargé d'y donner suite. Elles doivent être transmises en même temps que les demandes des infirmeries régimentaires, afin que les comptables qui expédient puissent, en réunissant le tout en un seul envoi, diminuer les frais d'emballage et de transport.

Les conseils d'administration des corps sont avisés des cessions par le renvoi de l'une des expéditions de la demande, revêtue de l'approbation du directeur du service de santé.

Quant aux achats sur place des médicaments et objets qui ne doivent pas être tirés des hôpitaux militaires, ils seront autorisés par les sous-intendants militaires chargés de la surveillance administrative des corps de troupe.

Telles sont les bases suivant lesquelles doivent être faites actuellement les demandes de cession.

Dispositions de détail. — Les détails en sont réglés :

A. Par la note ministérielle du 22 février 1876. 1er S. R. 424 en ces termes :

Les quantités portées sur la nomenclature (modèle XII) sont essentiellement approximatives ; les vétérinaires peuvent les augmenter ou les diminuer si c'est utile, pourvu qu'ils indiquent les motifs dans la colonne Observations, au cas où les quantités demandées dépasseraient notablement celles indiquées.

Les demandes ne sont renouvelées que trimestriellement, à moins de besoins extraordinaires et urgents qui nécessiteraient dans le courant du trimestre, l'envoi d'une demande supplémentaire. Celle-ci serait alors motivée dans la colonne Observations. Nul ne doit s'écarter du cadre de la nomenclature, de l'ordre qui y est établi, de ses dénominations, des unités de poids et de mesure et de nombre qui y sont adoptés.

Les fonctionnaires de l'intendance et directeurs du service de santé, ne doivent rien modifier aux quantités inscrites sur les demandes. Si ces quantités leur semblaient excessives et non justifiées ils assureraient le service, et rendraient compte immédiatement.

Dans les places où il n'existe pas de vétérinaire, mais seulement des maréchaux ferrants, ceux-ci recevront de leur corps les médicaments et objets dont ils auront besoin.

B. Par la note ministérielle du 14 novembre 1882. 2e S. R. 575, dont suit la teneur :

Dans le cas d'épizootie ou d'accident grave nécessitant l'emploi d'urgence de médicaments réglementaires qui lui feraient défaut, le chef de détachement est autorisé à se procurer, soit de sa propre initiative, soit sur la proposition du maréchal ferrant et dans le cas où il n'est pas possible de s'adresser au vétérinaire, chef de service du corps, les seuls médicaments suivants :

Goudron de sapin ;
Miel jaune ;
Sulfate de soude ;
Acétate de plomb liquide ;
Alcoolé d'aloès ;
Alcoolé de camphre étendu (eau-de-vie camphrée) ;
Emplâtre vésicatoire ;
Onguent basilicum ;
Pommade de peuplier ;
Poudre de charbon végétal (de peuplier) ;
Poudre de réglisse n° 2.

C. Par la note ministérielle du 23 janvier 1885. 1er S. R. 168, ainsi conçue :

En dehors des livraisons aux infirmeries régimentaires et vétérinaires dans les conditions énoncées ci-dessus, les corps de troupes peuvent demander contre remboursement aux hôpitaux militaires les substances telles que camphre, *poudre de pyrèthre*, *acide phénique* et autres objets qu'ils ne peuvent, dans certains cas, se procurer directement sur place.

Les demandes établies en double expédition par le conseil d'administration du corps et visées par le sous-intendant militaire, sont transmises par le directeur du service de l'intendance au directeur du service de santé, pour être instruites de la même manière que les demandes trimestrielles, de médicaments et autres objets.

Le montant de chaque cession augmenté des frais d'emballage et de transport sera versé au Trésor pour être rétabli au crédit du service de santé.

Le récépissé constatant ce versement sera adressé dans les conditions réglementaires au Ministre de la guerre.

D. Par la note ministérielle du 4 août 1883. 2e S. R. 141, disposant que les résidus de poudres ayant servi aux préparations alcooliques seront livrés par la pharmacie centrale et les hôpitaux militaires aux infirmeries vétérinaires, à titre de remboursement, au prix de 0 fr. 20 le kilog., plus les frais d'emballage et de logement en vases. Le remboursement aux établissements livranciers sera fait par imputation à la masse d'entretien du harnachement et ferrage. Les résidus seront livrés sans faire l'objet d'une inscription dans la comptabilité-matière. Les demandes dont ils seront l'objet seront portées sur les demandes générales trimestrielles ou exceptionnelles.

Destination à donner au matériel inutile. — Quant à la destination à affecter aux boîtes, flacons, et autres récipients ayant contenu les objets expédiés, on doit s'en référer aux règles ci-après tracées par la note ministérielle sus-rappelée du 22 février 1876. 1er S. R. 424.

Lorsque le régiment ou le détachement sera stationné dans l'intérieur, ou à proximité de la place où se trouve le magasin expéditeur, les infirmeries renverront ces récipients au fur et à mesure des demandes, et en bon état de propreté, audit établissement, pour recevoir de nouveaux médicaments.

Lorsque, au contraire, le corps se trouvera éloigné du magasin chargé de la fourniture, ces objets seront versés au domaine pour être vendus au profit du Trésor.

Dans le but d'éviter, lors des changements de garnison, un transport encombrant difficile et toujours onéreux pour l'Etat par suite des pertes inévitables des substances médicamenteuses résultant de la fragilité des récipients, le matériel des infirmeries régimentaires et hippiques devra être maintenu à poste fixe dans chaque lieu de garnison.

Après que chaque colonne aura été pourvue de la quantité de médicaments jugée nécessaire pendant la route, le médecin ou le vétérinaire partant sera tenu de faire au médecin ou au vétérinaire arrivant la remise du matériel (médicaments, ustensiles et objets mobiliers) à l'usage de son infirmerie.

Dans le cas où les médecins et les vétérinaires ne pourraient eux-mêmes effectuer cette remise, le matériel dont il s'agit, après avoir été reconnu et vérifié en présence de deux officiers du régiment partant, sera renfermé dans le local affecté à l'infirmerie à laquelle il appartient, et sera confié à l'adjoint du génie jusqu'à l'arrivée du nouveau médecin ou du nouveau vétérinaire, qui en prendra charge de la même façon, chacun en ce qui le concerne.

L'ordre des matières et objets compris dans la nomenclature ci-annexée, leur dénomination, la manière de les décompter et les prix ministériels devront être rigoureusement suivis dans l'inventaire.

Le matériel d'infirmerie du temps de guerre spécialement attribué à chaque corps, devra être emporté par lui dans ses changements de garnison.

2° Achats sur place (Objets et médicaments de la nomenclature du service de santé précédés des lettres A. P.).

Aux termes de la note ministérielle du 23 janvier 1885, 1er S. R. 137, relatives aux cessions, à charge de remboursement, à faire par les établissements du service de santé aux corps de troupe pour leurs infirmeries vétérinaires, les corps de troupes ne doivent comprendre, sur leurs demandes de cession, que les médicaments et objets de la nomenclature qui ne pourraient être achetés sur place ; quant aux achats sur place, ils seront autorisés par les sous-intendants militaires chargés de la surveillance administrative des corps.

Les sous-intendants militaires peuvent donc autoriser les achats, que les corps soient ou non stationnés dans une garnison dépourvue d'un hôpital militaire. (La question a d'ailleurs été jugée par lettre n° 2671, 1887, de M. le sous-intendant militaire de Sidi-Bel-Abbès.)

Toutefois — 22 février 1876, 1er S. R. 424 et 23 janvier 1885, 1er S. R. 137 — les demandes d'achat sur place ne doivent comprendre que les médicaments et objets de la nomenclature du service de santé précédés des lettres A. P. Et chaque fois que le prix d'achat sur place sera supérieur de plus d'un tiers aux prix ministériels, les médicaments et objets ainsi désignés devront, à moins de circonstances urgentes et exceptionnelles dont l'appréciation incombe aux sous-intendants militaires, être tirés des établissements du service de santé. De même quand le prix d'achat ne dépassera pas d'un tiers le prix ministériel, il y aura lieu, surtout lorsque les corps seront stationnés dans un lieu voisin d'un hôpital, de n'autoriser les achats directs que dans le cas où les frais de transport augmenteraient d'un tiers la valeur des médicaments et du matériel, décomptés au prix de la nomenclature. Mais si les sous-intendants militaires peuvent en toutes circonstances autoriser pour les infirmeries vétérinaires l'achat sur place, il y a lieu, en conformité de l'esprit des notes ministérielles sus-rappelées, de n'y recourir que dans les villes dépourvues d'hôpital militaire, à moins de circonstances exceptionnelles.

Les demandes d'achat sur place doivent être conformes au modèle XIII. Il n'est pas nécessaire de les établir en double expédition, ni séparément pour les médicaments et le matériel. Il n'est pas prescrit de date fixe pour leur établissement.

Benzine et pétrole (17 février 1875, 2e S. R. 1876, 422). — Le pétrole et la benzine ne pouvant être introduits dans la nomenclature en raison des dangers d'incendie qu'ils présentent, et ces substances étant d'un usage thérapeutique utile, les corps de troupes à cheval, les écoles militaires et établissements de remonte sont autorisés, en principe, à se procurer dans le commerce, au fur et à mesure des besoins, les quantités de pétrole et de benzine qui seront demandées par les vétérinaires militaires pour leurs infirmeries.

La dépense sera imputée sur les fonds de la masse d'entretien du harnachement et ferrage.

Sinapisme liquide Savary (Note du 8 janvier 1885, 1er S. R. 13. Erratum du 19 août 1887. 2e S. R. 150).

Le Ministre a décidé que les corps de troupes à cheval et établissements militaires pourront se procurer ce sinapisme directement chez M. Savary, 33, place Saint-Denis, à Amiens, au prix maximum de 1 fr. 75 le flacon de 60 grammes, dépense qui sera acquittée sur les fonds de la masse d'entretien du harnachement et ferrage. Quantité approximativement nécessaire pour chaque infirmerie vétérinaire : 10 flacons par trimestre.

Onguent de pied pour les chevaux. — 28 février 1887, 1er S. R. 264.

Les corps de troupes à cheval posséderont à l'avenir deux espèces d'onguent de pied :

L'un qui sera préparé avec des substances figurant dans la nomenclature réglementaire des pharmacies vétérinaires (axonge, térébenthine, cire, etc.), ne sera employé que dans le traitement des affections du pied.

L'autre, composé de graisse et de goudron de bois par parties égales, servira d'agent hygiénique et de propreté pour les besoins usuels des escadrons.

Le prix de ce dernier onguent ne dépassera pas 1 fr. 25 le kilog, et la consommation ne devra pas excéder 1 k. 1/2 par cent chevaux et par mois.

Ces deux espèces d'onguent seront préparés par les soins du service vétérinaire.

Les substances composant le dernier seront achetées dans le commerce ou au service des hôpitaux, au mieux des intérêts en cause.

C. — Mobilier de la pharmacie et de l'infirmerie.

1° *Mobilier fourni et entretenu par le génie.*

Le mobilier de la pharmacie se compose de :

(Art. 43 du règlement du 30 juin 1856, t. 7, P. 227.)

Une table-bureau fermant à clef.

Trois chaises foncées en paille.

Une table en chêne pour la préparation des médicaments.

Une armoire fermant à clef.

Ce mobilier est fourni, entretenu et remplacé par le génie.

2° *Nomenclature* L *du service de la remonte* (Chapitre II).

(2 octobre 1882, 2e S. R. 327).

Numéros d'ordre par unité collective	Désignation des objets		Numéros d'ordre par unité détaillée	Prix ministériels des objets neufs	Documents qui ont prescrit ou autorisé l'achat — Observations
	Infirmerie vétérinaire (Nombre)				
	Appareils	pour les opérations de tête	1	10 »	Ont été remplacés par des appareils plus modernes et mieux appropriés à leur destination. On peut user ceux en service ou les faire réformer et remplacer par les nouveaux.
		à fumigations	2	6 »	
		à suspension	3	20 »	
		à sinapismes	4	15 »	La décision du 28 septembre 1868. 2e S. R. 213 a décrit ces appareils et prescrit que les corps et établissements de remonte et écoles en posséderaient deux exemplaires confectionnés par le maître sellier.
		de soutien	5	280 »	Une décision ministérielle du 22 juin 1882. 2e S. R. 54 prescrit l'installation, dans tous les quartiers de troupes à cheval et établissements, de cet appareil, et en donne la description avec devis d'estimation.
	Aspirateur Potain		6	58 »	Voir les Instructions complémentaires annexées au présent tableau.
9	Balances en cuivre		7	30 »	
	Bassines en cuivre		8	10 »	
	Bâts de cantines d'ambulance vétérinaire		9	65 »	Les corps n'en recevront plus (1er déc. 1874, insérée 2e 1876. R. 442).
	Boîtes	à pansement	10	5 »	
		de pharmacie	11	8 50	
	Cache-oreilles		12	2 50	
	Caisses d'instruments de chirurgie	grande (36 pièces modèle 1856)	14	223 »	Voir plus loin Instructions spéciales relatives aux caisses d'instruments de chirurgie vétérinaire.
		petite (79 id.)	14	229 »	
		modèle 1878	15	409 »	
	Caléfacteurs	en cuivre	16	50 »	
		en fer-blanc	17	10 »	
	Cantine d'ambulance (modèle 1874)	garnie	18	79 50	Voir plus loin Instructions spéciales relatives aux cantines d'ambulance vétérinaire.
		non garnie	19	35 »	

Numéros d'ordre par unité collective	DÉSIGNATION DES OBJETS	Numéros d'ordre par unité détaillée	Prix ministériels des objets neufs	DOCUMENTS QUI ONT PRESCRIT OU AUTORISÉ L'ACHAT — OBSERVATIONS
	Infirmerie vétérinaire (Nombre) (*Suite*)			
	Cautères	20	1 »	Voir plus loin les objets hors de la nomenclature I.
	Cheval élastique Auzoux	21	2.000 »	
	Couverture en toile	22	8 »	
	Colliers à chapelets	23	4 50	
	Cruches en grès	24	2 »	
	Cuillères en fer battu ou étamé	25	2 »	
	Écraseur de Chassaignac	26	51 »	Voir les Instructions complémentaires annexées au présent tableau.
	Entonnoirs en fer-blanc	27	1 50	
	Entraves composées avec lac (jeu complet de 4 entraves avec chaine et corde sans plate-longe, dont description est donnée par note du 19 juin 1878. 1er S. R. 327)	28	21 »	Prix fixé par note du 10 sept. 1877. 1re S. R. 162 et 256.
	Fioles et bouteilles en verre	29	0 25	
	Fourneau portatif	30	0 50	
	Flacons { ordinaires	31	0 50	
	Flacons { bouchés à l'émeri	32	0 75	
	Genouillères	33	4 »	
	Hache	34	5 »	
	Hématomètre	35	2 »	
	Instruments de chirurgie vétérinaire { Entrant dans les cantines d'ambulance	36		
	Instruments de chirurgie vétérinaire { Isolés en surnombre des boîtes complètes	37		Voir plus loin Instructions spéciales relatives aux caisses d'instruments de chirurgie.
9	Licol de force	38	9 »	
	Licol fumigatoire	39	12 »	Remplace l'appareil Blanchard à fumigations d'après note du 21 février 1880. 1re S. R. 57. C'est un manchon de toile ouvert aux deux bouts et fixé à un licol ordinaire. Doit être fabriqué par le maître sellier.
	Marmite { en cuivre	40	25 »	
	Marmite { en fonte	41	4 »	
	Main à denrées	42	0 50	
	Mesures { en fer-blanc (la série)	43	1 50	
	Mesures { de capacité à partir du litre (la série)	44	7 50	
	Microscope avec ses accessoires, boîtes d'instruments et réactifs	45	230 »	
	Mortier { en fonte avec pilon d'étain	46	5 »	
	Mortier { en marbre avec pilons	47	15 »	
	Mortier { en verre id.	48	10 »	
	Mortier { en cuivre id.	49	15 »	
	Moulin à moutarde (moulin Cambrai)	50	90 »	
	Muserolles à breuvages (Flamens)	51	3 »	Décrite par note du 27 janvier 1876, insérée 2e 1876. R. 422. Doit être confectionnée par le sellier.
	Œillères	52	5 »	
	Passoires	53	2 »	
	Pinces à castration	54	40 »	
	Podomètre	55	20 »	

Numéros d'ordre par unité collective	DÉSIGNATION DES OBJETS	Numéros d'ordre par unité détaillée	Prix ministériels des objets neufs	DOCUMENTS QUI ONT PRESCRIT OU AUTORISÉ L'ACHAT — OBSERVATIONS
		56	9 »	
	Infirmerie vétérinaire (Nombre) (*Suite*)	57	3 »	
	Poids (la série) . en cuivre	58	15 »	
	Poids (la série) . en fonte	59	20 »	
	Pompes à irrigations	60	28 »	
	Pompes à douches modèle 1874	61	7 »	
	Pompes à douches id. 1881	62	0 50	
	Pots à saignée en fer-blanc	63	4 50	
	Pots divers de pharmacie	64	9 »	
	Rideaux pour fenêtres d'écurie	65	1 50	
	Rideaux pour portes id.	66	7 »	
	Rideaux à poulis roulantes	67	6 »	
	Sarreaux de vétérinaires	68	21 25	
	Seringues ordinaires	69	3 »	
	Seringues de Pravaz	70	1 50	Voir les Instructions complémentaires annexées au présent tableau.
	Scie	71	1 »	
9	Sébiles en bois	72	100 »	
	Spatules	73	1 50	
	Squelette de cheval	74	3 »	Voir plus loin Instructions spéciales relatives au matériel d'Hippiatrique.
	Serviettes essuie-mains	75	5 »	
	Soufflets de cheminée	76	2 »	
	Tamis à tambour			
	Thermomètre médical	77	5 »	Une note ministérielle du 22 déc. 1880. 2e S. R. 434 a porté de 2 à 5 fr. le prix du thermomètre dit radical.
	Tubes Rey	78	25 »	Prescrit par décision du 15 avril 1851, insérée 2e 1876-416.
	Tuyaux à douches en caoutchouc avec douilles en cuivre	79	300 »	
	Tares osseuses Auzoux	80	0 05	Voir plus loin Instructions spéciales relatives au matériel d'Hippiatrique.
	Livrets d'infirmerie vétérinaire pour les chevaux de réquisition	81	2.000 »	
		82		
	Voiture de pharmacie vétérinaire	83		Introduit dans la nomenclature par note du 6 juillet 1882. 2e S. R. 10. Provient du service des hôpitaux.
		84		
		85		
		86		
		87		
		88		
		89		
		90		
	Divers			

3° *Objets non compris dans la nomenclature* (L).

DÉSIGNATION DES OBJETS	PRIX	NOMBRE	DOCUMENTS QUI AUTORISENT L'ACHAT
	fr. c.		
Cache-tête ou masque	12 »	1	Dépêche du 11 déc. 1867 relative au 4e d'artillerie. Dépêche du 9 janv. 1864 relative au 18e chasseurs. } Recueil Charbonneau — 1879 —
Désencasteleur Jarrier	6 »	1	Circ. n° 350. M. du 2[illegible] fév. 1858, qui a prescrit l'essai dans chaque régiment de cavalerie et d'artillerie.
Pédiluve en cuir pour bains de pied	30 »	1	N'a plus sa raison d'être dans les quartiers pourvus d'une piscine.
Caveçon pour ferrer les chevaux méchants	8 75	1	Dépêche du 11 sept. 1867 et art. 18 du règlement du 9 avril 1848.
Toise	10 »	1	Dépêche du 11 sept. 1867 et nomenclature L.
Plates-longes	10 »		Une Note du 26 avril 1878 — 1re S. R. 218 — autorise les corps à s'en procurer une par jeu d'entraves, chez le maître sellier.
Cautères		6 à 8	Par dépêche M. du 11 avril 1857, les corps sont autorisés à les faire confectionner par les maréchaux.
Genouillères, bottines, muselières pour chevaux qui mordent.			Doivent, au besoin, être fournies par le sellier. (Recueil Charbonneau. 1879. P. 912).
Tondeuses	20 »	1	Voir à Tonte pour l'achat, le remplacement, les réparations et le graissage.
Cautère Bourguet.	60 »	1	Voir instruction spéciale.

4° *Instructions complémentaires de la nomenclature* (L).

Achat par certains corps et établissements d'une collection d'instruments utiles au service vétérinaire, d'après les notes des :

11 octobre 1882, 2e S. R. 311 — 9 juillet 1882, 2e S. R. 45 — 15 janvier 1883, 1er S. R. 7 — 30 juin 1883, 1er S. R. 846 — 27 décembre 1884, 2e S. R. 962.

Ces notes désignent les instruments dont il s'agit, leurs prix ministériels ; indiquent les corps qui doivent ou sont autorisés à les acheter, et se terminent par quelques dispositions administratives.

Les instruments et leur prix sont :

1° Un microscope avec ses accessoires, boîte d'instruments et réactifs . . . . 230 fr. »

2° Un aspirateur Potain dit à double effet, à grosse pompe, dit pour vétérinaires, comportant :

- 2 trocarts nos 8 et 11 . . . .
- 2 mandarins de même calibre . . . .
- 3 aiguilles nos 5, 6, 7 . . . .

} Prix. . . . . 58 fr. »

3° Une seringue de Pravaz. . . . . 21 fr. 25

4° Un écraseur de Chassaignac (17 centimètres de longueur, double). . . . . 51 fr. »

Les corps et établissements pour lesquels l'achat de ces instruments est prescrit sont :

N° cuirassiers (2e division de cavalerie) N° cuirassiers (6e division de cavalerie) N° dragons (9e brigade de cavalerie Les 19 régiments d'artillerie divisionnaires	Dépôts de remonte de	Caen Fontenay Tarbes Mâcon	Note du 9 juillet 1882 2e S. R. 45

Les corps et établissements autorisés à acheter lesdits instruments sont :

20e dragons 24e dragons 6e hussards Ecole de guerre Ecole de cavalerie École d'artillerie et du génie	Dépôts de remonte de	Alençon Sampigny Agen Saint-Lô Saint-Jean-d'Angely Blidah Mostaganem Constantine	Note du 30 juin 1883 1er S. R. 846

10e et 11e cuirassiers 11e, 16e et 21e dragons 6e, 11e, 14e et 18e chasseurs	9e et 10e hussards 3e chasseurs d'Afrique Dépôt de remonte d'Angers	Note du 27 décembre 1884 2e S. R. 962

Dans chacun des corps et établissements ci-dessus, le vétérinaire chef de service sera chargé de la garde et de la conservation des instruments. Il en sera responsable.

Ces instruments devront être mis temporairement à la disposition des vétérinaires militaires des corps stationnés dans la même place, avec l'autorisation des chefs de corps ou d'établissements détenteurs. Il en sera donné reçu au vétérinaire chef de service dudit corps ou établissement (1).

Les corps ou établissements désignés pour l'achat feront la demande de ces instruments au Ministre (Bureau de la cavalerie et des remontes), qui leur fera expédier tout ou partie de la collection par la Pharmacie centrale et le Magasin central des hôpitaux militaires, comme cela a lieu pour les instruments de chirurgie et les cantines d'ambulance vétérinaire.

3° *Voiture de pharmacie vétérinaire.*

Cette voiture, qui provient du service des hôpitaux, a été introduite dans la nomenclature L sous le n° 81 de l'unité principale 9 et évaluée à 2.000 francs (6 juillet 1885, 2e S. R. 10).

Sur la proposition de la section technique de cavalerie (Commission d'hygiène hippique), le Ministre a décidé que son chargement serait composé conformément à la nomenclature annexée à la note du 14 février 1887, 1er S. R. 428, modifiée par celle du 5 octobre 1887, 2e S. R. 286, et que la cession en serait faite à charge de remboursement au service de santé.

Pour les détails, voir les notes ci-dessus indiquées.

1. Quoiqu'il n'en soit pas fait mention dans les notes ministérielles *ad hoc*, la même faveur pourrait être accordée aux vétérinaires stationnés hors de la place habitée par le vétérinaire détenteur des instruments, dans les limites de la région ou de la subdivision de région.

D. — Instruments de chirurgie vétérinaire.

1° — *Caisse d'instruments et trousse.*

Conformément à la Décision Ministérielle du 4 mai 1856, rappelée par la note du 19 avril 1857, 2e S. R. 437, tous les corps de troupes à cheval et établissements ont été pourvus de deux caisses d'instruments de chirurgie.

Par circulaires du 29 juillet 1873, insérée 2e 1876-440 et du 1er décembre 1874, insérée 2e 1876-442, le ministre, avant de pourvoir au remplacement des instruments perdus pendant la guerre de 1870, a, sur la proposition de la Commission d'hygiène hippique, adopté une nouvelle collection d'instruments dont la nomenclature est ci-annexée.

Lesdits instruments sont contenus dans une seule caisse au lieu de deux, comme précédemment.

Ils sont marqués des lettres V. M. gravées sur le manche ou les parties non tranchantes, ainsi que du millésime de l'année de réception.

Les corps sont chargés de l'entretien, des réparations et du remplacement des instruments (du repassage par conséquent).

L'opportunité du remplacement sera constatée par un procès-verbal dressé par le sous-intendant militaire et indiquant le nombre et la nature des instruments reconnus hors de service.

Ce procès-verbal sera transmis au Ministre (Bureau de la cavalerie et des remontes).

La nomenclature ci-annexée est destinée à servir de guide pour les demandes de remplacement qui pourront avoir lieu ultérieurement.

La caisse d'instruments de chirurgie vétérinaire, remise par le Conseil d'administration au vétérinaire chef de service, est placée dans le local de la pharmacie, sous la responsabilité de ce vétérinaire.

Elle est toujours conservée au dépôt de chaque régiment et le suit lors des changements de garnison. Mais en cas de mobilisation ou de fractionnement, les vétérinaires des escadrons mobilisés ou des détachements, sont autorisés à emporter, contre un reçu remis au vétérinaire chef de service, les instruments d'un usage journalier, établis en triple exemplaire, et qui peuvent être contenus dans la trousse faisant partie du matériel renfermé dans les cantines d'ambulance vétérinaire.

Ces instruments sont énumérés par la Note du 24 décembre 1887, 2e S. R. 1315 qui modifie celle du 1er décembre 1874 et consacre les Notes du 22 janvier 1883, 1er S. R. 49 et du 11 juillet 1886, 2e S. R. 107.

Ce sont :

Une flamme à deux lames ;
Un étui porte-nitrate ;
Un bistouri convexe ;
Une paire de ciseaux courbes ;

Un bistouri droit ;
Une rénette à grosse gorge ;
Une aiguille à séton en trois pièces ;
Une rénette à petite gorge ;
Une sonde en S en deux pièces ;
Une sonde cannelée à spatule ;
Une pince à dents de souris ;
Une feuille de sauge double ;
Une feuille de sauge à droite ;
Trois aiguilles à suture ;
Deux sondes en plomb ;
Un quarteron d'épingles ;
Fil à suture (Ces deux derniers objets sont à fournir par le corps).

e Régiment de

Exécution de la circulaire du 29 juillet 1873

Les objets qui figurent dans l'ancienne nomenclature et qui ne sont plus dans la nouvelle ne seront pas remplacés.

ÉTAT faisant connaître la nomenclature des instruments de chirurgie qui doivent être contenus dans la boîte réglementaire et qui existent (au Corps ou fraction de Corps).

NUMÉROS DE LA CLASSIFICATION			DÉSIGNATION des OBJETS QUE DOIT POSSÉDER CHAQUE CORPS	NOMBRE			OBSERVATIONS
ANCIENNE		NOUVELLE		Réglementaire	Existant	Manquants	Indiquer s'il y a des objets en excédent
Petite caisse	Grande caisse						
»	19	1	Rénette cintrée à droite, dite rénette anglaise	1			
1	»	2	Feuilles de sauge à droite	3			
2	»	3	Feuilles de sauge à gauche	3			
3	»	4	Feuilles de sauge doubles	3			
16	»	5	Rénettes à clou de rue	3			
15		6	Rénette à Javart (Rénette simple modifiée)	3			
27	»	7	Erignes ordinaires	2			
28	»	8	Erignes Javart, plates	1			
35	»	9	Trocart d'essai	1			
36	»	10	Trocart de Thoilier, long. à anneaux	1			
19	»	11	Aiguilles à seton, en trois pièces	3			
23	»	12	Sondes en S	1			
32	»	13	Pinces à anneau	2			
8	»	14	Paires de ciseaux courbés sur le plat	3			
9	»	15, 16	Paires de ciseaux droits	3			
»	13	17	Entérotone	1			
14	»	18	Lancettes	2			
22	»	19	Sondes cannelées à spatule	3			
7	»	20	Bistouris convexes	3			
4	»	21	Bistouris droits	3			
20	»	22	Aiguille à bourdonnets	2			
5	»	23	Bistouri boutonné	1			
38	»	24	Trépan	1			
21	»	25	Aiguilles à sutures de différentes grandeurs	10			
31	»	26	Pinces à griffe ou dents de rouris	3			

NUMÉROS DE LA CLASSIFICATION			DÉSIGNATION des OBJETS QUE DOIT POSSÉDER CHAQUE CORPS	NOMBRE			OBSERVATIONS — Indiquer s'il y a des objets en excédent
ANCIENNE		NOUVELLE		Régimentaire	Existant	Manquants	
Petite caisse	Grande caisse						
13	»	27	Flamme à 2 lames	3 (1)			1. Primitivement il n'y avait que deux jeux de flammes à 2 lames. Une note du 22 janvier 1883 — 1re S. R. 49 — en a ajouté un troisième que les corps ont dû demander directement au ministre (Bureau des remontes contre remboursement, 5 fr. 70) et que les vétérinaires des escadrons mobilisés ou des détachements peuvent emporter avec la trousse des cantines d'ambulance.
»	12	28	Couteaux à autopsie	2			
»	»	29	Seringue en corne et sa canule	1			
»	22	30	Seringue en étain petite	1			
»	11	31	Scie d'autopsie à dos mobile	1			
»	15	32	Trousse de scalpels	1			
»	2	33	Rogne-queue	1			
»	»	34	Hennotome	1			
»	3	35	Brûle-queue	1			
»	5	36	Spéculum ozis (pas-d'âne)	1			
»	1	37	Tubes provisoires à trachéotomie	2			
»	10	38	Rabot odontriteur	1			
26	»	39	Sondes en plomb	4			
»	»	»	Caisse en chêne à coins de cuivre, poignées, serrure et tourets	»			

Certifié conforme :

Les Membres du Conseil d'administration,

Fait en triple expédition

à

Vu et vérifié :

Le Sous-Intendant Militaire,

Le Vétérinaire en 1er, chef de service

2° *Cautère Bourguet.*

Notes des 23 avril 1886, 1er S. R. 506 et 21 février 1887, 1er S. R. 255. -- Instruction du 30 juillet 1886, 2e S. R.

Le Ministre, sur la proposition de la section technique de cavalerie (Commission d'hygiène hippique) a prescrit l'adoption, pour les infirmeries vétérinaires, du cautère Bourguet.

L'instrument sera expédié à chaque corps ou établissement au prix de 60 francs, remboursables sur les fonds de la masse d'entretien du harnachement et ferrage.

Les demandes de remplacement de certaines pièces usées ou détériorées doivent être adressées au Ministre (Bureau des remontes).

Le prix de ces pièces est fixé ainsi qu'il suit :

Tenailles légères	3 fr. »	Curettes	0 fr. 90
Aiguilles en acier	0 fr. 25 (20 fr. le cent).	Écrans	20 fr. »
Mèches à recalibrer	0 fr. 90	Étuis à aiguilles	0 fr. 15 (10 fr. le cent).
Porte-chaleur	0 fr. 90		

L'opportunité du remplacement sera constatée par un procès-verbal dressé par le sous-intendant militaire et indiquant le nombre et la nature des objets reconnus hors de service. Le remplacement est effectué par le magasin central des hôpitaux.

Le cautère Bourguet, son maniement et la pratique de la cautérisation à l'aide de cet instrument sont décrits en ces termes par l'Instruction ministérielle qui a suivi son adoption :

Le cautère est formé de deux branches articulées. L'une d'elles se termine, en avant, par une petite pièce mobile présentant une ouverture dans laquelle on fixe l'aiguille à cautérisation au moyen d'une vis de pression latérale. Dans son milieu cette branche offre une vis à molette servant au réglage de la longueur de pénétration des pointes.

L'autre branche présente dans sa moitié antérieure et articulée au-dessous d'elle, une pièce allongée qu'on nomme coulisse à ressort ou glissière, sur laquelle, à son tour, se fixe à charnière un appendice faisant fonction d'écrou.

La coulisse a pour fonction principale de maintenir par la pression de son ressort, le porte-chaleur, petit cône de métal creux, dans l'intérieur duquel vient se loger et se chauffer la moitié inférieure de l'aiguille.

L'écran est rabattu en arrière, lorsqu'il s'agit de mettre en place ou de faire sortir le porte-chaleur.

La partie principale du cautère est accompagnée d'aiguilles, dont l'extrémité cautérisante peut être atténuée au gré de l'opérateur ; de trois porte-chaleur ; d'une tenaille légère, qui sert à transporter le porte-chaleur chauffé ; d'une curette servant à débarrasser son canal des corps étrangers qui auraient pu s'y introduire pendant le chauffage ; d'une mèche à recalibrer qui, adaptée à un vilebrequin, sert à enlever la croûte d'oxyde qui se forme intérieurement par un chauffage prolongé.

Pour le chauffage des porte-chaleur il est avantageux de se servir de charbon de bois, qui encrasse et use moins que la houille.

On les maintient près de la surface du foyer au moyen de tiges de fer effilées à l'une de leurs extrémités que l'on engage, de un à deux centimètres dans leur grande ouverture.

Une fois chauffés au rouge blanc, les porte-chaleur doivent être rapidement décrassés avant d'être présentés à l'opérateur. Celui-ci ne doit pratiquer les piqûres qu'autant que l'aiguille est suffisamment chaude.

La profondeur de pénétration des pointes varie selon les cas. Quand on fait de l'ignipuncture simple, on règle d'emblée l'aiguille à la longueur de pénétration voulue. Mais si l'on doit revenir plusieurs fois dans chaque ouverture, les piqûres initiales doivent traverser simplement la peau. Quant aux piqûres subséquentes, elles varient nécessairement avec le but que l'on poursuit ou l'effet plus ou moins intense que l'on veut produire.

Si l'on doit répéter les passages, il vaut mieux éviter de trop rapprocher les piqûres.

L'aiguille doit être enfoncée rapidement dans les tissus, en évitant toutefois de marteler. Elle doit être retirée immédiatement.

Lorsqu'une pointe n'a pu être employée dans les trois secondes qui suivent sa sortie, il faut la laisser remonter dans le porte-chaleur jusqu'à ce qu'elle ait de nouveau acquis la température voulue.

Une pointe au degré de température favorable donne toujours lieu au dégagement d'un petit nuage de fumée au moment de son introduction dans une piqûre précédemment faite. Si, au moment de la retirer, elle colle à la peau, en la soulevant autour d'elle, c'est qu'elle n'est pas suffisamment chaude.

Après chaque pénétration de la pointe dans les tissus, il faut laisser remonter l'aiguille dans le porte-chaleur et lui donner le temps de reprendre une température suffisante avant de l'employer de nouveau.

Le porte-chaleur refroidi est rapporté au feu dans un petit gobelet muni d'une anse.

Lorsque, pendant l'opération, une aiguille vient à se courber, il suffit généralement, pour la redresser, d'appuyer sa pointe contre un corps résistant et de tirer légèrement à soi ou de pousser en sens inverse, selon la direction de la coudure.

Il faut plonger les porte-chaleur dans l'eau, dès que l'opération est terminée. Si on les laissait refroidir lentement, la croûte formée dans l'intérieur du canal durcirait et serait plus difficile à détacher.

Il n'est pas nécessaire de revenir un grand nombre de fois dans les mêmes ouvertures pour obtenir une intensité d'effets suffisante.

Un ou deux passages constituent la véritable règle. Le nombre un convient quand le but proposé est une ponction multiple avec cautérisation superficielle; le nombre deux appartient à une cautérisation profonde véritable; quant aux nombres trois et suivants, ils rentrent dans la catégorie des exceptions.

En tout cas l'on ne doit jamais repasser dans une piqûre qui a abouti dans l'intérieur d'une synoviale.

Pour repasser on suit les mêmes règles que pour exécuter les piqûres initiales, avec cette différence cependant, que le coup de cautère ne doit être donné qu'après avoir au préalable introduit doucement la pointe de l'aiguille à 2 ou 3 millimètres de profondeur dans l'intérieur de la peau.

E. — Cantines d'ambulance vétérinaire.

Deux modèles sont actuellement en usage.

1° *Modèle* 1874.

Toutes les dispositions relatives à ce modèle de cantines ont été arrêtées par les documents suivants ; elles sont résumées ci-dessous :

Circulaire du 1er décembre 1874, insérée 2e R. 1876, 442, relative à l'adoption ; — dépêches (M) des 25 avril 1856, 26 décembre 1876, 14 février 1877 relatives au remplacement des paires du modèle 1856 par des cantines simples :

N. M. du 4 avril 1878, 1er S. R. 187. — N. M. du 22 janvier 1883, 1er S. R. 49. — N. M. du 11 juillet 1886, 2e S. R. 107.

Résumé des instructions. — Les cantines du nouveau modèle sont en bois de sapin peint en vert et portant l'inscription *Pharmacie Vétérinaire* au lieu d'être en cuir comme celles du modèle 1856. La forme du couvercle est bombée pour faciliter l'écoulement des eaux pluviales. Au lieu de faire paire comme celles du modèle 1856, les cantines sont simples, de façon à pouvoir voyager seules, et chacune doit contenir le matériel complet de la nomenclature ci-contre.

Les corps peuvent, dans la mesure de leurs ressources, remédier aux imperfections de détail, comme au remplacement des bouchons à l'émeri par des bouchons de liège, au tamponnement des objets fragiles à l'aide d'étoupes, etc. Ils sont chargés de l'entretien, des réparations et du remplacement des objets réformés détruits ou perdus.

Dans la cavalerie, comme dans l'artillerie et le train, les cantines sont transportées sur des voitures et placées de telle sorte qu'on puisse facilement les ouvrir à chaque instant, selon les besoins.

Le bât de cantine est supprimé.

Quant au nombre de cantines par subdivision d'arme il est, sauf ce que pourrait nécessiter la mobilisation, de 2 par régiment de cavalerie ; les corps d'artillerie et du train pourront en recevoir un nombre proportionné à celui des détachements.

Les vases et les flacons ne sont pas étiquetés d'une façon permanente, ce soin est laissé aux vétérinaires, qui peuvent varier le contenu selon les circonstances.

Les cantines expédiées directement à des corps mobilisés ou en campagne, qui n'ont pas de pharmacie, sont garnies, avant le départ, des médicaments indiqués dans la nomenclature ci-jointe.

Lorsque le régiment est réuni en entier dans la même garnison, les cantines sont placées sous la responsabilité du vétérinaire chef de service, dans le local de la pharmacie ; ces cantines sont garnies des médicaments et objets de pansement nécessaires, et prêtes à être chargées ; elles marchent toujours avec les escadrons, batteries ou compagnies mobilisés, ou détachés. Dans ce dernier cas, elles sont toujours sous la responsabilité du vétérinaire chargé du service des détachements, qui en donne reçu en les prenant en charge.

Lorsque les corps de troupes à cheval changent de garnison ils emportent leurs cantines.

La trousse contenue dans chaque cantine et que les vétérinaires des escadrons mobilisés et des détachements sont autorisés à emporter doit être garnie des instruments ci-après :

1° Trois feuilles de sauge (une à droite, une à gauche, et une double) ;

2° Deux rénettes (une à clou-de-rue, une javart) ;

3° Une aiguille à seton (en 3 pièces) ;

4° Deux paires de ciseaux (courbes et droits) ;

5° Deux bistouris (un droit et un convexe) ;

6° Une sonde cannelée ;

7° Une pince à dents de souris ;

8° Une flamme à deux lames (22 janvier 1883, 1er S. R. 49) ;

9° Un étui porte-nitrate (11 juillet 1866, 2e S. R. 107).

Plus trois aiguilles à sutures de formes et dimensions variées et une sonde en plomb.

Les corps et établissements doivent adresser au ministre (Bureau des remontes) les demandes de cantines d'ambulance et d'objets qu'elles contiennent, soit que ces demandes aient pour but une première acquisition, ou le remplacement d'objets perdus ou réformés.

RÉGIMENT DE (corps ou fraction)

(Circulaire du 1er décembre 1874)

ÉTAT faisant connaître la nomenclature des objets que doivent contenir les cantines d'ambulance vétérinaire et qui existent dans le corps.

NUMÉRO d'ordre	DÉSIGNATION DES OBJETS QUE DOIT CONTENIR CHAQUE CANTINE	MÉDICAMENTS QUE DOIVENT CONTENIR LES VASES ET FLACONS	NOMBRE ET QUANTITÉ			OBSERVATIONS
			Réglementaire	Existant	Manquant	
1	Flacon en verre bouché à l'émeri, de 250 gr.	Ether sulfurique.	1			Puisés dans la pharmacie du corps. Cette nomenclature n'est pas rigoureuse et peut être modifiée par les vétérinaires chefs de service, selon que, dans leur pratique, ils donnent la préférence à un autre médicament remplissant le même but thérapeutique.
2	d°	Acide phénique.	1			
3	d°	Perchlorure de fer.	1			
4	Flacon en verre bouché en liège, de 250 gr.	Liqueur de Villate.	1			
5	d°	Sous-acétate de plomb liquide.	1			
6	d°	Teinture d'opium.	1			
7	Flacon en verre bouché en liège, de 15 gr.	Azotate d'argent.	1			
8	Flacon en fer blanc de. . . . . . . 500 gr.	Glycérine	1			
9	d° de. . . . . . . 1.000 gr.	Huile volatile de térébenthine.	1			
10	Boîte en fer blanc de. . . . . . . 100 gr.	Sulfate de cuivre.	1			
11	d° de. . . . . 500 gr.	Goudron	1			
12	d° de. . . . . . 1.000 gr.	Onguent visicatoire.	1			
13	Trousse en cuir. La trousse contenue dans chaque cantine doit être garnie de ses instruments (Voir plus haut)		1			
14	Mesures pour liquides.		1			
15	Seringue en étain pour lavements.		1			
16	Seringues pour injections en étain		1			
17	Spatules en bois.		2			
18	Pompes à douches (nouveau modèle).		1			
19	Eponges.		2			
20	Fil.		50 gr.			Doivent être pris dans la pharmacie du corps.
21	Ruban de fil.		300 gr.			
22	Toile de coton.		5 m.			
23	Etoupes.		3 k.			
»	Cantines.		2			

Fait en triple expédition, à *le* *18* .

Certifié conforme : Le Vétérinaire chef de service,

Les Membres du Conseil d'administration,

Vu et vérifié :

Le Sous-Intendant Militaire,

2° *Modèle* 1887.

Par note du 24 décembre 1887, 2e S. R. 1315, le Ministre, à la suite d'expériences et, d'après l'avis de la section technique de cavalerie (Commission d'hygiène hippique) a adopté un nouveau modèle de cantine vétérinaire.

Cette cantine est en bois peint en vert et porte l'inscription : *Cantine d'ambulance vétérinaire, modèle* 1887. Son contenu est déterminé par la nomenclature ci-annexée.

Les cantines du modèle 1874 seront maintenues en service et ne seront remplacées dans les corps qu'au fur et à mesure des besoins et dans les conditions prévues par N. du 19 avril 1857, insérée 2e 1876, 437.

Quant aux objets qui figuraient dans l'ancienne cantine et qui n'ont pas été compris dans la nouvelle, ils ne seront pas remplacés lors de leur réforme.

Les conditions prévues par la note sus-rappelée du 19 avril 1857, insérée 2e R. 1876, 437, pour le remplacement des cantines anciennes par les nouvelles sont les suivantes :

La dépense du remplacement doit être imputée à la masse d'entretien du harnachement et ferrage de chaque corps.

Aussitôt après la réception des cantines, chaque corps destinataire adressera au Ministre (Bureau de la cavalerie et des remontes) un récépissé de versement au Trésor de la somme égale à celle qui aura été payée au fabricant par le comptable de la pharmacie centrale, lequel récépissé servira à opérer l'annulation de la dépense supportée momentanément par le service des hôpitaux.

Les corps seront chargés de l'entretien, des réparations et du remplacement de tout ou partie des cantines.

L'opportunité du remplacement sera constatée par un procès-verbal dressé par le sous-intendant militaire et indiquant le nombre et la nature des instruments reconnus hors de service.

Ce procès-verbal sera transmis au Ministre (Bureau de la cavalerie et des remontes).

Nota. — Les instructions générales relatives aux cantines du modèle 1874 demeurent applicables aux cantines du modèle 1887.

Nomenclature des objets et médicaments que doit contenir la cantine d'ambulance vétérinaire (modèle 1887).

NUMÉROS D'ORDRE dans la cantine	DÉSIGNATION DES OBJETS	CONTENANCE des récipients	CLASSIFICATION DES MATIÈRES			OBSERVATIONS
			Numéro d'ordre par unité collective	Numéro par unité détaillée	DÉNOMINATION	
	COMPARTIMENT SUPÉRIEUR					
1	Pot en terre vernissé (A).......	$0^{k},500$ gr.	»	»	Onguent vésicatoire (D)...	
2	Id. (A).......	id	70	»	Vaseline (B)...........	
3	Flacon en verre bouché à l'émeri (A).	id.	16	»	Acide phénique (B).......	
4	Id. en liège (A).	id.	18	1	Alcool à 95° (B).........	
5	Id. à l'émeri (A).	$0^{k},125$ gr.	22	2	Ammoniaque liquide (B)....	
6	Id. en liège (A).	id.	20	2	Alcoolé d'extrait d'opium (B).	
7	Id. id. (A).	id.	20	13	Facultatif (B)..........	
8	4 flacons de sinapisme Savary (C). .	»	»	»	»	
9	Flacon en verre (A)..........	$0^{k},015$ gr.	29	1	Nitrate d'argent fondu (B)...	
10	Gamelle à pansement en bois (A). .	»	»	»	»	
11	6 bouchons de rechange assortis (A).	»	»	»	»	
12	Seringue à injection (A).......	$0^{l},1$ déc.	»	»	»	
13	Ruban de fil (B)..........	»	»	»	»	200 grammes.
14	Spatule en bois (A)..........	»	»	»	»	
15	Corde tord-nez (B)..........	»	»	»	»	Selon les besoins.
16	Ficelle à fouet (B)..........	»	»	»	»	id.
17	Savon blanc (B)............	»	64	7	»	100 grammes.
18	Serviette de toile (B)........	»	143	2	»	
19	Toiles pour bandes roulées (B)...	»	301	1	»	2 mètres.
20	Trousse garnie (A).........	»	»	»	Composition de la trousse (E).	
21	Flacon en verre bouché en liège (A).	$0^{l},250$	58	1	Acétate de plomb cristallisé (B)	
22	Id. (A).	id.	33	»	Facultatif (B)..........	
23	Id. (A).	id.	9	25	Huile empyreumatique (B). .	
24	Id. (A).	id.	43	5	Perchlorure de fer (B).....	
25	Id. (A).	id.	»	»	Liqueur de Villate (B).....	
26	Id. (A).	id.	»	»	Poudre de Knopp (B).....	
27	Papier bulle à enveloppe (B).....	»	93	3	»	Selon les besoins.
28	Étoupes (B)...............	»	99	1	»	Pour combler les vides.
	COMPARTIMENT INFÉRIEUR					
29	Seringue pour lavements en étain (A)	$1^{l},150$	»	»	»	
30	Pompe à douches, système Letestu (A). (Dernier modèle.)........	»	»	»	»	
31	Éprouvette graduée (A)........	»	»	»	»	
32	Étoupes (B)...............	»	»	»	»	Pour combler les vides.

A. — A fournir par le magasin central des hôpitaux.
B. — A prélever sur les approvisionnements du corps.
C. — A acheter directement chez l'inventeur.
D. — Médicament composé préparé par le vétérinaire.
E. — Une flamme à deux lames. — Un étui porte-nitrate. — Un bistouri convexe. — Une paire de ciseaux courbes. — Un bistouri droit. — Une rénette à grosse gorge. — Une aiguille à séton en trois pièces. — Une rénette à petite gorge. — Une sonde en S en deux pièces. — Une sonde cannelée à spatule. — Une pince à dents de souris. — Une feuille de sauge double. — Une feuille de sauge à droite. — Trois aiguilles à suture. — 2 sondes en plomb. — 1 quarteron d'épingles. — Fil à suture. (Ces deux derniers objets sont à fournir par le corps.)

Les anciennes trousses sont utilisées en disposant les instruments dans l'ordre suivant ; e commençant par le côté du portefeuille :

Feuille de sauge à droite ;

Feuille de sauge double ;

Flamme à deux lames ;

Etui porte-nitrate (à cet effet on réunira en une seule les deux petites gaines dont l'un était occupée par la sonde cannelée) ;

Rénette à grosse gorge ;

Aiguille à séton en 3 pièces ;

Rénette à petite gorge ;

Sonde cannelée à spatule ;

Sonde en S en deux pièces (nouvel instrument) ;

Bistouri droit ;

Bistouri convexe ;

Ciseaux courbes ;

Pince à dents de souris ;

Dans le portefeuille : les aiguilles à suture, les sondes en plomb, les épingles et le fil

F. — Bibliothèque vétérinaire. — Matériel d'hippiatrique. — Matériel à emporter ou à laisser en garnison.

1° *Bibliothèque vétérinaire* (1).

Les bibliothèques vétérinaires se composent d'un certain nombre d'ouvrages spéciaux et de publications périodiques, dont l'achat par les corps et établissements est prescrit ou autorisé. Ces ouvrages sont généralement conservés à la pharmacie vétérinaire, par les soins et sous la responsabilité du chef de service.

Lors des changements de garnison, ils sont — 1er avril 1865, T. 11 P. 36, ainsi que toutes les instructions relatives au service, laissés par les corps à la garde du génie.

Par Note du 2 mai 1882, 1er S. R. 263, les corps et établissements sont autorisés à faire relier ces ouvrages au compte de la masse d'entretien du harnachement et ferrage, et aux prix maximum ci-contre :

2 fr. 50 pour un in-4° ;
1 fr. 50 pour un in-8° ;
0 fr. 90 pour un in-12 et au-dessous.

Les principaux ouvrages des bibliothèques vétérinaires sont :

Recueil de médecine vétérinaire. — Abonnement prescrit par Note du 29 novembre 1853 ; T. V. 853 et note du 12 février 1875.

Cours d'hippologie Vallon. — Achat prescrit par Notes des 11 juin et 10 décembre 1863.

Nouveau Dictionnaire pratique de médecine, de chirurgie et d'hygiène vétérinaires, par Bouley et Reynal. — Achat autorisé par Décision du 11 mars 1864, T. X. 829, et Note du 17 février 1881, 1er S. R. 71.

Connaissance du cheval (Gayot). — Achat autorisé pour les établissements de remonte et l'école de cavalerie seulement. Prix, 15 fr. ; 18 septembre 1863. T. X. 510.

Hygiène des animaux domestiques (Sanson). — Achat autorisé pour les corps de cavalerie et établissements de remonte (Dépêche (M) du 14 juin 1870). Prix, 4 fr.

Mémoires de la Commission d'hygiène hippique. — Envoyés chaque année à tous les corps de troupes à cheval par le Ministre contre remboursement par la masse d'entretien du harnachement et ferrage.

Journal des haras. — Les dépôts de remonte seuls sont autorisés à s'y abandonner. Prix, 30 fr. (Circulaire du 18 mars 1871).

1. Lors des changements de garnison, les vétérinaires ont droit au transport de leur bibliothèque personnelle sur les voitures de bagages ou par les convois militaires jusqu'à concurrence de :
Pour les vétérinaires (aujourd'hui principaux et en premier) 60 kilogs.
Pour les aides-vétérinaires (aujourd'hui vétérinaire en deuxième et aides) 40 kilogs.
Les colis doivent être remis au capitaine d'habillement qui les joint à son matériel.
(Paragraphe 8 du chap. XI du Tarif du 30 novembre 1855, T. 6. 797).

Revue des haras de l'agriculture, etc. — (Dépêche du 4 février 1875). Les commandants de circonscription et de dépôt de remonte sont autorisés à s'abonner à ce journal. Prix, 3 fr.

Journal la France chevaline. — Les commandants de circonscription et de dépôts de remonte sont autorisés à s'y abonner. Prix, 33 fr., à Paris, et 36 dans les départements (Dépêche du 26 mars 1878).

Leçons de pathologie comparée, par M. Bouley (1re série). — (Circulaire du 14 mai 1882.) Achat prescrit à tous les corps à cheval, écoles militaires, et établissements de remonte.

Traité des désinfectants et de la désinfection, du docteur Vallin. — Achat prescrit à tous les corps à cheval et établissements de remonte. Prix, 9 fr. 25. (Note du 9 juillet 1883, 2e S. R. 91.)

Traité pratique de maréchalerie, de M. Goyau, vétérinaire principal en retraite. — Achat autorisé pour les corps à cheval, écoles militaires et établissements de remonte s'ils le jugent utile). Prix, 10 fr. (20 juillet 1883, 2e S. S. 95.)

Iconographie fourragère, MM. Naudin et Gourdon. — (30 juillet 1883 2e S. R. 138). Achat prescrit aux corps de troupes à cheval, écoles et établissements de remonte. Prix, 85 fr.

Fièvre typhoïde chez le cheval et l'homme, par le vétérinaire en premier Servolle. — (30 juillet 1883 2e S. R. P. 258.) Achat prescrit à tous les corps à cheval, écoles et établissements de remonte.

Leçons de pathologie comparée (2e série), Bouley (21 mars 1885. 1er S. R. P. 483). — Achat prescrit aux corps de troupes à cheval, écoles militaires et établissements de remonte. Prix, 6 fr. 16. Port compris.

Dictionnaire d'Urtrel d'Arboval, corrigé et augmenté par Zundel.

Amélioration de l'espèce chevaline par des accouplements raisonnés. (M. Alassonnière). — Achat prescrit aux établissements de remonte (15 janvier 1886, 1er S. R. 28), chez MM. Baudoin et Cie.

Nouveau formulaire vétérinaire, de MM. Bouchardat et Vignardou. — Achat autorisé pour les corps à cheval, écoles militaires et établissements de remonte au prix de 2 fr. 65 dans Paris et 2 fr. 90 hors Paris (30 juillet et 14 décembre 1886, 2e S. R. 347 et 1054). Editeur Alcan, 108, boulevard Saint-Germain. Paris.

Manuel des vices redhibitoires des animaux domestiques, par M. Emile Le Pelletier. — Achat prescrit aux dépôts de remonte (30 mai 1888, 1° S. R. 617), Prix net, 2 fr. 50 chez Mazard et fils, 26, place Dauphine. Port en sus.

2° *Matériel d'hippiatrique.*

Circulaire du 11 juin 1874, insérée 2° S. R. 1876, 418. Avant la campagne de 1870, les garnisons occupées par les corps de troupes à cheval devaient posséder un certain nombre d'appareils classiques, de l'invention du docteur Auzoux, savoir :

1° Un cheval complet de 1 m. 30, se décomposant en 97 pièces du prix de 4.050 fr., ou un cheval incomplet (modèle réduit) de 19 pièces, du prix de 2.000 fr. ;

2° Une collection de onze mâchoires indiquant l'âge de trois à douze ans ;

2° Une collection de tares (trois jambes, dont une montrant les tares osseuses recouvertes par la peau ; la deuxième montrant les tares sous la peau, la troisième les tares molles) ;

4° Un pied de cheval (anatomie complète).

Par suite des événements de guerre, un assez grand nombre de ces appareils ont disparu ou ont été fortement endommagés.

Sur l'avis de la Commission d'hygiène hippique, le ministre a adopté ce qui suit :

1° Il ne sera pas délivré de nouveaux chevaux, soit complets, soit incomplets, ni de collection de mâchoires de l'invention du docteur Auzoux ; ces appareils ou collections seront réservés pour les écoles et pour les dépôts de remonte, mais ils seront conservés jusqu'à nouvel ordre dans les garnisons où ils se trouvent actuellement.

2° Les appareils du docteur Auzoux, maintenus pour l'enseignement et le cours d'hippologie des officiers, sous-officiers et maréchaux ferrants, sont les suivants :

Une collection de tares, composée de trois jambes et un pied de cheval (anatomie complète) ;

En outre, des squelettes de cheval naturels et des collections de mâchoires seront établis par les vétérinaires des corps, ainsi que cela était prescrit par les dispositions de la circulaire du 28 mars 1825.

Chaque école d'artillerie et dépôt de remonte conservera à demeure une collection de tares et un pied de cheval, qui feront partie du matériel régimentaire et l'accompagneront dans chaque changement de garnison.

En ce qui concerne les squelettes et les mâchoires naturels, le ministre a arrêté les dispositions suivantes :

Chaque régiment à cheval, quelle que soit l'arme, aura un squelette faisant partie du matériel de la caserne et restant dans la garnison ; dans le cas où la garnison serait composée de plusieurs régiments, il devra y avoir un squelette pour chacun d'eux.

Chaque corps de troupes à cheval aura également une collection de mâchoires naturelles, indiquant l'âge du cheval depuis au moins quatre ans jusqu'à dix-huit ans, chaque âge représenté par les incisives supérieures et inférieures.

Cette collection devra comprendre en outre, une série de dents divisées transversalement et longitudinalement, afin de permettre la démonstration de la disposition des cornets dentaires externes et internes, ainsi que les différentes formes que l'usure donne à la table dentaire aux diverses périodes de la vie du cheval.

Les collections de mâchoires étant très transportables, seront la propriété des corps et les suivront dans les différents changements qu'ils sont appelés à effectuer.

Les allocations à accorder sur les fonds de la masse du harnachement et ferrage aux vétérinaires, pour le prompt établissement de ces objets d'instruction dans les corps qui n'en sont pas pourvus, seront fixées, savoir :

A 100 fr. pour chaque squelette monté sur plateau et verni, et à 2 fr. 50 pour chaque paire de mâchoires également montée.

Dans le cas où, pour l'établissement d'un squelette, on serait dans la nécessité d'acheter les os, cette dépense ne devra jamais dépasser la moitié du prix de vente des animaux livrés à l'équarrisseur.

3° *Matériel à emporter ou à laisser en cas de changement de garnison.* (1er décembre 1874, insérée 2e S. R. 1876, 442.)

Lors des changements de garnison, les corps de troupes à cheval emportent les gros instruments de chirurgie vétérinaire (boîte d'instruments), les objets de pansement et de contention, tels que entraves, plate-longes, licols de force, et fumigatoires ; cache-tête, colliers à chapelets, appareils à sinapismes, pompes à douches, cautères (Le Bourguet par conséquent) etc.

Ils ne laissent dans les garnisons que ce qui est pharmacie et accessoires, médicaments et vases destinés à les contenir ou à les préparer, balances, mesures, mortiers, moulins à moutarde, bassines, chaudières, etc.

(1er avril 1865. T. 11. 36.) — Les ouvrages de la bibliothèque vétérinaire et toutes les instructions relatives au service sont laissés.

(11 juin 1874 insérée 2e 1876, 418.) — Le matériel d'hippiatrique est laissé, sauf les collections de mâchoires naturelles, et, pour chaque école d'artillerie et dépôt de remonte, une collection de tares Auzoux et un pied de cheval Auzoux.

(Circulaire du 1er décembre 1874 insérée 2e 1876, 442.) — Tout le matériel laissé est détaillé dans un état en double expédition, dont l'une est conservée par le vétérinaire chef de service, portant reçu de l'agent du génie préposé à la garde du matériel ; l'autre, remise à cet agent, sert au régiment (nouvel occupant) de moyen de contrôle et de vérification ; il y inscrit ses observations, s'il y a lieu, et son reçu de prise en charge (modèle 21).

CHAPITRE IX

MARÉCHALERIE.

A. — Direction générale. — Rôle du vétérinaire, du chef d'escadrons, du capitaine commandant.

Art. 71, cav.; 85, artill. 23. D. 76. — Le vétérinaire en premier a la direction de l'atelier de maréchalerie. Il est responsable envers le colonel de l'aptitude et de l'instruction pratique des maréchaux, de la confection et de l'application de la ferrure, mais il n'est pas responsable de son entretien. Il ne doit apporter aucune modification à la ferrure réglementaire, hors le cas où il juge qu'une ferrure spéciale est nécessaire. Il vérifie les dimensions des fers, fait briser ceux qui sont mal confectionnés et ceux qui n'ont pas les dimensions voulues.

Le vétérinaire en premier fait ou fait faire par un des vétérinaires, un cours aux maréchaux sur tout ce qui se rapporte à la ferrure, à l'application de certains pansements, ainsi qu'aux soins à donner aux pieds malades ou défectueux. Il exige que le maréchal des logis premier maître et les brigadiers maîtres maréchaux perfectionnent les aides et forment les élèves ; il veille à ce qu'ils soient tous pourvus des outils que l'Etat ne fournit pas, et à ce que ces outils soient bien entretenus.

Il exerce les maréchaux au fonctionnement de la forge de campagne. Il donne son avis sur les propositions relatives au personnel des maréchaux. Il rend compte, par la voie du rapport, des dégradations survenues à l'installation des forges régimentaires.

Note du 30 juin 1883, 1er S. R. 846. — Il passe une revue hebdomadaire des chevaux ferrés pendant la semaine, afin de s'assurer de la bonne exécution de la ferrure dont il est responsable.

Chaque abonnataire tient sous sa direction un carnet spécial indiquant le numéro de l'escadron, batterie ou compagnie, le numéro matricule et le nom du cheval, l'état des pieds, les ferrures pathologiques appliquées ainsi que les motifs de cette application.

Art. 26, cav.; 30, artill. — Le chef d'escadrons de semaine est spécialement chargé de la surveillance de la maréchalerie comme de l'infirmerie vétérinaires.

Il reçoit du vétérinaire en premier tous les rapports qui ont trait à la santé des chevaux.

Art. 94, cav.; 107, artill. — Pour le ferrage, les repas des chevaux et les soins à leur donner, le capitaine commandant se conforme aux prescriptions du présent règlement.

Il veille à ce que l'approvisionnement des fers de rechange de l'escadron soit toujours au complet.

Art. 365, cav.; 390, artill. — Les pieds du cheval doivent être l'objet d'une attention soutenue.

Ils doivent toujours être tenus très proprement; et si, par exception, on les graisse, ils doivent être lavés fréquemment (Une Note du 28 février 1887, 1er S. R. 264 prescrit aux corps à cheval d'avoir deux espèces d'onguent de pied dont une pour les besoins usuels des escadrons et à leur disposition. — Voir *Pharmacie*).

En envoyant un cheval à la forge, le capitaine commandant appelle, quand il y a lieu, l'attention du vétérinaire en premier sur les remarques que lui a suggérées l'examen du pied du cheval depuis la dernière ferrure.

Si le capitaine commandant trouve un cheval mal ferré, il le présente au chef d'escadrons, qui, après examen, soumet la question, s'il le juge à propos, au colonel.

Dans l'intervalle d'un ferrage à l'autre, l'officier de peloton doit s'assurer qu'aucun symptôme morbide ne se produit dans les pieds ; que la fourchette ne s'atrophie pas ; qu'aucun commencement de déformation ne se manifeste, etc.

Les sabots dérobés, cerclés ou fendillés, doivent être graissés avec de l'onguent de pied.

Pendant l'hiver, si les chevaux travaillent au manège ou sur le sol doux des carrières, le capitaine commandant peut les faire déferrer, afin de reposer les pieds que la ferrure ou les marches sur les routes auraient fatigués.

23 janvier 1884, 1er S. R. 124. — La ferrure, dans les bataillons d'artillerie de forteresse, sera assurée, si c'est possible, par un abonnataire pris dans un corps de la garnison ; à défaut, par un maréchal civil avec lequel, s'il est nécessaire, sera passé un marché au mieux des intérêts de l'Etat.

B. — **Ferrure dans l'infanterie.**

Art. 255. S. I. — Les chevaux fournis à titre gratuit sont ferrés par les maréchaux de l'un des corps de troupes à cheval de la garnison, désigné par le commandant d'armes, et, à défaut par un maréchal ferrant civil avec lequel le Conseil d'administration passe un marché.

La ferrure des chevaux des officiers montés à titre onéreux est toujours comprise dans ce marché, qui n'est pourtant pas obligatoire pour ces officiers.

Les maréchaux sont payés directement par les officiers propriétaires.

Art. 261. S. I. — L'aide maréchal ferrant doit être capable de faire les réparations qui ont un caractère d'urgence, telles que remettre des clous, remplacer en route un fer perdu, etc...

Il assiste à tous les pansages, visite les pieds des chevaux et exécute les réparations nécessaires.

Il accompagne les chevaux du régiment envoyés chez le maréchal ferrant ; il seconde ce dernier dans l'exécution de son travail. L'aide maréchal ferrant fait partie de la section hors rang ; mais en temps de paix, il compte parmi les conducteurs des équipages régimentaires, et outre ses fonctions spéciales, fait le même service qu'eux.

Les outils et la sacoche du maréchal ferrant lui sont fournis par la masse d'entretien du harnachement et ferrage.

Art. 372. S. I. — Les pieds du cheval doivent être l'objet d'une attention soutenue. Ils doivent être toujours tenus très proprement; et si par exception on les graisse, ils doivent être lavés très fréquemment.

En envoyant son cheval à la forge l'officier qui en est détenteur appelle, quand il y a lieu, l'attention du vétérinaire sur les remarques que lui a suggérées l'examen du pied du cheval depuis la dernière ferrure.

Les sabots dérobés, cerclés ou fendillés, doivent être graissés avec de l'onguent de pied.

C. — Personnel de la maréchalerie.

1° *Composition.*

(Loi du 13 mars 1875, 1er S. R. 287 et 20 décembre 1878, 2e S. R. 433.)

DÉSIGNATION DES CORPS	AIDES MARÉCHAUX FERRANTS	BRIGADIERS MAITRES MARÉCHAUX ET MARÉCHAL DES LOGIS PREMIER MAITRE	OBSERVATIONS
Régiments de cavalerie de France, (cuirassiers, dragons, chasseurs, hussards) 5 escadrons.	2 par escadron 10 par régiment	1 par escadron, 5 dans le régiment dont 1 maréchal des logis, premier maître et chef d'atelier.	
Régiments de chasseurs d'Afrique (5 escadrons).	2 par escadron 10 par régiment	1 par escadron, 5 par régiment dont 1 premier maître.	
Régiment de spahis (6 escadrons).	3 par escadron 18 par régiment	1 par escadron, 6 par régiment dont 1 maréchal des logis premier maître.	
Compagnies de cavaliers de remonte	3	1 maréchal des logis premier maître.	
Régiments d'artillerie.	1 par batterie	1 par batterie dont 1 maréchal des logis premier maître par régiment.	
Régiments de pontonniers.	2 par régiment	1 brigadier maître par régiment.	
Compagnies du train d'artillerie.	1 par compagnie	1 brigadier par compagnie.	
Régiments du génie formés de sapeurs-mineurs et de sapeurs-conducteurs.	2 par compagnie de sapeurs-conducteurs	1 brigadier par compagnie de sapeurs-conducteurs.	
Escadrons du train des équipages (3 compagnies par escadron).	2 par compagnie	1 brigadier par compagnie	
Régiments d'infanterie.	1 par régiment		Créé par décision du 20 déc. 1878 2e S. R. 433. Dans les garnisons mixtes, il doit faire son apprentissage chez le maître maréchal abonnataire, et dans les garnisons ou l'infanterie est seule, chez le maréchal civil. Son apprentissage cesse dès qu'il est reconnu suffisamment instruit ; mais pour s'entretenir, il accompagne tous les chevaux envoyés à la forge et prête la main à leur ferrure. Il est pourvu par le corps des outils de maréchal et d'une sacoche. (Voir matériel et art. 261 infanterie.)

En outre des effectifs ci-dessus, chaque unité — *excepté le régiment d'infanterie*, — pourvue d'un ou deux aides comporte un élève maréchal ferrant au moins (art. 222, cav. ; 243, artill.)

2° *Recrutement. — Subordination. — Avancement. — Avantages. — Brevet.*

Les élèves-maréchaux ferrants sont pris chaque année parmi les hommes de recrue jugés aptes à cet emploi et l'ayant exercé avant leur incorporation.

Afin d'en faciliter le recrutement, le Ministre a décidé :

6 mai 1886, 1er S. S. 1088. — Que les jeunes gens susceptibles d'être utilisés comme tels pourront désormais s'engager pour un corps en garnison dans la subdivision de région où ils ont leur domicile. Ils devront se présenter au chef de corps qui, après les avoir fait examiner à ce point de vue spécial, leur délivrera, à l'appui de son consentement, un certificat constatant leur aptitude professionnelle. Les engagements de cette nature pourront être reçus chaque année jusqu'à concurrence de 5 par régiment de cavalerie, d'artillerie et du génie ; de 1 par régiment d'infanterie et par bataillon de chasseurs.

En vertu de l'article 35 de la loi du 13 mars 1875, 1er S. R. 301, le Ministre est autorisé à conserver sous les drapeaux, en qualité de commissionnés, au delà de la limite d'âge fixée par l'article 51 de la loi du 27 juillet 1872 :

Dans les corps de troupes à cheval :

Les premiers maîtres et les maîtres maréchaux ferrants.

En cas d'inconduite de la part du commissionné, le Ministre peut, sur l'avis d'un conseil de discipline, suspendre les effets de la commission.

Art. 222, cav. ; 248, artill. — Les nominations aux emplois de maîtres et de premiers maîtres maréchaux, ainsi que la désignation des aides et des élèves sont faites par le colonel, sur la proposition du capitaine commandant et l'avis du vétérinaire en premier.

Les maréchaux ferrants sont, pour leur service spécial et leur instruction professionnelle, sous les ordres des vétérinaires, du maréchal des logis premier maître et des brigadiers maîtres maréchaux.

Les maréchaux ferrants et les maîtres maréchaux sont soumis aux mêmes règles et aux mêmes devoirs que les militaires des escadrons ; ils sont exempts de corvées. Le colonel fixe les exercices auxquels ils doivent prendre part et les revues auxquelles ils doivent assister, de manière qu'ils conservent l'habitude du cheval, tout en assurant le service spécial qui leur incombe.

Une réglementation spéciale détermine les conditions à remplir pour prétendre aux emplois de maîtres maréchaux.

Cette réglementation est fixée par l'arrêté du 8 mars 1885, 1er S. R. 461, ainsi conçu :

Art. 1er. A partir du 1er janvier 1886, l'emploi de brigadier maître maréchal ferrant sera attribué aux aides-maréchaux remplissant les conditions voulues par la loi pour obtenir le grade de brigadier, et possédant les connaissances professionnelles nécessaires pour occuper cet emploi.

A partir de la même date, nul ne pourra être nommé à l'emploi de maréchal des logis premier maître maréchal ferrant s'il n'est brigadier maître maréchal ferrant breveté et s'il ne remplit pas les conditions voulues par la loi pour obtenir le grade de maréchal des logis.

Art. 2. Le brevet de maître maréchal ferrant s'obtient à la suite d'examens et d'épreuves professionnelles subis aux chefs-lieux des ressorts vétérinaires (A Béziers pour le 8e ressort : 13e 15e et 16e corps d'armée. Décision du 23 janvier 1885, 1er S. R. 121).

Le programme des examens et des épreuves professionnelles est annexé au présent arrêté.

Art. 3. Les brigadiers maréchaux ferrants rengagés pour deux ans au moins sont seuls admis à subir les épreuves pour l'obtention du brevet.

Art. 4. Les aides-maréchaux ferrants titulaires reçoivent du maître maréchal abonnataire un salaire dont la quotité est fixée par les règlements ; ils peuvent, comme les autres militaires, être nommés à la première classe dans leur escadron, batterie ou compagnie.

Art. 5. Les brigadiers maîtres maréchaux ferrants sont autorisés à vivre à la cantine et jouissent de la permission permanente de 10 heures. Ils sont, de plus, dispensés de tous les détails du service intérieur susceptibles de nuire à l'accomplissement de leurs devoirs professionnels (31 mars 1887, 1er S. R. 229).

Art. 6. Dans tous les corps de troupes à cheval, les cantines sont attribuées de préférence aux femmes des maîtres maréchaux mariés (Maréchal des logis ou brigadier).

Art. 7. Les brigadiers maîtres maréchaux ferrants peuvent, lorsque leur femme n'est pas pourvue d'une cantine, être autorisés à loger en ville. Cette autorisation, toujours révocable, est accordée par le chef de corps.

Art. 8. Tous les ans un certain nombre d'ouvriers maréchaux ferrants sont envoyés à l'école d'application de cavalerie pour y recevoir une instruction professionnelle spéciale.

Ils y forment une division d'élèves maréchaux ferrants.

Art. 9. Les élèves maréchaux ferrants sont désignés (1) chaque année par les inspecteurs généraux, à raison d'un par brigade de cavalerie ou d'artillerie, et d'un par quatre escadrons du train des équipages militaires et par deux compagnies de cavaliers de remonte. Ils sont choisis parmi les ouvriers maréchaux ferrants qui, sachant lire et écrire, sont jugés susceptibles de profiter de l'instruction professionnelle donnée à l'école de maréchalerie de Saumur. Ceux de ces maréchaux ferrants qui auront moins de 18 mois de service actif à faire ne pourront être désignés qu'autant qu'ils contracteront ou promettront de contracter un rengagement dans les conditions déterminées par la loi du 27 juillet 1872 et le décret du 30 novembre de la même année.

Il peut être également désigné chaque année un élève maréchal sur l'ensemble des régiments du génie.

Art. 10. Les cours de l'école de maréchalerie durent onze mois ; ils commencent le 1er octobre.

Les régiments de cavalerie et d'artillerie d'une même brigade, alternent chaque année pour la désignation de l'élève maréchal à envoyer à Saumur.

Les régiments de chasseurs d'Afrique, de spahis, ainsi que les compagnies de cavaliers d

1. Leur désignation peut se faire indifféremment à l'inspection générale ou à la revue trimestrielle de juillet. Les noms des militaires doivent, en tous cas, être parvenus au Ministre avant le 1er août terme de rigueur (23 fév. 1886, 1er S. R. 190).

remonte portant un numéro impair envoient leur élève maréchal à Saumur le 1er octobre de chaque année à millésime impair et les autres envoient le leur le 1er octobre de chaque année à millésime pair.

Les escadrons du train des équipages militaires envoient chacun leur élève maréchal dans l'ordre établi par les instructions spéciales pour l'inspection générale de l'arme.

Il en est de même des régiments du génie.

Art. 11. L'instruction professionnelle des élèves maréchaux est confiée, sous la direction du vétérinaire principal, au vétérinaire en premier de l'école ayant sous ses ordres :

1 Adjudant, chef d'atelier ;

4 Maréchaux des logis, sous-chefs d'atelier ;

3 Brigadiers, moniteurs de maréchalerie.

Le chef et les sous-chefs d'atelier, ainsi que les moniteurs, sont chargés de la ferrure des chevaux de l'école.

Ils reçoivent, à cet effet, sur les fonds de la masse d'entretien du harnachement et ferrage, une indemnité de travail fixée comme ci-après, par journée de présence :

Adjudant, chef d'atelier.	1,20
Maréchaux des logis, sous-chefs d'atelier.	0,75
Brigadiers, moniteurs de maréchalerie.	0,50

Art. 12. Pendant leur séjour à Saumur les élèves maréchaux reçoivent également une prime de travail de 25 centimes par jour, prélevée sur les fonds du matériel de l'école de cavalerie.

Tout ou partie de cette prime peut être affecté à l'amélioration de leur ordinaire.

Art. 13. Les élèves maréchaux subissent des examens devant un jury composé comme ci-après :

Le commandant en deuxième de l'école de cavalerie, président.

Le vétérinaire principal
Un capitaine instructeur d'équitation
Le vétérinaire en premier, professeur de maréchalerie } Membres.

Art. 14. Il est fait mention sur les états de service de chaque élève maréchal du numéro de classement et de la note d'ensemble obtenus aux examens de sortie.

Art. 15. L'expulsion de l'école de maréchalerie peut, sur l'avis du conseil d'instruction, être prononcée par le commandant de l'école d'application de cavalerie à l'égard de tout élève maréchal :

1° Pour une faute grave contre la discipline ou pour inconduite habituelle ;

2° Pour inaptitude à poursuivre son cours.

Il doit toujours être rendu compte au Ministre des expulsions ordonnées pour l'un ou pour l'autre de ces deux motifs.

Art. 16. A l'exception de la giberne, les élèves maréchaux ferrants emportent à Saumur tous leurs effets d'habillement, de grand et de petit équipement.

Ils n'emportent pas le sabre (*Erratum* à l'arrêté du 8 mars 1885, 1er S. R. 548).

3° *Instruction des élèves maréchaux ferrants à l'école de cavalerie* (Note ministérielle du 5 août 1887, 2e S. R. 95 modifiant l'article 15 du règlement du 24 juin 1885).

Pendant la durée du cours, chaque élève reçoit :

1° Des notes de forge. . . . . ayant pour coefficient. 4
2° Des notes de ferrure ordinaire. . . . . — 3
3° Des notes de ferrure anglaise. . . . . — 2
4° Des notes de ferrure pathologique . . . . — 2
5° Des notes d'interrogations. . . . . — 2
6° Une note d'ensemble donnée à la fin de l'année scolaire, comprenant :

La conduite. . . . . coefficient. 2
L'assiduité. . . . . — 2
L'aptitude physique. — 2
L'aptitude intellectuelle. . . . . — 2

Pour toutes ces notes, les élèves sont cotés de 0 à 20.

Le jury, pour les examens de sortie, est composée de :

Le commandant en second de l'école, président.
Le vétérinaire principal
Un capitaine instructeur d'équitation
Le vétérinaire en premier, professeur
} Membres.

Les épreuves sont celles déterminées par le manuel de maréchalerie.

Les élèves sont cotés de 0 à 20. Les coefficients sont :

Pour l'examen oral. 2
Pour la forge. 4
Pour la ferrure ordinaire. 3
Pour la ferrure anglaise. 2
Pour la ferrure pathologique. 2

Comme pour tous les élèves de l'école, le classement est obtenu par la somme de chacune de ces notes multipliées par les divers coefficients, ajoutée à la somme des moyennes de l'année et à la cote d'ensemble.

Le nombre de points exigé pour l'admission est fixé à la moitié du maximum plus un.

Le classement est établi sur un procès-verbal conforme au modèle n° 1 annexé au présent règlement.

Une expédition en est adressée au Ministre.

PROGRAMME DES EXAMENS POUR L'OBTENTION DU BREVET DE MAITRE MARÉCHAL
(Manuel de maréchalerie ministériel du 12 décembre 1875).

1° *Examen oral.*

1. Notions élémentaires sur l'extérieur du cheval.
2. Notions élémentaires du pied : propriétés et défauts de la boîte cornée.
3. Maréchalerie: forges, matériaux et instruments.
4. Ferrure réglementaire : ferrure ordinaire, ferrure à glace.
5. Manuel de la ferrure, forger le fer, parer le pied, attacher le fer. Moyens de contention.
6. Ferrures exceptionnelles: vices d'aplomb, pieds défectueux, pieds malades.
7. Ferrures étrangères.
8. Ferrure du mulet.
9. Premiers soins à donner aux chevaux malades.

2° *Exercices pratiques.*

FORGE.

1° Forger quatre fers réglementaires pour un cheval désigné.
2° Forger deux fers pour un défaut d'aplomb, pour pieds défectueux ou malades.

FERRAGE.

1° Ferrer un cheval des quatre pieds.
2° Ferrer un cheval atteint de vice d'aplomb, de défectuosité ou de maladie.
3° Ferrer deux pieds à l'anglaise.

Le brevet est imprimé sur parchemin du format du livret individuel, de manière à pouvoir y être intercalé.

La mention de son obtention est reproduite sur l'Etat des services du titulaire.

(12 décembre 1875 et 25 février 1880, 1er S. R. 66.)

D. — Matériel de la maréchalerie.

1° Matériel fourni par l'Etat.

L'Etat (service du génie) fournit gratuitement, et entretient : (art. 49, règlement du 30 juin 1856, T. 7. 227).

Les bigornes, du poids de 50 kilogs environ, à raison d'une par feu ;

Les enclumes, du poids de 75 à 80 kilogs, à raison d'une par feu ;

Les étaux, à raison d'un pour deux feux et deux pour trois feux ;

Les billots, pour le percement des fers, un par feu ;

Les portemanteaux a chevilles, pour suspendre les effets des ouvriers ;

Les tablettes ou casiers, pour les fers préparés ;

Les anneaux d'attache, dans les hangars au ferrage.

Les corps reçoivent directement du Ministre (Bureau des remontes) :

Des calibres, à raison de un par abonnataire (27 avril 1870, T. 13. 61 et 4 août 1876, 2e S. R. 50.)

Les modèles-types, une collection par régiment (27 avril 1870, T. 13, 61).

Le Manuel de maréchalerie, un exemplaire par ouvrier (12 décembre 1875, 2e S. S. 1278).

Une forge de campagne.

(14 septembre 1871, 2e S. R. 352 et 2e 1876, 449. — Dépêche M. du 9 novembre 1871.

Tous les régiments de cavalerie, ceux stationnés en Algérie exceptés, doivent être pourvus d'une forge de campagne (modèle Parrot), fournie à titre gratuit par le service de l'artillerie, et de harnais d'attelage fournis également par le service de l'artillerie ; mais à charge de remboursement sur les fonds de le masse d'entretien du harnachement et ferrage. L'entretien de la forge et des harnais est à la charge des mêmes fonds ; mais pour ces derniers, en dehors de l'abonnement (28 août 1882, 2e S. R. 101).

La forge et les harnais doivent suivre le régiment dans tous ses mouvements et changements de garnison. Il ne doit jamais en être fait usage en temps de paix (27 octobre 1874, 2e S. R. 486).

14 janvier 1872, 1er S. R. 19. Chaque forge du modèle Parrot doit être munie des accessoires ci-après :

Un seau, du modèle français, fourni par le service de l'artillerie.

Une chaîne d'enrayage — —

Une pelle à feu.	2 fr. 25	Acheté sur les fonds de la masse d'entretien du harnachement et ferrage.
Un tisonnier.	2 fr. 25	
Un tisonnier crochu.	2 fr. 25	

2° *Matériel fourni par les corps.*

Les corps pourvoient directement les maréchaux ferrants abonnataires des jeux de marques nécessaires au marquage des chevaux, à raison d'un jeu par escadron, batterie ou compagnie du train, par école militaire, et dépôt de remonte (Dépêche M. du 23 juillet 1846, n° 7426) ; par régiment d'infanterie (28 février 1883, 1er S. R. 218) ; par bataillon d'artillerie de forteresse (8 avril 1884, 1er S. R. 433) ; par compagnie de gendarmerie pour les chevaux que les officiers détiennent de l'Etat à titre gratuit (22 octobre 1875, insérée 2e 1876 459).

Les frais de remplacement des jeux de marques seront supportés par la masse d'entretien du harnachement et ferrage lorsque ce remplacement sera nécessité par l'usure résultant du service. Ils seront à la charge des abonnataires ou de la masse individuelle selon le cas, lorsque l'usage proviendra de maladresse ou de négligence (12 avril 1882, 1er S. R. 165 ; 3 juillet 1883, 2e S. R. 8 ; 22 août 1883, 2e S. R. 152).

(Art. 261, Infant. et D. du 20 décembre 1878, 2e S. R. 433.)

Les régiments d'infanterie pourvoient l'aide-maréchal ferrant des outils nécessaires et d'une sacoche simple (Modèle du 19 août 1853. T. 5. 728). La collection d'outils à renfermer dans la sacoche se compose de :

Un boutoir ; un brochoir ; un rogne-pied ; un râpe ; une paire de tricoises ; un repoussoir ; un botillon de clous à ferrer ; 6 fers.

Le prix total de la sacoche et des outils ne doit pas dépasser 32 fr. et le poids 6 kilogs 900.

3° *Matériel à la charge des abonnataires.*

Modèle unique d'abonnement pour l'entretien de la ferrure dans les corps à cheval (8 octobre 1877, 2e S. R. 197, 11 juin et 3 juillet 1883, 1er et 2e S. R. 849 et 8).

Art. 12. — Les maréchaux ferrants sont tenus de se pouvoir, à leurs frais, du charbon, du fer, des outils ou ustensiles nécessaires à l'exercice, y compris les sacoches (qui sont du prix de 20 fr. (19 août 1853. T. 5. 728) et à l'exception seulement des objets que le département de la guerre doit fournir en nature ou par location, en vertu de l'art. 49 du règlement du 30 juin 1856 sur le service du casernement.

L'énumération des outils et ustensiles dont il s'agit se trouve dans le *Manuel de maréchalerie ministériel*, au chap. *Aménagement d'une forge de garnison.*

Conformément au règlement du 11 juin 1883, 1er S. R. 849, art. 16 et 68, dans les régiments d'artillerie et les escadrons du train des équipages, les maréchaux ferrants doivent, en outre, être munis à leurs frais, pour chacun des aides qui leur sont donnés en cas de mobilisation, d'une collection d'outils de ferrage, comprenant : un boutoir ; une mailloche, un cogne-pied, une râpe, un repoussoir, une paire de tricoises. Pour les aides montés, cette collection devra être renfermée dans une sacoche double en cuir.

Ces outils sont conservés dans les magasins du harnachement de réserve.

E. — Ferrure réglementaire.

La ferrure à froid, qui avait été adoptée comme ferrure ordinaire par circulaire du 30 juillet 1845, ne doit être pratiquée qu'exceptionnellement, pour mettre les maréchaux ferrants en état de la bien pratiquer en campagne en cas de nécessité (22 mars 1854, insérée 2e 1876, 446).

La ferrure à chaud est adoptée pour les chevaux et mulets de l'armée française en paix.

Les fers doivent avoir dans chaque arme des dimensions maxima que l'on contrôle au moyen d'un calibre. On peut rester en deça, mais on ne doit jamais les dépasser. Ces dimensions sont fixées par des tableaux ministériels insérés ci-dessous. La ferrure doit être renouvelée tous les 30 jours ; l'emploi des vieux fers non reforgés est interdit (27 avril 1870, 1er S. R. 171 et 2e 1876, 447).

Les règles de l'art de ferrer et l'enseignement à donner sur ce point aux maréchaux sont fixés par le *Manuel de maréchalerie* rédigé par la Commission d'hygiène hippique et approuvé par le Ministre en date du 12 décembre 1875.

Par décision ministérielle du 4 août 1876, 2e S. R. 454, il avait été adopté, en ce qui concerne l'arme de la cavalerie, deux espèces de ferrure, savoir :

1° Une ferrure dite d'été avec crampons fixes aux fers de derrière ;

2° Une ferrure dite d'hiver avec crampons fixes aux 4 fers et clous à glace.

Les notes des 30 mars et 16 juillet 1881, 1er et 2e S. R. 219 et 24 étaient venues compléter les dispositions de la Décision du 4 août 1876. Toutes ces dispositions ont été rapportées par la Décision ministérielle du 7 novembre 1885, 2e S. R. 1111 et les notes des 6 mai 1886, 1er S. R. 527, et du 25 décembre 1886, 1er S. 1887, R. 25, insérées ci-dessous, qui ont décidé l'adoption, pour tous les chevaux et mulets de l'armée, du clou à glace Lepinte à l'exclusion de tout autre système de ferrure à glace, et prescrit qu'à l'avenir tous les fers seraient fabriqués sans crampons fixes.

Ferrure à glace. — Clou Lepinte. — Le Ministre a décidé, sur la proposition de la Commission d'hygiène hippique et du Comité de cavalerie, qu'un clou présenté par M. Lepinte, vétérinaire en deuxième au 13e d'artillerie, serait adopté à l'exclusion de tout autre système pour la ferrure à glace de tous les chevaux et mulets de l'armée.

L'application du nouveau système résultant de l'emploi du clou Lepinte aura lieu suivant les indications de l'instruction ci-annexée.

Les corps recevront, d'ailleurs, plusieurs spécimens du clou adopté. A l'avenir les fers seront fabriqués sans crampons fixes, on utilisera, tels qu'ils sont, les fers des approvisionnements actuels (7 novembre 1885, 2e S. R. 1111 ; 6 mai 1886, 1er S. R. 527 ; 25 décembre 1886, 1er S. 1887, R. 25).

La disposition de la Décision ministérielle du 4 août 1876 2e S. R. 454 qui fixait la date approximative du commencement de la ferrure à glace et celle de sa cessation chaque année, est et demeure maintenue ; conséquemment les fers appliqués sous les pieds des chevaux et ceux de l'approvisionnement courant devront avoir leurs 4 étampures d'attente pour le clou à glace, du 15 novembre au 15 février. Toutefois, faculté est laissée aux chefs de corps d'avancer ces époques ou de les reculer suivant les régions, les localités et les conditions climatériques.

7 novembre 1885, 2e S. R. 1112. *Instruction pour l'exécution d'un nouveau système de ferrure à glace.* — Le clou à glace Lepinte s'applique sur les ferrures ordinaires ; il suffit, en forgeant le fer, de pratiquer à maigre quatre étampures droites normales (jamais obliques), deux en mamelles entre les deux premières étampures et deux en éponges, à deux centimètres de l'extrémité du fer. Pour les chevaux de selle, on ne placera que très exceptionnellement les deux clous à glace en mamelles ; pour les chevaux de trait, les quatre clous à glace seront habituellement employés. — Les étampures peuvent être pratiquées, ou bien avec le poinçon à contre-percer, qui est employé habituellement à la forge et dont les formes sont exactement celles du collet du clou, ou bien encore avec l'étampe. Dans ce dernier cas, l'étampe doit faire la moitié de l'étampure environ ; l'autre moitié, ainsi que l'ajustage, sont faits avec le poinçon.

Si au moment d'ajuster le fer, les manœuvres exécutées pour donner la tournure déformaient les étampures d'attente, il suffirait de repasser le poinçon : cette opération devrait être faite aux autres étampures, qui pourront au besoin recevoir le clou à glace. Les contre-perçures doivent être très à maigre et bien débouchées.

Confection du clou. — La tête est à section carrée, et doit être suffisamment distante de la partie du collet qui doit se loger dans l'étampure, afin de ne pas gêner sa pénétration ; elle ne doit jamais servir d'épaulement. Le collet est droit ; il a la forme d'un coin régulièrement aplati d'un côté à l'autre. Il est plus long que l'étampure destinée à le recevoir, pour pouvoir s'enchasser de plus en plus profondément en coinçant, sans jamais permettre à la tête d'appuyer sur le fer. C'est là une des principales conditions de solidité. Le collet se raccorde progressivement et insensiblement avec la lame.

La lame, cintrée d'avance suivant une courbe déterminée, est munie d'une affilure aplatie, tranchante et tout à fait en biseau, qui permet au clou de sortir sans entamer la corne. Elle est courte, afin qu'on ne soit jamais obligé de la couper avant de la river, épaisse pour permettre l'adhérence intime avec le fer sur lequel elle est rabattue, et pour éviter les blessures qu'occasionne le redressement assez fréquent des lames minces.

Le clou est en fer ; toutefois, il est loisible aux chefs de corps de faire aciérer la tête du clou, s'ils le jugent utile, pour en augmenter la résistance.

Les numéros et les dimensions du clou Lepinte, par subdivision d'arme, sont les suivants:

TABLEAU définitif, adopté par note du 25 décembre 1886, 1er S. 1887 R. 25.

			N° 0	N° 1	N° 2	N° 3
			Pour fers usés dans toutes les subdivisions d'armes	Cavalerie légère et infanterie (chevaux arabes et français, mulets de bât)	Cavalerie de ligne, état-major, artillerie et génie-selle. Infanterie-trait ; mulets de trait	Cavalerie de réserve ; artillerie et génie-trait. Train des équipages
DIMENSIONS EN MILLIMÈTRES	Tête	Hauteur	6	10	10	10
		Largeur	13 1/2	14	14 1 2	15
	Collet	Longueur	10	14	17	20
		Largeur à l'origine près de la tête	8	9	0	11
		Épaisseur à l'origine près de la tête	5	6	7	8
		Largeur à la terminaison avec la lame	4	4	4	4
		Épaisseur à la terminaison avec la lame	2	2	2	2
	Lame	Longueur	12	14	16	18
		Largeur à l'origine près du collet	4	4	4	4
		Épaisseur à l'origine près du collet	2	2	2	2
		Largeur à la terminaison	4	4	4	4
		Épaisseur à la terminaison	En biseau tranchant	En biseau tranchant	En biseau tranchant	En biseau tranchant

Manuel opératoire. — Le fer du système Lepinte se confectionne, s'ajuste, se débouche et s'attache comme le fer ordinaire.

Manière de brocher. — Le cavalier, après avoir engagé la tête du clou dans l'étampure, en tenant la tête inclinée vers le dehors du pied, frappe à petits coups sur celle-ci, avec un fer de rechange, la hachette, un marteau, une pierre, etc., jusqu'à ce que le clou soit logé dans l'étampure ; aussitôt, on voit sortir entre la paroi et le fer, la pointe du clou, qui se replie d'elle-même sur la rive extérieure.

Manière de river. — Ce temps peut être accompli avec les tricoises et le marteau, ou bien sans le concours de ces deux instruments.

Dans le premier cas, on saisit la lame avec les tricoises en exerçant sur elle, par un mouvement de levier, une traction de bas en haut ; puis on la coude à angle droit le plus possible, en frappant à petits coups de marteau sur la tête du clou, et, en tenant en même temps le mors des tricoises appliqué, pour porter coup sur la lame, à l'endroit où elle se replie sur le bord du fer ; cette lame est ensuite simplement rabattue sur la rive du fer.

Dans le cas où on fait usage des fers de rechange, de pierres, etc., l'un de ces objets, tenu par une main, sert de marteau pour frapper sur la tête du clou, pendant que le second, tenu avec l'autre main, est appliqué pour porter coup sur la lame et la faire couder, à l'endroit où elle se replie contre le fer et la corne ; la lame est ensuite rabattue sur le bord du fer.

Les clous des éponges étant reconnus les plus utiles, ils doivent être posés les premiers, car, dans certaines circonstances, on peut ne pas avoir le temps de cramponner complètement.

Manière de retirer le clou. — Pour retirer le clou, le pied étant levé, il suffit d'ouvrir le rivet avec un rogne-pied, un poinçon, un couteau, un clou ordinaire, sur lesquels on frappe avec un fer de rechange ; une fois que la lame est redressée, on donne un petit coup sur la tête pour la diriger en dedans, et la placer dans la direction de la lame ; on frappe ensuite légèrement de bas en haut sur l'extrémité du clou, et la moindre traction exercée sur sa tête suffit pour le retirer.

25 décembre 1886, 1er S. R. 1887, 25. — Les clous à glace en mamelles ne seront jamais employés pour le cheval de selle des officiers d'infanterie et les deux étampures en éponges devront seules être pratiquées sur la ferrure de ces chevaux.

11 février 1887, 1er S. R. 198. — Le Ministre autorise les corps qui ne pourraient se procurer des clous Lepinte de bonne qualité en quantité suffisante, à faire usage des divers modèles de clous à glace du commerce, à la condition que ces clous seront toujours placés dans les étampures d'attente dont le percement est prescrit par la Décision ministérielle du 7 novembre 1885.

A la fin de la saison d'hiver, les corps feront connaître au Ministre, par la voir hiérarchique, les modèles des clous dont ils auront obtenu les meilleurs résultats, tant au point de vue de la solidité du cheval qu'à celui de la durée du clou, ainsi que le nombre et la place des étampures qui paraîtraient les plus propres à fixer le pied sur un sol glissant.

Ces renseignements, réunis par région, seront adressés au Ministre (2e direction, 2e bureau par les soins de MM. les généraux commandants les corps d'armée, qui feront connaître en même temps leur avis sur la question (1).

1. De nouvelles expériences ont été ordonnées pendant l'hiver de 1887-1888 sur la valeur de différents systèmes de ferrure à glace.

F. — Administration de la maréchalerie.

1° *Modèle unique d'abonnement pour l'entretien de la ferrure dans tous les corps à cheval.* (Décision ministérielle du 8 octobre 1877, 2e S. R. 197. — Note du 3 juillet 1883, 2e S. R. 8. — Règlement du 11 juin 1883, 1er S. R. 849).

e corps d'armée Format 0 m. 36 sur 0 m. 23.

e RÉGIMENT DE ou

e ESCADRON DU TRAIN OU DES ÉQUIPAGES.

Abonnement pour l'entretien de la ferrure des chevaux de troupe et des chevaux d'officiers appartenant à l'État, en station et en marche.

Cejourd'hui.

Les membres du Conseil d'administration et les sieurs. . . . . maréchaux ferrants sont convenus de passer le présent abonnement pour. . . . . , ans à dater du. . . . . jusqu'au. . . . . aux clauses et conditions déterminées par les articles suivants :

Article 1er. Les sieurs . . . . s'engagent à ferrer ou à faire ferrer à leur compte les chevaux des officiers appartenant à l'Etat, ceux des officiers du service d'état-major et des autres officiers, n'appartenant pas à des corps de troupe dans les cas prévus par le règlement du 3 juillet 1855 (Art. 7).

(*Les frais de médicaments et de ferrage des chevaux fournis par l'Etat à titre gratuit, aux officiers de toutes armes, sont supportés, comme ceux des chevaux de troupe par la masse d'entretien du harnachement et ferrage*); les chevaux et mulets de troupe comptant à l'effectif du corps.

Art. 2. Ils s'engagent à fournir des fers d'une forme particulière pour les chevaux auxquels il sera reconnu nécessaire d'en adapter.

Art. 3. Les maréchaux se soumettent aux obligations suivantes :

1° Maintenir les dimensions d'épaisseur et de longueur dans les limites fixées par la circulaire du 27 avril 1870, 1er S. R. 171 et par la note du 5 juin 1882, 1er S. R. 298). — Voir le tableau à ferrure réglementaire.

Ces dimensions seront contrôlées au moyen d'un calibre dont chaque maréchal ferrant abonnataire sera toujours pourvu.

Conformément à la D. du 7 novembre 1885, les fers de devant et de derrière seront forgés sans crampons fixes, mais avec des étampures d'attente pour recevoir les clous à glace.

2° Renouveler complètement la ferrure de chaque cheval ou mulet tous les trente jours, sans qu'on puisse exiger d'eux qu'ils ferrent toujours les quatre pieds à la fois, mais toujours les deux de devant ou les deux de derrière.

3° S'abstenir de faire servir les vieux fers sans les avoir forgés de nouveau.

4° Être pourvus de l'approvisionnement d'une ferrure complète par cheval, en fers ajustés et numérotés (27 avril 1870).

5° En hiver, c'est-à-dire environ du 15 novembre au 15 février plus tôt ou plus tard, selon que le chef de corps ou de détachement le jugera nécessaire, fournir des fers disposés pour la ferrure à glace et des clous à glace (1).

6° Appliquer la ferrure à chaud ou à froid suivant les besoins prévus par la circulaire du 22 mars 1854 (applicable seulement à la cavalerie).

7° Poinçonner et numéroter les fers.

8° Les frais de marquage du sabot sont à la charge des maréchaux ferrants; quant aux frais de remplacement des jeux de marques, ils seront supportés par la masse d'entretien du harnachement et ferrage, lorsque ce remplacement sera nécessité par l'usure résultant du service; ils resteront à la charge de l'abonnement des maréchaux ou de la masse individuelle selon le cas, lorsque l'usure proviendra de maladresse ou de négligence (3 juillet 1883, 2e S. R. 8.)

Art. 4. Les maréchaux ferrants sont tenus de payer à leurs aides une rétribution mensuelle dont la quotité sera réglée par le Conseil d'administration, d'après l'avis du vétérinaire en premier et dans les limites maxima fixées par le tarif ci-dessous.

Tarif des primes aux ouvriers (3 juillet 1886, 2e S. R. 3.)

Les maréchaux ferrants sont classés comme ouvriers de deuxième catégorie, et ont droit, suivant qu'ils sont de première ou de deuxième classe à la prime maxima suivante :

0 fr. 035 ou 0 fr. 025 par heure de jour ;

0 fr. 055 ou 0 fr. 04 par heure de nuit.

Toute heure commencée est due en entier.

Dans le décompte, toute fraction de centime est comptée comme un centime.

Est considéré comme travail de nuit, tout travail effectué de 6 heures du soir au réveil.

Art. 5. L'entretien de la ferrure des chevaux de l'Etat-major, du peloton hors rang et des escadrons, batteries, compagnies ou portion de corps qui, accidentellement n'auraient pas de maréchal ferrant, sera confié au maréchal des logis premier maître.

Art. 6. La ferrure des chevaux venus d'autres corps est à la charge des maréchaux ferrants à partir du jour où ces chevaux se mettent en route pour rejoindre le corps, et celle des chevaux de remonte, à partir du jour où ils quittent le dépôt.

La ferrure des chevaux qui cesseront, à quelque titre que ce soit, de faire partie de l'abonnement, sera mise en bon état jusqu'au jour du départ exclusivement.

Art. 7. Il est loisible aux officiers de faire entretenir la ferrure des chevaux qui sont leur propriété par les maréchaux ferrants du corps, soit par voie d'abonnement au taux fixé à l'art. 13, soit au prix de 3 fr. pas ferrure complète. Les maréchaux ferrants seront payés directement par les officiers propriétaires des chevaux.

1. Dans l'artillerie et les trains, lorsque les chefs de corps ou de détachement le jugeaient nécessaire, les maréchaux ferrants avaient à munir les chevaux de trait du fer à crampons fixes et grappe en pince, conformément aux prescriptions de la circulaire ministérielle du 26 juillet 1878. Ces dispositions se trouvent rapportées par la Décision du 7 novembre 1885.

Art. 8. Quand un maréchal ferrant abonnataire quitte le corps ou change d'emploi, il doit mettre la ferrure en bon état, et le prix de son approvisionnement d'une ferrure complète lui est remboursé par son successeur. Ce dernier sera tenu de prendre le présent abonnement aux mêmes conditions, et, dans le cas où il n'aurait pas d'argent pour rembourser l'approvisionnement, ce remboursement aura lieu selon les dispositions de la circulaire ministérielle du 9 janvier 1846, à l'aide d'une avance faite par le Conseil d'administration. Alors il sera retenu tous les mois jusqu'à acquittement, non pas 1/6 de la somme avancée, ainsi que cela avait été stipulé antérieurement, mais une somme proportionnelle laissée à l'appréciation des conseils d'administration, qui devront toutefois veiller, sous leur responsabilité, au paiement intégral des sommes dues (9 mai 1885, 1er S. R. 827).

En cas de contestation sur la valeur des objets à remettre par le maréchal ferrant entrant, le différend sera réglé par le major.

Art. 9. Dans le cas de départ d'un escadron, d'une batterie ou compagnie pour l'armée, l'excédent d'approvisionnement sera réparti proportionnellement au prix fixé par le Conseil d'administration, entre les maréchaux ferrants abonnataires des autres escadrons, batteries ou compagnies.

Art. 10. Les maréchaux ferrants abonnataires ne pourront, sans l'autorisation du Conseil d'administration, employer pour leurs travaux des maréchaux ferrants étrangers au corps. Il leur est interdit de faire aucune espèce de travaux concernant l'éperonnerie, et d'avoir une clientèle civile.

Art. 11. Pour les clauses et conditions stipulées au présent abonnement, les maréchaux ferrants sont et demeurent responsables, envers le Conseil d'administration, du bon état de la ferrure des chevaux de troupe et des chevaux d'officiers fournis par l'Etat. Le Conseil d'administration se réserve le droit de résiliation du présent abonnement en cas de non-exécution des conditions qui y sont stipulées.

Art. 12. Les maréchaux ferrants sont tenus de se pourvoir à leurs frais du charbon, du fer, des outils ou ustensiles nécessaires à l'exercice de leur profession, y compris les sacoches, qui sont du prix de 20 francs (19 août 1853. T. 5. 728), et à l'exception seulement des objets que le département de la guerre doit fournir en nature ou par location, en vertu de l'article 49 du règlement du 30 juin 1856 sur le service du casernement (1).

Art. 13. Il sera payé aux maréchaux ferrants, pour les couvrir des dépenses mises à leur charge par le présent abonnement, par cheval et par mois, les prix fixés dans les différentes positions par le tarif ci-après :

1. Dans l'artillerie et les trains seulement, les maréchaux devront, en outre, être munis, pour chacun des aides qui leur sont donnés sur le pied de guerre, d'une collection d'outils de ferrage comprenant : 1 boutoir, 1 mailloche, 1 rogne-pied, 1 râpe, 1 repoussoir, 1 paire de tricoises. — Pour les aides montés, cette sacoche devra être renfermée dans une sacoche double en cuir (art. 16 du règlement du 11 juin 1883). — Ces outils sont conservés dans les magasins du harnachement de réserve (art. 68 du même règlement).

TARIF ARRÊTÉ PAR CIRCULAIRE MINISTÉRIELLE DU 2 MAI 1878. 1er S. R. 235

Intérieur

		EN STATION (2)	EN MARCHE (3)
		Pied de paix ou de rassemblement, camps, baraques	Grandes routes, manœuvres, reconnaissance de brigade, troupes en campagne
		fr. c.	fr. c.
Chevaux d'officiers de toutes armes		2 »	4 »
Cavalerie (chevaux de selle ou de trait mulets de trait ou de bât)	Réserve	1 65	3 20
	Ligne	1 60	3 20
	Légère (chevaux français ou arabes)	1 55	3 10
Artillerie	Chevaux de selle. — de trait. Mulets de trait. — de bât.	1 70	3 40
Génie et train des équipages militaires	Chevaux de selle. — de trait. Mulets de trait. — de bât.	1 75	3 50
Remonte quelle que soit l'arme		1 60	
Écoles militaires	Chevaux de carrière. — de manège. — d'armes ou tous autres.	1 65	
Infanterie (animaux de trait ou de bât)		1 70	3 40

Algérie et Tunisie (1)

		EN STATION	EN MARCHE
		Dans toutes les positions, celle d'expédition exceptée	Expédition
		fr. c.	fr. c.
Chevaux d'officiers de toutes armes		2 20	3 20
Chevaux de race arabe	Chasseurs d'Afrique. Chasseurs et hussards. Artillerie. Génie. Train des équipages.	1 75	2 65
Chevaux de races françaises et mulets de toute provenance	Artillerie. Infanterie.	1 90	2 85
	Génie. Train des équipages.	1 95	2 90
Dépôts de remonte et d'étalons		1 70	

1. Il est alloué dans les régiments montés en chevaux arabes, lorsqu'ils reçoivent des chevaux non ferrés (ce qui doit être constaté dans un procès-verbal) 1 franc par cheval pour une 1/2 ferrure de première mise.
2. Pour les corps ou détachements de corps en garnison à Paris ou à Lyon, les prix ci-dessus seront augmentés de 0 fr. 15.
3. Le tarif double n'est applicable sur le pied de guerre qu'aux troupes en campagne et non aux troupes qui, bien que mises sur le pied de guerre au moment de la mobilisation, resteront disponibles dans les garnisons de l'intérieur, où elles n'auront droit qu'au tarif de station.

Les maréchaux devront ferrer les chevaux de la gendarmerie dans les villes de garnison, à raison de 1 fr. 65 par cheval, prix de la cavalerie de réserve (26 mai 1876).

Le montant de l'abonnement sera payé mensuellement aux maréchaux ferrants, et à titre provisoire, par le trésorier, dans les premiers jours du mois, pour le mois écoulé, sur un état établi par le commandant de l'escadron, de la batterie ou compagnie, certifié par lui et vérifié par le major, constatant:

1° Le nombre de journées à payer et le décompte en argent de ces journées ;

2° Que la ferrure des chevaux est en bon état ;

3° Qu'il n'est rien dû aux marchands pour fournitures faites aux maréchaux ferrants pendant le mois écoulé ou antérieurement ;

4° Que les aides-maréchaux ont été régulièrement payés.

Le décompte de l'abonnement sera réglé définitivement à la fin de chaque trimestre, d'après le nombre de journées légalement constatées par les revues.

Les maréchaux ferrants recevront, pour comptant sur ce décompte, le montant des pièces justificatives des dépenses qui auront été acquittées pour le ferrage des chevaux détachés ou ayant marché isolément dans l'intérieur, quand ces chevaux seront compris dans l'effectif du corps. Les maréchaux ferrants seront également tenus de recevoir et de prendre, aux prix fixés par le Ministre de la guerre, les fers et les clous provenant des magasins de l'Etat, qui, sur son ordre, pourront être délivrés aux corps.

Ils pourront utiliser à titre d'essai dans les corps de cavalerie, les clous blancs à ferrer de MM. Bouchacourt-Magnard et Cie (8 mars 1888, 1er S. S. 153).

Art. 14. Aux grandes manœuvres ou en cas de mobilisation, les maréchaux qui auront reçu l'ordre de ferrer les chevaux des officiers attachés à l'état-major de leur corps d'armée, ainsi que les chevaux ou mulets des divisions d'infanterie (que ces derniers soient immatriculés ou simplement requis), seront tenus d'exiger ou de présenter, à titre de pièce justificative, un bon signé, dans le premier cas, par les officiers possesseurs des animaux ferrés et visé par le chef d'état-major, et, dans le second cas, par le capitaine faisant fonction de major, ou par l'officier payeur.

Ces bons, pour le remboursement, seront envoyés par le trésorier du corps dont les maréchaux font partie aux Conseils d'administration des régiments auxquels appartenaient les chevaux ferrés.

Art. 15. Le présent abonnement sera soumis à l'approbation du sous-intendant militaire, et les contestations qui s'élèveraient sur la manière d'interpréter les conditions qui y sont énoncées, seront jugées en premier ressort par ce fonctionnaire, et, s'il y a appel, par l'intendant militaire du corps d'armée qui statuera définitivement.

Fait à , les jours, mois et an que dessus.

Les membres du Conseil d'administration.

Les abonnataires.

Approuvé
par nous sous-intendant militaire.

Règlement relatif à la masse d'entretien du harnachement et ferrage dans les corps d'infanterie (28 février 1883, 1er S. R. 218).

Art. 3. Les dépenses lui incombant sont les suivantes :

1°. . . . .

2°. . . . .

3° Ferrure des chevaux et mulets appartenant à l'Etat.

Les maréchaux ferrants des corps à cheval sont astreints, par leur abonnement, à ferrer dans la place où ils sont stationnés, les chevaux détenus à titre gratuit ou onéreux, ainsi que les animaux de trait ou de bât des corps d'infanterie au prix fixé par le tarif annexé à la Décision du 2 mai 1878. Cet abonnement n'est pas obligatoire pour les officiers montés à titre onéreux. Ceux qui en profitent, en payent directement le prix aux maréchaux ferrants.

A défaut de maréchaux des corps de troupes à cheval, les Conseils d'administration devront passer un marché d'abonnement avec un maréchal civil, pour les chevaux du corps sans exception, aux prix fixés par le tarif précité. S'ils ne pouvaient traiter dans les limites de ce tarif, le contrôle local aurait la faculté d'en autoriser le dépassement.

A défaut de maréchal ferrant abonnataire, militaire ou civil, la ferrure des chevaux délivrés à titre gratuit sera assurée par les officiers détenteurs, qui recevront alors directement les indemnités fixées par le tarif précité.

Dans le même cas, la ferrure des animaux de trait ou de bât est assurée de la même manière par les officiers qui ont la surveillance des équipages régimentaires.

Si les fixations du tarif étaient insuffisantes, le supplément de dépense nécessité serait payé, avec l'autorisation du sous-intendant, par la masse du harnachement et ferrage, sur la production de factures signées des maréchaux ferrants et des officiers intéressés.

12° Achat, entretien et renouvellement des outils et des ustensiles dont la fourniture et le remplacement ne sont pas à la charge du génie (On prendra comme base des achats les prix modifiés par la nomenclature L de la remonte en date du 2 octobre 1882). Ces outils et ustensiles ne sont pas emportés en cas de changement de garnison.

14° Achat, entretien et remplacement des outils et de la sacoche de l'aide-maréchal ferrant.

En cas de division d'un corps, chaque portion recevra la prime journalière de 0 fr. 08 pour ses chevaux et mulets.

Pour les chevaux et mulets appartenant à l'Etat et placés en subsistance dans d'autres corps, ladite prime sera perçue par ces corps, qui seront alors chargés de pourvoir à l'entretien de la ferrure.

11 juin 1883, 1er S. R. 849. — *Règlement sur le service et l'entretien du harnachement de l'artillerie et des équipages militaires dans les corps de troupe et dans les établissements.*

Art. 16. Dans les régiments d'artillerie et dans les escadrons du train des équipages militaires, le ferrage des chevaux, et l'entretien de la ferrure sont confiés à des maîtres maréchaux ferrants avec lesquels le Conseil d'administration du corps passe un marché d'abonnement, d'un modèle unique pour tous les corps de troupes à cheval

En outre des obligations qui leur sont imposées par ce marché, les quatre maîtres maréchaux ferrants doivent se pourvoir, pour chacun des aides qui leur sont attribués en cas de mobilisation, d'une collection d'outils de ferrage, comprenant: un boutoir, une mailloche, un rogne-pied, une râpe, un repoussoir, une paire de tricoises.

Pour chacun des aides montés, la collection d'outils est renfermée dans une sacoche double en cuir.

Les maîtres maréchaux sont aussi tenus d'échanger sans indemnité, ainsi qu'il est dit ci-après (article 69), les fers et les clous de réserve, qui sont mis en service.

Enfin ces maîtres ouvriers seront également tenus de recevoir et de prendre, aux prix fixés par le Ministre de la guerre, les fers et les clous, autres que ceux ci-dessus mentionnés, dont la livraison au corps pourra être ordonnée par le Ministre.

Au cas où les maréchaux ferrants ne pourraient payer immédiatement les fers et clous ainsi livrés, les Conseils d'administration des corps seraient autorisés à leur faire l'avance de la somme nécessaire, par prélèvement sur les fonds dont les corps disposent. Les conseils d'administration fixeront les retenues à faire aux maîtres maréchaux sur le montant de leur abonnement, de manière à assurer le remboursement des avances.

Les fers et les clous délivrés aux maîtres maréchaux devront être légèrement passés au feu avant leur mise en place, afin de les débarrasser des matières grasses dont ils doivent être recouverts lorsqu'ils sont conservés en magasin (Les clous ne doivent plus être graissés, 14 août 1886, 2e S. R. 355).

Administration de l'école de maréchalerie, annexe de l'école d'application de cavalerie (15 décembre 1875, 2e S. R. 464. Articles 114, 115, 116, 117, 118 et 119).

Cette question toute spéciale intéresse un trop petit nombre de vétérinaires pour que nous ayons cru devoir la traiter tout au long.

2° *Ferrures de réserve* (Cavalerie).

TABLEAU DES APPROVISIONNEMENTS A FAIRE (Circulaire des 1er avril et 2 septembre 1876).

	Ferrures complètes avec clous, à raison de 48 clous ordinaires par ferrure d'été et de 96 par ferrure d'hiver : 48 clous ordinaires et 48 clous à glace	
	ÉTÉ	HIVER
Cuirassiers et régiments montés en chevaux arabes (la 19e brigade exceptée).	1.200	1.200
Régiments de cavalerie des brigades de corps d'armée (y compris le 19e corps).	1.300	1.300
Régiments de cavalerie indépendants (moins ceux compris dans les deux catégories précédentes)	1.400	1.400
Chasseurs d'Afrique	2.500	2.500
Armée territoriale (par régiment)	600	600

Dans ces chiffres, ne sont pas compris les approvisionnements de ferrures de rechange que doivent avoir les maréchaux ferrants.

Les approvisionnements ont été constitués une première fois et peuvent être entretenus par les soins des maréchaux ferrants des corps, aux conditions de prix suivantes:

Cavalerie	de réserve	1,60	sans clous.
—	de ligne	1,55	—
—	légère (Français)	1,50	—
—	légère (Arabes)	1,40	—

La fabrication est exécutée sous la surveillance du Conseil d'administration, et la réception est confiée à une commission composée de:

Un chef d'escadrons, président;

Un capitaine-instructeur;

Un officier;

Un vétérinaire en premier.

Les fers doivent être marqués, au moyen d'un poinçon, sur l'une des faces en éponge de la lettre et du numéro du régiment.

Cette réserve doit être placée dans le local où se trouve le harnachement de réserve, et être conservée à titre d'approvisionnement.

On doit prendre les dispositions suivantes pour en assurer la conservation.

1° Les fers sont enduits d'une légère couche d'huile de lin cuite;

2° Les 4 fers composant une même ferrure sont réunis ensemble au moyen d'un fil de fer recuit;

3° Les ferrures sont placées dans des caisses prélevées sur les ressources du corps (Dépêche manuscrite du 3 juillet 1875 et Circulaire du 2 septembre 1876. Charbonneau 1879. P. 351).

Par Note du 14 août 1886, 2e S. R. 355, le Ministre interdit formellement l'emploi de tout enduit pour la conservation des clous à ferrer des approvisionnements de réserve. Il suffira de les placer en caisses ou en tonneaux de petites dimensions dans des locaux bien secs; de les passer en revue tous les 6 mois au moins, et de livrer aux maréchaux ferrants ceux qui présenteraient des traces d'oxydation, à charge par eux de les remplacer en nombre égal.

Les ferrures de réserve ne doivent pas être ajustées.

La circulaire du 6 juillet 1875 avait prescrit la mise en service et le remplacement annuel des ferrures de réserve par 1/6.

Une Note ministérielle du 1er avril 1887, 1er S. R. 655 concernant les approvisionnements de réserve de l'artillerie et des équipages militaires, a décidé qu'au lieu de les remplacer annuellement par 1/6, il serait passé chaque année au 1er août, une visite des ferrures existant dans le but de mettre en service et de remplacer par échange les fers et clous signalés comme en voie d'oxydation ou insuffisants au point de vue de la confection.

La caisse de ferrures de réserve entrant dans la composition du chargement du fourgon d'escadron des régiments de cavalerie est supprimée (7 février 1887, 1er S. R. 193).

Artillerie et trains (Règlement du 11 juin 1883, 1er S. R. 849).

Art. 67. L'approvisionnement des fers et clous à cheval qui est constitué dans les magasins du harnachement de réserve comprend :

1° Une ferrure par cheval ou mulet présent au corps en temps de paix ;

2° Deux ferrures par cheval ou mulet à verser au corps au moment de la mobilisation. Chaque collection de 4 fers formant la ferrure d'un cheval est réunie par un fil de fer recuit de 1 millimètre environ de diamètre ; les fers sont recouverts d'une légère couche d'huile de lin cuite. Cette préparation, qui a pour but d'empêcher l'oxydation, peut être remplacée par toute autre susceptible de produire le même résultat dans des conditions aussi économiques. Ces ferrures sont réparties en lots comme les objets de harnachement.

Les lots étiquetés sont conservés dans des caisses irrégulières ou dans des chapes de barils à poudre.

Le Ministre interdit formellement l'emploi de tout enduit pour la conservation des clous. Il suffira, pour les maintenir en bon état, de les placer en caisses ou tonneaux de petites dimensions dans des locaux bien secs ; de les passer en revue tous les 6 mois et de livrer aux maréchaux ferrants tous ceux qui présenteraient des traces d'oxydation, à charge par eux de les remplacer en nombre égal, par des clous du modèle réglementaire (14 août 1886, 2e S. R. 355).

Art. 68. Il est également constitué dans les magasins du harnachement de réserve un approvisionnement de collections d'outils dont la composition est donnée à l'article 16, et qui sont destinées aux maréchaux ferrants de la réserve et de l'armée territoriale de l'artillerie et des trains.

Le remboursement de ces outils, y compris celui de la double sacoche qui les renferme, s'il y a lieu, sera effectué aux prix de la nomenclature ; il aura lieu par retenues mensuelles sur l'abonnement, retenues dont le montant sera versé au Trésor pour faire retour au budget particulier de l'artillerie.

Art. 70. Au moment de la mobilisation, l'officier commandant chaque élément mobilisable prend possession de l'approvisionnement qui lui est réservé et il remet au maréchal abonnataire les fers et les clous nécessaires pour ferrer les chevaux de réquisition qui arrivent avec une ferrure insuffisante. Si le travail n'a pas pu être terminé avant le départ, il est continué pendant les premiers jours de marche.

Les ferrures et les clous sont fournis gratuitement au maréchal, qui doit assurer la main-d'œuvre en prenant au besoin des ouvriers civils, sans rétribution autre que la prime d'abonnement.

Les autres ferrures sont prises en charge par le capitaine commandant, qui les délivrera au maréchal au fur et à mesure des besoins, en faisant retenue de leur valeur au prix de la nomenclature.

Les ferrures de réserve ne seront plus mises annuellement en service par sixième, comme l'avait prescrit l'article 69.

Il sera passé annuellement, au 1er août, par une commission nommée par le général commandant l'artillerie, une visite des ferrures existant dans les approvisionnements de réserve Les fers et clous signalés comme présentant des traces d'oxydation, ou jugés insuffisants au point de vue de la confection, devront être mis immédiatement en service et remplacés par des neufs. Ce remplacement sera effectué par voie d'échange entre les établissements et les corps de troupes, conformément au règlement du 11 juin 1883 sur le service et l'entretien du harnachement.

Les vétérinaires principaux inspecteurs doivent vérifier chaque année, outre les ferrures de rechange des maréchaux et les ferrures de réserve des corps de troupes à cheval, les ferrures de réserve en dépôt dans les établissements de l'artillerie.

Toutefois, cette vérification ne s'appliquera qu'aux approvisionnements tenus en réserve dans les lieux de garnison des régiments d'artillerie et des escadrons du train des équipages militaires de l'armée active (7 juillet 1882, 2e S. R. 21).

3° *Infanterie et génie.*

Il doit exister dans ces corps un approvisionnement de ferrures de réserve pour les chevaux d'équipages et mulets de bât qu'ils doivent conduire en campagne.

L'approvisionnement est constitué à raison de 3 ferrures complètes par animal, y compris les chevaux haut-le-pied et ceux des cantinières. Il doit permettre de ferrer à neuf tous les chevaux et mulets qui en auraient besoin, et d'emporter une ferrure par cheval (Recueil Charbonneau 1879. P. 353).

Il doit être constitué dans les corps d'infanterie un approvisionnement de ferrures de réserve pour les chevaux d'officiers.

L'approvisionnement de fers et de clous sera fait à raison d'une ferrure complète par cheval d'officier remonté à titre gratuit ou onéreux, y compris les chevaux d'officiers des bataillons disponibles et des dépôts.

L'approvisionnement de chaque corps sera acheté, soit aux maréchaux abonnataires des corps de cavalerie ou d'artillerie à proximité, soit aux maréchaux civils à un prix qui ne dépassera pas celui de la nomenclature M du harnachement en vigueur.

Fers et clous de chaque bataillon seront conservés dans une caisse irrégulière, et chaque collection de 4 fers d'un même cheval sera liée par un fil de fer recuit d'un millimètre de diamètre. Les fers seront enduits d'une légère couche d'huile de lin cuite ou de toute autre préparation aussi bonne et aussi économique. La dépense totale sera supportée par la masse d'entretien du harnachement et ferrage. Les ferrures de réserve seront mises annuellement en service par moitié et remplacées par des ferrures neuves fournies par le maréchal ferrant abonnataire du corps. Les officiers remontés à titre onéreux dont les chevaux seront ferrés avec des ferrures de réserve en rembourseront la valeur (23 octobre 1885, 2e S. R. 732).

Le Ministre interdit formellement l'emploi de tout enduit pour la conservation des clous (Note précitée du 14 août 1886, 2e S. R. 355).

CHAPITRE X

Marquage des chevaux.

Art. 72 et 94, cav.; 86 et 107, artil.; 250, inf. — Les chevaux et mulets de l'Etat portent : sur le sabot antérieur droit, la marque du corps, et sur le sabot antérieur gauche, leur numéro matricule.

Les capitaines-commandants dans les corps à cheval, le lieutenant-colonel dans les régiments d'infanterie s'assurent que ces marques sont visibles et rendent compte quand il y a lieu de les renouveler. D'une manière générale, le renouvellement doit se faire tous les six mois.

Un vétérinaire assiste au marquage, et s'assure que l'application des marques ne détériore pas les pieds (art. 72, cav.)

Les marques de corps adoptées pour les différentes catégories de chevaux et mulets de l'Etat sont les suivantes :

Ecoles militaires	E.	1er mai 1884, 1er S. R. 468).
Cuirassiers	C. suivie du N° du régiment	24 avril 1865, insérée 2e 1876, 458
Dragons	D. —	
Chasseurs	C. —	
Chasseurs d'Afrique	A. —	
Hussards	H. —	
Génie	G. —	
Train des équipages	T. E suivie du N° de l'escadron	
Artillerie	A. suivie du N° du régiment et précédée du N° de la batterie placé à 0 m. 03 en dedans, avec un trait de séparation	30 sept. 1878, 2e S. R. 308.
Train d'artillerie	T. A. suivies du N° du régiment d'artillerie qui administre la compagnie du train	21 mai 1875, insérée 2e 1876, 459.
Bataillons d'artillerie de forteresse	A. F. précédées du N° du bataillon	11 octobre 1883, 2e S. R. 320.
Infanterie	I. précédée du N° du régiment	art. 250, inf.
Bataillons de chasseurs	B. précédée du N° du bataillon	
Officiers de gendarmerie	G. précédée du N° de la Légion, et entre les deux, un *b* ou un *t* minuscule pour les légions *bis* et *ter*	22 oct. 1875 et 15 mai 1880, 1er S. R. 216.

La marque du corps et le numéro matricule s'appliquent de la ligne de pince en dehors, au moyen de lettres et chiffres séparés, non réunis sur une matrice commune.

Toutes les marques, lettres et chiffres doivent avoir les dimensions suivantes, d'après la Note du 1er octobre 1879, 2e S. R. 281 :

15 millimètres de hauteur pour les chevaux et mulets français ;

12 millimètres — pour — arabes ;

Le marquage des chevaux est fait par les soins et à la charge des maréchaux ferrant abonnataires.

Les marques sont achetées au compte de la masse d'entretien du harnachement et ferrag des corps, et chaque corps doit être pourvu de son jeu de marques.

Les frais de remplacement de celles-ci sont supportés par la même masse lorsque le rem placement est nécessité par l'usure résultant du service; ils sont à la charge des abonnataires des maréchaux, ou de la masse individuelle suivant le cas, lorsque l'usure provient de maladress ou de négligence (article 3 du modèle d'abonnement et Notes des 3 juillet et 22 août 188 2° S. R. 8 et 152).

CHAPITRE XI

Réforme des chevaux. — Changements d'arme ou de catégorie. — Poulains.

Art. 95, cav.; 108, art. — Le capitaine-commandant présente à son chef d'escadrons les cheıux susceptibles d'être proposés pour la réforme, pour les changements d'arme ou les autres ıtégories. Le chef d'escadrons transmet ces propositions au colonel, il y joint son avis.

Art. 72, cav.; 86, artil.; 33 D. 76. — Le vétérinaire en premier donne son avis sur les propotions de réforme des chevaux.

24 décembre 1883, 2e S. R. 875. 6 janvier 1886, 1er S. S. 3. — Les corps à cheval reçoivent ıaque année un chiffre déterminé de chevaux neufs destinés à remplacer un nombre égal de ıevaux qui doivent être réformés ou changés de catégorie. Les colonels ne devront jamais ésiter, même au risque de se trouver momentanément au-dessous de l'effectif, à réformer en ɔut temps des chevaux médiocres ou trop vieux. Lorsque, par exception, un régiment ne pourra as atteindre le chiffre des sorties imposé pour l'année sans s'exposer à réformer de bons cheaux, ou lorsqu'il aura plus de chevaux à réformer qu'il n'en doit recevoir, il en sera rendu ɔmpte au Ministre.

Les réformes seront prononcées toute l'année, au titre du service courant, par les chefs de orps.

Les changements d'armes seront proposés par les généraux de brigade, sur la proposition es chefs de corps, aux généraux commandants de corps d'armée, qui prononceront. Les chefs e corps useront d'ailleurs avec réserve de ces changements d'arme, et les animaux proposés evront au moins pouvoir fournir deux années de bons services dans l'arme nouvelle.

29 octobre 1887, 2e S. R. 411. — Dans tous les corps de troupes à cheval, le chef de corps rononcera la réforme des chevaux dès qu'il en reconnaîtra la nécessité.

Dans l'artillerie et le train, le chef de corps prononcera le passage des chevaux de trait éger au trait et réciproquement. D'un corps à l'autre de la même brigade d'artillerie, ce pasage sera prononcé par le général commandant cette brigade.

Les mutations de cette nature entre les régiments de cavalerie et les régiments d'artillerie, scadrons du train ou équipages d'infanterie, continueront à être ordonnées par le commanlant de corps d'armée.

25 décembre 1883, 2e S. R. 827. — Les chevaux venus de la remonte depuis moins de louze mois peuvent être réformés comme les autres; mais on adresse pour eux au Ministre, un 'apport détaillé indiquant la cause de la réforme anticipée, les accidents ou la maladie qui 'ont motivée, la nature et la durée du traitement, etc.

15 avril 1879, 1er S. R. 733. — Les inspecteurs généraux et trimestriels statuent directenent sur la réforme des chevaux d'officiers, sur leur passage dans le rang, et sur les échanges le chevaux entre officiers.

3 janvier 1884, 1er S. R. 31. — Les changements d'armes à opérer entre les chevaux des écoles et les chevaux des corps doivent être soumis à l'approbation du ministre.

30 décembre 1884, 2e S. R. 974. — Le droit de réformer des chevaux dans les dépôts d remonte est exclusivement réservé à l'inspecteur général permanent ; et, par délégation, au sou inspecteur.

Dans certains cas exceptionnels, l'inspecteur général permanent peut déléguer ses pouvoi aux commandants de circonscriptions de remonte.

1er décembre 1886, 2e S. R. 1049. — Les chevaux de selle des régiments de cavaleri susceptibles d'une réforme prochaine, doivent être au préalable attelés aux fourgons, fourr gères, voitures d'ambulance, aux tonneaux d'arrosage en vue de donner aux chevaux d réforme, une plus-value avantageuse pour le Trésor.

A cet effet, il conviendra de signaler au moment de la vente les chevaux réformés ain dressés au service du trait.

(Instructions sur les inspections annuelles et circulaire (M) du 24 juillet 1875). — L chevaux réformés doivent être vendus de suite, c'est-à-dire quinze jours au maximum après l prononcé de la réforme.

Art. 247 du décret du 3 avril 1869. — La vente des chevaux réformés appartenant à l'Et est faite par l'administration des Domaines en présence du sous-intendant militaire qui fixe jour de la vente.

(Instructions sur les inspections générales.) — Les chevaux sont au préalable visités co tradictoirement par les vétérinaires du corps, et un vétérinaire civil délégué, afin de retir ceux qui seraient atteints de maladies contagieuses, telles que : morve, farcin, gale.

4 novembre 1841, T. 4. 52. — Si les deux vétérinaires sont en désaccord, un troisièm désigné par l'autorité civile, prononce.

9 juin 1843, T. 4. 182. — Les acheteurs n'ont aucun recours contre les vices rédhibitoire

10 novembre 1881, 2e S. R. 343. — Il est alloué une demi-ration de fourrages aux po lains nés de juments appartenant à l'Etat, du jour de leur naissance, jusqu'à leur radiation d contrôles. La naissance est constatée par un procès-verbal établissant le signalement et sigr du sous-intendant militaire, du chef de corps et du vétérinaire en premier.

2 juillet 1848, T. 4. 847. — Les poulains doivent être remis au Domaine pour être vendu dès qu'il est possible de les séparer de la mère sans danger pour la santé de celle-ci.

CHAPITRE XII

Hygiène des chevaux.

A. — Dispositions générales.

Art. 8, cav., artil., inf. — Le colonel est responsable de la conservation, de la santé et de la condition des chevaux du régiment. Tenant compte des observations du vétérinaire en premier, et s'il y a lieu des renseignements fournis par le régiment qui l'a précédé dans la localité, il arrête les prescriptions hygiéniques, particulières qui lui paraissent nécessaires.

Tout en mettant, dans les limites imposées par les nécessités du service, les chevaux du régiment à la disposition des officiers, pour entretenir chez eux, le goût du cheval, et la pratique de l'équitation, le colonel veille à ce que les permissions qu'il donne, ne portent pas préjudice aux intérêts de l'État.

Il soumet au général de brigade, les demandes qu'il croit devoir faire au sujet de la répartition de la ration d'avoine. Les mêmes devoirs incombent à tout chef de détachement.

Art. 80, cav. — Le capitaine commandant détermine la quotité des économies d'avoine qu'il juge convenable de faire, dans les limites fixées par le colonel, et règle la consommation des chevaux de son escadron.

Art. 94, cav.; 107, artil. — Pour le ferrage, les repas des chevaux, les soins à leur donner, le capitaine commandant se conforme aux prescriptions du présent règlement.

Art. 72, cav.; 86, art.; 25 et 26 D. 76. — Le vétérinaire en premier propose au colonel par la voie du rapport, les mesures complémentaires ou les changements momentanés qu'il croit utile d'apporter, en raison de circonstances particulières aux prescriptions du présent règlement relatives à l'hygiène des chevaux.

14 mai 1845, insérée 2e 1876, 468. — Le ministre de la guerre a décidé que dans chaque corps ou fraction de corps le vétérinaire ou chef de service consignerait dans un rapport spécial adressé au chef de corps, les remarques ou observations qu'il aurait faites, pendant le séjour du régiment, de l'escadron ou de la batterie, sur les quartiers et écuries. Ce rapport (modèle 14), divisé en trois colonnes, recevra dans la première remplie par le vétérinaire toutes les indications propres à apprécier les avantages ou les inconvénients des localités affectées au logement des chevaux; il comprendra les observations faites sur les tonnes d'abreuvoir (1), sur les courants d'air, sur les fourrages, sur la nature du terrain de manœuvres, et en général, sur tout ce qui peut directement ou indirectement intéresser la conservation des chevaux.

La deuxième colonne du major mentionnera l'avis du chef d'escadron de semaine ou du major sur les propositions et observations du vétérinaire.

Le rapport sera ensuite remis au chef de corps, qui, après l'avoir rectifié et complété, s'il y a lieu, par des notes inscrites dans la troisième colonne, en fera la remise, avant le départ du corps de sa garnison, au maréchal de camp commandant la brigade ou la subdivision. Cet officier général en donnera communication, au nouveau corps appelé à occuper la garnison.

1. 15 juillet 1864, T. 10, p. 958. — Les cuves-abrouvoirs et les tonnes à eau sont supprimées.

Indépendamment du rapport de garnison, le Ministre a décidé qu'un *journal de route* sera tenu pendant la route par les corps de troupes à cheval faisant un mouvement; ce journal devra contenir sur chaque gîte d'étape, des renseignements détaillés tant sous le rapport de l'établissement des chevaux, que sous celui des ressources en fourrages, de leur qualité, de celle des eaux, etc. (modèle 15). Il sera rédigé par le chef du corps ou de la portion de corps, par lequel la route aura été parcourue.

Aussitôt après l'arrivée à destination une copie dudit journal sera transmise au ministre, sans lettre d'envoi par la voie hiérarchique.

18 décembre 1846, T. 4 723 et 2e S. R. 1876, 269. — Cette circulaire contient des règles d'hygiène relatives à la conservation des chevaux qui ont été complétées et confirmées par l'art. 362 cav. du décret du 28 décembre 1883. — Voir Recommandation pour la marche ; soins à donner aux chevaux en rentrant.

4 décembre 1884, 2e R. 857. — Recommandations relatives à l'exécution du règlement du 31 mai 1882 sur les exercices de la cavalerie.

Il doit être accordé une période de repos relatif prolongé pour les chevaux, après les grandes manœuvres, jusqu'à l'arrivée des recrues et même au delà. Ce repos a pour but, après l'entraînement de la période de travail, de mettre les chevaux en état de supporter les fatigues qu'on pourrait avoir à exiger d'eux en cas de mobilisation. Il est défendu de faire des expériences diverses qui, sous le nom de raids, faussent les principes de la conservation des chevaux.

24 janvier 1888, 1er S. R. 34. — Les hommes et les chevaux ne doivent être employés à des occupations autres que celles qui sont essentiellement militaires ou professionnelles.

3 mai 1888, 1re S. R. 564. — Le Ministre de la guerre invite MM. les généraux commandant les corps d'armée à donner extrait, par la voix hiérarchique, aux chefs de corps ou d'établissement, de toutes les observations et propositions pouvant les intéresser, qui se trouvent relatées dans les rapports établis par les vétérinaires principaux, soit à la fin de chaque mois, soit à la suite de l'inspection annuelle, soit à l'occasion de visites spéciales.

B. — Alimentation.

1° *Denrées qui composent la ration du cheval.*

Art. 354, cav. ; 379, artil. ; 361, inf. — La ration habituelle du cheval se compose d'avoine, de foin et de paille.

Si ces denrées font défaut, ou si la santé des chevaux l'exige, des substitutions peuvent être faites. Ces substitutions sont comprises par le vétérinaire chef de service, dans une demande motivée adressée au chef de corps, qui prononce quand il s'agit de substitutions à accorder pendant une période limitée et pour un nombre peu élevé de chevaux. Le nombre des substitutions ainsi autorisées est indiqué dans le rapport mensuel, établi par le vétérinaire chef de service, en exécution de l'art. 36 du règlement du 26 décembre 1876. Lorsqu'il s'agit d'une substitution générale pendant un temps plus ou moins long, la décision est prise par le commandant du corps d'armée, qui en rend compte au ministre, en indiquant le supplément de dépenses qui doit en résulter. Les denrées de substitutions employées le plus habituellement sont : les carottes, la farine d'orge et le son. Dans certaines circonstances, on donne encore aux chevaux du mashs ou du vert.

5 avril 1867, T. 11. 654. — La paille peut être échangée contre le foin. Dans les dépôts de remonte, les commandants de dépôts, de concert avec les sous-intendants, pourront régler la composition de la ration, selon ce qu'exige la santé des chevaux, mais en combinant toujours les substitutions selon les tarifs.

Dans la gendarmerie, les substitutions ne seront autorisées, pour cause de maladie ou par mesure hygiénique, que sur la présentation d'un certificat du vétérinaire.

20 octobre 1886, 2e S. R. 932. — Les foins fermentés de Bourgogne peuvent être acceptés pour l'alimentation du cheval de troupe dans les mêmes conditions que le foin ordinaire ; c'est-à-dire pourvu que ce foin ne soit pas avarié, qu'il ne renferme pas de parties altérées par la moisissure et qu'il n'ait pas subi une fermentation trop prononcée.

TARIF DES RATIONS DE FOURRAGE[S À] L'INTÉRIEUR ET AUX ARMÉES

(12 octobre 1887. 2e s. n. 295. Modifié par notes des 4 janvier 1888, 1re s. n. 7 et 14 février 18[88, 1]re s. n. 124.) 30 mars, 10 avril, 29 mai et 2 juin 1888. 1re s. n. 349, 421, 617 et 619.

Cette décision applicable à partir du 1er décembre 1887, annule toutes dispositions contraires et supprime tou[tes les] autres allocations précédemment accordées. — Aucun changement ne peut être apporté à la composition des rations déterminées par les tarifs, [sans] approbation du ministre de la guerre.

DÉSIGNATION DES PARTIES PRENANTES	PIED DE PAIX ET DE RASSEMBLEMENT — RATION des animaux appartenant aux divers états-majors, aux parties prenantes isolées et aux corps de troupe			PIED DE PAIX ET DE RASSEMBLEMENT — RATION des animaux pendant leur séjour dans les dépôts de remonte			CAMPS DE MANŒUVRES — ANIMAUX BARAQUÉS			CAMPS DE MANŒUVRES — ANIMAUX BIVOUAQUÉS (1)			RATION [illegible]ER					RATION de route par terre (2)			RATION de chemin de fer (pour 24 heures), aussi bien en temps de paix qu'en temps de guerre		PIED DE GUERRE (3)			CHEVAUX AU VERT (4)		
	Foin	Paille	Avoine	Foin	Paille	Avoine	Foin	Paille	Avoine	Foin	Paille	Avoine	Foin	Orge	[illegible]	[illegible]	Eau	Foin	Paille	Avoine	Foin	Avoine	Foin	Paille	Avoine	Foin	Paille	Avoine
1re CLASSE																												
Officiers généraux ; cavalerie de réserve ; chevaux de carrière des écoles. Chevaux des batteries affectées à des divisions de cavalerie, 30 mars 1888, 1er S. R. 349.	2.75	3.75	5.25	3.0	4.0	5.00	2.75	3.75	5.25	2.75	»	5.75	3.3	[illegible]	[illegible]	[illegible]	16	2.75	»	5.75	5.00	2.00	2.75	3	5.75	50	2.5	3.0
2e CLASSE																												
Cavalerie de ligne, artillerie de campagne et de forteresse (1), pontonniers, service d'état-major, chevaux de manège, chevaux des écuyers et des instructeurs dans les écoles. Chevaux du train des équipages de la gendarmerie et de la garde républicaine (officiers et troupe). 29 mai et 2 juin 1888, 1er S. R. 617 et 619.	2.50	3.50	5.00	3.0	4.0	4.50	2.50	3.50	5.00	2.50	»	5.50	3.0	[illegible]	[illegible]	[illegible]	15	2.50	»	5.50	5.00	2.00	2.50	2	5.50	45	2.5	2.5
3e CLASSE																												
Cavalerie légère, génie (officiers et troupe), chevaux de trait des équipages régimentaires, à l'exception de ceux des cavaleries de réserve et de ligne qui reçoivent la ration de leur arme, officiers faisant le service de la remonte, officiers d'infanterie, des états-majors particuliers de l'artillerie et du génie, du cadre des écoles autres que les officiers instructeurs et les écuyers ; officiers du corps de santé de tous grades (hors des corps de troupe), vétérinaires militaires de tous grades (hors des corps de troupe), fonctionnaires de l'intendance de tous grades, officiers d'administration, aumôniers, fonctionnaires et agents de la télégraphie militaire, du trésor et des postes ; transports auxiliaires, imprimerie nationale.	2.50	3.50	4.50	3.0	4.0	4.00	2.50	3.50	4.50	3.50	»	5.00	2.5	[illegible]	[illegible]	[illegible]	12	2.50	»	4.50	5.00	2.00	2.50	2	5.00	40	2.5	2.0
4e CLASSE																												
Mulets de toutes provenances.	2.50	3.50	4.00	2.5	3.5	4.00	2.50	3.50	4.00	3.500	»	4.50	2.5	[illegible]	[illegible]	[illegible]	15	2.50	»	4.50	5.00	2.00	2.50	2	4.50	40	2.5	2.0

OBSERVATIONS

1. Rations dans les camps de manœuvres.

Lorsque les animaux doivent bivouaquer pendant un certain temps sur le même point, il peut y avoir avantage à remplacer 1 kilogr. de foin ou 500 gr. d'avoine par 2 kilogr. de paille pour la litière. S'il y a lieu, la substitution est demandée au Ministre.

2. Rations de routes.

S'il est autorisé par le chef de corps, l'officier qui précède les colonnes a le droit, pour tout ou partie de l'effectif, suivant les circonstances, de réclamer le remplacement au plus pour chaque ration de 1 kilogr. de foin ou de 500 gr. d'avoine par 2 kilogr. de paille.

La substitution ne peut porter sur deux denrées à la fois dans le même gîte.

3. Rations de guerre.

Le taux et la composition indiqués au présent tarif serviront de base aux prévisions pour la formation des approvisionnements de réserve et des moyens de transport ; mais elles n'ont rien d'absolu. Pour le service en campagne les rations varient nécessairement selon la nature et l'importance des ressources des contrées où les armées opèrent.

4. Chevaux au vert.

Ces allocations sont exclusives de toutes autres.

Allocations de paille aux troupes pour exercices d'embarquement en chemin de fer (D. du 27 février 1877).

PAILLE

Cavalerie, infanterie et compagnies du génie.

500 gr. par cheval et par séance, tant pour la litière que pour les botillons porte-selles.

ARTILLERIE

400 gr. par cheval et par séance pour la litière et les botillons porte-selles.

35 kilogr. par batterie complète et par séance pour l'embarquement du matériel.

TRAINS DES ÉQUIPAGES MILITAIRES

400 gr. par cheval et par séance pour la litière et pour les botillons porte-selles.

70 kilogr. par séance, pour l'embarquement du matériel complet d'une compagnie.

1. Le ministre a décidé qu'à partir du 1er avril 1888 la ration des chevaux d'artillerie de campagne et de forteresse [illegible] serait, sauf pour les batteries affectées à des divisions de cavalerie ; Avoine 5,250 ; Foin 2,500 ; 3 ; et que la ration des chevaux des batteries affectées à des divisions de cavalerie serait celle de la 1re classe du tarif du 12 oct. 1887. — 30 mars 1888. — 1re S[illegible]

2° TARIF DES RATIONS DE FOURRAGE EN ALGÉRIE ET EN TUNISIE MODIFIÉ

DÉSIGNATION DES PARTIES PRENANTES	PIED DE PAIX ET DE RASSEMBLEMENT — RATION des animaux appartenant aux divers états-majors, aux parties prenantes isolées et aux corps de troupe			PIED DE PAIX ET DE RASSEMBLEMENT — RATION des animaux pendant leur séjour dans les dépôts de remonte			CAMPS DE MANŒUVRES — ANIMAUX BARAQUÉS			CAMPS DE MANŒUVRES — ANIMAUX BIVOUAQUÉS			RATION DE MER					RATION de route par terre			RATION de chemin de fer (pour 24 heures) usitée en temps de paix qu'en temps de guerre		PIED DE GUERRE			CHEVAUX [illegible]			OBSERVATIONS
	Foin	Paille	Avoine	Foin	Paille	Avoine	Foin	Paille	Avoine	Foin	Paille	Avoine	Foin	Orge	[illegible]	[illegible]	[illegible]	Foin	Paille	Avoine	Foin	Avoine	Foin	Paille	Avoine	Foin	Paille	Avoine	
Chevaux de toutes armes et de tous services. — Mulets de toutes provenances.	2.50	1.50	4.00	2.5	3.5	4.00	2.50	3.50	4.00	3.50	»	4.50	2.5	[illegible]	[illegible]	[illegible]	[illegible]	2.5	»	4.50	5	3	2.50	2	4.10	[illegible]	2.5	2	Indépendamment des allocations de paille déterminées par le présent tarif pour la position de station, il est accordé [illegible] kilogr. de paille, à titre de première mise pour la litière, à tous les chevaux et mulets des corps arrivant de France ou rentrant d'expédition. La ration de route sera appliquée à toutes les places et dans toutes les positions où, soit en raison de la difficulté de se procurer de la paille, soit en raison des besoins éventuels des colonnes expéditionnaires, soit pour tout autre motif, M. le Général commandant le [illegible] corps d'armée reconnaîtra qu'il y aura lieu de fournir exclusivement en foin les approvisionnements en fourrages. Dans les places de passage où il existe des approvisionnements [illegible] de paille, une troupe en marche ou en expédition pourra demander que cette denrée entre dans la ration des chevaux pendant la durée de son séjour, mais sans dépasser, dans aucun cas, la quantité de 2 kilogr. de paille pour 1 kilogr. de foin, selon la proportion admise pour les places de station. NOTA. — En vertu des dispositions d'une dépêche ministérielle du 30 juin 1874, M. le Général commandant le 19e corps d'armée peut accorder un supplément de 500 gr. d'orge, dans toutes les positions, aux chevaux de selle, de race française, de l'artillerie, en raison des travaux pénibles imposés à ces chevaux. La paille est autant que possible, de la paille longue, battue au fléau ou à la mécanique, et ayant au moins 60 centimètres de longueur. Il est fourni de la paille courte dépiquée aux pieds des chevaux partout où la culture locale ne permet pas de se procurer, à un prix admissible, des quantités suffisantes de la paille longue qui est définie au paragraphe précédent.

Par note du 14 février 1888, 1er S. R. 121, le Ministre a décidé que le tarif de ration de fourrages à l'intérieur serait attribué, en Algérie, aux chevaux de trait de race française et aux chevaux de race française détenus par des officiers. — Applicable à la Tunisie. — 10 avril 1888, 1er S. R. 421.

Substitutions.

BASES D'APRÈS LESQUELLES S'OPÈRENT LES SUBSTITUTIONS.

1° *Denrées normales.*

Foin :

Sainfoin	Poids pour poids.
Luzerne (première coupe et regain)	Poids pour poids.
Paille	Double du poids.
Avoine ou orge	Moitié du poids.
Carottes et panais	Trois fois le poids.

Paille de froment :

Pailles de seigle, d'avoine, d'orge	Poids pour poids.
Foin et fourrages artificiels	Moitié du poids.
Avoine ou orge	Quart du poids.

Avoine ou orge :

Foin et fourrages artificiels	Double du poids.
Paille (froment, seigle avoine ou orge)	Quatre fois le poids.
Orge (dans la proportion autorisée)	Poids pour poids.
Son	Moitié en sus.
Farine d'orge	8/10 du poids.

Fourrages artificiels. — Le sainfoin et la luzerne peuvent être distribués en remplacement de foin jusqu'à concurrence de la moitié de la ration réelle.

Pailles de seigle, d'avoine ou d'orge. — Ces pailles peuvent être données en remplacement de la paille de froment jusqu'à concurrence des 2/5 de la ration réelle.

Orge à l'intérieur. — L'orge n'est substituée à l'avoine que par exception et sans dépasser, pour les chevaux de race française, le quart de la ration ; pour les chevaux de race arabe, cette proportion peut être augmentée.

Carottes. — Lorsqu'on peut se procurer cette racine en quantité suffisante, dans le rayon d'approvisionnement, sans imposer de trop lourds sacrifices au Trésor, la carotte est substituée au foin dans la limite et sous les réserves indiquées par la Note ministérielle du 2 décembre 1874 (*Journal militaire officiel*, partie réglementaire, 2e semestre, page 730) (1).

Ces diverses indications concernant la proportion dans laquelle peuvent s'opérer les substitutions d'une denrée à l'autre n'ont rien d'absolu.

Des décisions ministérielles spéciales peuvent les modifier selon les circonstances exceptionnelles dont il y a lieu de tenir compte.

Fourrages verts. — 40 kilog. de fourrages verts à l'écurie représentent 12 kilog. de foin. Une journée de cheval à la prairie équivaut à une quantité de fourrages verts correspondant au taux de la ration déterminée pour chaque arme.

1. Le rapport sur les distributions de carottes en remplacement de foin prescrit par la Circulaire Ministérielle du 2 déc. 1874 est supprimé. 27 avril 1886. 1re S. R. 508.

2° Denrées similaires.

Les denrées mentionnées ci-après ne peuvent pas remplacer, d'une manière absolue, celles qui entrent dans la composition normale des rations ; mais il convient de prévoir le cas où on est dans la nécessité de les faire distribuer, vu l'insuffisance ou le manque absolu de denrées habituelles. Sous cette réserve, la commission d'hygiène hippique recommande :

1° Comme pouvant remplacer l'avoine, les grains suivants : l'orge, le seigle, le blé, le maïs, le sarrasin, les vesces, les féveroles ; quoique la valeur nutritive de ces grains ne soit pas tout à fait la même, ils peuvent se substituer à l'avoine poids pour poids, et entrer pour 1/4 dans la ration. Les vesces, constituant un grain dangereux, ne devront être données que très exceptionnellement, en petite quantité, 1/4 ou 1/5, et pendant quelques jours seulement.

2° Comme pouvant être substitués au foin : le trèfle, la spergule, les vesces, le millet, le trèfle incarnat. La valeur nutritive de ces fourrages étant à peu près la même et assez rapprochée de celle du foin, ils pourraient se substituer à cette denrée également poids pour poids dans la proportion du tiers.

La commission signale encore, parmi les denrées agricoles susceptibles d'être employées dans l'alimentation, les gerbes non battues et les carottes.

Les gerbes de céréales (blé, seigle, orge, avoine), dans la proportion de 12 à 15 kilog. selon l'arme, équivalent à une ration complète d'hiver.

Les carottes peuvent être admises d'après les bases suivantes : 6 kilog. de carottes pour 1 kilog. d'avoine ; 3 kilog. de carottes pour 1 kilog. de foin ; 2 kilog. pour 1 kilog. de paille. Toutefois cette dernière substitution ne devra pas dépasser 3 kilog. de la denrée fourragère par cheval et par jour.

Substitutions en mer.

Le son remplace les 2/3 de son poids en orge, la farine d'orge se remplace par les 5/4 de son poids en orge.

Annexe aux tarifs ci-dessus.

Par Note du 4 janvier 1888, 1er S. R. 7. — Le ministre a arrêté les dispositions suivantes : Les officiers brevetés conservent la ration de la 2e classe, quels que soient les corps ou services dans lesquels ils sont employés. Lorsque les officiers sans troupe non brevetés, fonctionnaires ou employés militaires, placés dans la 3e classe, se trouveront dans des conditions qui justifient une ration supérieure, MM. les gouverneurs militaires de Paris et Lyon, les généraux de corps d'armée, le général commandant la brigade d'occupation de Tunisie et les généraux commandant l'école supérieure de guerre, l'école de cavalerie de Saumur, l'école d'application de l'artillerie et du génie, l'école de Saint-Cyr, pourront leur accorder, exceptionnellement et pour le temps qu'ils fixeront, la ration de la deuxième classe.

Pour tenir compte des fatigues spéciales que peuvent avoir à supporter, dans certains cas, les chevaux de trait de l'artillerie, ainsi que les chevaux de manège, ceux des écuyers et des instructeurs et autres officiers du cadre des écoles militaires, les autorités militaires visées au précédent alinéa auront la faculté d'accorder, quand elles le jugeront nécessaire et pour la durée qu'elles détermineront, un supplément journalier de 250 grammes d'avoine à la ration fixée par le tarif du 12 octobre 1887. (Disposition abrogée pour Note du 30 mars 1888. 1re S. R. 349).

Dans les régiments d'artillerie on ne devra d'ailleurs pas perdre de vue que, le plus souvent, il sera possible d'améliorer la ration des chevaux de trait en répartissant, suivant les besoins, l'ensemble des rations perçues pour les chevaux de selle et de trait.

Le tarif a, en effet, dans un but de simplification fixé uniformément à 5 kilog. la ration d'avoine des chevaux d'artillerie de selle et des chevaux de trait qui n'ont pas tous à supporter les mêmes fatigues.

Il appartient donc aux chefs de corps de l'artillerie d'augmenter selon les besoins la ration des chevaux de trait en diminuant celle des chevaux de selle.

Le 1er de chaque mois, il sera rendu compte au ministre (1re direction, bureau des subsistances), de toutes les allocations supplémentaires accordées pendant le mois précédent, aux chevaux de trait de l'artillerie ou aux chevaux des officiers sans troupe non brevetés, fonctionnaires ou employés militaires.

Pour l'Algérie et la Tunisie, il est entendu que l'orge peut être distribuée au même titre que l'avoine et d'après les mêmes fixations.

La présente Note annule celle du 25 novembre 1887, 2e S. R. 976.

30 mars 1888, 1re S. R. 349. — Par suite d'un nouveau classement des chevaux de l'artillerie de campagne et de forteresse et des chevaux des batteries affectées à des divisions de cavalerie, la faculté laissée aux généraux gouverneurs et commandants de corps d'armée d'accorder un supplément de 250 grammes d'avoine aux chevaux de trait de l'artillerie dans les circonstances prévues par la note du 4 janvier 1888, est supprimée.

C. — Caractères distinctifs des denrées fourragères.

(Art. 380, cav.; 404, artil. et errata du 11 juin 1884, 1er S. R. 668).

Quelles que soient la variété et l'origine de l'avoine, il faut qu'elle soit pesante, qu'elle coule facilement dans les doigts; que son écorce soit mince, brillante et lustrée sans rides; que son odeur soit presque insensible; que son amande, blanche et adhérente à l'écorce, laisse, en l'écrasant dans la bouche, une saveur agréable et farineuse, qu'elle soit débarrassée de ses balles ou calices, et exempte de graines étrangères à sa production. Le mélange naturel d'orge ou de graines fourragères telles que sauve, coquelicot, jacée, bluet, rend l'avoine non recevable, s'il excède un vingtième, sauf proportion inférieure fixée par le cahier des charges. Bien que le poids de cette denrée ne soit pas un indice certain de ses qualités nutritives, l'hectolitre d'avoine ne doit pas peser moins de 45 kilogrammes. Toute avoine rouillée, germée, moisie, charbonnée ou cariée doit être refusée, sauf dispositions contraires des cahiers des charges qui régissent les fournitures.

Les caractères de la bonne orge sont les mêmes. Le bon foin se reconnaît aux signes suivants: couleur légèrement verte; odeur agréable et aromatique; tiges rondes, noueuses, fines et flexibles, difficiles à casser, et garnies autant que possible, de leurs feuilles et de leurs fleurs; saveur douce, et plus ou moins sucrée; quand on secoue le bon foin, il se sépare facilement et sans déchet. Il doit être très propre, sans poussière, et ne jamais renfermer ni déchet, ni ramassis de magasin.

Les plantes qui composent le bon foin doivent appartenir, pour les neuf dixièmes au moins, aux familles des graminées et des légumineuses. Le sainfoin, la luzerne peuvent entrer pour moitié dans la ration de foin.

Les foins très secs, lavés, vasés, rouillés, moisis, échauffés ou ayant une mauvaise odeur, doivent être refusés et l'on ne doit pas oublier que l'usage de foin moisi est toujours suivi de maladies graves, telles que: morve, farcin, pousse, etc.

Le foin pressé, en tenant compte de la préparation qu'il a subie, doit présenter les mêmes qualités que le foin ordinaire.

A moins de circonstances exceptionnelles, la paille de froment est la seule dont on fait usage pour la nourriture des chevaux.

La bonne paille se reconnait aux caractères suivants: les tuyaux sont minces, flexibles et luisants, leur couleur est d'un blanc mât et d'un jaune doré; les épis sont garnis de leurs balles ou calices. L'odeur de la paille doit être agréable. La qualité de la paille augmente avec le nombre de plantes herbacées de bonne qualité qu'elle contient. Toute paille terreuse, rouillée, cariée ou charbonnée doit être refusée.

La farine d'orge doit être fraîche, d'un blanc jaunâtre, grossièrement moulue, d'une odeur douce. Elle s'altère, se pique et se charançonne promptement comme le grain d'orge lui-même.

Le son doit provenir de la mouture du froment; il doit être frais, inodore, d'une saveur douce. Il est d'autant meilleur qu'il contient plus de farine.

En principe la farine d'orge doit lui être préférée.

D. — Mashs.

Art. 355, cav. ; 380, artil. ; 362, inf. — Les mashs sont donnés aux chevaux en mauvais état d'embonpoint, fatigués, à appétit capricieux, à ceux échauffés par l'avoine ou atteints d'inflammation chronique de l'intestin.

Le mash varie dans sa composition selon la nature des cas qui en réclament l'emploi.

1° Celui destiné aux chevaux maigres, fatigués, à appétit capricieux, se compose de : foin et paille hachés, 200 grammes de chaque ; avoine, 500 grammes ; son, 160 grammes ; farine d'orge, 80 grammes ; sel marin, 10 grammes. Ces substances sont disposées dans un seau, l'avoine d'abord, ensuite le foin et la paille hachés. On verse deux litres environ d'eau bouillante, tenant en solution les 10 grammes de sel marin, puis on ajoute le son et la farine, et l'on couvre le récipient d'une couverture, jusqu'à refroidissement.

2° Le mash destiné aux chevaux échauffés par l'avoine, ou atteints d'inflammation intestinale chronique, est préparé comme le précédent. Il se compose de : foin et paille hachés, 200 grammes de chaque ; avoine, 500 grammes ; son, 160 grammes ; graine de lin, 30 grammes ; farine d'orge, 80 grammes ; sel marin, 15 grammes. Lorsqu'il y a possibilité, il est avantageux de faire bouillir préalablement la graine de lin.

Dans les deux cas les quantités de foin, paille, son et farine d'orge, sont prélevés sur la ration journalière du cheval, le son et la farine étant substitués à l'avoine d'après les tarifs en vigueur. Dans le mash n° 1, l'avoine est donnée en supplément de la ration ; elle est prélevée sur les économies faites dans les escadrons ou à l'infirmerie. Dans le mash n° 2, elle est, comme les autres denrées fourragères, prélevée sur la ration journalière du cheval.

Le sel marin, la graine de lin et le combustible nécessaire, sont fournis par l'infirmerie vétérinaire.

Le mash dans lequel il n'entre pas de graines de lin, peut être préparé à l'eau froide. Mais alors, afin de favoriser l'imbibition, il est nécessaire de ne pas donner aux couches des différents éléments une épaisseur de plus de 0 m. 25 centimètres et de laisser macérer pendant 6 heures au moins

Les capitaines commandants après avoir pris l'avis du vétérinaire chef de service rendent compte des chevaux auxquels il conviendrait de donner des mashs. Le colonel décide et provoque les substitutions nécessaires à leur préparation.

Les mashs sont préparés à la pharmacie par les soins du service vétérinaire.

E. — Visite des magasins à fourrages. — Cahier des charges.

Art. 28, cav.; 32, artil. — Le chef d'escadron de semaine, visite, avec le sous-intendant militaire, les magasins à fourrages, et consigne son opinion sur le registre des distributions.

Art. 75, cav. ; 89, artil. — Le vétérinaire en premier accompagne l'officier supérieur et le sous-intendant militaire, dans la visite mensuelle du magasin à fourrages, pour donner son avis sur la qualité des denrées composant l'approvisionnement. Son opinion est toujours consignée sur le registre du magasin.

Il donne également son avis sur les denrées distribuées, lorsqu'il lui est demandé par le major ou le chef d'escadrons de semaine (32. D. 76).

Cahier des charges (13 août 1885, 2e S. S. 238).

Art. 6. Section I. — *Denrées de l'approvisionnement.*

Les délégués du Ministre, les fonctionnaires de l'Intendance, et leurs suppléants ont libre accès, de jour ou de nuit, dans les magasins de l'entrepreneur.

Ils peuvent, à toute époque, visiter ou faire visiter par les officiers sous leurs ordres, les denrées composant l'approvisionnement.

Chaque mois, le sous-intendant militaire, accompagné d'un officier supérieur de troupe et d'un vétérinaire, effectue lui-même cette visite; le résultat de l'examen des denrées est consigné au registre dont la tenue est prescrite à l'article 16.

Il prélève quand il le juge à propos des échantillons des denrées de l'entrepreneur.

S'il s'élève des doutes dans l'esprit du sous-intendant militaire, sur la qualité de la denrée, il est procédé à son examen, comme le prescrivent les articles 250, 498 et suivants du règlement sur les subsistances militaires, par une commission composée comme il suit:

Le sous-intendant militaire ayant la surveillance administrative du service (ou son suppléant), président.

Un officier supérieur d'un des corps de la garnison ou, à défaut, un officier inférieur du grade le plus élevé ;

Un vétérinaire militaire, ou, à défaut, un vétérinaire civil ;

Un notable idoine, choisi par le sous-intendant, sur une liste dressée, à l'avance, par l'autorité municipale ;

Une personne choisie, par l'entrepreneur, sur la même liste de notables idoines.

Le sous-intendant militaire n'est pas astreint à suivre l'avis des membres de la commission, si sa propre conviction s'y oppose. La décision qu'il prend est définitive et doit être immédiatement exécutée.

Section II. — *Denrées présentées en distribution.*

Indépendamment de ces visites, les denrées présentées en distribution sont soumises à une visite ou reconnaissance préalable, conformément aux dispositions du règlement sur le service intérieur des corps de troupe du 28 décembre 1883, dispositions modifiées par l'*erratum* inséré au n° 45 du journal militaire officiel, partie réglementaire, 1er S. R. 1884, 667.

Des commissions sont constituées pour juger les contestations qui peuvent s'élever entre la partie prenante d'une part, et l'entrepreneur de l'autre. Ces commissions sont composées ainsi qu'il suit :

L'officier des corps de cavalerie ou d'artillerie de la garnison, ou de passage, le plus élevé en grade après le commandant d'armes ou le major de la garnison, suivant que la commission est présidée par l'un ou l'autre de ces deux officiers ;

Les deux capitaines les plus anciens, et le vétérinaire ayant le grade le plus élevé des corps de cavalerie ou d'artillerie des corps de la garnison ou de passage.

Deux notables idoines, choisis l'un par le commandant d'armes, l'autre par le comptable, ou l'entrepreneur à la ration, sur une liste dressée à l'avance par l'autorité municipale.

Le sous-intendant militaire ayant la surveillance administrative du service des subsistances, ou son suppléant, est membre des commissions. Il est toujours entendu dans les observations qu'il formule, tant sur le fond même du litige qu'au point de vue de l'application du cahier des charges et des dispositions légales et réglementaires.

Les commissions sont convoquées et présidées par le commandant d'armes ou le major de la garnison.

Elles ont pour objet de prononcer sur l'acceptation ou le refus des denrées. En cas de refus, elles prescrivent, s'il y a lieu, les manutentions à faire subir aux denrées pour les rendre acceptables.

Elles peuvent proposer le rejet définitif des denrées, leur expulsion des magasins, ou leur destruction complète par enfouissement, jet à l'eau ou incinération, dans le cas où ces denrées auraient été reconnues nuisibles à la santé des chevaux.

Le général commandant le corps d'armée statue sur ces propositions, après avis exprimé du directeur du service de l'Intendance. Il rend compte au Ministre de la guerre.

Les commissions prononcent à la majorité des voix, en cas de partage, la voix du président est prépondérante. Il est passé outre à l'absence d'un ou deux membres, pourvu qu'ils aient été régulièrement convoqués.

En cas d'urgence, et s'il y a impossibilité de remplacer immédiatement la denrée, le commandant d'armes peut nonobstant le refus, prononcé par la majorité, ordonner qu'il soit donné suite à la distribution.

En route, dans les localités qui ne sont pas des villes de garnison, les commissions se réunissent sur l'invitation du colonel ou du chef de détachement, président, et se composent de deux officiers, sous-officiers, brigadiers ou cavaliers, qui marchent hiérarchiquement après lui, du maire ou de son délégué, et de deux notables idoines désignés par le maire ; elles prononcent sur l'admission ou le refus des denrées à la majorité des voix ; en cas de partage, la voix du chef de détachement est prépondérante.

Les décisions prononcées ou proposées par les commissions, et la suite qui y a été donnée, sont constatées par des procès-verbaux dressés en une seule expédition. Ces procès-verbaux, établis par le sous-intendant militaire, et mentionnant les observations motivées de ce fonctionnaire, sont signés par tous les membres. L'original reste aux archives du sous-intendant militaire, une copie est envoyée au directeur du service de l'intendance, une seconde au corps intéressé, une troisième au commandant d'armes, qui la transmet par la voie hiérarchique au général commandant le corps d'armée.

Section III. — *Destination à donner aux denrées défectueuses.*

Les denrées d'approvisionnement ou de distribution qui ne satisfont pas complètement, dans les différents cas ci-dessus prévus aux conditions de qualité stipulées à l'annexe n° 1, sont rejetées des approvisionnements ou refusées en distribution.

Pour celles qui sont seulement reconnues impropres au service, on procède comme il suit :

1° Si l'altération des denrées est le résultat de circonstances fortuites, indépendantes de la volonté de l'entrepreneur, ces denrées lui sont remises, pour être immédiatement enlevées du magasin, et remplacées par des denrées de bonne qualité, dans le délai fixé ci-dessous ;

2° S'il est reconnu que l'altération aurait pu être évitée par l'entrepreneur, les denrées altérées sont remises au domaine, pour être vendues au profit du Trésor.

En cas de vente par le domaine, une partie du produit net de la vente, s'élevant, au maximum, aux neuf dixièmes, peut, sur la décision du Ministre être comptée à l'entrepreneur.

Si les denrées sont reconnues nuisibles à la santé des chevaux, elles sont immédiatement détruites, après avis donné par l'administration militaire à l'autorité civile, dans l'intérêt de la salubrité publique.

Le directeur du service de l'intendance, fixe un délai pour le remplacement des denrées rejetées, remises, vendues ou détruites ; ce délai n'est jamais supérieur à 30 jours pour le foin, la paille et l'avoine ; et à 60 jours pour le foin et la paille pressés.

Annexe n° 1.

Nature et qualités des denrées à fournir.

Les denrées dont se compose la ration ordinaire de fourrages sont :

Le foin ;

La paille de froment ;

L'avoine à l'intérieur ; l'orge en Algérie.

Les denrées de substitutions sont :

La luzerne et le sainfoin, 1re coupe ; la 2e coupe peut être admise, lorsqu'elle est suffisamment nutritive ;

Les pailles de seigle, d'avoine et d'orge ;

L'orge à l'intérieur, l'avoine en Algérie ;

Le son, la farine d'orge ;

Les fourrages verts dans la saison de la mise au vert et à l'arrière-saison si ce régime est reconnu nécessaire ;

Les carottes, les panais.

La substitution d'une denrée à l'autre n'est facultative, que pour l'administration.

Les substitutions se renferment dans les limites maxima ci-après :

Luzerne ou sainfoin, en remplacement de foin, la moitié de la ration normale.

Paille de seigle d'avoine ou d'orge, en remplacement de paille de froment deux cinquièmes de la ration normale.

Les états de fournitures annuelles indiquent pour chaque arrondissement, les proportions adoptées dans la limite de moitié ou des deux cinquièmes.

La distribution des fourrages verts, du son et de la farine d'orge; les substitutions de l'orge à l'avoine et réciproquement, du foin à la paille et réciproquement, du foin à l'avoine et réciproquement, de la paille à l'avoine et réciproquement, peuvent être prescrites dans une mesure dont l'administration est seule juge.

Quant au son, l'administration se réserve le droit d'appliquer les produits de ses manutentions jusqu'à concurrence des quantités qui sont nécessaires pour les substitutions ordonnées. L'entrepreneur en prend livraison au rez-de-chaussée de ses magasins de service, la valeur lui en est imputée aux prix de l'avoine ou de l'orge, d'après les proportions indiquées à l'annexe n° 9, déduction faite de 2 1/2 pour 100 pour frais de manutention.

Carottes et panais. — La substitution n'est prescrite que dans les arrondissements où les ressources sont jugées suffisantes et dans la limite restreinte indiquée par la Note ministérielle du 2 décembre 1874. Le rapport sur les distributions de carottes en remplacement de foin prescrit par la Circul. Mlle du 2 décembre 1874 est supprimé — 27 avril 1886 — 1er S. R. 508.

L'obligation pour l'entrepreneur de faire des distributions de carottes ou de panais, et l'importance approximative de ces distributions sont indiquées sur les états des fournitures annuelles.

En dehors des substitutions ordonnées, l'entrepreneur ne peut en faire aucune autre sans y être formellement autorisé, et sous la condition expresse que le surcroît de dépenses qui en résulte demeure à sa charge.

Les denrées doivent entrer au magasin telles qu'elles ont été récoltées. La seule préparation à donner par l'entrepreneur aux denrées mises en distribution est celle qui est indispensable, lors du rationnement, pour l'extraction de la poussière et des herbes, plantes, graines non nutritives ou malfaisantes.

Pour le rationnement des fourrages artificiels, l'entrepreneur adopte le mode le plus convenable pour que les feuilles et les fleurs du sainfoin et de la luzerne ne se séparent pas des tiges et ne soient pas perdues. Il se conforme à ce sujet aux ordres qui lui sont donnés par le sous-intendant militaire. Sont formellement interdits.

1° Le mélange des qualités et des provenances pour tous les foins.

2° Le mélange d'avoine ou d'orge d'une qualité inférieure, avec des denrées de bonne qualité.

3° L'introduction dans l'avoine ou l'orge de graines étrangères à leur production, alors même qu'elles ne seraient pas malfaisantes, les seules qui puissent s'y trouver, ne devant résulter que de la nature du terrain, qui les a produites, avec la denrée elle-même.

Les conditions auxquelles doivent satisfaire les denrées fournies par l'entrepreneur sont les suivantes:

1° Foins, fourrages artificiels, fourrages verts.

Le foin et les fourrages artificiels doivent être toujours de la bonne qualité de la contrée, suffisamment ressuyés, en parfait état de conservation, exempts d'humidité et d'altération quelconque et propres à donner aux chevaux une nourriture saine et substantielle. Cependant si des accidents atmosphériques ont altéré plus ou moins les produits de la récolte locale, il ne peut être exigé rien de plus que la meilleure qualité des denrées obtenues dans un rayon de 150 kilomètres de la place de la livraison. Toutefois ce rayon peut s'étendre jusqu'aux centres de production par lesquels les fourrages sont ordinairement fournis.

Il n'est admis aucune tolérance pour le foin pressé, qui doit, en tout état de choses, être de bonne qualité, et propre à donner aux chevaux une nourriture saine et substantielle.

Les fourrages verts réunissent les conditions indiquées à l'annexe n° 6.

2° Paille de froment, de seigle, d'avoine et d'orge.

La paille doit être autant que possible garnie de ses épis, en parfait état de conservation, exempte d'humidité et d'altération quelconque, propre à donner aux chevaux une bonne nourriture, ou à faire, comme paille de couchage, ou comme litière, un service en tous points satisfaisant.

Cependant si des accidents atmosphériques ont altéré plus ou moins les produits de la récolte locale, il ne peut être exigé rien de plus, que la meilleure qualité obtenue dans un rayon de 150 kilomètres de la place de livraison. Toutefois, ce rayon peut s'étendre jusqu'aux centres de production par lesquels la paille est ordinairement fournie.

Si, en distribution, les bottes de paille de froment ne sont pas liées avec la même paille, il est fait déduction du poids des liens.

3° Avoine ou orge.

L'avoine et l'orge doivent être de bonne qualité, bien sèches, coulantes à la main, exemptes de mauvaise odeur, d'avarie ou d'altération quelconque et aussi de mélange d'autres céréales ou de graines étrangères à leur production, en un mot, être propres de tous points à faire un excellent service. Elles sont refusées, lorsque sans être avariées, elles conservent une odeur persistante de grenier.

Indépendamment des conditions ci-dessus exigées, l'avoine et l'orge ne peuvent être mises en distribution, que dégagées de pierres, de terre, de poussière, de graines non nutritives ou malfaisantes, et qu'après avoir été parfaitement nettoyées et criblées. A cet effet, l'entrepreneur doit pourvoir ses magasins de cribles assez perfectionnés pour donner à la denrée le degré de netteté nécessaire. Il remplace au besoin, ceux qu'il a reçus à la reprise du service.

L'avoine est conservée partie en vrac, partie en sacs réglés, poids net à 70 kilogrammes, dans la proportion qui est déterminée par l'administration. Des sacs vides, en nombre suffisant restent déposés à proximité des avoines, conservées en couche, pour permettre un ensachement immédiat de la denrée. Tous les sacs sont d'assez bonne qualité pour que l'ensachement rapide et le transport de la denrée puissent s'effectuer dans des conditions pleinement satisfaisantes.

4° Foin et paille pressés.

Le foin pressé est comprimé en balles, dont le poids peut varier de 50 à 100 kilogrammes (en Algérie, les balles sont de 50 autant que possible), sa densité doit être au minimum de 170 kilogrammes au mètre cube, en calculant le volume des balles sur leurs plus grandes dimensions en largeur, hauteur et épaisseur. Les moyens de ligature en fer feuillard ou fil de fer, doivent être suffisamment solides pour résister pendant les transports et les transbordements. Les balles doivent pouvoir tomber d'une hauteur de 3 mètres sans que les liens se brisent. La ligature ne comporte de planchettes de soutien qu'autant que, eu égard au mode de pressage, ces planches sont jugées indispensables pour que les balles réunissent les conditions requises de solidité, et n'éprouvent pas de trop forts déchets dans les transports.

La paille pressée est comprimée en balles pouvant varier de 50 à 100 kilogrammes (en Algérie les balles sont de 50 kilogrammes autant que possible), avec une densité minimum de 120 kilogrammes au mètre cube, le volume étant mesuré comme ci-dessus.

Chaque balle de foin ou de paille porte une étiquette, indiquant son poids brut, et son poids net, l'année de la récolte, le nom de l'entrepreneur, et celui de la place où elle a été reçue en magasin.

Le foin et la paille ne doivent être soumis au pressage que suffisamment ressuyés. Ces denrées doivent être, sauf autorisation contraire de l'administration, de la dernière récolte et susceptibles de se conserver 18 mois.

5° Farine d'orge.

La farine d'orge doit être fraîche, d'un blanc-jaunâtre, grossièrement moulue, d'une odeur douce.

6° Son.

Le son doit provenir de la mouture du froment ; il doit être frais, inodore, et d'une saveur douce. Il est d'autant meilleur, qu'il contient plus de farine.

F. — Régime du vert.

1° *Dispositions réglementaires.*

Art. 72, cav. ; 86, art. ; 27 D. 76. — Le vétérinaire en premier donne son avis sur les propositions d'envoi de chevaux au vert.

Il a la direction du service des chevaux qui prennent le vert en dehors des escadrons et fait connaître, après trois mois écoulés, dans un rapport qui est transmis au Ministre, les résultats qui ont été obtenus, immédiatement après la cessation du règne du régime du vert, et ceux qui ont été observés trois mois après (Modèle n° 16).

Art. 356, cav. ; 381, art ; 363, inf. ; 27 D. 76. — Chaque année, au printemps, on donne du vert aux chevaux, soit dans les escadrons, soit à la prairie ou à l'infirmerie vétérinaire.

Lorsque le vert doit être donné dans les escadrons, il est mélangé au fourrage sec, et distribué à l'écurie à la plupart des chevaux, en faible proportion de manière à les rafraîchir, sans les débiliter et sans forcer à interrompre le travail.

Lorsque le vert doit être donné à la prairie ou à l'infirmerie, on se conforme aux prescriptions suivantes :

« Le vétérinaire chef de service, propose pour être soumis à ce régime spécial, les jeunes chevaux en mauvais état par suite de gourme ou d'acclimatement difficile, les chevaux atteints d'inflammation chronique des organes digestifs ou d'affections de la peau, ceux dont les membres sont fatigués et ceux dont les pieds sont altérés par la ferrure ou par toute autre cause.

« Le colonel, après avoir examiné ces chevaux fait dresser la liste de ceux qui lui paraissent devoir prendre le vert, et la soumet hiérarchiquement au général commandant le corps d'armée, qui fixe le jour où doit commencer le régime du vert. » (Note du 25 février 1885, 1er S. R. 221.)

Si la localité le permet, les chevaux prennent le vert en liberté, ils sont déferrés, et parqués pendant le jour dans une prairie. Pendant la nuit, ils sont logés dans des écuries, ou sous des hangars, où ils reçoivent en deux repas, le matin et le soir, la ration d'avoine qui leur est attribuée.

Si le vert ne peut pas être pris en liberté, il est donné à l'écurie. Les chevaux sont alors placés à l'infirmerie vétérinaire ou dans des écuries particulières. Ils reçoivent, outre le vert, les rations d'avoine et de paille qui leur sont attribuées (12 octobre 1887, 2e S. R. 295). — L'herbe coupée quelques heures à l'avance seulement est conservée à l'abri, dans un lieu bien aéré, étendue sur une couche de paille pour éviter qu'elle ne se salisse au contact du sol et pour prévenir la fermentation. Elle n'est pas conservée plus de vingt-quatre heures, et elle est distribuée par petites rations, afin que les chevaux la mangent mieux, et ne s'en dégoûtent pas. Le vert produisant des déjections abondantes, les écuries doivent être bien aérées et tenues avec une extrême propreté ; la litière doit être relevée et séchée tous les jours, le pansage doit être prolongé à cause de l'activité plus grande des sécrétions. Pendant toute la durée de ce régime, les chevaux ne sont promenés qu'au pas. Si l'état de la température fait craindre que le vert ait une influence pernicieuse sur la santé des animaux, le colonel prononce la suspension du régime. Il en rend compte au général commandant le corps d'armée qui en informe le service de l'intendance. » (Note du 5 février 1885, 1er S. R. 221.)

2° *Dispositions complémentaires.*

Instructions annuelles pour la mise au vert (28 février 1883, 1er S. S. 231 ; 26 mars 1887, 1er S. S. 581 et 17 mars 1885, 1er S. S. 403).

Le régime du vert sera non seulement appliqué aux chevaux de l'armée, dont l'état de santé réclame son usage, mais encore aux chevaux en bon état d'entretien auxquels ce régime serait reconnu devoir être favorable.

Toutefois, ces derniers, désignés par le chef de corps sur la proposition du vétérinaire, ne recevront que le quart de la ration de vert réglementaire. Les chevaux indisponibles pour boiterie ou affections graves seront seuls lorsque la localité, occupée par le corps le permettra, parqués pendant le jour dans une prairie où ils pourront manger le vert en liberté et à la soûlée et ils seront logés pendant la nuit dans des écuries ou hangars. Ils y recevront en deux portions égales, le matin et le soir, la quantité d'avoine et de paille indiquée dans le tarif en vigueur (12 octobre 1887, 2e S. R. 295).

Dans le cas, au contraire, où les localités ne se prêteraient pas à cette combinaison, le vert sera donné à l'écurie, et la ration de ces animaux, sera réglée d'après le tarif ci-dessus visé, c'est-à-dire le tarif des rations en vigueur.

En conséquence, aussitôt que la végétation dans chaque localité le permettra, MM. les généraux commandant les corps d'armée prescriront, de concert avec les fonctionnaires de l'intendance, les mesures nécessaires pour que tous les chevaux dans les conditions précitées, soient mis au régime du vert suivant la forme prescrite par l'art. 356, cav. ou 381, art., du décret du 28 décembre 1883. Le nombre des chevaux à mettre au régime du vert sera constaté par un état numérique distinguant ceux qui devront recevoir le vert à l'écurie, de ceux qui le prendront dans la prairie, et faisant ressortir les animaux, auxquels il ne devra être attribué qu'un quart de la ration de vert réglementaire.

Un double de cet état sera remis par le sous-intendant militaire à l'agent du service des fourrages, une troisième expédition sera envoyée par l'intendant militaire, directeur du service de l'intendance au ministre (Bureau des fourrages). Il sera établi en outre, un état signalétique, pour les animaux qui devront prendre le vert à la prairie. On veillera à ce que les prairies, choisies suivant les prescriptions des articles 680 et 681 du Règlement provisoire du 26 mai 1866, sur le service des subsistances, présentent toujours les conditions requises pour assurer aux chevaux une bonne alimentation proportionnée à leur nombre. Tout terrain dur et rocailleux sera refusé comme nuisible aux chevaux atteints de maladie des pieds.

Un vétérinaire par garnison sera désigné pour surveiller les chevaux au vert dans la prairie, il devra les visiter deux fois par semaine, et davantage si leur état sanitaire l'exige. Il proposera de retirer les chevaux, auxquels ce régime ne paraîtrait pas convenir. Ces chevaux pourraient être remplacés par d'autres, après que l'intendance en aura été avisée.

Si par suite de variations atmosphériques, de pluies trop abondantes ou pour toute autre cause, le régime du vert avait une influence pernicieuse sur la santé des animaux, le colonel en prononcerait immédiatement la suspension, et en rendrait compte au général commandant le corps d'armée, qui en informerait le service de l'intendance.

Les dispositions qui précèdent sont applicables aux chevaux des dépôts de remonte.

Les observations auxquelles le régime du vert aura donné lieu seront consignées sur le rapport mensuel, relatif à l'état sanitaire des chevaux, établi après la cessation du régime et reproduites dans le rapport annuel (26 mars 1887, 1er S. S. 581).

3° *Annexe* 6 (du cahier des charges).

Fourniture à la ration des fourrages verts.

1° Le service consiste dans la fourniture des fourrages verts, soit à l'écurie à la ration entière, ou au quart de ration, soit à la soûlée dans la prairie, aux chevaux et mulets désignés pour être mis à ce régime.

Le marché passé pour un arrondissement déterminé, peut, au gré de l'administration, être étendu, sans changement de prix, aux places en gestion directe, situées dans le ressort dudit arrondissement.

Pour la régularisation des perceptions, au quart de la ration du vert, les corps établiront, par période de quatre jours et pour le nombre de chevaux au régime, deux bons distincts, l'un comprenant un jour de vert à la ration entière, mais livrable journellement par quart ; l'autre comprenant trois jours, à la composition habituelle.

2° Les fourrages verts à fournir dans toutes les positions se composent de sainfoin, luzerne, trèfle et de tous autres produits de prairies naturelles ou artificielles, selon la culture locale, remplissant les qualités requises pour que le régime du vert donne un résultat salutaire.

Le sous-intendant militaire (ou les parties prenantes autorisées par lui) agrée, préalablement, les prairies affectées au service. Ces prairies, lorsqu'elles sont affectées aux chevaux isolés seront choisies autant que possible, dans un rayon de 4 kilomètres de la place de la garnison. Si les fourrages verts sont distribués à l'écurie, l'entrepreneur les livre en trousses, et non rationnés, sans autre préparation que celle qui est indispensable pour en extraire, avant l'enlèvement de la prairie, les corps étrangers et les herbes nuisibles à la santé des chevaux ; dans ce cas aussi, le fourrage doit toujours être fraîchement coupé. Toute livraison ayant subi un commencement de dessiccation est refusée.

3° La mise au vert commence aussitôt que la saison et l'état des prairies le permettent, elle se prolonge, au gré de l'administration pendant tout le temps que ce régime est reconnu favorable.

Si, à l'arrière-saison, des chevaux ont encore besoin de prendre le vert, l'entrepreneur le fournit aux prix, clauses et conditions de son marché, sur l'avis qui lui en est donné huit jours à l'avance.

4° Les livraisons à l'écurie ont lieu jour par jour et non autrement, aux heures qui sont fixées par le sous-intendant militaire.

La fourniture du vert comprend toutes les dépenses accessoires, savoir :

Vert distribué au quartier.

1° La valeur de 2 kilog. 500 de paille fraîche pour litière par cheval et par jour ;

2° Tous les frais d'apport des denrées, tous droits de pesage d'octroi et autres.

Vert pris dans la prairie, à la soûlée ou à l'écurie, chez le titulaire.

1° La valeur de 2 kilog. 500 de paille fraîche pour litière, par cheval et par jour, si les chevaux rentrent à l'écurie pendant la nuit.

2° La fourniture du logement, qui se compose comme il suit, une chambre propre et convenablement meublée pour l'officier commandant le détachement, une autre chambre remplissant les mêmes conditions pour le vétérinaire ; une ou plusieurs salles suivant la force du détachement, propres, bien aérées, offrant des ressources suffisantes pour le coucher des militaires, et munies des ustensiles de cuisine spécifiés par l'administration.

3° La fourniture d'écuries, hangars ou abris, selon qu'il a été déterminé pour loger pendant la nuit, s'il y a lieu, tout ou partie des chevaux du détachement. Les chevaux sont barrés et espacés autant que faire se peut ; le poste des gardes de nuit est éclairé, et pourvu de lanternes nécessaires.

4° La jouissance d'un puits ou d'une fontaine, avec les auges et baquets nécessaires pour abreuver les chevaux.

5° Les frais de piquets, cordes, clôtures et tous autres.

G. — Repas des chevaux.

Art. 347, cav.; 382, art.; 364, inf. — Le capitaine commandant fixe les heures des repas des chevaux, et détermine les quotités qui doivent leur être données, selon le travail qui leur est imposé.

Les chevaux doivent, en principe, faire deux repas principaux par jour : le premier, le matin, avant ou après le travail, selon la saison ; le deuxième, le soir. Ce dernier repas doit être d'habitude, le plus copieux. L'avoine est donnée à ces deux repas, et toujours après l'abreuvoir.

Les repas principaux, surtout ceux d'avoine, doivent être donnés aux chevaux, trois heures au moins avant le travail. Si le travail a lieu le matin, on donne aux chevaux, afin qu'ils ne sortent pas à jeun, un quart de la ration de foin.

Quand les chevaux refusent une des denrées qui leur sont distribuées, le capitaine commandant en rend compte immédiatement.

Dans chaque peloton, les chevaux qui mangent lentement, ainsi que ceux qui boivent l'avoine sont placés les uns à côté des autres ; ces derniers doivent recevoir moins d'avoine à la fois et faire des repas plus fréquents. Les chevaux délicats de l'escadron sont aussi mis à part, ils sont l'objet de soins particuliers.

L'appétit que témoigne le cheval, doit être attentivement observé, car il indique son état de santé, et la manière dont il supporte le travail.

19 mars 1882, 1er S. R. 112. Au sujet de la répartition de la ration d'avoine dans les corps de troupe à cheval.

Le Ministre aux commandants de corps d'armée :

Les chefs de corps peuvent être autorisés par les commandants de corps d'armée à faire varier temporairement la ration d'avoine, mais de façon à ne pas s'écarter de plus de 500 gr. par jour de la ration réglementaire, et à ne rien changer au total des allocations annuelles, auquel chaque corps peut avoir droit.

Toutes les fois qu'ils auront donné une autorisation de cette nature, les généraux commandants de corps d'armée devront m'en informer en indiquant :

1° Le corps qui l'a demandée ;

2° La durée de la modification ;

3° La quotité de la réduction ou de l'augmentation.

Il est entendu que ces modifications ne s'appliquent pas aux chevaux malades ou indisponibles, dont l'alimentation continue à être réglée d'après les indications des vétérinaires.

Emploi du sel marin contre l'affection dite pica (12 juin 1886, 1er S. R. 689)

Le ministre a décidé, sur la proposition de la section technique de cavalerie (Commission d'hygiène hippique) que les corps à cheval possédant des chevaux atteints de pica devront faire usage de sel marin, mélangé au fourrage, à la dose de 10 gr. par jour et par cheval, jusqu'à cessation.

Cette substance est comprise dans la nomenclature générale des hôpitaux militaires.

H. — Abreuvoir.

Art. 358, cav.; 383, art.; 365, inf.

Les chevaux doivent, en principe, boire deux fois par jour, en été, et une fois, en hiver.

Les auges sont remplies, au moins une heure avant qu'on amène les chevaux à l'abreuvoir.

Les chevaux ne doivent pas boire ayant chaud. On doit éviter également de les faire boire, quand ils sont à jeun, ou quand ils ont l'estomac plein. En tout cas, il faut toujours leur couper l'eau, c'est-à-dire les empêcher de boire d'un seul trait, surtout si l'eau est froide, ou lorsque, après un travail pénible, les chevaux sont pressés par la soif, ou quand on est forcé de les faire boire à jeun.

Ces prescriptions sont particulièrement recommandées; leur inobservation peut causer de graves accidents.

I. — Aération des écuries. — Bains d'air.

Art. 359, cav.; 384, art.; 366, inf. 5 avril 1867, 2e S. R. 1876-460.

Quoique constamment assurée, l'aération des écuries doit varier avec l'état de l'atmosphère. Chaque capitaine commandant, après avoir pris l'avis du vétérinaire en premier, donne des ordres particuliers; appropriés à la disposition intérieure des locaux, à leur orientation et aux exigences du service. Plutôt que de faire diminuer l'aération, on fait couvrir les chevaux.

Autant que possible, les prescriptions suivantes doivent être observées :

En été les portes et les fenêtres doivent être largement ouvertes, de nuit ou de jour ; s'il fait du vent, quand les chevaux rentrent du travail, on ferme les portes pendant une heure et demie ou deux heures, tout en évitant d'élever la température de l'écurie, au point de faire transpirer les chevaux.

En hiver, pendant les temps calmes, et toutes les fois que la température extérieure ne descend pas au-dessous de zéro, on laisse les fenêtres ouvertes, nuit et jour. Quand le vent souffle avec violence, les portes du côté du vent restent fermées. Les portes et les fenêtres sont toujours fermées pendant une heure et demie ou deux heures, à la rentrée des chevaux. Enfin, quand la température descend au-dessous de zéro, le capitaine commandant donne les ordres que la rigueur du froid paraît exiger.

Il faut veiller à ce que les chevaux qui rentrent isolément ne soient pas exposés au courant d'air, et fermer, à cet effet, les portes près desquelles ils sont placés.

En été, les chevaux sont attachés avant la nuit, hors des écuries, pour être soumis, pendant une heure ou deux, à l'action de l'air pur.

J. — Propreté des écuries. — Litière.

Art. 360, cav.; 385, art.; 367, inf.

Les écuries doivent toujours être tenues dans le plus grand état de propreté ; le sol doit être balayé, le crottin enlevé à mesure qu'il tombe et porté hors des écuries.

La litière, maintenue en permanence sous les pieds des chevaux, ne doit être relevée pour permettre d'en retirer le fumier, que lorsque l'ordre en est donné, généralement deux fois par mois.

Pendant cette opération, il faut autant que possible faire sortir les chevaux des écuries, et dans tous les cas, ouvrir toutes les portes et toutes les fenêtres.

30 mars 1842. T. 4-82. — Tout corps de troupe à cheval arrivant dans une garnison, a droit à une distribution de cinq kilogs de paille fraîche, pour litière, par cheval comptant à l'effectif. La même allocation est due, pour chaque cheval reçu d'un dépôt de remonte, et par chaque cheval venant augmenter le complet réglementaire.

Cette paille (de froment, seigle ou avoine), est à la charge des adjudicataires des fumiers. Si les corps l'achètent eux-mêmes, la dépense est imputée provisoirement à la masse d'entretien du harnachement et ferrage, mais elle est remboursée entre les mains du Conseil d'administration, par ces adjudicataires.

(Circulaire du 27 février 1872, M.)

Cette Circulaire autorise les corps de troupes à cheval à acheter de la paille de litière, pour les chevaux maigres ou malades, à raison de 2 kilogrammes par cheval, et par jour. Il ne doit être acheté que de la paille de seigle à l'exclusion de toute autre.

La dépense est imputable sur les fonds de la masse d'entretien, du harnachement et ferrage.

(15 novembre 1878, 2e S. R. 382.)

Les corps sont autorisés à acheter de la paille, pour le rempaillage des bas-flancs, mais la mesure ne doit s'appliquer en général qu'aux emplacements occupés par les jeunes chevaux.

K. — Soins à donner aux chevaux avant le travail.

Art. 361, cav.; 386, art.; 368, inf.

Avant de monter à cheval, le cavalier doit donner un coup de brosse en chiendent, ou de bouchon sur tout le corps du cheval, pour enlever la poussière et le crottin dont il serait souillé, puis passer la brosse humide sur les crins, sur la tête et sur les pieds.

L. — Recommandations pour la marche. — Soins à donner aux chevaux à leur rentrée.

Art. 362, cav.; 387, art.; 369, inf.

A moins de nécessité contraire, toute marche doit être commencée et terminée au pas. Dans les haltes, les chevaux ne doivent pas, autant que possible, être exposés aux courants d'air, surtout si l'on est forcé de les arrêter, lorsqu'ils ont encore chaud. Lorsque la marche a été d'une certaine durée, les chevaux ne doivent pas être dessellés de suite. On les laisse sellés d'autant plus longtemps que la marche a été plus longue (1) (1er S. R. 1884-444).

A moins de circonstances exceptionnelles, les chevaux ne doivent pas rentrer en sueur au quartier. En rentrant le cavalier attache son cheval hors des écuries, cure les pieds et desselle. Il prend une poignée de paille dans chaque main, frotte énergiquement l'encolure, le ventre, les flancs, et particulièrement l'emplacement de la selle ; puis il étend la couverture sur le dos du cheval.

Il brosse ensuite, avec la brosse en chiendent, les cuisses et les jambes, en allant de haut en bas, passe l'éponge mouillée sur les yeux, les naseaux, le fourreau et l'anus, lave les paturons et les sèche soigneusement avec l'époussette. Si la queue est crottée, il frotte les crins les uns contre les autres, et trempe le fouet dans l'eau.

Il rentre ensuite le cheval à l'écurie et le laisse couvert le temps prescrit. Si le cheval transpire de nouveau, quand il est à l'écurie, le cavalier le bouchonne comme il a été prescrit de le faire à la rentrée du travail.

Ces prescriptions doivent être observées par tout cavalier qui descend de cheval ; le maréchal des logis de semaine est responsable de leur observation par les groupes de cavaliers qui ne forment pas de fractions constituées et par les cavaliers qui rentrent isolément.

1. La Circulaire du 18 décembre 1846. T. 4-723 prescrivait de desseller sans retard.

M. — Pansage.

Art. 363, cav.; 388, art.; 370, inf.

Le pansage a pour but de débarrasser la peau des corps étrangers qui la souillent et d'en faciliter les sécrétions.

Les brigadiers apprennent aux recrues tous les détails du pansage.

Le capitaine commandant et les officiers de peloton s'assurent que cette instruction est donnée avec intelligence.

Le pansage a lieu une fois par jour, autant que possible, après le travail à cheval; et hors des écuries, toutes les fois que la température le permet.

Le pansage doit être exécuté avec une grande activité.

Le cheval étant sec ou ayant été bouchonné est attaché par le bridon, le frontal relevé, la sous-gorge débouclée pour permettre de nettoyer la tête. Par exception, et si le cheval a le poil un peu fort, le cavalier se sert de l'étrille; prenant l'étrille de la main droite, il la passe légèrement à rebrousse-poil, sur toutes les parties charnues, en commençant par la croupe, et, étrillant le côté droit d'abord, le côté gauche ensuite. La tête, le bord inférieur de l'encolure, la base de la queue, les hanches, l'épine dorsale, le fourreau, les mamelles, la face interne des cuisses et des avant-bras, les parties inférieures des membres ne doivent jamais être touchés par l'étrille.

Si le cheval a le poil fin, ou s'il est tondu, l'emploi de l'étrille est inutile. Le cavalier, à l'aide de la brosse en chiendent, ou du bouchon, fait tomber le plus gros de la crasse; puis, prenant l'étrille de la main gauche, les dents en dessus, et la brosse à cheval de la main droite, il brosse la tête, puis l'encolure, puis tout le côté droit et exécute la même opération du côté gauche en recommençant par la tête, ayant soin, après chaque coup de brosse, donné d'abord à rebrousse-poil, puis dans le sens du poil, de passer la brosse sur l'étrille, pour enlever la crasse. Quand l'étrille en est chargée, il la frappe légèrement sur le sol en arrière du cheval.

Le cavalier panse les membres de même, en commençant toujours par la partie supérieure; puis il repasse avec l'époussette, sur toutes les parties du corps, pour lisser et lustrer le poil.

Le cavalier brosse ensuite le toupet et la crinière, qu'il ramène par mèches successivement sur le côté droit, puis sur le côté gauche; il nettoie la queue, en la séparant par mèches, et en brosse le tronçon pour éviter les démangeaisons qu'y produirait la crasse.

Enfin il passe la brosse en chiendent, légèrement mouillée sur tous les crins, éponge le cheval, comme il a été prescrit, frictionne les canons et les boulets, en les frottant vivement avec les deux mains à plat en sens inverse de haut en bas et de bas en haut, et termine le pansage en curant les pieds et en examinant la ferrure.

1er décembre 1878, 2e S. R. P. 408 et 16 février 1884, 1er S. R. 203.

Effets définitivement adoptés pour le pansage des chevaux.

EN CAMPAGNE.	EN GARNISON.
Etrille,	Etrille,
Torchon-serviette,	Brosse à cheval,
Éponge,	Torchon-serviette,
Ciseaux.	Éponge,
Bouchon de paille ou de foin.	Ciseaux.

N. — Hygiène des membres.

Art. 364, cav. ; 389, art. ; 371, inf.

Les membres du cheval doivent être l'objet d'une attention constante.

Si en massant les canons et les boulets, le cavalier sent de la chaleur sur quelque partie d'un membre, ou s'il s'aperçoit d'un peu d'engorgement, il en rend compte immédiatement, et le cheval est conduit à la douche. Si la chaleur ou l'engorgement ne diminue pas, le cheval doit être présenté à la visite du vétérinaire.

Les paturons doivent être tenus très propres, afin d'éviter les crevasses; on n'y laisse séjourner ni boue, ni sable, ni poussière, et le cavalier signale la plus légère excoriation qu'il y remarque.

Après un travail sur un terrain dur, on fait passer les chevaux à l'eau jusqu'aux genoux, toutes les fois que cela est possible, puis à la rentrée au quartier, on bouchonne les parties mouillées, on sèche les paturons et on les frictionne.

Toute tare doit être soignée aussitôt qu'elle apparaît.

ɔnner aux pieds.

; 370, art. ; 372, inf.

Les pieds du c. .t d'une égale attention.

Ils doivent tou proprement ; et si, par exception, on les graisse, ils doivent être lavés fr

En envoyant un ,e, le capitaine commandant, appelle quand il y a lieu, l'attention du vétérinai. sur les remarques que lui a suggérées l'examen du pied du cheval depuis la der .

Si le capitaine co: trouve un cheval mal ferré, il le présente au chef d'escadrons, qui, après exame . la question, s'il le juge à propos, au colonel.

Dans l'intervalle d age à l'autre, l'officier de peloton doit s'assurer qu'aucun symptôme morbide ne : uit dans le pied ; que la fourchette ne s'atrophie pas ; qu'aucun commencement de défo. ɔn ne se manifeste, etc.

Les sabots dérobés, clés ou fendillés doivent être graissés avec de l'onguent de pied.

Pendant l'hiver, si chevaux travaillent au manège ou sur le sol doux des carrières, le capitaine commandant peut les faire déferrer, afin de reposer les pieds que la ferrure ou la marche sur les routes ont fatigués.

28 février 1887, 1er S. R. 264. — Les corps de troupe à cheval devront posséder deux espèces d'onguent de pied ; l'un qui sera préparé avec des substances figurant dans la nomenclature réglementaire des pharmacies vétérinaires (axonge, thérébentine, cire, etc.) ne sera employé que dans le traitement des affections du pied.

L'autre, composé de graisse et de goudron de bois, par parties égales, servira d'agent hygiénique et de propreté pour les besoins usuels des escadrons. Le prix de ce dernier onguent, ne dépassera pas 1 fr. 25 par kilogramme, et la consommation ne devra pas excéder 1 k. 1/2 par cent chevaux et par mois.

Ces deux espèces d'onguent seront préparées par les soins du service vétérinaire.

On habitue le ch ... par le règlement, pour les ... osé en campagne.

De même, to ... nême gradation.

Avant de s ... asse la main sur l ... dos est sensible,

s

R. — **Bains.**

Art. 72, cav.; 86, art.; 29. D. 76. — Le vétérinaire en premier donne son avis sur l'opportunité des bains.

Art. 368, cav.; 393, art.; 375, inf. — Dans les localités où des bains d'eau de mer ou d'eau douce peuvent être donnés aux chevaux, le colonel, après avoir pris l'avis du vétérinaire en premier, les ordonne dès que la saison et la température le permettent.

Les bains sont pris par escadron. Les pieds des chevaux sont graissés avant la baignade, et les membres séchés au retour.

Quand les localités le permettent, les chevaux sont également exercés à la nage.

S. — **Tonte.**

1° *Dispositions réglementaires.*

Art. 72, cav.; 86, art. — Le vétérinaire en premier donne son avis sur les propositions relatives à la tonte des chevaux.

Art. 369, cav.; 394, art.; 376, inf. — Après avoir pris l'avis du vétérinaire en premier, les capitaines commandants, avant l'apparition des premiers froids, présentent au colonel les chevaux qu'ils proposent pour la tonte; le colonel prononce.

Les chevaux sont tondus à l'infirmerie, sous la surveillance du vétérinaire en premier. On ne tond ni l'emplacement de la selle, ni les membres au-dessous des genoux et des jarrets. Les poils qui ont échappé à l'action de la tondeuse ne doivent point être brûlés. Après la tonte, les chevaux sont placés, autant que possible, dans une partie de l'écurie éloignée des fenêtres et des portes, et restent couverts pendant une semaine. Ceux qui sont logés dans des hangars non fermés conservent leur couverture nuit et jour.

La tonte n'est qu'une mesure exceptionnelle.

2° *Dispositions administratives.*

Les corps à cheval sont autorisés à acheter des tondeuses, du système Clark, ou autres analogues, du prix de 20 fr., payables sur les fonds de la masse d'entretien du harnachement et ferrage. (8 novembre 1872, insérée 2e 1876, 463).

Ils doivent être pourvus d'une tondeuse pour trente chevaux, et d'une pour chaque fraction en plus excédant 15 chevaux (28 avril 1873, inséré 2e 1876. 465).

Il leur est alloué, en plus du complet réglementaire, une tondeuse spécialement réservée au service de l'infirmerie vétérinaire (7 janvier 1875, inséré 2e 1876. 487).

Les officiers d'état-major, les officiers sans troupe et assimilés pourront, pour la tonte de leurs chevaux, s'adresser au corps de troupe à cheval le plus rapproché de leur résidence, et l'opération sera faite gratuitement. Mais à défaut de corps de troupes à cheval à proximité de leur résidence, si ces officiers désirent faire tondre leurs montures, ce sera à leurs frais (19 décembre 1872, inséré 2e 1876. 464).

Les frais de remplacement, de réparation, de repassage, de graissage des tondeuses incombent à la masse d'entretien du harnachement et ferrage. Il est alloué sur la même masse, aux cavaliers tondeurs, 0 fr. 25 par cheval.

La consommation de l'huile de colza pour le graissage des tondeuses ne doit pas dépasser 3 kilog. pour cent chevaux, dans la cavalerie ; et 4 kilog. dans l'artillerie et les trains (21 août 1874, inséré 2e 1876. 466 — 5 mai 1876 (M) — 8 avril 1884, 1er S. R. 433 et 630).

Les corps d'infanterie auront la faculté de se pourvoir de tondeuse au compte de leur masse d'entretien du harnachement et ferrage, à raison d'une par régiment, et d'une fraction détachée comptant au moins 15 chevaux.

Les tondeuses du système Clarck, ou autres analogues, devront être achetées directement dans le commerce au prix maximum de 20 fr.

L'aide-maréchal ferrant sera chargé de la tonte, et recevra l'indemnité de 0 fr. 25 par cheval.

La consommation de l'huile de colza, pour le graissage, sera limitée à 1 kilog. par tondeuse (10 janvier 1883, 1er S. R. 6).

T. — Dipositions diverses.

Période de repos pour les chevaux.

Il doit être accordé aux chevaux une période de repos relatif prolongé, après les grandes manœuvres, jusqu'à l'arrivée des recrues et au delà si c'est utile. Ce repos a pour but, après l'entraînement de la période de travail, de mettre les chevaux en état de supporter les fatigues qu'on pourrait avoir à exiger d'eux en cas de mobilisation.

Il est défendu de faire des expériences qui, sous le nom de *raids*, faussent les principes de conservation des chevaux (4 décembre 1884, 2e S. R. 857).

Chevaux cryptorchides.

Dix chevaux cryptorchides, parmi ceux existant dans les corps, seront dirigés annuellement sur l'école de cavalerie pour y être castrés. Après guérison, sur la proposition du commandant de l'école, ces chevaux y seront maintenus, ou renvoyés soit à leur corps, soit dans un corps plus à proximité de Saumur. Ceux qui ne seront pas envoyés à l'école seront opérés dans les corps ou dépôts de remonte.

Enfin les chevaux communs et reconnus peu capables de rendre de bons services sans être opérés, seront réformés (3 octobre 1883, 2e S. R. 318 et 10 décembre 1884, 2e S. R. 915).

Castration des chevaux en Algérie.

La castration des chevaux réintégrés pour méchanceté ou rétivité par les officiers sans troupe, pourra être autorisée par les généraux commandant les subdivisions, mais seulement sur la demande des corps qui les auront repris et après un temps suffisant pour s'assurer de la nécessité de l'opération et de la possibilité de la faire sans danger.

D'après l'avis de la section technique de cavalerie (Commission d'hygiène hippique), le Ministre a décidé que les chevaux arabes castrés confiés à la cavalerie pour la remonte ultérieure des capitaines d'infanterie seront mis en dressage et en service, non pas une année au moins après la castration, ainsi que l'avait fixé la note du 3 mai 1884, 1er S. R. 479, mais à une époque qui sera fixée par le chef de corps, sur la proposition du vétérinaire chef de service (22 octobre 1886, 2e S. R. 862).

Expulsion des chiens.

16 avril 1888. 1re S. R. 423. — Il est interdit de tolérer ou de laisser pénétrer des chiens dans les casernes et autres établissements militaires.

Mors de dressage.

20 avril 1888. 1er S. R. 428. — Le Ministre autorise les colonels des régiments de cavalerie à acheter ou faire confectionner des mors spéciaux pour les chevaux dont le dressage est difficile par les moyens ordinaires.

Il est alloué annuellement, à cet effet, sur la masse d'entretien du harnachement et ferrage, une somme de 20 francs au maximum.

Lesdits mors ne seront livrés aux escadrons qu'au fur et à mesure des besoins et seront réintégrés en magasin dès qu'ils ne seront plus utiles.

U. — Hygiène des chevaux de remonte.

1° Chevaux de remonte dans les corps.

Art. 73, cav.; 87, art.; 30 D. 76. — Le vétérinaire en premier assiste à l'arrivée des chevaux de remonte, ainsi qu'à l'arrivée de tout détachement. Il passe la visite des chevaux, et prescrit les mesures sanitaires, qu'il juge nécessaires de prendre à leur égard.

Il rectifie les signalements.

Art. 10, cav.; 10, art. — A l'arrivée des chevaux de remonte, le colonel les apprécie, il donne des ordres pour leur immatriculation et leur répartition dans les escadrons. Ils peuvent donc être répartis immédiatement dans les escadrons au lieu d'être mis à part (14 mars 1851, T. 5 183).

Dans la deuxième quinzaine qui suit leur arrivée, le colonel voit de nouveau les chevaux, et adresse au général de brigade, un rapport concernant le résultat de son examen.

Art. 370, cav.; 395, art. — Les chevaux de six ans, qui, en raison de leur force et de leur tempérament, prennent part au travail commun de l'escadron, doivent être l'objet d'une surveillance spéciale; ceux de cinq ans, qui sont versés dans les escadrons mobilisés, sont soumis à un dressage progressif et subordonné à leur état de santé.

Les chevaux au-dessous de cinq ans sont, au dépôt, l'objet de soins particuliers.

A leur arrivée au corps, après la visite du vétérinaire en premier, les chevaux sont placés dans les écuries les plus aérées et les plus claires, préalablement lavées avec soin, et blanchies à la chaux, particulièrement sur le mur de face, entre les mangeoires, les râteliers, et pourvues de bat-flancs rempaillés.

On se conforme ensuite aux prescriptions ci-dessous énoncées:

On varie autant que possible le régime des jeunes chevaux, selon les tempéraments et les provenances, et selon les ressources du moment. Ainsi, à l'arrivée, la ration d'avoine est diminuée d'environ 1 kilogramme, pour les chevaux en très bon état; une partie de la ration d'avoine est remplacée par la farine d'orge, pour les chevaux en moins bon état; la ration de foin des chevaux qui ont trop de corpulence est légèrement diminuée.

On donne un ou deux repas de farine d'orge en barbotage aux chevaux qui laissent l'avoine dans la mangeoire, et on ne les remet à l'avoine que par petites portions.

On mêle, si la saison la permet, un peu de vert au fourrage sec de tous les chevaux de remonte malingres ou souffreteux; en hiver, on leur donne des carottes et des mashs.

On change une partie de la ration de foin contre de la paille, surtout quand cette denrée est de bonne qualité.

On lave et on blanchit à la chaux, la place de tout cheval atteint de gourme ainsi que celle de ses deux voisins.

On promène les jeunes chevaux avec la plus grande régularité et aux heures les plus favorables de la journée, deux fois par jour, si c'est possible, en faisant conduire en main les chevaux faibles ou en mauvais état. Pour éviter les refroidissements que pourraient produire les pluies ou les abaissements brusques de température, on veille à ce que le bouchonnage soit rigoureusement exécuté à la rentrée au quartier.

Cet article résume les dispositions de la décision du 22 janvier 1849 insérée 2e 1876 472 et celles de l'instruction de 7 septembre 1874, insérée 2e 1876 476.

Enfin les chevaux qui sont conduits à la forge, sont couverts et tenus en main, aller et retour.

22 janvier 1849, inséré 2e 1876 472. — Les chefs de corps doivent veiller à ce que les chevaux de remonte ne soient pas mis au travail, avant d'être acclimatés au pays, et surtout habitués au régime militaire.

Ils feront d'ailleurs cesser immédiatement le travail pour eux, lorsqu'une maladie présentant un caractère grave et épizootique viendra à se manifester.

17 avril 1878, 1er S. S. 316. — Les jeunes chevaux ne doivent jamais entrer dans le rang pour les manœuvres de brigade avec cadres, et pour les grandes manœuvres, avant 6 ans révolus.

Le dressage des jeunes chevaux de 5 ans qui n'ont pas acquis leur force et un développement suffisant peut être ajourné. Cet ajournement est prononcé par le colonel, sur la proposition du capitaine commandant et l'avis conforme du chef d'escadrons et du lieutenant-colonel.

12 mars 1881, 1er S. R. 206. — Les comités d'achat en tournée ne pourront plus livrer directement aux corps les chevaux récemment achetés.

28 février 1886, 1er S. R. 191. — Les chevaux non encore en dressage, c'est-à-dire ayant moins de 5 ans, seront transportés par les voies ferrées. L'infirmerie vétérinaire et les chevaux indisponibles continueront à voyager par étapes ; il ne sera dérogé à cette règle que tout exceptionnellement, et en vertu d'ordres du ministre, provoqués, quand il y aura lieu, par les généraux commandant les corps d'armée intéressés.

2° Chevaux de remonte en route.

16 janvier 1875, 1er S. R. 20. — Les chevaux et mulets de remonte peuvent être transportés par chemin de fer, des lieux d'achat au dépôt de remonte, lorsque la distance dépasse 2 étapes.

Note ministérielle du 27 août 1848 insérée 2e 1876 P. 471. — Lorsqu'un cheval appartenant à un détachement de remonte, tombe malade en route, le commandant du détachement le fait placer autant que possible dans l'écurie affectée à la brigade de gendarmerie de la localité. Si l'écurie est insuffisante, ou si, en raison de la maladie du cheval, il y a convenance à ne pas le réunir aux chevaux des gendarmes, il est remis directement au vétérinaire civil chargé de le soigner, et placé sous la surveillance de la gendarmerie. Cette surveillance a particulièrement pour objet de s'assurer que le cheval n'est pas soumis à des travaux ou à des marches de nature à compromettre sa guérison.

(Cette note ne trouve que très rarement son application, depuis qu'une décision a autorisé le transport des chevaux de remonte par chemin de fer, lorsque la distance dépasse 2 étapes.)

20 mars 1880, 1er S. R. 125. — Pour le transport des chevaux de remonte par les voies ferrées à de longues distances, des gares d'arrêt seront désignées de préférence et autant que possible dans les places occupées par des corps de troupe à cheval ou établissements pourvus de vétérinaires militaires, toutes les dix ou douze heures ou bien tous les 350 à 400 kilomètres parcourus. Les chevaux de remonte faisant arrêt dans ces conditions, seront visités dès l'arrivée par un vétérinaire qui sera désigné par l'autorité militaire locale prévenue à l'avance par le commandant du dépôt de remonte. Ce vétérinaire aura pour mission de signaler les chevaux que leur état de santé ne permettrait pas de remettre en route immédiatement, et qui seront placés en subsistance dans le corps auquel ce vétérinaire appartient.

Il sera rendu compte par la voie hiérarchique du résultat de la visite des animaux.

30 mars 1881, 1er S. R. 219. — Note ministérielle qui prescrivait de supprimer les crampons pour la ferrure des chevaux de remonte transportés en chemin de fer, avant l'adoption de la nouvelle ferrure qui est sans crampons fixes.

Circulaire du 4 juillet 1874, insérée 2e 1876 P. 473. — Le ministre a décidé, sur la proposition de la commission d'hygiène hippique, que les dépôts de remonte feraient transformer un certain nombre de couvertures de réforme en camails de manière que les chevaux sous l'influence de gourme ou d'une maladie quelconque puissent en être pourvus au moment de la mise en route des convois. Le nombre de camails que devra posséder chaque dépôt a été fixé comme il suit ; savoir :

Première circonscription	dépôt de Caen			50
	les autres dépôts chacun 40, soit			160
Deuxième circonscription	chaque dépôt	30	soit	120
Troisième	—	20	—	100
Quatrième	—	20	—	60

Si les dépôts de remonte n'ont pas de couvertures réformées en quantité suffisante, pour confectionner le nombre de camails qui leur est alloué, il m'en sera rendu compte et des ordres seront donnés pour leur faire délivrer, par les magasins centraux, des couvertures diverses qui pourront être utilisées à cet usage.

La dépense à laquelle pourra donner lieu la transformation des couvertures en camails sera acquittée sur la masse d'entretien du harnachement et ferrage de chaque établissement.

Les camails remis aux cavaliers conduisant les chevaux de remonte à destination devront être renvoyés, comme les effets de harnachement, aux dépôts de remonte livranciers, par la voie des transports de la guerre.

3° *Chevaux de remonte dans les dépôts.*

Instruction du 7 septembre 1874, insérée 2e 1876, 476. — Pour amoindrir autant que possible les maladies inséparables du changement de condition des chevaux nouvellement achetés, il importe surtout de bien ménager les transitions.

1° *Écuries.*

Séparer les chevaux de diverses provenances, pour les soumettre plus facilement au régime qui leur convient.

Donner à chacun d'eux le plus d'espace, en profitant des locaux disponibles.

Aérer autant que possible les écuries, sans qu'il en résulte pourtant de souffrance pour les animaux placés auprès des portes ou de certaines fenêtres, mettre au besoin la couverture à ces derniers. Durant la mauvaise saison, tous les chevaux restent couverts.

Laisser la litière permanente sans y toucher, pendant tout le temps qu'elle doit rester en place, la couche portée assez en arrière pour que les écuries soient toujours sans odeur, et la refaire aussitôt après la corvée de nettoyage.

Laver et blanchir à la chaux la place du cheval qui se trouve atteint de gourme, ainsi que celle de ses deux voisins.

2° *Nourriture.*

Varier le régime des chevaux selon leur vie antérieure, et autant que possible selon les tempéraments, les provenances et selon les ressources du moment.

Ne mettre immédiatement à la ration ordinaire ni le cheval qui n'a jamais mangé d'avoine, ni celui qui n'en recevait qu'une petite quantité en travaillant, ni celui qui a subi l'engraissement.

Les chevaux du Midi et du Centre, fins et irritables, ont tous besoin de suivre un régime de transition.

Dans tous les cas, une petite fraction de la ration d'avoine peut être journellement convertie en farine d'orge.

Diminuer un peu la ration de foin des chevaux qui ont trop de corpulence, en donner un peu plus à ceux qui ont les flancs retroussés.

Donner à ces derniers, si cela est possible, un peu de vert au printemps, ou des carottes à la mauvaise saison.

Mélanger complètement les fourrages secs en les agitant, pour les débarrasser de la poussière qu'ils contiennent, et habituer ainsi les chevaux à bien manger de la paille.

Changer régulièrement à l'intention des chevaux qui toussent, une partie du foin pour de la paille (1 ou 2 kilog.) qui doit passer toute par le râtelier et contribuer ainsi, au bon entretien de la litière permanente.

29 avril 1881, 1er S. R. 281. — Les chevaux de remonte reçoivent pendant leur séjour au dépôt, la ration de l'arme dans laquelle ils ont été classés, au moment de l'achat.

3° *Exercice.*

Promener les chevaux aux meilleures heures de la journée ; deux fois par jour si cela se peut ; les ramener doucement aux écuries, ne pas trop prolonger les repos où peuvent avoir lieu des refroidissements.

Faire conduire toujours en main les chevaux malingres ou dépourvus d'embonpoint.

Ne mettre jamais en route que des chevaux tout à fait bien portants.

4° *Infirmerie.*

Passer des revues sanitaires fréquentes, prendre immédiatement à l'infirmerie, autant pour les besoins du malade, que dans l'intérêt de l'hygiène générale, tout cheval qui présente les premiers symptômes de maladie ; suivre très attentivement tous les chevaux affectés ; leur appliquer sans perdre de temps les révulsifs les plus énergiques sur la poitrine et le ventre.

Les sinapismes n'ont pas le moindre inconvénient, et on peut avoir à regretter de ne pas s'en être servi plus tôt.

Ne faire sortir les chevaux de l'infirmerie qu'après la guérison complète.

3° *Ferrure.*

Les chevaux toujours couverts en allant à la forge, seront conduits et ramenés en main.

Les maréchaux ferrants doivent avoir pour eux les plus grands ménagements ; si quelques-uns se montrent un peu difficiles, il faut choisir d'abord un bon teneur de pied, détacher l'animal, mettre à la tête un cavalier qui lui présentera un peu de son ou d'avoine ; il faut leur boucher les yeux, si cela ne suffit pas et ne recourir au tord-nez surtout à la plate-longe qu'à la dernière extrémité. Dans tous les cas, le maréchal ferrant doit agir avec promptitude, éviter de trop raccourcir les sabots et de chauffer le pied, en laissant le fer plus ou moins rouge trop longtemps sur lui.

Les sabots dérobés, cerclés, ou fendillés seront toujours soigneusement graissés.

6° *Pansage et soin de propreté.*

Veiller à la propreté des paturons, très sujets aux crevasses après la coupe des crins ; cachées dans la litière, ces régions échappent facilement à l'action de la brosse.

Le cavalier doit aborder lentement les chevaux par la tête, au moment de l'éponge, passer celle-ci à peine humectée sur les yeux et les naseaux, avant de les mouiller plus complètement ; éviter de froisser les premiers ou de produire des excoriations dans le nez en y enfonçant l'éponge.

Il doit aussi ne pas trop raccourcir les crins en faisant la toilette, surtout ne pas faire couler le sang, en rognant les châtaignes ou les ergots.

Les longs poils qui se trouvent sous les ganaches peuvent être coupés ou arrachés ; mais il ne faut pas toucher du tout à ceux qui se trouvent autour des yeux, des naseaux et des lèvres ; la partie de la nuque qui est tondue pour le passage de la têtière du licol doit être aussi restreinte que possible.

Circulaire du 4 juillet 1874. ins. 2e 1876, 473. — Le ministre a décidé, sur la proposition de la commission d'hygiène hippique, que les dépôts de remonte feraient transformer un certain nombre de couvertures de réforme en camails de manière que les chevaux, sous l'influence de gourme ou d'une maladie quelconque, puissent en être pourvus au moment de la mise en route des convois. Le nombre de camails que devra posséder chaque dépôt a été fixé comme il suit, savoir :

Première circonscription	dépôt de Caen			50
	les autres dépôts chacun	40	soit	160
Deuxième circonscription, chaque dépôt		30	soit	120
Troisième —	—	20	soit	100
Quatrième —	—	20	soit	60

Si les dépôts de remonte n'ont pas de couvertures réformées en quantité suffisante pour confectionner le nombre de camails qui leur est alloué, il m'en sera rendu compte, et des ordres seront donnés pour leur faire délivrer, par des magasins centraux, des couvertures diverses qui pourront être utilisées à cet usage.

La dépense à laquelle pourra donner lieu la transformation des couvertures en camails, sera acquittée sur les fonds de la masse de harnachement et ferrage de chaque établissement.

Les camails remis aux cavaliers conduisant les chevaux de remonte à destination devront être renvoyés, comme les effets de harnachement, aux dépôts de remonte livranciers, par la voie de transports de la guerre.

18 décembre 1884, 2e S. R. 923. — Le surfaix d'écurie simple ne sera plus employé dans les dépôts de remonte, et sera remplacé par le surfaix à coussinet.

CHAPITRE XIII

EXERCICES. — VÉTÉRINAIRE DE SERVICE. — CAS DE DÉTACHEMENT.

Art. 74, cav. ; 88, art. 42. D. 76. — Le colonel indique les exercices militaires, auxquels les vétérinaires doivent assister.

Un des vétérinaires dit vétérinaire de service, dont le nom est porté sur le rapport journalier de l'infirmerie, ne doit s'écarter ni du quartier, ni de son logement, sans faire connaître où il pourra être promptement retrouvé, en cas d'accident, de jour ou de nuit.

Art. 92, cav. ; 109, art. — En dehors de l'heure de la visite quotidienne du vétérinaire en premier, le capitaine commandant fait appeler le vétérinaire de service, toutes les fois qu'il le juge utile.

Art. 123, cav. ; 135, art. — Dès que l'état d'un cheval de l'escadron paraît réclamer les soins immédiats du vétérinaire, l'officier de semaine fait prévenir le vétérinaire de service.

Cas de détachement.

Art. 78, cav. ; 92, art. — Lorsqu'un régiment est fractionné, le colonel prend les dispositions nécessaires pour assurer le service vétérinaire des diverses fractions.

Art. 43. D. 76. — En cas de mobilisation, le vétérinaire en premier et l'aide-vétérinaire marchent avec les escadrons mobilisés, et le vétérinaire en second reste au dépôt.

CHAPITRE XIV

REGISTRES ET RAPPORTS. — LIVRETS. — FRAIS DE BUREAU.

A. — **Dispositions générales.**

Art. 76, cav.; 90, art.; 36. D. 76. 30 juin 1883, 1er S. R. 846.

Le vétérinaire en premier tient sous la surveillance du major :

1° Le registre n° 1, dit de l'infirmerie ;

2° Le registre n° 2, dit de pharmacie ;

3° Le carnet des économies de fourrages réalisées à l'infirmerie ;

Les économies réalisées sont distribuées sur l'ordre de l'autorité aux escadrons qui sont jugés en avoir le plus besoin (1er octobre 1878, 2e S. R. 320).

4° Les livrets d'infirmerie des chevaux. Il veille à ce que les inscriptions y soient faites régulièrement et avec exactitude.

En outre, chaque maréchal abonnataire tient, sous la direction du vétérinaire, un carnet des chevaux de l'escadron, indiquant le numéro de l'escadron, batterie ou compagnie, le numéro matricule et le nom du cheval, l'état des pieds, les ferrures pathologiques appliquées, ainsi que les motifs de cette application (30 juin 1883, 1er S. R. 846).

Indépendamment des rapports qui peuvent être demandés pour des cas imprévus, le vétérinaire en premier doit fournir :

1° Un rapport journalier sur l'état sanitaire des chevaux (Modèle 17) ;

Ce rapport est déposé à la salle du rapport, à l'heure indiquée (une heure avant le rapport du chef de corps).

2° Un rapport mensuel sur l'état sanitaire des chevaux (Modèle 18) ;

3° Un rapport annuel conforme au modèle envoyé chaque année par le Ministre de la guerre (Modèle 19). Ce rapport est établi en double expédition, dont l'une est adressée au Ministre par l'intermédiaire du vétérinaire principal inspecteur et l'autre conservée dans les archives du corps pour être communiquée à l'inspecteur général.

On doit joindre à l'expédition destinée au Ministre les procès-verbaux de mort, d'abatage et rapports d'autopsie (1er avril 1880, 1er S. R. 133). — Le Ministre recommande aux vétérinaires chefs de service de faire des observations thermométriques et météorologiques et de les consigner au chapitre B du rapport annuel sous le titre : *Observations thermométriques et météorologiques recueillies pendant l'année.*

Il en est tenu compte par la commission chargée d'examiner les rapports annuels (19 février 1881, 1er S. R. 190).

Art. 78, cav.; 92, art. 37. D. 76. — Le vétérinaire en deuxième et l'aide-vétérinaire détachés avec une fraction du régiment tiennent un cahier réglementaire sur lequel ils inscrivent les renseignements relatifs aux chevaux malades du détachement.

Ils fournissent tous les quinze jours un rapport au vétérinaire en premier par l'intermédiaire du chef de détachement (Modèle 20).

Les renseignements contenus dans ce rapport, relativement aux chevaux traités pour maladies, sont inscrits sur le registre n° 1 tenu par le vétérinaire en premier. En cas de maladie épizootique, ce rapport doit être fourni tous les cinq jours.

B. — Dispositions spéciales aux registres.

Quel que soit le fractionnement des corps, le registre n° 1, dit de l'infirmerie est laissé à la garde du vétérinaire en premier, qui le tient au courant, au moyen de renseignements fournis par les vétérinaires sous ses ordres.

A cet effet, le vétérinaire en deuxième faisant le service au dépôt, ou les vétérinaires des détachements fournissent régulièrement les 1er et 16 de chaque mois, à leur chef direct, la situation de leur infirmerie, situation établie, d'après les inscriptions faites au préalable sur un petit registre *ad hoc*, lequel est toujours conservé au dépôt ou au détachement, pour être consulté au besoin.

Le registre n° 2, dit de pharmacie, est tenu comme le précédent par le vétérinaire en premier, auquel, seul, incombe la responsabilité des dépenses faites dans les infirmeries de son régiment. Les vétérinaires en deuxième ou les aides-vétérinaires faisant le service des dépôts ou des détachements rendent compte exactement à la fin de chaque trimestre, des médicaments et objets divers employés, et de ceux qui leur restent, au vétérinaire en premier, qui renvoie au dépôt les pièces de dépenses dès qu'il en a fait l'inscription sur son registre.

Dans les détachements formant corps et s'administrant séparément, le vétérinaire chef de service tient un registre n° 2 séparé.

A la fin de chaque période trimestrielle, les renseignements consignés sur ces documents, sont certifiés par le vétérinaire chef de service, et vérifiés par le major, ou faisant fonction (Instruction du 29 mars 1873. In. 2e 1876-479).

Les registres de l'infirmerie vétérinaire doivent être cotés et parafés par le major, qui a la surveillance de l'administration du service vétérinaire (19 mars 1877, 1er S. R. 276).

Comme tous les autres registres et comptes des corps de troupes, les registres des infirmeries vétérinaires doivent être trimestriellement soumis à l'examen et à la vérification des fonctionnaires de l'Intendance chargés de la surveillance administrative du corps (12 décembre 1874. in. 2e 1876-481).

Toutes les colonnes du registre n° 1 doivent être remplies. On ne doit insérer que huit à dix chevaux sur chaque page afin de pouvoir donner avec détail le nom de la maladie, la région qui en est le siège, la cause qui l'a produite et la nature des médicaments employés (3 août 1880, 2e S. R. 138).

C. — Livrets.

Les livrets d'infirmerie sont établis par les dépôts de remonte pour les chevaux achetés par ces établissements, et par les corps de troupe pour les chevaux achetés directement par ceux-ci.

Ils sont fournis sur demande par l'administration centrale.

En recevant les livrets des dépôts de remonte, les corps doivent les faire compléter par l'inscription du nom et du numéro matricule donnés à l'animal, et les remettre au vétérinaire, qui est chargé de les tenir à jour.

Les livrets d'infirmerie de tous les chevaux d'un régiment sont réunis dans un casier en suivant l'ordre des numéros matricules.

Lorsqu'un cheval quitte le corps, le livret d'infirmerie est arrêté par le vétérinaire, chef de service, et joint au livret matricule.

Pour les chevaux n'appartenant pas à des corps de troupes à cheval, les livrets d'infirmerie restent joints aux livrets matricules, et sont mis à jour, lorsqu'il y a lieu, par le vétérinaire chargé de soigner ces animaux (1er décembre 1879, 2e S. R. 405).

Lorsqu'un cheval entier a été castré dans les écuries d'un corps ou d'un établissement militaire, l'opération et sa date sont inscrites sur le livret matricule et sur le livret d'infirmerie (30 janvier 1882, 1er S. R. 40).

Le Ministre a décidé que l'inscription des séjours des chevaux à l'infirmerie ne serait plus effectuée sur les livrets matricules de ces chevaux, et a prescrit en conséquence :

1° Que les vétérinaires, dans tous les détachements, tiendraient exactement à jour les livrets d'infirmerie ;

2° Que le major et les capitaines commandants, selon le cas, y tiendraient la main ;

3° Qu'à chaque revue de chevaux ayant pour but l'appréciation ou la réforme, le livret d'infirmerie serait toujours apporté et soumis à l'autorité qui passe l'inspection (6 décembre 1885, 2e S. R. 1134).

D. — **Frais de bureau.**

Il est alloué aux vétérinaires principaux des ressorts une indemnité annuelle de 60 francs pour frais de bureau, payables par trimestre et imputables sur les fonds accessoires de la remonte (30 mars 1880, 1er S. R. 138).

Il est alloué aux vétérinaires chefs de service, pour indemnité annuelle de frais de bureau, une somme de 50 francs, à charge par ces vétérinaires de pourvoir aux besoins des fractions détachées.

Cette somme est imputable sur les fonds de la masse d'entretien du harnachement et ferrage (29 août 1882, 2e S. R. 102).

Aux termes de la décision du 12 juin 1860, insérée 2e 1876-402, qui n'a pas été rapportée, les registres-rapports devraient à la rigueur être fournis sur ces frais ; toutefois, il est passé dans les usages que le trésorier les fournisse sur les fonds de la comptabilité générale et que les 50 francs soient réservés aux autres frais.

CHAPITRE XV

CHEVAUX DES OFFICIERS ÉTRANGERS AU CORPS. — CHEVAUX ET MULETS D'INFANTERIE.

Art. 77, cav.; 91, art.; 44. D. 76. 252, inf.

Les vétérinaires doivent leurs soins à tous les chevaux des officiers, des membres de l'intendance, de la gendarmerie et de toute personne régulièrement attachée à un service de l'armée.

Lorsque plusieurs corps de troupe à cheval occupent la même garnison, le commandant d'armes désigne le vétérinaire chargé de ce service.

Les chevaux et mulets d'infanterie sont soignés par un vétérinaire militaire désigné par le commandant d'armes, ou à défaut par un vétérinaire désigné par le sous-intendant militaire.

Il passe chaque jour, à l'heure fixée par le commandant d'armes, la visite des chevaux indisponibles.

Tous les samedis, il passe la visite de santé des animaux du corps. Après chaque visite, le vétérinaire fait son rapport au chef de corps verbalement ou par écrit. Il envoie, s'il le juge utile, les chevaux malades à l'infirmerie du corps de troupe à cheval, s'il en existe un dans la garnison.

Les médicaments sont fournis par le corps auquel appartient le vétérinaire militaire chargé des soins.

Si les soins sont donnés par un vétérinaire civil, un abonnement peut être passé avec lui ; le prix en est fixé par le sous-intendant militaire (28 février 1883, 1er S. R. 218 et 28 mars 1883, 2e S. R. 290).

Les chevaux des officiers sans troupe, et assimilés en résidence à Paris, sont soignés par le vétérinaire de l'école supérieure de guerre et les médicaments fournis par la pharmacie de cet établissement (26 février 1868, inséré 2e 1876-504).

CHAPITRE XVI

RECOURS AUX VÉTÉRINAIRES CIVILS. — CLIENTÈLE CIVILE.

Tout corps, ou fraction de corps, qui, dépourvu momentanément de vétérinaire militaire, se trouve dans la nécessité de recourir à un vétérinaire civil, est tenu, tout en assurant préalablement le service, d'en référer par la voie hiérarchique au Ministre, qui avise au moyen de suppléer, s'il y a lieu, le vétérinaire absent, par le vétérinaire d'un autre corps, ou autorise la mesure prise, à titre provisoire (31 janvier 1884, inséré 2e 1676-472).

Le décret du 26 décembre 1876, article 46, interdit la clientèle civile, non seulement aux vétérinaires attachés aux établissements de remonte, mais à tous les vétérinaires de l'armée.

Le décret du 28 décembre 1883 qui a revisé celui de 1876 en ce qui concerne le service vétérinaire, ne s'est pas occupé de cette disposition spéciale et n'a pas apporté de nouvelle réglementation.

CHAPITRE XVII

Commission de remonte du corps.

Art. 401, cav.; 425, art. — Il est institué dans chaque corps de troupe à cheval, une commission de remonte permanente dont les membres sont nommés par le général de brigade, sur la proposition du chef de corps.

Elle est composée (12 juin 1886, 1er S. S. R. 683):

D'un officier supérieur. . . . . Président

Du capitaine instructeur ou son suppléant. . } Membres.
Du vétérinaire chef de service. . . . . }

Les régiments dont le dépôt est séparé de la portion centrale peuvent former deux commissions.

Cette commission se réunit toutes les fois qu'il y a lieu :

1° De livrer un cheval, soit à titre gratuit, soit à titre onéreux, à un officier du service d'état-major, d'infanterie, sans troupe, etc.

2° De recevoir un cheval précédemment livré dans les conditions ci-dessus, un cheval réintégré ou rétrocédé par un officier du régiment, ou d'acheter un cheval présenté par un officier du régiment ayant droit à un cheval à titre gratuit.

Si un membre de la commission doit présenter un cheval, il est remplacé dans la commission.

La commission est *pécuniairement* responsable des opérations qu'elle effectue. Toutes ces opérations donnent lieu à l'établissement de procès-verbaux qui sont portés sur un livret spécial.

19 novembre 1884, 2e S. R. 790. — Les commissions de remonte régimentaires peuvent acheter dès l'âge de 4 ans, les chevaux de pur sang, que leur présenteraient les officiers renonçant pour un ou deux chevaux à la remonte gratuite, à la condition que ces chevaux soient prêts à faire un bon service, et sous la réserve de ne pas les payer au-dessus du minimum des prix budgétaires ; s'il s'agit d'officiers sans troupe, le prix ne doit pas dépasser 1200 fr. pour la première catégorie et 900 fr. pour la deuxième.

CHAPITRE XVIII

ROUTES DANS L'INTÉRIEUR.

A. — Mesures préalables.

Art. 403 et 406, cav. ; 426 et 479, art. ; 38 et 39 D. 76. — Lorsque le corps reçoit l'ordre de se mettre en route, le colonel répartit les médecins et les vétérinaires par colonne. Autant que possible, le vétérinaire en premier marche avec la colonne commandée par le chef de corps, le vétérinaire en deuxième avec le dépôt, l'aide-vétérinaire avec la colonne du vétérinaire en premier, s'il n'y en a pas une troisième.

Les vétérinaires marchent avec les chevaux malades et indisponibles. Quelques jours avant le départ, le vétérinaire en premier désigne, au rapport journalier, les chevaux qui, pour cause de maladie, doivent rester à la garnison, et ceux qui en raison de leur âge doivent voyager par les voies ferrées, par analogie avec ce qui se pratique pour les chevaux de remonte.

Les chevaux malades qui ne peuvent être mis en route, sont mis en subsistance dans un des corps de la garnison ou, à défaut, confiés à la gendarmerie.

Aucun cheval douteux ou atteint de maladie contagieuse ne doit être mis en route (6 janvier 1872 in. 2e 1876, 415).

Les chevaux non encore en dressage, c'est-à-dire ayant moins de 5 ans, doivent être transportés par voies ferrées (28 février 1886, 1er S. R. 191).

Avant de partir, le vétérinaire en premier doit encore remettre au major, qui le transmet au colonel, le rapport de fin de garnison sur l'hygiène générale, prescrit par la circulaire du 14 mai 1845 et l'art. 38 D. 76 (Modèle 14).

Enfin, il établit en double expédition l'état du matériel de la pharmacie (Modèle 21) laissé à la garnison. L'une est conservée par lui et porte reçu de l'agent du génie à la garde de qui est préposé le matériel ; l'autre est remise à cet agent et sert au régiment nouvel occupant de moyen de contrôle et de vérification ; il y inscrit ses observations s'il y a lieu et son reçu de prise en charge (1er décembre 1874, in. 2e 1876 R. 442).

B. — Mesures en route.

Art. 402, 403, 406, 415, 419, cav. ; 426, 427, 437, 447, 447, art. ; 38 et 39 D. 76.

Les exercices de temps de paix devant toujours être une préparation au service de guerre, les routes dans l'intérieur s'exécutent en se conformant autant que possible aux prescriptions sur le service en campagne.

Pour rapprocher les troupes de cavalerie des conditions qui se rencontrent à la guerre et pour leur faire exécuter des marches rapides, les régiments qui changent de garnison, ou qui se rendent à des concentrations de manœuvres, peuvent suivre en une ou plusieurs colonnes des itinéraires autres que ceux des lignes d'étapes.

Dans la cavalerie, le 5e escadron, l'infirmerie des chevaux, les chevaux indisponibles au moment du départ, et les hommes à pied qui ne marchent pas avec les quatre premiers escadrons, forment une colonne séparée qui suit toujours la ligne ordinaire d'étapes, sous le commandement du major ou du capitaine commandant le 5e escadron.

L'ordre de route qui est donné au régiment règle ces différentes dispositions.

Dans l'artillerie, les chevaux de remonte et les chevaux de l'infirmerie forment chaque jour une colonne spéciale qui part une ou deux heures avant la colonne à cheval. Elle est placée sous les ordres du capitaine instructeur, auquel il est adjoint le nombre d'officiers et de sous-officiers nécessaires. Elle est toujours accompagnée par un vétérinaire.

La vitesse de marche et les haltes de cette colonne sont réglées suivant l'état des chevaux.

A l'arrivée au gîte, la colonne est conduite à l'emplacement du parc ; les billets de logements sont immédiatement distribués par le fourrier du peloton hors rang qui a dû, autant que possible, mettre les hommes dans les mêmes maisons que les chevaux.

La colonne de la remonte et de l'infirmerie, si elle est rejointe par la colonne à cheval, avant l'arrivée au gîte, laisse passer cette dernière. A la dernière halte, à l'entrée du gîte, le chef de la colonne indique l'heure et le lieu des distributions, de la visite des malades, du pansement des chevaux, des appels généraux ; il indique également le point et l'heure du rassemblement pour le départ du lendemain, et donne ensuite l'ordre d'entrer au cantonnement à l'heure fixée ; la visite et le pansement des chevaux malades ou blessés se font devant le corps de garde de police ; ces chevaux y sont conduits par leurs cavaliers, sous la surveillance du maréchal des logis de jour de chaque escadron, qui prend note des prescriptions du vétérinaire et en rend compte à l'officier de jour et au capitaine commandant.

Les vétérinaires de la colonne, les maréchaux ferrants et un ouvrier sellier, de chaque escadron, se trouvent au pansement des chevaux.

Les capitaines commandants et le vétérinaire en premier rendent compte du résultat de cette visite au chef d'escadrons de jour, chargé d'en rendre compte au lieutenant-colonel et celui-ci au colonel.

Si un cheval tombe malade sans être affecté d'une maladie contagieuse, il est mis en subsistance à défaut d'un corps de troupe dans la gendarmerie.

S'il n'y a ni corps de troupe, ni gendarmerie dans la localité, le cheval est remis avec un état signalétique, au maire, qui le fait conduire à la brigade de gendarmerie la plus proche, dès que son état le permet. Le commandant de la colonne rend compte aussitôt au commandant de la subdivision de région.

Lorsque des chevaux sont atteints ou suspects de maladies contagieuses, ils sont séparés pendant la route. Les maires des localités où l'on s'arrête sont prévenus de la maladie ; il est demandé pour eux, des locaux isolés, et les cavaliers qui les pansent sont logés séparément. Ces chevaux sont placés en subsistance dans le corps de troupe le plus voisin. Si cette maladie contagieuse est la morve, le vétérinaire en premier doit proposer l'abatage, qui peut être prononcé par le chef de la colonne après l'avis de la commission d'abatage (art. 34, D. 76).

Après l'arrivée dans la nouvelle garnison, le vétérinaire de chaque colonne établit en une seule expédition un journal de route conforme au modèle n° 15 (Arrêté par note du 20 septembre 1883, 2e S. R. 249). Ce journal ou rapport est transmis au chef de corps, par l'intermédiaire du commandant de la colonne.

CHAPITRE XIX

TRANSPORT PAR LES VOIES FERRÉES.

A. — Dispositions réglementaires.

Art. 40, D. 70. — Lorsque le régiment est transporté par le chemin de fer, un vétérinaire doit autant que possible voyager avec chaque fraction et assister à toutes les opérations de l'embarquement des chevaux.

Art. 425, cav.; 468, art. — Aussitôt l'ordre de mouvement reçu, le colonel fait rappeler par les capitaines commandants, les prescriptions de toute nature relatives à ce mode de transport. Il ajoute aux prescriptions réglementaires, les ordres de détail que comporte l'exécution de chaque itinéraire en raison du parcours ou des haltes.

Il veille pendant l'embarquement, la route et le débarquement, à l'observation des prescriptions du règlement général sur le transport des troupes par les voies ferrées et de l'instruction spéciale à la cavalerie ou à l'artillerie.

B. — Règlement général sur le transport des troupes par les voies ferrées.

1er juillet 1874 modifié par le 29 octobre 1884, 2e S. R. 1.

Art. 49. — Matériel à employer pour le transport des chevaux.

1° *Wagons-écuries.*

Les wagons-écuries, à trois ou cinq stalles avec compartiments pour palefreniers ou gardiens, quand il y en a de disponibles, sont affectés, par ordre de préférence au transport des chevaux des officiers généraux, des officiers supérieurs, des officiers inférieurs et des chevaux difficiles, mais le nombre des véhicules de cette nature étant restreint, leur fourniture n'est pas obligatoire pour les compagnies.

2° *Wagons à bestiaux et à marchandises.*

Les chevaux de l'armée sont habituellement transportés dans les wagons couverts que les compagnies emploient pour le transport des bestiaux et des marchandises; ils sont placés dans le sens parallèle à la voie (transport en long) dans les wagons qui ont la longueur nécessaire (5 m. 40) au minimum.

Ces wagons ont été aménagés et sont reconnaissables aux cartouches portant l'indication de leur contenance.

Exceptionnellement, c'est-à-dire lorsque les wagons ont moins de 5 mètres 40 de long, les chevaux sont placés dans le sens perpendiculaire à la voie (travers).

Les wagons employés pour le transport des chevaux, doivent avoir au minimum 1 m. 70 d'ouverture en hauteur sous le linteau de la porte. Cette dimension suffit pour les chevaux dessellés de toutes les armes. Les wagons de 1 m. 80 peuvent recevoir les chevaux de cavalerie légère, sellés avec le paquetage complet. Les wagons de 1 m. 90 admettent les chevaux de réserve sellés.

En cas d'urgence, si les wagons couverts font défaut, on peut employer des wagons découverts à hautes ridelles.

Les wagons à frein à guérite seront admis pour le transport des chevaux et des selles, lorsqu'il restera 1 m. 70 entre le fond du wagon et le plancher de la guérite. Ils sont exclus pour les chevaux, mais admis pour les hommes, si cette hauteur est moindre.

En règle générale, les chevaux voyagent dessellés ; si par exception, ils doivent voyager sellés, mention de cette circonstance est faite sur la demande du train.

Les selles sont rangées dans les wagons où se trouvent les chevaux auxquels elles appartiennent, sauf le cas où des chevaux sont placés dans le sens perpendiculaire à la voie. Elles sont alors rangées dans le fourgon à bagages ou les wagons à marchandises.

3° *Nombre de chevaux à placer dans chaque wagon.*

Le nombre de chevaux qui peuvent être placés en long est inscrit dans le cartouche. Ce nombre est applicable à la cavalerie de ligne, à la légère et aux chevaux de trait. Pour la cavalerie de réserve (cuirassiers et gendarmes) il est diminué de deux unités.

Art. 55. — Moyens d'embarquement et de débarquement des chevaux et des voitures.

Pour l'embarquement et le débarquement des chevaux et des voitures sur un quai, on emploie des ponts volants assez solides pour qu'ils ne fléchissent pas sous le poids des chevaux et des voitures, en raccordant par une pente douce le plancher des wagons avec le terre-plein du quai, ou les wagons plats entre eux. Ces ponts volants sont du modèle adopté.

Pour le débarquement des chevaux sur un point quelconque de la voie, on emploie des rampes mobiles que l'on place devant l'ouverture du wagon dont elles érasent le plancher par une de leurs extrémités, tandis que de l'autre elles reposent sur le sol. Ces rampes sont de deux modèles.

Les ponts volants sont fournis par les administrations de chemins de fer ; les rampes mobiles, par le département de la guerre (Direction d'artillerie).

Ce matériel reste en dépôt, soit dans les magasins des places situées sur les chemins de fer, soit dans ceux des corps, soit dans les gares.

Les Compagnies de chemin de fer doivent avoir dans les gares désignées sur le tableau indicatif, un approvisionnement de ponts volants.

Le nombre de ces accessoires est calculé dans chaque gare, en raison de la longueur des quais disponibles pour les embarquements.

Art. 56. — Personnel chargé de l'embarquement du matériel et des manœuvres de gares.

Les bagages des corps, les voitures et les chevaux qui accompagnent les troupes d'infanterie, sont chargés et déchargés par les hommes des gares, auxquels doivent être adjoints quelques hommes de corvée, pris parmi les troupes à embarquer.

L'embarquement et le débarquement des chevaux, des voitures et du matériel de guerre sont effectués par des hommes de la troupe auxquels doivent être adjoints quelques hommes d'équipe de la gare.

Art. 57. — Marche des trains. — Haltes.

Dans les stations indiquées pour les arrêts d'une heure, à défaut de bornes-fontaines dans le voisinage des quais, des tonneaux pleins d'eau sont préparés par la Compagnie de chemin de fer, pour faire boire les chevaux au passage.

En cas d'insuffisance du matériel appartenant aux compagnies, l'eau est distribuée à l'aide de seaux en toile dont ces stations sont approvisionnées par l'administration de la guerre.

Les noms des stations dans lesquelles il doit y avoir une halte, sont indiquées distinctement à haute voix par les agents du train.

Art. 67. — Transports stratégiques.

Les chevaux transportés sont nourris et abreuvés comme il a été dit dans la première partie du présent règlement.

Le service des subsistances assure, dans des stations de halte désignées à l'avance, les approvisionnements de foin et d'avoine nécessaires pour les distributions.

Art. 141. — Transport de bétail.

Les transports de bétail sont toujours accompagnés d'un personnel spécial, calculé à raison d'un toucheur par quatre wagons.

Le bétail n'a pas besoin de recevoir de fourrages ni de boire, lorsque le trajet n'excède pas 36 heures et ne se fait pas pendant les chaleurs.

Si le transport devait exiger un temps plus long, il faudrait décharger le bétail à une station convenablement aménagée pour le faire manger et boire. Pendant les chaleurs on le fait boire toutes les vingt-quatre heures.

RÈGLES MILITAIRES RELATIVES AUX TRANSPORTS DE CAVALERIE.

Paille pour la litière et pour le chargement des selles.

Le corps doit se pourvoir à l'avance de la paille nécessaire :

1° Pour garnir de litière chaque wagon à chevaux à raison de 2 kilog. 500 par cheval ;

2° Pour faire des botillons de paille à raison d'un pour cinq selles, lorsque ces dernières sont chargées dans des wagons spéciaux, et à raison d'un pour quatre selles, lorsqu'elles restent dans les wagons à chevaux.

Ces botillons, de forme cylindrique, doivent être faits à l'avance par les corps. Ils ont 1 m. 30 de long sur 1 m. 25 de tour et sont reliés par trois liens.

On compte pour un botillon 12 kilog. de paille.

La paille pour litière et botillons est fournie en dehors de la ration par les magasins militaires.

Nourriture des chevaux et transport des fourrages à la gare.

Le dernier repas des chevaux doit avoir lieu deux heures au moins avant l'embarquement. On les fait boire après ce repas.

La nourriture des chevaux se compose pendant la route, par 24 heures de 5 kilog. de foin et de 2 kilog. d'avoine.

Il est emporté du foin et de l'avoine en quantité variable, suivant la durée du trajet et pour deux jours au plus. Après le deuxième jour, les distributions sont assurées par les soins de l'administration militaire.

La paille, le foin et l'avoine sont amenés à la gare par l'administration militaire à moins que le corps ne dispose de moyens spéciaux à cet usage.

Contenance des wagons.

Pour le transport des chevaux.

Lorsque les wagons ne portent pas l'indication du nombre de chevaux qu'ils peuvent renfermer, on calcule leur contenance d'après les données moyennes qui suivent :

1° *Dans le sens perpendiculaire à la voie.*

Un cheval dessellé de cavalerie légère, occupe en largeur	0 m. 55 à 0 m. 60 ;
— environ sellé —	0 m. 60 à 0 m. 65 ;
Un cheval dessellé de cavalerie de ligne ou de réserve, un cheval de trait avec ses harnais dessellé	0 m. 60 à 0 m. 65 ;
— sellé	0 m. 75 à 0 m. 80.

2° *Dans le sens parallèle à la voie.*

Dans chaque wagon, on place 6 chevaux de réserve (cuirassiers et gendarmes) et huit chevaux de cavalerie légère, cavalerie de ligne et de trait.

A moins d'ordre formel de l'autorité supérieure, les chevaux sont toujours dessellés pour voyager sur les voies ferrées. Dans les longs trajets surtout, cette mesure est indispensable pour la santé des chevaux et la conservation du harnachement.

Les chevaux d'attelage conservent leurs harnais. Si les chevaux sont placés dans le sens parallèle à la voie, les selles restent dans les wagons à chevaux, sinon elles sont chargées dans des wagons spéciaux à raison d'une soixantaine par wagon, comme il est dit plus loin. Les sacs d'avoine sont placés dans les wagons à selles, excepté dans le cas où les chevaux sont placés perpendiculairement à la voie ; on peut alors les conserver dans les wagons à selles.

Les bottes de foin sont embarquées dans un wagon couvert spécial.

On compte deux gardes d'écurie par wagon à chevaux, suivant que les chevaux sont pla-

:és transversalement ou dans le sens de la voie ; les gardes d'écurie ont, pour s'asseoir, des .trapontins ou des escabeaux fournis par les compagnies de chemin de fer.

Accessoires pour l'embarquement.

La reconnaissance du train doit s'étendre à tous les accessoires nécessaires pour l'embarquement : escabeaux pour les hommes quand ils doivent monter dans les wagons à marchandises, ponts volants pour les chevaux et le matériel, rampes mobiles. L'officier préposé au :hargement doit s'assurer que ces accessoires sont en nombre et en bon état.

Embarquement des chevaux.

1° *Dans le sens parallèle à la voie.*

Dès que les selles sont déposées à terre en arrière du rang, les officiers reconnaissent .es wagons assignés aux chevaux de leurs pelotons.

Ils y font répandre la litière, en ayant soin qu'elle s'étende sur le pont qui réunit le wagon au quai. Il faut qu'il y ait toujours un homme de chaque côté des ponts volants pour empêcher es chevaux de se traverser et de mettre les pieds entre le wagon et le quai.

Au signal donné par le commandant de la troupe, le cavalier de droite de chaque fraction se porte franchement en avant vers l'entrée du wagon, les autres le suivent successivement, en gardant un intervalle de 3 mètres de tête à croupe.

Le premier cavalier marchant sans regarder son cheval et le tenant près du mors, lui fait baisser la tête pour franchir la porte, et range son cheval contre la paroi longitudinale du côté de l'entrée la tête tournée vers le milieu du wagon. Chaque cavalier fait appuyer son cheval contre celui qui vient d'être placé (1). Dans l'artillerie, on évite de séparer les chevaux l'un même attelage.

Dès qu'un rang de chevaux est complet, deux cavaliers tendent la corde-poitrail, en la faisant passer plusieurs fois repliée dans les anneaux qui sont fixés au montant des portes du wagon, de manière à barrer en même temps une des deux portes ; ils attachent leurs chevaux par la longe, le plus court possible sans les débrider (2), aux anneaux du plafond, sortent du wagon et vont chercher leurs selles (3).

On procède de la même façon pour le rang opposé :

Les selles formant deux piles sont ensuite placées sur les botillons disposés dans l'intervalle libre du milieu du wagon, ainsi que les deux bottes de foin prescrites par wagon. Les deux gardes d'écurie remettent leurs armes et leur coiffure à leur camarade de lit ; ils ne débrident

1. On doit toujours embarquer les chevaux les plus dociles. Quand un cheval résiste, on fait avancer le suivant, et le 1er est vivement entraîné à la suite, ou bien on lui couvre la tête et on l'amène au wagon après lui avoir fait faire un demi-tour sur lui-même. Un des moyens les plus sûrs de faire entrer un cheval récalcitrant, consiste à le faire pousser par deux hommes qui le saisissent vivement sous la croupe en se donnant la main. Pour les chevaux qui uent on fait usage d'une sangle ou de deux sangles réunies bout à bout.

2. Les hommes doivent éviter d'engager la longe dans les rênes, afin que l'on puisse enlever la bride sans détacher la longe.

3. La corde-poitrail est de la grosseur d'une corde à fourrage, elle a 16 mètres de long ; l'acquisition en est faite par es corps (circulaire du 10 février 1877).

les chevaux que lorsqu'ils sont calmés et que le train est en marche. Les brides, soigneusement attachées, sont placées sur les piles de selles.

2° *Perpendiculairement à la voie.*

Pendant que les hommes portent leurs selles dans les wagons à selles, les officiers se conforment aux instructions données pour l'embarquement parallèle à la voie. Ils s'assurent en outre que chaque voiture contient deux strapontins lesquels doivent être relevés de manière à ne pas gêner l'embarquement des chevaux.

Dès que tous les cavaliers sont revenus à leurs chevaux le commandant donne le signal de l'embarquement. A ce signal le premier cavalier pénètre dans le wagon comme il est dit ci-dessus, tourne à droite et range sa monture contre le petit côté du wagon, la tête opposée à la porte.

Le second cavalier entre de la même manière et range son cheval à l'extrémité opposée. Les autres suivent le même ordre, de manière que le troisième fait appuyer son cheval contre celui du premier, le quatrième contre celui du second, et ainsi de suite (Dans l'artillerie, on évite de séparer les chevaux d'un même attelage).

Dès qu'un cheval est à sa place, le cavalier l'attache par la longe, le plus court possible, le débride, sort du wagon en emportant sa bride et va reprendre sa place dans le rang. On ne fait entrer les deux derniers chevaux que lorsque tous les autres sont attachés, et que tous les hommes sont sortis du wagon.

Aussitôt que le dernier cheval est entré, on place la barre de fermeture, si le wagon en est pourvu, puis on retire le pont et on ferme la porte (1). Les deux derniers cavaliers entrés dans le wagon, y restent comme gardes d'écurie, ils se placent entre les chevaux du côté de la tête, et rabattent les strapontins pour s'asseoir. Leurs armes, leurs brides, leurs coiffures sont confiées à leur camarade de lit. On place une botte de foin sous chaque strapontin.

23. — *Devoirs des gardes d'écuries.*

A tous les coups de sifflet de la locomotive, à chaque arrêt et à chaque départ, les gardes d'écurie parlent aux chevaux, les calment et les soutiennent.

En cas d'accident, ils se portent aux fenêtres et avertissent par leurs cris et en agitant leur mouchoir.

Les gardes d'écurie sont relevés toutes les trois heures. Lorsque les chevaux voyagent dans le sens transversal, les précautions les plus minutieuses sont prises au moment où on relève les gardes d'écurie pour éviter les accidents qui pourraient se produire, si les chevaux reculaient quand on ouvre les portes (2). A cet effet, les deux gardes d'écurie se tiennent près des chevaux placés en face de la porte, les flattent, leur donnent à manger et les ramènent au fond du wagon.

1. Dans l'embarquement ou le débarquement, lorsqu'on est obligé de laisser la porte ouverte quelques instant du côté de la croupe, il est prudent, si le wagon est pourvu d'une barre de fermeture, de la placer momentanémen pour empêcher les chevaux de reculer.

2. Ces précautions sont nécessaires surtout lorsque les wagons ne sont pas pourvus de barres de fermeture.

Dès que la porte est ouverte, les nouveaux gardes d'écurie entrent et vont prendre la place de ceux qu'ils relèvent. Ceux-ci sortent rapidement.

Il ne faut qu'entr'ouvrir la porte, juste pour le passage d'un homme. Pendant la route, les gardes d'écurie font manger les chevaux, en leur donnant le foin à la main. Les bottes de foin sont remplacées pendant les haltes au fur et à mesure de la consommation par les soins de l'officier de peloton.

Dans les gares désignées pour le repas des chevaux, on distribue l'avoine dans des musettes. Pour abreuver les chevaux, des cavaliers remplissent les seaux et les font passer aux gardes d'écurie par les fenêtres des wagons.

Les gardes d'écurie les reçoivent par-dessus la croupe des chevaux, en allongeant le bras autant que possible, et font boire.

Les chevaux ne sont abreuvés que lorsque la durée du trajet est de plus de 12 heures (1).

Débarquement des chevaux.

Le commandant, après s'être assuré que tous les hommes ont reconnu les wagons où sont leurs chevaux, donne le signal du débarquement.

Aussitôt les cavaliers se portent aux wagons à chevaux, lorsque les chevaux sont placés transversalement, on passe les brides des deux chevaux du milieu aux gardes d'écurie.

Les chevaux bridés, on ouvre la porte, les deux chevaux s'ils ont la tête tournée du côté opposé au quai sortent successivement en reculant et sont immédiatement emmenés par leurs cavaliers sur la ligne de bataille.

Les autres cavaliers entrent alors dans les wagons, brident leurs chevaux, et les font sortir par un demi-tour à droite ou à gauche.

Lorsque les chevaux sont placés dans le sens de la voie, les cavaliers enlèvent leur selle et vont les poser sur un rang, en avant de l'emplacement où la troupe doit venir se former.

Chacun bride son cheval.

On fait sortir ensuite les chevaux de chaque rang après avoir enlevé successivement les barres mobiles ou cordes-poitrail. Les chevaux sont aussitôt sellés.

1. Dans ce cas même, ils ont besoin de peu d'eau, un seau de dimension moyenne suffit pour deux chevaux.

Règles militaires relatives à l'exécution des transports d'artillerie et du train des équipages.

Paille pour la litière et pour le logement des selles (conforme à l'art. 3, cavalerie).

Nourriture des chevaux et transport des fourrages à la gare (conforme à l'art. 4, cavalerie).

Contenance des wagons.

Pour le transport des chevaux.

Lorsque les wagons ne portent pas l'indication du nombre de chevaux qu'ils peuvent renfermer, on calcule leur contenance d'après les données moyennes qui suivent :

1° *Dans le sens parallèle à la voie.*

Dans chaque wagon, on place huit chevaux (Le reste conforme à l'art. 11, cavalerie).

2° *Dans le sens perpendiculaire à la voie.*

Un cheval de selle ou un cheval de trait avec ses harnais occupe en largeur, dessellé, 0 m. 60 à 0 m. 65 ; — sellé, 0 m. 75 à 0 m. 80.

Embarquement des chevaux (conforme à l'art. 17, cavalerie, pour ce qui concerne les attributions du vétérinaire.

25. — *Devoirs des gardes d'écurie* (conforme à l'art. 23, cavalerie).

28. — *Débarquement des chevaux.*

(Le commencement est conforme à l'art. 26, cavalerie).

On envoie dans chaque wagon à chevaux un canonnier haut le pied pour aider les conducteurs.

CHAPITRE XX

TRANSPORT DES CORPS A BORD DES NAVIRES.

Art. 41. D. 76. — Les corps transportés à bord des navires doivent toujours, autant que possible, désigner un vétérinaire pour voyager avec chaque fraction ; il assiste à l'embarquement, et se conforme pendant le trajet et pour le débarquement, aux prescriptions de l'instruction ci-dessous.

Instruction du 31 janvier 1864. In. 2e 1876, page 497 et 2e 1885, page 94.

Mesures de précautions à prendre avant l'embarquement.

Article 1er. — Revue sanitaire, sévère, minutieuse, des chevaux à embarquer.

Cette visite a pour but de faire connaître l'état de santé réel des chevaux qui y sont soumis. Elle devra avoir lieu la veille ou l'avant-veille de l'embarquement.

Le vétérinaire signalera à l'autorité militaire tous les chevaux qui, pour des motifs sérieux, devraient être retirés du rang. Ces motifs sont particulièrement: les maladies chroniques internes, les affections psoriques et dartreuses, les jetages de mauvaise nature, les engorgements sous-glossiens sans cause connue, les boutons, cordes et engorgements indolents, etc.

Art. 2. — Les chevaux devront subir avant l'embarquement, un régime préparatoire, ayant pour but de les rendre aptes à se conserver en santé au milieu des conditions et des habitudes nouvelles où ils vont se trouver.

Ce régime préparatoire consistera dans l'emploi d'aliments moins toniques et plus rafraîchissants que ceux habituels, c'est-à-dire que la ration ordinaire sera diminuée de moitié de la ration de foin et de moitié de la ration de grain, diminution qui sera compensée en partie par l'adjonction de 2 kilogrammes de farine d'orge. On n'exceptera de cette mesure que les chevaux maigres et sensiblement moins vigoureux que les autres.

Ce régime alimentaire devra être secondé dans ses efforts par une diminution progressive dans le travail ou l'exercice.

Art. 3. — Les chevaux seront toujours embarqués ferrés des quatre pieds.

Art. 4. — Les chevaux, avant d'être embarqués, devront avoir pris leur repas depuis quelques heures, et avoir été promenés pendant quelque temps, pour éviter d'une part les accidents qui pourraient résulter de l'état de plénitude de l'estomac, et pour diminuer d'autre part l'ardeur des animaux et les rendre plus accessibles.

Art. 5. — Le vétérinaire qui sera désigné pour faire le service à bord devra, après autorisation, visiter le navire en partance, se mettre en relation avec le commandant du navire, et surtout avec le second, chargé du service intérieur, avec lequel il aura à s'entendre pour l'hygiène des animaux en mer. Il s'attachera d'une manière particulière à reconnaître les places les plus avantageuses des écuries, celles où les conditions d'air et de lumière sont les meilleures. Il réservera ces stalles pour les chevaux de messieurs les officiers, qui ont toujours une valeur supérieure à ceux de la troupe; il y placera ensuite les chevaux malingres, ceux qui ont particulièrement besoin d'être surveillés, ceux dont l'âge trop jeune ou trop vieux réclame de plus grandes précautions. A son retour à terre, le vétérinaire fera part de ses remarques au colonel ou au chef de détachement, qui agira suivant les instructions arrêtées.

Précautions à prendre pour l'embarquement.

Art. 6. — Les chevaux ne sont embarqués que le plus près possible du moment du départ, afin de ne pas augmenter inutilement leur séjour à bord.

Art. 7. — Dans l'embarquement à quai, lorsqu'il est possible de jeter un pont de bois entre le bateau et le rivage, il faut avoir soin de répandre sur ce pont une couche d'un mélange de crottins et de sable ou de terre, pour rendre l'appui des animaux plus ferme, plus solide.

Les chevaux, munis de leur bridon, seront conduits en main et en file sans interruption. A la tête de chaque convoi de chevaux à embarquer, on placera les animaux connus par leur docilité, leur bon caractère et l'intégrité de leur vue.

Art. 8. — Dans l'embarquement par les chalands, on aura soin, pour les chevaux qui ont une crinière longue et une queue abondamment pourvue de crins, de faire tresser l'une et l'autre, afin d'éviter l'interposition des crins, entre les deux bricoles de l'appareil de suspension, ainsi que leur arrachement dans le cas où les chevaux viendraient à se débattre ou à faire des chutes.

Art. 9. — Si les chevaux ou mulets refusent d'entrer dans le chaland, on aura recours au procédé suivant: deux hommes placés de chaque côté du train de derrière de l'animal, joindront leurs mains au-dessus du jarret, et par un effort en haut et en avant, solliciteront le lever des membres postérieurs qui sera bientôt suivi de la progression complète.

Art. 10. — Le plancher sur lequel est déposé l'animal à son arrivée à bord au moyen de l'appareil de suspension, devra toujours être recouvert d'un lit de sable ou de foin très épais, et établi sur les dimensions adoptées pour le lit destiné à recevoir les animaux qui doivent subir des opérations chirurgicales. Cette précaution a pour but d'éviter les glissades et d'amortir les chutes.

Art. 11. — Afin d'éviter, autant que possible, les funestes effets de l'encombrement, on ne devra jamais embarquer sur un bâtiment un nombre de chevaux plus considérable que ne le comporte sa capacité aérienne, et, en ce qui concerne les navires-transports, on supprimera six stalles du côté de la machine, dans la batterie haute, et on ne mettra des chevaux dans les faux-ponts que par suite d'une impérieuse nécessité.

Art. 12. — Les écoutilles, sabords, hublots et autres ouvertures, resteront ouverts pendant toute la traversée, à moins que le temps n'y mette un empêchement réel. Dans ce cas, alors, on aura recours à une ventilation artificielle, soit au moyen des manches à vent, soit au moyen des tarares.

Sous aucun prétexte, on ne devra intercepter l'action des écoutilles par leur fermeture au moyen de colis quelconques.

Règles d'hygiène applicables aux chevaux embarqués.

La ration de fourrages à bord sera fixée aux quotités suivantes.

Chevaux d'état-major, cavalerie de réserve, artillerie, génie et train :

Foin.	3 k. 500
Orge ou avoine.	2 k. 500
Farine d'orge.	1 k. 500
Son.	0 k. 500
Eau.	16 litres

Cavalerie de ligne et autres chevaux français :

Foin.	3 k. 000
Orge ou avoine.	2 k. 000
Farine d'orge.	1 k. 500
Son.	0 k. 500
Eau.	16 litres

Chevaux arabes et mulets :

Foin.	2 k. 500
Orge ou avoine.	1 k. 750 (porté à 2 k. 1885, 2e S. R. 97).
Farine d'orge.	1 k. 500
Eau.	15 litres

Toutefois, on pourra porter la quantité d'eau de 16 litres à 20 litres, lorsque les chaleurs seront très fortes. Dans tous les cas, on fera abreuver les chevaux deux fois par jour, le matin au moyen d'un barbotage clair de son et de farine, et le soir avec de l'eau pure.

Dans les deux premiers jours qui suivront l'embarquement, la ration indiquée ci-dessus subira une diminution de 1 k. 500 de fourrages et de 1 k. de grains, substituée en quantité équivalente de farine d'orge, de manière à constituer une alimentation de transition.

Art. 14. — Sans soumettre les chevaux à un pansage régulier et complet, il sera rationnel de faire laver deux fois par jour les yeux, les narines, les parties génitales, et les jambes des animaux.

On exigera que les fumiers soient enlevés chaque jour, et on prendra les mesures nécessaires pour entretenir une très grande propreté dans les écuries. Dans les lavages à grande eau, faits le plus ordinairement avec la pompe à incendie, on aura le soin de diriger les jets sur les pieds et les membres des chevaux.

Lorsqu'on s'apercevra qu'un animal a moins d'appétit, qu'il est échauffé, que ses crottins sont durs et coiffés, on mettra chaque matin dans son barbotage 80 grammes de sulfate de soude, jusqu'à ce que ces symptômes aient disparu.

Art. 15. — Outre le nettoyage journalier des écuries, il sera nécessaire de les désinfecter tous les deux jours, surtout celles des faux-ponts et de la batterie basse. Pour cela, on fera arroser les intervalles avec de l'eau chlorurée, et on placera au milieu des compartiments de distance en distance, des vases remplis d'eau de chaux.

Art. 16. — Tous les matins, le vétérinaire passera la revue sanitaire de tous les chevaux, afin d'être toujours à même d'attaquer les maladies à leur début, et surtout afin d'isoler à temps, les chevaux atteints de jetage suspect ou d'engorgement sous-glossien, inquiétants.

Si le cheval est reconnu malade, on placera au-dessus de sa stalle une étiquette indiquant le nom de sa maladie.

Après la revue sanitaire, le vétérinaire procédera à la revue spéciale des chevaux malades. Ces deux opérations étant terminées, il rendra compte aux chefs de corps et au commandant du bord des résultats de sa double visite, et il leur fera connaître les mesures hygiéniques et les modifications particulières dont il jugera l'application nécessaire, dans l'intérêt des chevaux malades. Enfin, le soir, il passera une autre visite des chevaux malades.

Art. 17. — Le vétérinaire ne devra pas oublier que les affections les plus fréquentes que les chevaux peuvent contracter à bord des navires, sont celles qui ont leur siège dans les organes de la respiration et qui, presque toutes, reconnaissent pour cause l'air vicié, où se trouvent plongés les animaux. Cette cause imprime à ces affections un caractère particulier. En effet, la plupart d'entre elles s'accompagnent d'altération du sang, ce qui implique la nécessité de les combattre par des moyens autres que ceux dont on fait usage dans les circonstances ordinaires.

Indépendamment des moyens prophylactiques déjà indiqués dans cette instruction et relatifs à une aération aussi complète que possible, à des soins de propreté exceptionnels et à la désinfection journalière des écuries, le vétérinaire devra être extrêmement réservé dans l'emploi des émissions sanguines et de tous les moyens antiphlogistiques, il aura recours principalement aux révulsifs énergiques, sinapismes et vésicatoires, et à l'administration intérieure d'électuaires toniques, antiputrides et excitants diffusibles (quinquina, acétate d'ammoniaque, essence de térébenthine, etc.).

Art. 18. — Les blessures produites par les frottements ou compressions directes que les animaux exercent les uns sur les autres, dans les mouvements de tangage, étant suivies fréquemment de mortification ou de gangrène partielle, devront être traitées par des excitants et des désinfectants spéciaux, parmi lesquels le goudron liquide mélangé à une petite quantité d'huile camphrée, jouit d'une grande efficacité.

Précautions à prendre après le débarquement.

Art. 19. — Au fur et à mesure que les animaux débarqueront, le vétérinaire, qui a dû se rendre le premier à terre, passera une visite de chaque cheval ; il fera mettre immédiatement de côté ceux qui lui paraîtront souffrants, ceux qui, sans être malades, auront besoin de soins spéciaux pour se remettre des fatigues de la traversée, ceux enfin qui présenteront quelques symptômes suspects de maladies contagieuses ; en d'autres termes, il opérera le classement de ses chevaux en animaux valides, animaux malades, animaux atteints de maladies contagieuses, et en animaux qui, sans être malades, ont besoin de soins hygiéniques particuliers. De cette manière, il pourra de suite constituer son infirmerie.

Art. 20. — Si le bivouac doit être établi sur la plage même on fera faire aux animaux, pendant que l'on tendra les cordes, une promenade au pas de trois quarts d'heure. En rentrant de la promenade, on les passera à l'eau et on les y laissera un instant jusqu'aux jarrets ; là, on leur lavera la crinière, la queue, le toupet, les parties génitales et les ouvertures naturelles, et une fois remis à la corde, on les séchera, au moyen d'un bouchonnement général assez prolongé.

Si le bivouac est éloigné de la plage cette opération de pansement se fera avant de quitter le rivage ; on montera à cheval pour se rendre au camp et pendant qu'on plantera les piquets on continuera de promener les chevaux. Ces derniers, aussitôt qu'ils seront attachés à la corde, recevront une petite quantité de fourrages, ou une petite quantité de grains, si le fourrage fait défaut, et ils seront abreuvés au moyen de la gamelle. Dans le cas, toutefois, où le débarquement aurait lieu après le coucher du soleil, il serait sage de ne faire boire les chevaux que le lendemain.

Art. 21. — Lorsque les chevaux seront installés au bivouac, ils continueront à recevoir la ration du bord, qui sera augmentée progressivement de manière à arriver sans transition brusque jusqu'à la ration de terre, le cinquième ou le sixième jour de leur installation.

La durée des promenades journalières sera aussi progressivement augmentée.

CHAPITRE XXI

CLASSEMENT DES CHEVAUX, MULETS ET VOITURES DE RÉQUISITION.

A. — Composition des commissions.

Loi du 3 juillet 1877, 2e S. R. 3 à 17, art. 2. — Instruction du 9 mars 1880, 1er S. S. 297. Titre II.

Les commissions de classement comprennent :

1° Un officier de l'armée active, de la réserve ou de la territoriale (Caval., Artil. ou Train). . . . . Président.

2° Un membre civil choisi dans la commune.

Ces deux membres ont voix délibérative ; en cas de partage, la voix du Président est prépondérante.

3° Un vétérinaire militaire ou civil, ou, à défaut, une personne compétente habitant la commune et désignée par le maire (avec voix consultative seulement).

A chaque commission, est attaché un sous-officier ou brigadier secrétaire.

Deux militaires de la gendarmerie au moins assistent à l'opération et maintiennent l'ordre sous l'autorité du Président.

L'un de ces militaires tient la toise, qu'il remet au vétérinaire au moment de toiser chaque animal présenté.

Lorsqu'elle doit classer les voitures attelées, la commission peut être en outre assistée d'un sous-officier ou brigadier d'artillerie ou du train pour prendre les mesures et les inscrire sur le carnet.

(Circulaire du 14 mars 1876) (M.).

B. — **Indemnités** (9 mars 1887, 1er S. R. 435).

Les officiers de l'armée active, vétérinaires militaires et sous-officiers ou brigadiers secrétaires qui opèrent dans le lieu de leur garnison, n'ont droit à aucune indemnité.

Ceux qui opèrent hors de leur résidence ont droit, savoir : A l'indemnité de route pour se rendre de leur résidence à la localité où commencent les opérations de classement ; à une indemnité journalière pour chaque journée comprise entre le premier et le dernier jour des opérations de classement.

Cette indemnité est fixée, savoir :

Pour les officiers de l'armée active, et vétérinaires militaires à 12 francs ; — Pour les sous-officiers ou brigadiers secrétaires à 5 francs (19 mars 1887, 1er S. R. 435).

A la même indemnité de 12 francs et de 5 francs, suivant le cas, pour les jours de repos, pendant le cours des opérations. (*Toutefois les indemnités ci-dessus ne sont pas dues pour les journées de repos, lorsque ces militaires peuvent, en raison de la distance, rentrer à leur corps, sans perte de temps ou sans dépense appréciable*) ;

A l'indemnité de route pour se rendre, de la dernière localité où ils ont opéré, à leur résidence.

Les indemnités journalières de 12 et 5 francs ne peuvent en aucun cas se cumuler avec l'indemnité journalière de route.

Les officiers de l'armée active présidents, convoqués par le général commandant de corps d'armée pour recevoir des instructions, n'ont droit qu'à l'indemnité de route.

Les officiers, vétérinaires militaires et sous-officiers ou brigadiers n'ont pas droit au logement chez l'habitant.

Les officiers de réserve ou de la territoriale présidents ou les vétérinaires civils, reçoivent, à l'exclusion de toutes allocations de solde et de toute indemnité de route ou autre, les indemnités ci-après, savoir :

Les officiers de réserve et de la territoriale et les vétérinaires, 10 francs par journée d'opération au lieu de leur résidence.

Les officiers de réserve et de la territoriale, 18 francs par journée de déplacement hors de leur résidence.

Les vétérinaires civils, 22 francs par journée de déplacement hors de leur résidence.

Ces mêmes indemnités sont dues aux officiers présidents lorsqu'ils sont convoqués par le général commandant le corps d'armée pour recevoir des instructions spéciales.

Le suppléant du vétérinaire reçoit 10 francs par journée d'opération dans sa localité. Dans le cas où la commission visiterait plusieurs communes dans la même journée, cette indemnité serait réglée au prorata du temps passé dans chaque commune, sans que la somme puisse être inférieure à 3 francs et sans compter de fractions de francs. Il n'est alloué aucune indemnité aux membres civils (art. 38 de la loi du 3 juillet 1877).

Les indemnités sont payées à la fin des opérations au moyen de mandats délivrés par les sous-intendants militaires, sur le vu des feuilles itinéraires des commissions, émargées chaque jour par les ayants droit.

Des avances peuvent être faites successivement par les soins de l'intendance jusqu'à concurrence de la moitié du service probable, ou restant à faire, aux officiers de réserve de l'armée territoriale, et aux vétérinaires civils.

Les mêmes avances peuvent être faites aux officiers de l'armée active présidents et vétérinaires militaires par le corps auquel ils appartiennent.

D'autres avances peuvent leur être faites au cours des opérations par les soins de l'intendance et toujours dans la limite de la moitié du service restant à faire.

En ce qui concerne les sous-officiers et brigadiers secrétaires, la totalité de leurs indemnités est remise dès le début au président des commissions qui les leur délivre au jour le jour.

Les officiers peuvent être autorisés à emmener un ou deux chevaux de trait, ils doivent en avoir le plus grand soin, sous peine d'engager leur responsabilité ; la nourriture est à leur charge.

Les officiers qui profitent de cette autorisation, peuvent emmener avec eux un cavalier.

Quand il s'agit d'officiers de l'armée active, les cavaliers et les animaux doivent toujours appartenir au corps dont ces officiers font partie.

Les cavaliers ont droit à une indemnité journalière de 2 fr. 50 à l'exclusion de toute autre prestation.

Les officiers présidents leur délivrent chaque jour la somme allouée au moyen d'avances faites comme pour les sous-officiers et brigadiers secrétaires.

Quant au transport des chevaux de trait du lieu de garnison au lieu qui sert de point de départ à chaque commission, il ne sera opéré par les voies ferrées qu'en cas d'urgence avec l'autorisation du général commandant le corps d'armée.

Dans ce cas seulement, le transport sera effectué au compte de l'État. En outre, il sera alloué aux militaires de la gendarmerie l'indemnité exceptionnelle prévue par la circulaire du 13 août 1879, 2e S. R. 86, savoir :

Aux adjudants, 5 francs.

Aux sous-officiers, autres que les adjudants, 3 fr. 50.

Aux caporaux, brigadiers et soldats, 2 fr. 50.

Cumulativement avec leurs autres allocations.

Aucune autre indemnité que celles prévues dans la présente instruction n'est due aux parties prenantes y désignées.

C. — Opérations des commissions.

Le détail des opérations des commissions est réglé chaque fois que le classement a lieu par une instruction insérée au *Journal officiel*. La dernière date du 9 mars 1887 (1er S. R. 435).

La 1re Instruction qui ait réglé le classement des voitures attelées de réquisition date du 24 octobre 1877 (2e S. S. 469).

CHAPITRE XXII.

Réception des chevaux, mulets et voitures de réquisition en cas de mobilisation.

A. — *Composition des commissions mixtes* (1er août 1879, 2e S. R. 670).

Les commissions se composent :

1° D'un officier de l'armée active, de réserve, ou de l'armée territoriale, ou, en cas de nécessité, d'un officier de gendarmerie ; — Président.

2° D'un membre civil idoine habitant autant que possible dans la localité où opère la commission.

Ces deux membres ont voix délibérative ; en cas de partage des voix, celle du président est prépondérante.

Chaque commission est assistée d'un vétérinaire militaire (armée active, réserve ou territoriale), ou d'un vétérinaire civil, ou à défaut d'une personne compétente prise autant que possible dans la commune où opère la commission. Le vétérinaire ou son suppléant n'a que voix consultative.

A chaque commission sont attachés :

1° Un sous-officier, ou brigadier de corps à cheval, de l'armée active, de la réserve ou de la territoriale ; secrétaire.

2° Deux secrétaires civils (Instituteur public ou libre ; secrétaire de mairie ou autre.

3° Un ou plusieurs maréchaux ferrants de l'armée active, de la réserve ou de la territoriale, ou à défaut, des maréchaux civils.

Le service d'ordre est assuré, sous l'autorité du président, par la gendarmerie, aidée, s'il y a lieu, des sous-officiers faisant partie des cadres de conduite.

Les maires doivent également prêter leur concours.

B. — *Indemnités.*

Les officiers, vétérinaires, sous-officiers ou brigadiers secrétaires et les maréchaux ferrants de l'armée active, réserve ou territoriale qui opèrent dans le lieu de leur garnison, n'ont droit à aucune indemnité.

Les officiers et vétérinaires de réserve ou de la territoriale qui opèrent dans le lieu de leur domicile et qui ne sont pas entrés en solde reçoivent une indemnité journalière de 6 fr. quel que soit leur grade.

Les sous-officiers ou brigadiers secrétaires et les maréchaux ferrants dans les mêmes conditions reçoivent une indemnité journalière de 1 fr. 25.

Les officiers, vétérinaires, sous-officiers ou brigadiers secrétaires et maréchaux ferrants de l'armée active qui opèrent hors de leur garnison ont droit, savoir :

1° A l'indemnité ordinaire de route pour se rendre de leur garnison au chef-lieu de la circonscription de réquisition et *vice versa*.

2° A une indemnité de séjour pour chaque journée effectivement consacrée à la réquisition des chevaux et voitures.

Cette dernière indemnité qui ne peut se cumuler avec l'indemnité journalière de route, est fixée, savoir :

Pour les officiers et vétérinaires à 10 fr.

Pour les sous-officiers ou brigadiers secrétaires à 5 fr.

Pour les maréchaux ferrants à 3 fr.

Les officiers et vétérinaires de réserve ou de la territoriale qui opèrent hors de leur domicile, et qui ne sont pas encore entrés en solde, comme n'ayant pas encore rejoint leur corps ont droit :

1° Aux indemnités kilométriques et fixes de transport pour se rendre de leur domicile au chef-lieu de la circonscription de réquisition et de là à leur destination de mobilisation.

2° Et à une indemnité journalière de 16 fr. pour chaque journée de voyage ou de présence au chef-lieu de réquisition.

Les officiers, vétérinaires, etc., les maréchaux ferrants appartenant à l'armée active, réserve ou territoriale ont droit au logement chez l'habitant.

Les membres civils, les vétérinaires civils et leurs suppléants ont droit :

1° A 10 fr. par journée d'opération au lieu de leur résidence.

2° A 20 fr. par journée de déplacement hors du lieu de leur résidence. Ces diverses indemnités sont payées chaque jour aux ayants droit, par le président de la commission.

C. — **Opérations des commissions.**

Le détail des opérations des commissions a été arrêté par l'Instruction du 1er août 1879 (2e S. R. 669).

TITRE III

SERVICE VÉTÉRINAIRE DANS LES ARMÉES EN CAMPAGNE (D. 76).

CHAPITRE PREMIER

Règles auxquelles est soumis le service vétérinaire en campagne.

Art. 54. — Sauf les modifications indiquées dans la présente partie, les règles posées dans les chapitres précédents sont applicables aux armées en campagne.

Les dispositions que peuvent nécessiter les événements militaires et les circonstances locales sont prescrites par les généraux en chef ou par les généraux commandant les corps d'armée.

Personnel vétérinaire auxiliaire employé en campagne.

Art. 55. — Dans la limite des besoins, des cavaliers des corps de troupe, munis du diplôme de vétérinaire pourront être désignés par le commandement pour concourir au service vétérinaire, comme simples auxiliaires et sans être commissionnés.

CHAPITRE II

Organisation du service dans les états-majors.

Art. 56. — Dans chaque armée en campagne, un vétérinaire principal de première classe, ou, à défaut, un vétérinaire principal de deuxième classe, désigné par le Ministre, est attaché au quartier général d'armée, avec le titre de vétérinaire en chef.

Le *service spécial* du quartier général d'armée est assuré par un vétérinaire en second ou un vétérinaire de réserve, désigné par le Ministre, et en outre par le *vétérinaire de réserve* de la compagnie du train des équipages affectée au quartier général.

Dans chaque corps d'armée en campagne, un vétérinaire en premier, désigné par le Ministre, est attaché au quartier général en qualité de chef du service vétérinaire.

En outre, et à défaut d'un vétérinaire de réserve spécialement désigné par le Ministre, le général commandant le corps d'armée désigne, dans une des compagnies du train des équipages, un aide-vétérinaire pour le service spécial des chevaux du quartier général du corps d'armée.

Service des chevaux de l'état-major et des régiments des divisions d'infanterie.

Art. 57. — Les vétérinaires des batteries d'artillerie attachées aux divisions d'infanterie doivent leurs soins aux chevaux des quartiers généraux de divisions et de brigades, des sections du génie et des corps d'infanterie, et les médicaments et objets de pansement nécessaires sont pris sur l'approvisionnement de ces batteries.

Subordination du vétérinaire en chef et des vétérinaires, chefs de service des corps d'armée.

Art. 58. — Le *vétérinaire en chef* et les vétérinaires chefs de service des *corps d'armée* sont sous les ordres directs du chef d'état-major général de l'armée ou du corps d'armée, auquel ils sont attachés. C'est au chef d'état-major général qu'ils doivent remettre les rapports, comptes rendus, propositions et demandes relatives au service dont ils ont la surveillance.

Le service vétérinaire spécial des chevaux des quartiers généraux est placé sous les ordres directs des commandants de ces quartiers généraux, et c'est à ces officiers supérieurs que les vétérinaires doivent rendre compte des particularités de ce service, et proposer les mesures hygiéniques qu'ils jugent utiles.

Attributions du vétérinaire en chef de l'armée.

Art. 59. — Le vétérinaire en chef centralise le service vétérinaire de l'armée ; il examine les rapports des vétérinaires chefs de service sur l'état sanitaire des chevaux des corps d'armée, et les résume dans un rapport spécial au général en chef.

Il s'occupe de tout ce qui concerne l'hygiène générale des chevaux, et propose les mesures qui lui paraissent nécessaires.

Attributions des vétérinaires, chefs de service des corps d'armée.

Art. 60. — Le vétérinaire chef de service d'un corps d'armée est chargé de la centralisation du service vétérinaire dudit corps, et de l'examen de toutes les questions d'hygiène des animaux.

Il établit tous les mois un rapport (modèle 22) sur l'état sanitaire des chevaux, lequel est envoyé, par la voie hiérarchique, au vétérinaire en chef.

CHAPITRE III

Dépôts de chevaux malades.

Art. 61. — Pour le traitement des chevaux blessés ou malades, il est créé des dépôts spéciaux, placés en arrière des lignes d'opérations militaires ; ils sont désignés sous le nom de : *Dépôts de chevaux malades de campagne.*

Les chevaux blessés ou malades sont classés en deux catégories.

La première catégorie comprend les chevaux très légèrement blessés ou simplement indisposés, dont la guérison n'exige que quelques jours de traitement. Cette catégorie est la seule que les vétérinaires des corps de troupes à cheval peuvent conserver avec eux pour suivre ces corps dans tous leurs mouvements.

Dans la seconde catégorie, sont classés les chevaux blessés ou malades exigeant du repos et un traitement régulier, mais donnant l'espoir d'une guérison assez prochaine pour qu'ils puissent être remis en service pendant la campagne. Ces animaux sont réunis et traités dans les dépôts de chevaux malades.

Installation des dépôts de chevaux malades de campagne.

Art. 62. — Les dépôts de chevaux malades sont distingués en *grands* et *petits dépôts*; les premiers reçoivent les chevaux malades ou blessés de plusieurs corps d'armée ; les seconds ne sont affectés qu'à un seul corps d'armée.

Ces dépôts doivent toujours être installés d'avance, en prévision des besoins, afin de permettre les évacuations aussitôt qu'elles sont nécessaires, et d'éviter les encombrements de chevaux blessés ou malades à la suite des régiments. Pour la même raison, on ne doit pas attendre que les dépôts de campagne ne puissent plus recevoir de chevaux pour en installer d'autres. Leur nombre et leur situation varient selon les circonstances et les ressources locales. La réunion ou l'isolement des corps d'armée détermine la création des grands ou des petits dépôts.

Les corps de troupes à cheval doivent toujours être informés assez à temps des lieux où sont situés les dépôts sur lesquels ils peuvent évacuer leurs chevaux malades et du nombre qu'ils peuvent y envoyer.

Par qui est ordonnée la création des dépôts de chevaux malades de campagne.

Art. 63. — Les dépôts sont créés, soit par ordre du Ministre, soit par ordre des commandants en chef d'armée ou de corps d'armée.

Le vétérinaire en chef, pour tout ce qui concerne les grands dépôts, et les vétérinaires chefs de service des corps d'armée, pour les petits dépôts, doivent soumettre en temps utile, au chef d'état-major général de l'armée ou du corps d'armée, auquel ils sont attachés, leurs propositions pour la création desdits dépôts et pour la désignation de leur personnel vétérinaire ; ils provoquent les ordres nécessaires pour l'approvisionnement en médicaments et en matériel, et pour tout ce qui doit assurer le fonctionnement médical et hygiénique de ce service.

Organisation du servicevétérinaire dans les dépôts de chevaux malades de campagne.

Art. 64. — Il y a dans chaque dépôt (grand ou petit) de chevaux malades, un chef de service, auquel est adjoint un nombre de vétérinaires de réserve proportionné aux besoins.

Le vétérinaire chef de service est choisi, par le général en chef ou par le général commandant le corps d'armée, parmi les vétérinaires en premier attachés aux quartiers généraux de corps d'armée. Les vétérinaires de réserve sont désignés, de la même manière, parmi ceux des compagnies du train des équipages. A défaut de ceux-ci, des aides-vétérinaires des brigades de cavalerie de corps d'armée peuvent être désignés par le commandement.

Le chef de service a la direction médicale et hygiénique de son dépôt, et il est subordonné à l'officier commandant, quel que soit son grade, dans les mêmes conditions que les vétérinaires des établissements militaires de l'intérieur le sont à l'égard des commandants de ces établissements.

Le vétérinaire chef de service tient un cahier d'infirmerie contenant :

1° L'indication des régiments auxquels appartiennent les chevaux malades qu'il reçoit ;

2° Leurs numéros matricules ;

3° Les dates de leurs entrées et de leurs sorties ;

4° Leur genre de maladie ;

5° Les observations relatives à ces maladies et à leur traitement.

Il tient encore un cahier de pharmacie, sur lequel il inscrit les médicaments et objets de pansement qu'il reçoit, ainsi que le matériel vétérinaire mis à la disposition du dépôt.

Il fournit tous les quinze jours, tant qu'il se trouve dans le rayon d'action de l'armée ou du corps d'armée, un rapport conforme au modèle n° 23 qu'il fait parvenir par le voie hiérarchique au vétérinaire en chef, s'il dirige un grand dépôt, ou au chef d'état-major général du corps d'armée, s'il a la direction d'un petit dépôt.

Lorsqu'un dépôt (grand ou petit) ne se trouve plus dans le rayon d'action de l'armée ou du corps d'armée, le vétérinaire chef de service adresse son rapport de quinzaine au commandant du territoire ou au commandant d'étapes, qui le transmet au destinataire et prend, d'ailleurs, les dispositions qui rentrent dans son initiative.

Les grands dépôts sont approvisionnés en médicaments et objets de pansement par les magasins généraux de l'armée, et les petits dépôts reçoivent cet approvisionnement de la station-magasin du corps d'armée auquel ils sont affectés.

Evacuation sur leurs corps des chevaux guéris.

Art. 65. — Les vétérinaires chefs de service des dépôts de chevaux malades de campagne désignent aux commandants de ces dépôts les chevaux qui peuvent être évacués sur les corps auxquels ils appartiennent.

Dans cette désignation, ils ne doivent comprendre que des chevaux complètement guéris et en état d'être remis immédiatement dans le rang.

Surveillance des dépôts de chevaux malades.

Art. 66. — Le vétérinaire en chef a la surveillance médicale et hygiénique des grands dépôts de chevaux malades, et il doit souvent les visiter, tant qu'ils se trouvent dans le rayon d'action de l'armée.

Il rend compte, au chef d'état-major général de l'armée à laquelle il est attaché, de l'état des chevaux malades et lui propose les améliorations à apporter dans le service vétérinaire des grands et des petits dépôts.

Rapport à fournir après le licenciement des dépôts.

Art. 67. — Après la campagne et le licenciement des dépôts de chevaux malades, chaque chef du service vétérinaire de ces dépôts doit établir un rapport circonstancié et détaillé sur les maladies traitées et les observations auxquelles a donné lieu le service vétérinaire à tous les points de vue. Ce rapport doit parvenir au général en chef par la voie hiérarchique, et il est transmis au Ministre de la guerre avec les documents qui ont servi à l'établir.

CHAPITRE IV

Service vétérinaire dans les corps de troupes à cheval en campagne.

Art. 68. — Autant que les circonstances le permettent, le service vétérinaire dans les corps de troupes à cheval en campagne s'exécute comme à l'intérieur.

Les vétérinaires des corps de troupes à cheval ne conservent avec eux, pour suivre les mouvements de ces corps, que les chevaux malades de la première catégorie. Ceux qui, en raison de la gravité de leurs blessures et de leurs maladies, doivent être classés dans la seconde catégorie, sont dirigés sur les dépôts de campagne.

Dans les marches, et pendant les diverses opérations militaires des corps de troupes à cheval auxquels ils sont attachés, les vétérinaires restent avec les chevaux indisponibles. Toutefois, le chef de corps peut, s'il le juge nécessaire, prescrire à l'aide-vétérinaire de suivre de plus près les escadrons ou batteries en opérations.

Ils conservent avec eux les cantines de pharmacie vétérinaire de campagne, qu'ils maintiennent toujours garnies d'une quantité suffisante de médicaments et d'objets de pansement. Ils doivent toujours tenir au courant les registres qu'ils emportent avec eux en campagne et, enfin, ils fournissent tous les mois un rapport (modèle n° 24) qui est transmis, par la voie hiérarchique, au chef du service vétérinaire du corps d'armée auquel ils appartiennent.

Maladies contagieuses.

Art. 69. — En campagne, toute l'attention des vétérinaires doit être portée sur les maladies contagieuses.

Celles dont il importe surtout de se préoccuper, à cause de leur fréquence et du danger de leur propagation, sont : la morve, le farcin et la gale.

Chevaux affectés de morve ou de farcin.

Art. 70. — Sous aucun prétexte, on ne doit conserver, dans les corps de troupes et dans les dépôts de chevaux malades, des animaux atteints de morve ou de farcin, ou même simplement douteux ; ils doivent être abattus sans délai, et les harnais et effets de pansage détruits. Autant que les locaux et les circonstances le permettent, il est pris à l'égard de ces maladies les mesures de désinfection prescrites en pareil cas.

Chevaux atteints de gale.

Art. 71. — Les chevaux affectés de gale doivent être dirigés, avec tous leurs effets de harnachement et de pansage, sur des dépôts spéciaux qui ne contiennent que des animaux malades de ce genre, et sont installés dans des fermes ou villages, en dehors des lignes de communication et de passage des troupes.

Les chevaux guéris ne quittent ces dépôts, pour être dirigés sur les corps de troupes auxquels ils appartiennent, qu'après que toutes traces de la maladie et de son traitement ont disparu, et après désinfection minutieuse et complète des harnais et effets de pansage.

Visites sanitaires en cas d'invasion de maladie contagieuse.

Art. 72. — Quand une maladie contagieuse se déclare dans un corps de troupes à cheval, les vétérinaires doivent passer tous les jours des visites de santé.

Service vétérinaire après les actions militaires.

Art. 73. — Après les actions militaires, les vétérinaires des corps de troupes à cheval visitent soigneusement les chevaux de leurs corps, et tous ceux pris sur l'ennemi.

Les chevaux recueillis sur les champs de bataille sont visités par les vétérinaires chefs de service du corps d'armée, aidés de leurs auxiliaires.

Tous les chevaux atteints de fractures, ceux dont les blessures ne laissent que peu ou point d'espoir de guérison, et même ceux dont la guérison ne peut être obtenue qu'après un traitement très long, sont immédiatement abattus.

CHAPITRE V

Service sanitaire des animaux de boucherie dans les convois et magasins d'approvisionnement.

Art. 74. — Dans chaque corps d'armée, un vétérinaire de réserve est désigné pour la visite des animaux de boucherie du convoi de subsistances de ce corps.

Un vétérinaire de réserve est attaché à chacun des magasins d'approvisionnement de l'armée.

Ces vétérinaires, désignés par le commandant, soit parmi ceux du détachement du train des équipages attelant les convois de subsistances de ce corps d'armée, soit, en ce qui concerne le service des magasins d'approvisionnement général, parmi les vétérinaires de réserve des escadrons du train des équipages, doivent donner leurs soins aux animaux malades ; ils inspectent l'ensemble des troupeaux et donnent leur avis sur les mesures à prendre ; ils visitent également les prairies, examinent l'eau des abreuvoirs et s'assurent qu'elles ne peuvent être nuisibles à la santé de ces animaux.

Les vétérinaires chargés de ce service sont sous les ordres des fonctionnaires de l'intendance, auxquels ils rendent compte de leurs observations sur l'état sanitaire des animaux de boucherie, et soumettent leurs propositions relativement à l'hygiène.

Visite des troupeaux en cas d'épizootie.

Art. 75. — En cas d'épizootie, les troupeaux faisant partie des convois de subsistances des corps d'armée sont visités par les vétérinaires chefs de service de ces corps, et les troupeaux des stations-magasins ou dépôts comprenant l'approvisionnement général de l'armée, par le vétérinaire en chef. Ces vétérinaires rendent compte du résultat de leurs visites au chef d'état-major de l'armée ou du corps d'armée auquel ils sont attachés, et laissent aux chefs de convois de magasins ou de dépôts les prescriptions relatives à la maladie.

Dispositions transitoires.

Art. 76. — Toutes les dispositions antérieures contraires au présent règlement sont et demeurent abrogées.

Fait à Paris, le 26 décembre 1876.

Signé : MARÉCHAL DE MAC-MAHON.

Par le Président de la République :

Le Ministre de la guerre,

Signé : GÉNÉRAL A. BERTHAUT.

QUATRIÈME PARTIE

TITRE PREMIER

Cadre constitutif du corps des vétérinaires de l'armée active.

La constitution du cadre des vétérinaires militaires est actuellement définie :

1° *Par l'article* 16 *et le tableau G annexé de la loi du* 13 *mars* 1875, 1er *S. R.* 295 *et* 360.

Art. 16. — Le nombre des vétérinaires militaires est déterminé par le tableau G annexé à la présente loi, savoir :

Vétérinaires principaux de 1re classe	5
Vétérinaires principaux de 2e classe	5
Vétérinaires en premier	143
Vétérinaires en second	151
Aides-vétérinaires	115
Total	419

Dans ce chiffre sont compris les vétérinaires de différents grades qui figurent dans les tableaux des divers corps de troupes et établissements annexés à la présente loi.

Le cadre comprend en outre des aides-vétérinaires-stagiaires en nombre proportionné aux besoins du recrutement du service.

2° *Par l'article* 2 *du décret du* 26 *décembre* 1876, *ainsi conçu :*

Le service vétérinaire est assuré : à l'intérieur par un corps spécial de vétérinaires militaires ; en campagne, par ce même corps auquel sont adjoints temporairement et à titre d'auxiliaires, des vétérinaires civils faisant partie de la réserve de l'armée active, ou de l'armée territoriale. . . . .

TITRE II

Hiérarchie. — Tribunaux militaires.

La hiérarchie des vétérinaires militaires est fixée par le « *décret présidentiel du* 8 *juillet* 1884, 2e *S. R. P.* 30 », ci-inséré, qui a abrogé toutes les dispositions antérieures sur la matière.

Le Président de la République française,

Vu la loi du 19 mai 1834,

Vu l'article 16 et le tableau G y annexé de la loi du 13 mars 1875 ;

Vu le code de Justice militaire, en date du 9 juin 1857, et le décret d'assimilation du 18 juillet 1875 ;

Sur le rapport du Ministre de la guerre,

Décrète :

Article 1er. — Les grades de la hiérarchie des vétérinaires militaires sont assimilés aux grades de la hiérarchie militaire ainsi qu'il suit :

Grades des vétérinaires.	Grades correspondants.
Vétérinaire principal de 1re classe.	Lieutenant-colonel.
— — 2e classe.	Chef d'escadrons.
— en 1er.	Capitaine.
— en 2e.	Lieutenant.
Aide-vétérinaire.	Sous-lieutenant.

Cette assimilation ne modifie point les conditions du fonctionnement du service vétérinaire telles qu'elles sont réglées par les décrets des 26 décembre 1876 et 28 décembre 1883.

Art. 2. — Sont abrogées toutes les dispositions antérieures à celles qui précèdent.

Art. 3. — Le Ministre de la guerre est chargé de l'exécution du présent décret.

Le Président de la République,
JULES GRÉVY.

Le Ministre de la guerre :
E. CAMPENON.

Tribunaux militaires. — Décret du 18 *juillet* 1875, 2e *S. R. P.* 727, *portant abrogation, en ce qui concerne les vétérinaires, du décret du* 18 *juillet* 1857, *relatif à la composition des tribunaux militaires.*

Avant le décret d'assimilation ci-dessus, le décret du 18 juillet 1875 :

Attendu qu'aux mêmes termes de l'article 4 du décret organique du 30 avril 1875, la composition des conseils d'enquête appelés à juger les vétérinaires était la même que pour les grades militaires après lesquels ils prenaient rang (lieutenant-colonel, chef d'escadrons, capitaine, lieutenant, sous-lieutenant). . . . .

Considérant qu'au point de vue judiciaire il y avait lieu de faire correspondre la position nouvelle des vétérinaires militaires à celle des grades après lesquels ils prenaient rang,

Avait décidé : que les prescriptions du décret du 18 juillet 1857 indiquant la composition des tribunaux militaires étaient abrogées en ce qui concerne les vétérinaires militaires et que, pour les conseils de guerre appelés à les juger, on se conformerait, à l'avenir, aux indications portées au tableau qui fait suite à l'article 10 du Code de justice militaire modifié par la loi du

18 mai 1875, c'est-à-dire que ces tribunaux seraient les mêmes que pour les grades militaires après lesquels ils prenaient rang. Depuis l'assimilation, les vétérinaires prennent rang avec les grades militaires après lesquels ils étaient placés auparavant, et les dispositions ci-dessus leur sont *à fortiori* applicables.

TITRE III

A. — Recrutement des vétérinaires de l'armée active. Engagement d'honneur. — Première mise d'équipement. — Programme de l'enseignement aux aides-vétérinaires-stagiaires.

1° *Décret organique du* 14 *janvier* 1860, *t.* IX, *de l'édition refondue, p.* 5 *et Décision présidentielle du* 21 *février* 1886, 1er *S. R. p.* 178.

Art. 2. — Les aides-vétérinaires-stagiaires sont choisis parmi les vétérinaires diplômés, âgés de moins de trente ans, qui auront justifié de bonnes notes sous le rapport de l'instruction et de la moralité, et auront satisfait aux épreuves d'un examen d'admission devant une commission spéciale (1).

Ils sont envoyés à l'école de cavalerie pour y recevoir, pendant un an au plus, des principes d'équitation et être initiés à la pratique de la médecine vétérinaire et au service régimentaire.

Art. 3. — Les emplois d'aides-vétérinaires sont dévolus aux stagiaires qui, à l'expiration de leur stage, auront satisfait à un examen constatant leur aptitude au service régimentaire. Ils prennent rang d'après le numéro de classement obtenu à cet examen. — Les stagiaires que la commission d'examen n'aurait pas jugés aptes au service seront licenciés.

Art. 7. — Les stagiaires sont nommés par le Ministre suivant les règles de l'article 2, et après avoir pris l'engagement d'honneur de servir au moins six ans dans l'armée à l'expiration de leur stage.

Art. 10. — Il est alloué aux aides-vétérinaires-stagiaires une première mise d'équipement de 400 francs et un supplément de 350 francs à ceux qui sont nommés aides-vétérinaires (2).

D'autre part, la solde des stagiaires est de 1818, 95, soit, déduction de la retenue pour la retraite, 1723 francs par an, 144 francs par mois et 2 fr. 40 par jour d'absence (Tableau G, 1er S. 1877-233 et 2e S. R. 1878-533).

1. Le programme du concours pour l'admission est publié chaque année au *Journal officiel*.

2. Par décision ministérielle du 21 février 1886, « 1er S. R. P. 178 » la 1re mise d'équipement est réduite pour les vétérinaires comme pour les médecins aux chiffres suivants :

Aide-vétérinaire-stagiaire	350 fr.
Aide-vétérinaire venant des stagiaires	400 fr.
Total :	750 fr.

2° *Décret du 25 mai 1883, 1er S. R. P. 745 portant règlement sur l'organisation de l'école d'application de cavalerie.*

Article 1er. — L'école de cavalerie est instituée en vue :

1°. . . . .

2°. . . . .

3° De compléter l'instruction technique des aides-vétérinaires-stagiaires nouvellement promus, de leur enseigner l'équitation et de les initier au service régimentaire.

Il est ainsi formé les catégories suivantes :

1°. . . . .

2°. . . . .

3°. . . . .

4° La division des aides-vétérinaires-stagiaires. La durée des cours est de onze mois, du 1er octobre au 1er septembre.

Art. 16. — Les vétérinaires diplômés qui ont satisfait à l'examen, puis à l'engagement prescrit par le décret du 14 janvier 1860 sont nommés aides-vétérinaires-stagiaires et envoyés à l'école de cavalerie pour y accomplir une période d'instruction d'une année au plus pendant laquelle ils sont initiés à la pratique de la médecine vétérinaire dans l'armée et au service régimentaire.

Ils sont placés sous la direction spéciale du vétérinaire principal de l'école.

Le programme de l'enseignement qui leur est donné est arrêté par le Ministre.

Art. 17. — Les aides-vétérinaires-stagiaires concourent dans l'intérêt de leur instruction au service sanitaire de toutes les catégories de chevaux, à celui de l'infirmerie vétérinaire et à celui de la maréchalerie.

Ils sont exercés à établir des rapports journaliers et de fin d'année ainsi que toutes les écritures relatives à leur emploi dans les régiments.

Ils remettent le 1er de chaque mois, au vétérinaire principal, un rapport détaillé sur une question de médecine vétérinaire ; ce rapport est conservé par lui pour être mis sous les yeux de l'inspecteur général.

Ils reçoivent des leçons d'équitation sur des bases conformes aux besoins de leur spécialité. Cette instruction leur est donnée par un sous-instructeur d'équitation.

Art. 18. — A l'expiration de la période d'instruction les aides-vétérinaires-stagiaires subissent un examen de sortie. Ceux qui ont satisfait aux épreuves sont nommés aides-vétérinaires dans des corps de troupes à cheval et reçoivent une indemnité de première mise d'équipement de 550 francs comme complément de celle de 400 francs qui leur a été allouée au moment de leur admission à l'école.

Ils prennent rang d'après leur classement de sortie.

— Ceux qui ne satisfont pas à l'examen de sortie sont licenciés et, s'ils appartiennent à l'armée comme soldats, sont envoyés immédiatement dans les régiments pour y accomplir leur temps de service.

Toutefois, les aides-vétérinaires-stagiaires qui n'ont pas subi avec succès les examens de sortie par suite de maladie régulièrement constatée, peuvent être autorisés à accomplir un nouveau stage.

Les vétérinaires militaires qui demandent à quitter l'armée par démission avant d'avoir accompli six années de service, à partir du jour de leur nomination d'aide-vétérinaire, contrairement à l'engagement d'honneur qu'ils ont souscrit en entrant à l'école, sont tenus de rembourser au Trésor la somme de 950 francs montant de la première mise d'équipement allouée tant au commencement qu'à l'issue du stage.

Ils sont en outre, pour le même motif, exclus des emplois d'aides-vétérinaires de réserve ou de l'armée territoriale.

Art. 28. — Cadre constitutif de l'école.

Service et enseignement vétérinaire: Un vétérinaire principal, un vétérinaire en premier et un vétérinaire en deuxième.

Art. 31. — Le commandant en second tient les registres du personnel. Il reçoit à la fin de chaque trimestre toutes les notes concernant les élèves de chaque division. Ces notes sont centralisées, pour les aides-vétérinaires-stagiaires, par le vétérinaire principal.

Art. 36. — Le vétérinaire principal, ayant sous ses ordres le vétérinaire en premier et le vétérinaire en deuxième, dirige et surveille l'enseignement du service vétérinaire et de la maréchalerie.

3° *Règlement du* 24 *juin* 1885, 2e *S. R. P.* 13 *sur le service intérieur de l'école de cavalerie. Modifié par note du* 28 *juillet* 1888, 2° *S. R.* 58.

Art. 3. — Les aides-vétérinaires-stagiaires sont admis à suivre les cours de l'école de cavalerie dans les conditions indiquées par le décret d'organisation de l'école (25 mai 1883). Le nombre à admettre est déterminé chaque année par le Ministre, selon les besoins du service. Ils sont logés, autant que le nombre de places le permet, dans les bâtiments de l'école.

— Examen de sortie des aides-vétérinaires-stagiaires.

Art. 12. — Le jury pour les examens de sortie des aides-vétérinaires-stagiaires est composé de:

Le général inspecteur (qui peut déléguer le commandant de l'école). *Président.*

Le commandant en deuxième de l'école. Trois vétérinaires principaux (à l'exclusion de celui de l'École). *Membres* (28 juillet 1888, 2e S. R. 58).

Les fonctions de secrétaire sont remplies par le vétérinaire en deuxième de l'école.

L'examen comporte quatre épreuves:

1° *Une épreuve écrite* (la même pour tous), consistant en un rapport adressé à l'autorité militaire sur une question pratique de médecine, chirurgie ou hygiène vétérinaire.

2° *Un examen oral,* portant sur toutes les parties de l'enseignement comprises dans le programme des cours.

3° *Un examen pratique,* consistant en exercices sur l'extérieur du cheval, la chirurgie, l'hygiène appliquée, la maréchalerie et les viandes de boucherie.

4° *Un examen d'équitation*, déterminé par l'inspecteur général.

Les élèves sont cotés de 0 à 20. — Les coefficients des diverses épreuves sont :

« Composition écrite	10
« Examen oral	8
« Examen pratique	4
« Equitation	4

« La moyenne des notes obtenues pendant la durée des cours pour les travaux, interroga-« tions et exercices correspondant à chacune des quatre épreuves ci-dessus, multipliée par le « coefficient correspondant constitue, en fin d'année, une somme de points qui compte dans le « classement de sortie.

« Cette somme, réunie à celle des cotes de l'examen de sortie et à la cote du commandant « de l'école détermine le classement.

« Le nombre de points exigés pour l'admissibilité est fixé au deux tiers du maximum » (Note ministérielle du 8 juillet 1886, 2e S. R. P. 24).

Dès que l'examen est terminé, le travail de classement est établi sur un procès-verbal conforme au modèle n° 2 ci-annexé. Une expédition est envoyée au Ministre en même temps qu'un état indiquant, par ordre de préférence, les armes et subdivisions d'armes dans lesquelles les stagiaires jugés admissibles désirent être placés ; chacun d'eux indique trois corps. . . . . . L'inspecteur général peut délivrer à ceux qui ont satisfait aux examens l'autorisation de se rendre dans leurs familles pour y attendre l'avis de leur nomination. Des instructions sont données ultérieurement par le Ministre pour qu'ils reçoivent, après leur promotion, l'indemnité de première mise qui leur est allouée.

Art. 27. — Le vétérinaire principal, qui est en même temps directeur du ressort vétérinaire de la région, a la haute surveillance de tous les services vétérinaires de l'école et la direction spéciale des aides-vétérinaires-stagiaires auxquels il fait des cours théoriques et pratiques. Le vétérinaire en premier est chargé plus spécialement du service de l'infirmerie et de l'école de maréchalerie. — Il professe la maréchalerie aux aides-vétérinaires-stagiaires et aux élèves-maréchaux ferrants et seconde le vétérinaire principal dans les cours faits aux aides-vétérinaires-stagiaires.

Le vétérinaire en second est plus spécialement chargé des chevaux indisponibles, des revues de santé, de la désinfection des écuries, de la tenue de la pharmacie et des registres. — Il surveille les aides-vétérinaires-stagiaires et seconde également le vétérinaire principal dans les cours qui leur sont faits. Les aides-vétérinaires-stagiaires sont requis à tour de rôle pour le service général de l'école.

Art. 44. — Le service de l'infirmerie vétérinaire fonctionne conformément aux règlements des 26 décembre 1876 et 28 décembre 1883. Un gradé (maréchal des logis ou brigadier de cavaliers de remonte) est chargé, sous les ordres et la responsabilité du vétérinaire en premier, de la police et de la tenue des écuries de l'infirmerie, ainsi que de certains soins à donner aux chevaux.

Art. 49. — Tous les officiers et les sous-officiers vivent au Mess. Les Mess sont au nombre de trois.

Le premier est affecté aux officiers du cadre, lieutenants d'instruction et officiers élèves. Le second est attribué aux aides-vétérinaires-stagiaires ; le troisième aux sous-officiers du cadre et aux élèves-officiers. Ces Mess ont des salles de café indépendantes des salles à manger. Une commission de surveillance est nommée pour chacun des trois Mess.

ÉCOLE D'APPLICATION DE CAVALERIE.

Procès-verbal de classement des aides-vétérinaires-stagiaires ayant suivi le cours du. . . . . . 188. . . . . *au* . . . . 188. . . . .

Ce jourd'hui,

Le jury d'examen constitué conformément aux prescriptions du règlement portant application des dispositions du décret d'organisation de l'école d'application de cavalerie est composé de :

M. le commandant en second, président ; trois vétérinaires principaux, à l'exclusion de celui de l'école, membres,

S'est réuni à l'école de cavalerie, afin de procéder au classement des aides-vétérinaires-stagiaires qui ont terminé leurs cours.

Les examinateurs ayant apprécié les résultats fournis par les épreuves de l'examen et par les titres antérieurs ont, conformément aux prescriptions du règlement précité, arrêté les résultats ainsi qu'il suit :

NOMS ET PRÉNOMS	NOMBRE de points obtenus	MENTION	MOTIFS de L'EXCLUSION	OBSERVATIONS

Fait à Saumur, le

Le commandant en second,

Le vétérinaire principal,

Le vétérinaire principal,

Le Président,

4° **Programme de l'enseignement à faire aux aides-vétérinaires-stagiaires à l'école d'application de cavalerie. — Arrêté par le Ministre sur la proposition de la commission d'hygiène hippique** (21 juin 1877, 1er S. R. P. 548).

L'enseignement des aides-vétérinaires-stagiaires à l'école de cavalerie a pour but de les initier à la pratique de la médecine vétérinaire dans l'armée et au service régimentaire. Cet enseignement est donc fait au point de vue exclusivement militaire et pratique ; les leçons n'ont lieu dans les salles qu'autant que les matières professées ou les ressources de l'établissement ne permettent pas une démonstration sur les lieux ou devant les animaux.

On doit s'abstenir rigoureusement de répéter des cours théoriques suivis dans les écoles vétérinaires, d'enseigner des parties de la science du cheval étrangères au service vétérinaire des corps, ou de tout ce qui ne serait pas susceptible d'application dans l'armée.

L'enseignement consiste dans les cours suivants :

1° Cours de législation et d'administration vétérinaires militaires.

2° Cours d'extérieur du cheval.

3° Cours d'hygiène vétérinaire militaire.

4° Cours de pathologie vétérinaire militaire et d'épizooties dans l'armée.

5° Cours de maréchalerie militaire.

6° Cours de clinique.

7° Enseignement relatif à l'inspection des viandes de boucherie.

Cours de législation et d'administration.

Ce cours comprend :

1° L'historique de la médecine vétérinaire militaire ;

2° L'étude des lois, décrets, décisions, règlements, instructions et circulaires concernant les vétérinaires et le service dont ils sont chargés dans les corps et établissements ;

3° Des exercices sur la rédaction des rapports, situations et états que les vétérinaires doivent réglementairement fournir aux autorités militaires et ceux qui pourraient leur être demandés sur divers cas accidentels qui se présenteraient dans leur service ou sur des maladies enzootiques ou épizootiques. Ces rapports sont appréciés par le professeur en présence de tous les stagiaires.

Cours d'extérieur du cheval.

Ce cours comprend :

1° L'étude de la conformation extérieure du cheval sur des sujets de différents types, l'appréciation de leurs aptitudes, de leurs qualités, de leurs défauts et tares, enfin la manière de faire le signalement suivant la forme admise dans l'armée ;

2° L'étude des races chevalines françaises et étrangères qui servent monter l'armée, au point de vue de leur convenance au service et de leur prédisposition aux maladies.

3° Des exercices pratiques sur toutes les matières de ce cours.

Cours d'hygiène vétérinaire militaire.

Ce cours consiste :

1° Dans l'application des préceptes généraux de l'hygiène suivant les diverses circonstances qui peuvent influer sur la santé des chevaux de l'armée, et particulièrement en ce qui concerne les logements, l'alimentation, le harnachement, l'influence du travail, et les soins dont ces animaux doivent être l'objet en garnison, en route, en campagne, en chemin de fer et à bord des navires ;

2° Dans les exercices spéciaux sur l'appréciation des denrées alimentaires, en s'attachant surtout aux signes qui permettent d'en bien connaître les qualités et les altérations.

ceux qui sont susceptibles d'être promus à l'ancienneté avant l'effet d'une proposition au choix, sont l'objet d'une mention spéciale.

Les notes et appréciations du chef de corps sont vérifiées avec le plus grand soin, par le général de brigade, qui donne également son avis sur chacun des officiers.

L'inspecteur général, d'après l'ensemble de ces notes et les résultats de son inspection, dresse la liste, par ordre de mérite, des candidats ainsi présentés. Il joint à cette liste un rapport spécial faisant ressortir les motifs d'exclusion des officiers qui ne lui paraissent pas mériter de l'avancement.

La commission régionale de classement statue sur l'ensemble de ces propositions.

Propositions pour la Légion d'honneur.

Instructions pour les inspections générales, 4 avril 1887, 1er S. S. numéro spécial.

Art. 88. — L'inspecteur général de chaque arme ou service présente à la commission régionale, pour le grade d'officier de la Légion d'honneur, tous les officiers supérieurs ou assimilés ayant au moins quatre ans de chevalier qui ne sont pas déjà inscrits au tableau d'avancement. La commission régionale les classe par ordre de préférence et envoie au ministre, en suivant cet ordre, la liste de classement de chaque arme ou service.

Le ministre réunit en une seule toutes les listes d'une même arme ou d'un même service.

Les capitaines ne peuvent être présentés que dans des circonstances exceptionnelles et pour des services de très haute importance (7 avril 1831, t. 1, 356).

Ne peuvent être présentés pour chevaliers que des militaires ayant du moins 20 ans de service, campagnes comprises (1), ou qui ont été proposés pour ladite récompense depuis la dernière inspection générale, soit pour action d'éclat, soit pour une blessure grave reçue à la guerre ou dans un service commandé. Une campagne et une année de service comptent pour deux années dans l'évaluation du temps exigé. Par suite, celles des campagnes qui comptent double pour la retraite ne doivent être comptées que simples pour la décoration. La campagne de 1871 à l'intérieur, qui n'est pas comptée pour la retraite aux militaires admis déjà au bénéfice de la campagne contre l'Allemagne ou qui arrivaient d'Algérie, doit être comptée pour la décoration.

Les pièces justificatives jointes au travail de la commission régionale doivent indiquer très exactement le nombre d'années.

En attendant qu'il soit possible d'établir un classement unique pour toute l'armée, les propositions pour chevalier de la Légion d'honneur seront faites de la manière suivante :

Dans tous les corps, le chef de corps joint à son travail d'inspection, sous le titre : « Propositions pour chevalier de la Légion d'honneur », une liste, avec notes à l'appui de tous les

1. Les services effectifs ne sont comptés, dans la supputation des 20 années exigées qu'à partir de l'âge où la loi permet de contracter un engagement volontaire. — Le temps passé en non-activité par retrait ou suspension d'emploi pour infirmités temporaires doit être défalqué. — Les militaires en activité de service seuls peuvent être proposés pour la décoration. — Les services rendus dans les carrières civiles au compte de l'Etat doivent s'ajouter aux services militaires pour former la période des 20 années de service exigées.

officiers, sans exception, qui se trouvent dans les conditions ci-dessus et ne sont pas déjà inscrits au tableau.

Chaque directeur de service de corps d'armée opère de même, séparément, pour les divers services qui relèvent de lui.

Sur cette liste, les officiers ou assimilés sont comptés d'après le nombre d'années de service. Ceux qui ont le même nombre, campagnes comprises, sont classés par grade ou ancienneté dans le grade.

La commission régionale, suivant la même méthode, réunit en une seule, par corps et par service, toutes les listes des corps ou services du corps d'armée, en ayant soin de ne pas laisser figurer les officiers ou assimilés qu'elle croit devoir ajourner.

Cette liste, envoyée au ministre en même temps que le travail pour l'avancement, sert à former une liste unique par arme et par service, sur laquelle les officiers ou assimilés proposés pour chevaliers sont inscrits par ordre d'ancienneté de services.

Les officiers qui ont été en même temps l'objet d'une proposition pour un grade et pour la Légion d'honneur sont rayés pour la Légion d'honneur s'ils sont maintenus sur le tableau d'avancement.

Propositions pour les palmes universitaires (Instructions pour les inspections générales, 4 avril 1887, 1er S. S. n° spécial).

Art. 90. — L'inspecteur général peut proposer dans des proportions très restreintes, pour les palmes universitaires, les officiers et assimilés qui, par leurs travaux littéraires, scientifiques ou techniques, ou par la bonne direction donnée aux écoles régimentaires, lui paraissent avoir acquis des titres réels à ces distinctions.

Les officiers de la Légion d'honneur, ainsi que les officiers supérieurs officiers d'académie depuis cinq ans au moins, peuvent être proposés pour les palmes d'officier de l'instruction publique.

Les propositions établies à une inspection générale et non suivies d'effet à l'époque de l'inspection générale doivent être reproduites, à moins que l'officier ou assimilé qui en était l'objet n'ait démérité ou n'ait quitté le service. Dans ces deux cas, il doit être rendu compte au Ministre des motifs de la radiation du candidat.

Notes et propositions pour l'avancement et la Légion d'honneur concernant les vétérinaires (Instruction pour les inspections générales, 4 avril 1887, 1er S. S. n° spécial).

Art. 85. — Les notes à donner aux vétérinaires sont l'objet d'une feuille de notes et d'un feuillet technique, au titre de l'inspection générale.

Les vétérinaires principaux, inspecteurs des ressorts, reçoivent en communication, par la voie du commandement, les feuilles de notes, les feuillets techniques et les mémoires de proposition concernant les vétérinaires en premier, en deuxième et les aides-vétérinaires. Ils annotent les feuillets techniques et les renvoient par la même voie dans le plus bref délai.

Ces documents sont conservés par les corps et établissements, présentés au général de brigade et remis à l'inspecteur général du corps ou du service, qui les annote et les adresse au commandant de corps d'armée.

Tableaux d'avancement. — Commissions régionales.

Le mode de classement des officiers et assimilés proposés pour l'avancement ou la Légion d'honneur est fixé par le Décret du 2 juin 1888. — 1er S. R. 611, qui a modifié heureusement pour nous les décrets des 24 avril 1886 et 27 août 1887. — En voici la teneur :

Article 1er. — Il est institué dans le gouvernement de Paris et dans chacun des corps d'armée de l'intérieur, une commission régionale de classement composée du gouverneur ou du général commandant de corps d'armée, président, auquel viennent successivement s'adjoindre avec voix délibérative pour chaque arme ou service, un certain nombre de membres adjoints.

Des dispositions spéciales sont prises pour l'Algérie, la Tunisie et le Tonkin.

Chaque année, le Ministre fait connaître la composition des diverses commissions régionales.

Art. 2. — La commission régionale effectue, dans les conditions indiquées ci-après, le classement pour arme ou service et par grade, de tous les candidats de la région, quels que soient les corps, services ou établissements auxquels ils appartiennent, et qui sont proposés par l'inspecteur général : pour l'avancement jusqu'au grade de colonel ou grade correspondant inclusivement ; pour la Légion d'honneur jusqu'au grade d'officier inclusivement, ou pour la médaille militaire.

Sont seuls exceptés de la compétence de la commission régionale :

1° Le personnel des Ecoles ci-après :

Ecole supérieure de guerre — Ecole spéciale militaire — Ecole d'application de cavalerie — Ecole d'application de l'artillerie et du génie, etc.

2° Le personnel militaire de l'administration centrale du ministère de la guerre et des services qui en dépendent directement.

Art. 3. — La commission régionale classe les candidats proposés en deux catégories :

La première catégorie comprend les candidats proposés au choix et susceptibles d'être inscrits au prochain tableau d'avancement.

La deuxième catégorie comprend les candidats ajournés à une époque plus éloignée.

Les candidats de la première catégorie sont classés ensuite, par ordre de mérite, sur une liste établie par grade, pour chaque arme ou service.

Art. 4. — Les listes régionales de classement ainsi établies sont adressées au Ministre, qui fixe le nombre des candidats à prendre en tête de chacune d'elles. Les listes ainsi réduites, concernant les propositions pour le grade de lieutenant et de capitaine, sont fusionnées en une liste unique établie par ordre d'ancienneté.

Cette liste constitue le tableau définitif d'avancement pour les grades de lieutenant et de capitaine.

Art. 5. — Pour les grades de chef de bataillons et de lieutenant-colonel, de colonel ou grades assimilés, les listes réduites par le Ministre sont adressées à la commission supérieure de classement composée des gouverneurs de Paris et de Lyon, des généraux commandant les corps d'armée, du chef d'état-major général, du Ministre et des généraux membres du conseil supérieur de la guerre.

La commission supérieure les fusionne en une liste établie par ordre de préférence.

Le Ministre détermine sur cette liste le nombre des candidats admis et les inscrit au tableau par ordre d'ancienneté.

Art. 8. — Les vétérinaires proposés par les commissions régionales sont classés définitivement par une commission spéciale ainsi composée :

Un général commandant de corps d'armée ou gouverneur militaire ; le général de division inspecteur des remontes ; un général de division d'artillerie ; le directeur de la cavalerie ; trois vétérinaires principaux inspecteurs ; le secrétaire du comité de cavalerie, secrétaire, sans voix délibérative ni consultative.

Art. 9. — Pour les grades de général de brigade et de général de division, ou grades assimilés, la commission régionale classe les candidats en première ou deuxième catégorie, mais sans ordre de mérite.

Le Ministre soumet à la commission supérieure les candidats de la première catégorie ; la commission les classe par ordre de préférence.

Légion d'honneur et médaille militaire.

Art. 10. — Les candidats proposés par l'inspecteur général pour la médaille militaire, la croix de chevalier de la Légion d'honneur, la croix d'officier, sont classés par la commission régionale, par ordre de mérite, et par arme ou service. Ces listes de classement sont adressées au Ministre, qui les arrête et les fusionne en une liste définitive dans laquelle les candidats sont classés d'après le nombre des années de service et des campagnes. Pour les propositions d'officier, le nombre d'années de grade de chevalier est ajouté au total des années de service et des campagnes.

Art. 11. — Pour la croix de commandeur, les propositions formulées par la commission régionale, dans chaque arme ou service, sont soumises à la commission supérieure qui les fusionne en une liste unique, établie par ordre de préférence, dans chaque arme ou service. Le Ministre fixe le nombre des candidats et les inscrit d'après le nombre de leurs années de service et de leurs campagnes et d'après l'ancienneté dans le grade d'officier.

Art. 12. — Les propositions pour l'avancement en faveur des employés militaires non assimilés (officiers d'administration des divers services, gardes d'artillerie, adjoints du génie, archivistes, interprètes militaires, contrôleurs d'armes, ouvriers d'Etat, gardiens de batterie, portiers-consignes) sont établies par la commission régionale dans les conditions fixées aux articles 3 et 4 pour les grades de lieutenant et de capitaine.

Art. 13. — Les officiers et assimilés appartenant à l'administration centrale du ministère de la guerre, aux services qui en dépendent et aux écoles énumérées à l'article 2, sont classés sur des listes spéciales arrêtées par une commission présidée par le Ministre. Les candidats admis sont inscrits sur les listes définitives de leur grade et de leur arme, à leur rang d'ancienneté.

Art. 14. — Toutes dispositions contraires au présent décret sont et demeurent abrogées.

Art. 15. — Le Ministre de la guerre est chargé de l'exécution du présent décret.

Composition des commissions régionales.

Conformément au décret du 2 juin 1888, le Ministre a décidé qu'en dehors des commissions supérieures de classement instituées par ce décret la composition des commissions régionales de classement serait arrêtée chaque année par décision spéciale.

Pour 1888 elle a été fixée de la manière suivante par décision du 3 juin 1888. — 1re S. S. 324.

Corps d'armée.

MEMBRE PERMANENT

Le général commandant de corps d'armée.

MEMBRES ADJOINTS

CAVALERIE ET REMONTES
- L'inspecteur général;
- Les généraux commandant les divisions de cavalerie indépendante;
- Le général commandant la brigade du corps d'armée;
- Les généraux commandant les brigades des divisions de cavalerie indépendante.
- (Les propositions de l'inspecteur général des remontes seront adressées au commandant du corps d'armée intéressé.)

VÉTÉRINAIRES
- Les membres adjoints pour le classement de la cavalerie;
- Le général commandant la brigade d'artillerie du corps d'armée;
- Le directeur du service vétérinaire du corps d'armée.

Gouvernement militaire de Paris.

MEMBRE PERMANENT

Le gouverneur militaire de Paris.

MEMBRES ADJOINTS

CAVALERIE
- L'inspecteur général;
- Les généraux commandant les brigades de cavalerie.

VÉTÉRINAIRES
- Les membres adjoints pour le classement de la cavalerie;
- Le général commandant l'artillerie de la place et des forts de Paris;
- Le directeur du service vétérinaire du gouvernement de Paris.

Écoles.

Le ministre de la guerre;
L'inspecteur général;
Le commandant de l'école.

La décision précédente a fait disparaître l'irrégularité résultant de la décision du 24 avril 1886, laquelle sous prétexte de l'application du décret de même date, et contrairement aux dispositions de ce décret, n'avait attribué que voix consultative au vétérinaire principal inspecteur dans la commission régionale de classement.

Concours annuel. — Récompenses.

En vertu de la décision ministérielle du 6 novembre 1844, t. IV, p. 396, il est institué un concours annuel entre tous les vétérinaires. A cet effet une ou plusieurs questions se rattachant à la médecine vétérinaire sont mises chaque année au concours, ou bien la question à traiter est laissée au choix des concurrents. Une médaille d'or peut être décernée au meilleur mémoire; une médaille d'argent au 2e et des mentions honorables. — Il peut ne pas être décerné de médaille et même de mention si aucun des travaux présentés n'en est jugé digne.

Par note du 7 août 1883, 2e S. R. 145, le ministre a porté la valeur de la médaille d'or à 500 fr., mais en prescrivant que cette haute récompense ne soit décernée qu'autant que la valeur réelle des travaux le comportera.

La circulaire ministérielle qui chaque année fait connaître la question mise au concours, rappelle que le ministre verrait avec satisfaction qu'un plus grand nombre de vétérinaires y prissent part.

De même, les instructions annuelles pour les inspections générales rappellent aux vétérinaires que le ministre attache la plus grande importance à l'examen des questions concernant le régime hygiénique des chevaux et le traitement de leur maladies.

En exécution de la note ministérielle du 27 mai 1878 1er S. R. 262, les récompenses honorifiques décernées par le gouvernement doivent seules être mentionnées sur les registres matricules de ces militaires.

C. — Changements de corps et d'arme.

Les instructions annuelles sur les inspections générales rappellent chaque année les prescriptions du ministre relativement à ces changements. — Les instructions de 1887 (4 avril 1re S. S. n° spécial) contiennent les dispositions suivantes :

Art. 85. — L'Inspecteur général peut établir des propositions en faveur des vétérinaires qui demandent à passer dans le service de la remonte ou dans une école militaire.

Il comprend dans un état spécial les vétérinaires qui demandent à passer dans un autre corps, soit de même arme, soit d'une arme différente. — Il fait connaître aux vétérinaires de tous grades que les demandes de changement de corps pour convenance personnelle (Hors le cas de permutation de gré à gré) ne peuvent être faites qu'au moment de l'inspection générale et qu'après 2 ans de possession d'emploi.

Ces demandes sont annotées par le chef de corps, le vétérinaire principal inspecteur, le général de brigade et l'inspecteur général ; elles ne sont valables que jusqu'à l'inspection générale suivante.

Les propositions pour un changement de corps ou d'arme sont indépendantes de celles pour l'avancement et la Légion d'honneur.

D'autre part, la note ministérielle du 26 juin 1887, 1er S. R. 1027 dispose que les propositions de changement de corps ou de résidence pour convenance personnelle concernant tous les officiers et assimilés, doivent toujours être établies dans les conditions prescrites par la note ministérielle du 18 avril 1875 1er S. R. 596, c'est-à-dire être motivées de chacun des chefs de corps ou de service, ainsi que de l'avis du commandant de corps d'armée.

Elles doivent être transmises au ministre, soit à l'inspection générale, soit à une revue trimestrielle.

Les officiers et assimilés ne pourront, à moins de motifs très sérieux, être proposés pour ces changements, qu'après 2 ans révolus de présence dans leur régiment ou leur résidence.

D. — Avancement des vétérinaires de réserve et de l'armée territoriale.

Les articles 35 du Titre II et 58 du Tire III de la loi du 13 mars 1875, 1er S. R. 287, relative à la constitution des cadres et des affectifs de l'armée, disposent que le mode et les conditions d'avancement des officiers de réserve et de l'armée territoriale seront réglés par des lois spéciales, et qu'en attendant, il sera pourvu transitoirement par décrets du Président de la République.

Or, aucune loi n'a été promulguée jusqu'ici. Mais en ce qui concerne les vétérinaires de réserve, l'article 45 du Titre II de la loi du 13 mai 1875 dispose : « A l'exception des anciens officiers, fonctionnaires et agents de l'armée active, lesquels pourront être pourvus du grade qu'ils possédaient avant leur retraite ou leur démission et obtenir de l'avancement, nul ne pourra, en temps de paix, parvenir dans la réserve à un grade supérieur à celui de capitaine ou assimilé » ; d'où il suit que les vétérinaires civils, d'abord nommés aides-vétérinaires de réserve, pourraient successivement parvenir aux grades de vétérinaire en second et de vétérinaire en premier. Toutefois, à l'encontre de ce qui a été fait pour le corps de santé, aucune disposition spéciale n'est encore intervenue relativement à l'avancement des vétérinaires de réserve.

En ce qui concerne l'armée territoriale, un décret du 31 juillet 1881, 2e S. R. 56, a fixé transitoirement les conditions d'avancement des officiers de cette fraction de l'armée.

C'est le seul document qui puisse servir de base à l'avancement des vétérinaires de la territoriale.

D'après sa teneur, les vétérinaires de réserve conserveraient, en passant dans l'armée territoriale, leur grade et leur ancienneté et concourraient pour l'avancement avec les autres vétérinaires de l'armée territoriale. Il en serait de même des vétérinaires passant directement de l'armée active dans l'armée territoriale.

Ces vétérinaires seraient pourvus des emplois vacants dans la territoriale ou à défaut mis à la suite. Mais dans ce dernier cas, on les pourvoierait d'emplois au fur et à mesure des vacances, et, il ne serait fait de promotions que lorsqu'il n'y aurait pas de vétérinaire à la suite du grade de l'emploi devenu vacant.

L'avancement serait donné exclusivement au choix, sur des propositions spéciales des commandants de corps d'armée, et les vétérinaires proposés seraient inscrits par ordre d'ancienneté sur les listes de choix.

L'ancienneté de grade serait déterminée par la date du décret de nomination à ce grade, soit dans l'armée active, soit dans la territoriale.

Par application du décret du 19 octobre 1887, 2e S. R. 306, si les vacances ne permettaient pas de donner de l'avancement à tous les candidats proposés dans un corps d'armée, le ministre pourrait, selon les besoins du service, les pourvoir du grade supérieur dans une autre région.

TITRE V

SOLDE. — PENSIONS DE RETRAITE ET DES VEUVES. — INDEMNITÉS. PREMIÈRE MISE D'ÉQUIPEMENT.

Solde des vétérinaires.

Activité.

Tableau C. — Décision présidentielle du 8 mars 1877, 1er S. R. 233, modifié par la décision présidentielle du 31 décembre 1878, 2e S. R. 545, 546 et 548.

	SOLDE DE PRÉSENCE dans les régiments, la remonte et la gendarmerie			SOLDE DE PRÉSENCE dans les Écoles Militaires			SOLDE D'ABSENCE dans les régiments, les remontes, la gendarmerie et les Écoles (par jour)
	PAR AN		PAR MOIS	PAR AN		PAR MOIS	
	Solde budgétaire	Solde nette	Solde nette	Solde budgétaire	Solde nette	Solde nette	
	fr. c.	fr. c.	fr. c.	fr. c.	fr. c.	fr. c.	fr. c.
Vétérinaires principaux de 1re cl.	6.593 68	6.264 »	522 »	7.351 58	6.984 »	582 »	8 70
— — de 2e cl.	5.532 63	5.256 »	438 »	6.821 05	6.480 »	540 »	7 30
Vétérinaires en premier.	3.372 63	32.04 »	267 »	4.054 74	3.852 »	321 »	4 45
— en second	2.728 42	2.592 »	216 »	3.334 74	3.168 »	264 »	3 60
Aides-Vétérinaires	2.601 05	2.376 »	198 »	2.955 79	2.808 »	234 »	8 30
Aides-Vétérinaires-stagiaires . . (Officiers-élèves des Écoles d'application)	»	»	»	1.818 95	1.728 »	144 »	2 40

Non activité. — Retrait ou suspension d'emploi.

TARIF. — N° 35 du décret du 25 décembre 1875, 2ᵉ S. R. P. 866, modifié par décision présidentielle du 31 décembre 1878, 2ᵉ S. R. P. 554.

	NON-ACTIVITÉ par licenciement de corps, suppression d'emploi, rentrée de captivité à l'ennemi ou infirmités temporaires				RETRAIT OU SUSPENSION D'EMPLOI			
	Solde budgétaire par an	Solde nette par an	Solde nette par mois	Solde nette à l'hôpital par jour	Solde budgétaire par an	Solde nette par an	Solde nette par mois	Solde nette à l'hôpital par jour
	fr. c.	fr. c.	fr. c.	fr. c.	fr. c.	fr. c.	fr. c.	fr. c.
Vétérinaires principaux de 1re classe. . . .	3.296 84	3.280 60	269 24	4 49	2.637 47	2.584 72	215 30	3 59
— — 2e classe. . . .	2.766 32	2.710 99	225 92	3 77	2 213 05	2.168 79	180 73	3 01
Vétérinaires en premier.	1 686 32	1.652 59	137 72	2 30	1.349 05	1.322 07	110 17	1 84
— en second.	1.637 05	1 604 31	139 69	2 23	1 091 37	1 069 54	89 13	1 49
Aides-vétérinaires	1.500 63	1.470 62	122 55	2 04	1.000 42	980 41	81 70	1 36

Solde de réforme.

La solde de réforme est calculée d'après les dispositions de l'article 18 ci-dessous de la loi du 19 mai 1834 (T. 2. P. 572).

Art. 18. — Nul officier réformé n'a droit à un traitement, s'il n'a accompli le temps de service imposé par la loi de recrutement.

Tout officier réformé ayant moins de vingt ans de service, recevra, pendant un temps égal à la moitié de la durée de ses services effectifs, une solde de réforme égale aux deux tiers du minimum de la pension de retraite de son grade, conformément à ce qui est déterminé par la loi du 11 avril 1831.

L'officier ayant, au moment de sa réforme, plus de vingt ans de service effectif, recevra une pension de réforme dont la quotité sera déterminée d'après le minimum de la retraite de son grade, à raison de un trentième pour chaque année de service effectif.

Prisonniers de guerre.

TARIF. — N° 37 du décret du 25 décembre 1875, 2e S. R. P. 874.

	PAR AN	PAR MOIS	A L'HOPITAL PAR JOUR
	fr. c.	fr. c.	fr. c.
Vétérinaires en 1er, en 2e et aides-vétérinaires.	2.412 »	201 »	3 35
Vétérinaires principaux des deux classes	1.224 »	102 »	1 70
Femmes d'officiers.	612 »	51 »	0 85

Indemnités journalières.

TARIFS. — Nos 40, 42, 43, 44, du décret du 25 décembre 1875, 2e S. R. 878, 883, et tableaux D de la décision du 8 mars 1877, 1e S. R. 249.

	En marche Tarif n° 40 du décret du 25 décembre 1875	Pour résidence à Paris Tarif n° 42	EN RASSEMBLEMENT Tarif n° 43 N° 1	N° 2	N° 3	N° 4	En Algérie Tarif n° 43	Dans les remontes Tableau D de la décision du 8 mars 1877 1er S. R. P. 249
	fr. c.	fr. c.	fr. c.	fr. c.	fr. c.	fr. c.	fr. c.	fr. c.
Vétérinaires principaux de 1re classe. . .	5 »	4 45	2 »	1 50	1 »	0 50	1 35	
— — de 2e classe. . .	5 »	3 75	2 »	1 50	1 »	0 50	1 35	
Vétérinaires en premier	3 »	2 55	1 40	1 05	0 70	0 35	1 05	1 05
— en second.	3 »	2 30	1 »	0 75	0 50	0 25	1 05	0 90
Aides-vétérinaires	3 »	2 15	1 »	0 75	0 50	0 25	1 05	0 80

Nota. — Les officiers, employés ou détachés dans les remontes, lorsqu'ils sont en tournée d'achat ou d'exploration reçoivent pour chaque nuit passée hors de leur résidence habituelle, une indemnité fixée par décision ministérielle du 11 janvier 1876, à 12 francs par jour. Cette indemnité leur est due indépendamment de l'indemnité kilométrique, qu'ils voyagent par les voies ferrées, les voitures publiques ou par étapes (29 novembre 1886, — 2e S. R. 1008.)

Les officiers et vétérinaires qui sont chargés du classement des chevaux de réquisition et de la visite des chevaux en dépôt chez les cultivateurs n'ont droit à aucune indemnité lorsqu'ils opèrent dans le lieu de leur garnison.

Lorsqu'ils opèrent hors de leur résidence, ils ont droit savoir : à l'indemnité de route pour se rendre au lieu où commencent les opérations et pour revenir du lieu où elles finissent ; à une indemnité journalière de 15 francs pour chaque journée d'opération. Cette indemnité est aussi allouée pour les jours de repos lorsqu'à raison de la distance, les officiers ne peuvent rentrer à leur résidence sans perte de temps et sans dépense appréciable.

Ces indemnités excluent le droit au logement.

Entrée en campagne. — Indemnités pour perte d'effets.

Tarifs. — Nos 52 et 53 du décret du 25 décembre 1875, 2e S. R. 914 et 916. D. P. du 13 juin 1888, 1er S. D. 914.

	ENTRÉE EN CAMPAGNE	CUIRASSIERS		AUTRES CORPS DE CAVALERIE	
		MILITAIRES prisonniers de guerre — Perte d'effets	Non prisonniers de guerre pour chaque cheval tué à l'ennemi	MILITAIRES prisonniers de guerre — d'effets Perte	Non prisonniers de guerre pour chaque cheval tué à l'ennemi
	francs	francs	francs	francs	francs
Vétérinaires principaux de 1re classe	1.200	800	450	800	400
Vétérinaires principaux de 2e classe	1.000	700	450	700	400
Vétérinaires en premier	700	500	»	500	»
Vétérinaires en second	500	400	»	400	»
Aides-vétérinaires	500	400	»	400	»

Indemnité pour pertes de chevaux en cas de guerre. — 13 *juin* 1888 — 1er. *S. R.* 914.

Par modification au tarif n° 53 du décret du 25 déc. 1875 :

1° Le calcul de l'indemnité à accorder aux officiers qui auraient des chevaux tués à l'ennemi ou pris autrement que par capitulation sera établi distinctement pour chaque animal pris ou tué.

2° Jusqu'à l'âge de 10 ans l'indemnité sera égale au prix d'achat du cheval, si ce prix a été inférieur au prix budgétaire fixé pour les chevaux de l'arme à laquelle appartiennent les intéressés, et l'âge sera déterminé conformément à la D. M. du 26 mai 1886 ; à partir de 10 ans, il sera diminué par année, du 1/7 de ce prix, sans que la diminution puisse être supérieure aux 5/7.

3° Si le cheval perdu ou pris a été acheté pour une somme supérieure au prix budgétaire, c'est ce dernier prix qui servira de base pour le décompte de l'indemnité à allouer.

Première mise d'équipement.

Tarif. — N° 51 du décret du 25 décembre 1875, modifié par décision présidentielle du 21 février 1886, 1er S. R. P. 178.

GRADES	INDEMNITÉS	OBSERVATIONS
	fr. c.	
Aide-vétérinaire-stagiaire	350 »	
Aide-vétérinaire venant des stagiaires	400 »	
Total.	750 »	

Pensions de retraite. — *Pour ancienneté de service.*

Articles 9, 10 et 11 de la loi du 11 avril 1831 (T. 1. P. 369.)

Tarifs du 22 novembre 1882, 2e S.R. P. 471 et 509.

	MINIMUM à 30 ans de service effectif	EN PLUS pour chaque année au delà de 30 ans et pour chaque campagne	MAXIMUM à 50 ans de services campagnes comprises
	francs	francs	francs
Vétérinaires principaux.	3.700	65	5.000
Vétérinaires en premier	2.500	50	3.500
Vétérinaires en second.	2.100	45	3.000
Aides-vétérinaires.	1.900	40	2.700
Aides-vétérinaires-stagiaires	1.400	35	2.100

Pour blessures, infirmités graves ou incurables. — Pensions des veuves.

Articles 12 et 22 de la loi du 11 avril 1831 (T. I. P. 370).

Tarifs du 22 novembre 1882, 2e S. R. P. 471 et 509.

	Amputation de deux membres ou perte de la vue	Amputation d'un membre ou perte de l'usage de deux membres	PERTE ABSOLUE de l'usage d'un membre ou infirmités équivalentes Blessures ou infirmités mettant dans l'impossibilité de rester au service avant les 30 ans Pension variable		PENSION DES VEUVES
			MINIMUM	MAXIMUM	
	francs	francs	francs	francs	francs
Vétérinaires principaux. . . .	6.000	5.000	3.700	5.000	1.667
Vétérinaires en premier . . .	4.200	2.500	2.500	3.500	1.167
Vétérinaires en second. . . .	3.600	2.000	2.100	3.000	1.000
Aides-vétérinaires.	3.240	2.700	1.900	2.700	900
Aides-vétérinaires-stagiaires.	2.520	2.100	1.400	2.100	700

Solde des vétérinaires de la réserve et de l'armée territoriale

Tarif du 22 janvier 1879, 1er S. R. P. 33.

GRADES	SOLDE PAR JOUR		OBSERVATIONS
	DE PRÉSENCE	D'ABSENCE	
	fr. c.	fr. c.	
Vétérinaires en premier.	8 90	4 45	
Vétérinaires en second	7 20	3 60	
Aides-vétérinaires	6 60	3 30	

Ces soldes ne sont pas passibles de la retenue au profit du Trésor.

TITRE VI

TENUE DES VÉTÉRINAIRES MILITAIRES

Tenue des vétérinaires de l'armée active.

La tenue des vétérinaires militaires (armement compris) est composée de la manière suivante.

Dolman (18 décembre 1883, 2e S. R. 799; 11 février 1884, 1er S. R. 181; 8 juillet 1884, 2e S. R. 36). — Conforme à celui des officiers de dragons, sauf que le collet et les parements, passepoilés en drap du fond, sont en velours grenat sans tresse d'encadrement. Les manches portent des galons circulaires en argent, façon dite en traits cotelés, savoir:

Pour les vétérinaires principaux de 1re classe, 5 dont 2 en or.
— — de 2e classe, 4 tous en argent.
— — en 1er . . . . 3 —
— — en 2e . . . . 2 —
— aides-vétérinaires . . . . 1 —
Les aides-vétérinaires stagiaires ne portent pas de galons.

Pour la grande tenue, pattes d'épaules rigides, brodées d'une branche de feuille de sauge encadrée d'une baguette en cannetille de 2 millimètres pour les vétérinaires des grades subalternes et de 5 millimètres pour les principaux: largeur de la patte, 40 millimètres. — Pour la tenue journalière, la patte est remplacée par une bride d'épaule en poil de chèvre noir formée de 2 torsades et ornée d'un petit bouton à chaque extrémité.

Le collet, fermant carrément sur le devant (16 mai 1886, 1er S. R. 538), est orné d'un écusson en drap du fond, sur lequel est brodé, en cannetille et paillettes d'argent, un attribut consistant en deux branches de sauge croisées et inclinées à partir de l'angle inférieur du collet.

Le dolman comporte 9 brandebourgs en laine noire et 3 rangs de boutons; sa longueur doit être telle qu'il descende à 20 centimètres environ au-dessous des hanches sans jamais pouvoir s'engager sous la selle.

Vareuse (22 novembre 1886, 2e S. R. 1006). — Son port est facultatif en campagne, aux manœuvres, en route, pour la tenue du matin et dans les bureaux. — Elle est en drap bleu foncé de soldat, et conforme à celle des officiers d'infanterie quant à la confection. — Doublée en toile de lin, elle comporte 6 poches extérieures et 2 intérieures. — Les manches sont ornées de galons de grade circulaires en traits cotelés. — Le collet, en drap du fond, porte une patte-écusson sur laquelle est brodé l'attribut vétérinaire.

Pantalon et culotte (18 décembre 1883, 2e S. R. 799; 8 juillet 1884, 2e S. R. 36). — Des modèles en usage pour les officiers de dragons. — Ils sont en drap satin garance (non en tricotine), avec bandes noires. Culotte demi collante (29 décembre 1873, 2e S. S. 542).

Le patalon est avec sous-pieds.

Jambière (30 juillet 1886, 2e S. R. 86). — En drap simulant le bas de pantalon; fermant par trois boutons noirs; ornée d'une bande qui continue celle de la culotte. — Est autorisée hors du service, en route, aux manœuvres, en campagne, avec la culotte, aux lieu et place du pantalon, mais sans qu'il soit apporté de modification aux tenues de route et de campagne, qui comportent la botte.

Pantalon de coutil (14 septembre 1880, 2e S. R. 349). — Du modèle du pantalon de drap. Il est en coutil crème ou 1/2 blanchi. — Obligatoire pour les officiers non montés toutes les fois que la troupe le porte; facultatif le matin pour le service à pied en ce qui concerne les officiers de cavalerie, et pendant une période fixée par le commandant d'armes. — Interdit à cheval.

Capote-manteau et pèlerine réglementaires (1er avril 1872, 1er S. R. 199; 5 novembre 1872, 2e S. R. 468; 18 juillet 1881, 2e S. R. 58; 8 juillet 1884, 2e S. R. 36). — Du modèle adopté pour les officiers de cavalerie; composé d'une capote et d'une pèlerine; le tout en drap bleu foncé; doublure en satin de chine noir. — Col en drap du fond de 13 centimètres de haut (1er avril 1872, 1er S. R. 199). — Manches à revers, qui ne doivent être ornées de galons de grades que pour les officiers assimilés qui y ont droit sur les manches du dolman (5 novembre 1872, 2e S. R. 468). — Toutefois la décision ministérielle du 24 juillet 1883, 2e S. R. 541, a fait une exception pour les médecins et pharmaciens militaires, dont la capote-manteau est sans insignes sur les manches, mais dont le collet est orné du même attribut que le collet du dolman.

Les boutons sont du modèle en usage dans le corps auquel appartient l'officier.

Les aides-vétérinaires-stagiaires, dit la note du 8 juillet 1884, ne portent pas de galons sur les manches de la capote et du dolman, ce qui semble impliquer que les vétérinaires des autres grades doivent porter les galons sur les manches de la capote comme ils les portent sur celles du dolman.

La longueur de la pèlerine qui complète la capote doit être telle que son bord inférieur dépasse l'extrémité de la main de 2 centimètres, les bras étant étendus le long du corps (18 juillet 1881, 2e S. R. 58).

Manteau facultatif (23 novembre 1887, 2e S. R. 968). — Le ministre de la guerre autorise les officiers de cavalerie à faire usage en toutes circonstances du manteau ci-après indiqué :

1° Dragons, chasseurs, hussards, cavaliers de remonte, école de cavalerie.

Le manteau, de forme dite criméenne est entièrement en drap fin gris de fer bleuté, doublé en satin de Chine.

Il se compose de deux devants, d'un dos, de deux manches, d'un collet et d'une petite pèlerine.

2° Cuirassiers.

Le manteau des officiers et sans manches, avec demi-pèlerine sur le devant et collet.

Manteau en caoutchouc.

Ce vêtement, d'une étoffe uniforme de couleur noire, dite Twils sur Cobourg, sera de la forme et des dimensions des manteaux en draps décrits plus haut, avec boutons d'uniforme, mais sans insignes de grade, ni bride d'épaule ou autre ornement.

Le port de cet effet est essentiellement facultatif.

Képi (8 juillet 1884, 2e S. R. 36). — Du modèle général : turban et collet en drap garance, bandeau en velours grenat sans attribut.

Galons distinctifs des grades en tresses d'argent de 3 millimètres de large :

1 galon montant et un circulaire pour les stagiaires et les aides ; 1 galon montant et 2 circulaires pour les vétérinaires en second ; 2 galons montant et 3 circulaires pour les vétérinaires en 1er ; 3 galons montant et 4 ou 5 circulaires pour les principaux. Sur les cinq galons circulaires attribués aux principaux de 1re classe, le 2e et le 4e sont en or.

Fausse jugulaire en argent. — Jugulaire en cuir verni noir bordée d'une tresse en argent.

Képi de 1re tenue (24 avril 1887, 1er S. R. 834). — Adopté pour la tenue de service et la grande tenue. — Il est du modèle de la petite tenue, sauf les modifications suivantes :

Tresses verticales de devant supprimées. — Attribut en cuivre argenté au mat et bruni, découpé et estampé en relief, se composant d'un faisceau de baguettes, autour duquel s'enroule le serpent d'Epidaure surmonté du miroir de la Prudence ; au bas du faisceau, se croisent deux branches de sauge, et de chaque côté deux drapeaux à demi déployés.

Cocarde en soie striée aux couleurs nationales couverte en partie par l'attribut.

Pompon sphérique en petites torsades d'argent surmontant le képi et légèrement incliné en avant.

Bottes et éperons (18 décembre 1883, 2e S. R. 799 ; 9 février 1888, 1er S. R. 74 ; 13 avril 1874, 1er S. R, 415). — Des modèles adoptés pour officiers montés. — Les éperons sont en fer limé et poli ; branches et tiges horizontales. — Les bottes du dernier modèle ont la tige en vache vernie, l'avant-pied en veau ciré (9 février 1888, 1er S. R. 74).

La courroie du cou-de-pied est large de 27 millimètres au milieu et progressivement plus étroite en allant vers les extrémités (13 avril 1874, 1er S. R. 415).

Col (16 mai 1886, 1er S. R. 538). — Col blanc en toile, à angles droits aux extrémités, fixé à la doublure du dolman, qu'il ne doit dépasser partout que de 2 millimètres.

Gants (22 mai 1875, 1er S. R. 732 ; 24 juillet 1886, 2e S. R. 84). — 1° Les gants de castor blanc ou les gants blancs en peau de chien glacée peuvent être portés indifféremment en tenue (22 mai 1875, 1er S. R. 732).

2° Les gants de castor chamois foncé et les gants peau de chien rouge brun sont autorisés pour l'instruction, les détails du service journalier et les promenades à cheval en dehors du service (24 juillet 1886, 2e S. R. 84).

Sabre ceinturon — Dragonne (18 décembre 1883, 2e S. R. 799 ; 21 juillet 1883, 2e S. R. 153). — Le sabre est du modèle des officiers de cavalerie.

Il est droit à poignée en corne de buffle ornée d'un filigrane doré ; garde en similor ; taille et poids proportionnés à la taille de l'officier :

Il y a trois tailles différentes (21 juillet 1883, 2e R. S. 153).

Les dragonnes de grande et de petite tenue sont du modèle adopté pour les officiers de cavalerie : celle de grande tenue, à cordon en laine noire et gland d'or, est à petites franges jusqu'au grade de vétérinaire en premier inclusivement et à graines d'épinards pour les vétérinaires principaux.

Celle de petite tenue est en cuir.

Les aides-vétérinaires-stagiaires ne portent pas de dragonne (8 juillet 1884, 2e S. R. 36).

Revolver avec Etui. — Le revolver est du modèle 1873, bronzé, décrit dans l'instruction du 15 janvier 1874, 1er S. R. 71). Il est adopté pour la tenue de campagne par décision du 1er décembre 1879, 2e S. R. 459).

Se porte dans un étui ; avec ceinture et banderole en sautoir de l'épaule gauche à la hanche droite ; l'étui et ses accessoires sont vernis (25 mai 1876, 1er S. S. 607 et 16 août 1877, 2e S. S. 220).

Dispositions générales.

Art. 271, cav. S. I. — Il y a quatre tenues :

1° *La tenue du matin* : Petit képi, dolman ou vareuse, culotte et bottes, avec ou sans sabre suivant le cas. — Se porte jusqu'à 1 heure.

2° *La tenue du jour* : Dolman, pantalon, sabre, petit képi — Se prend à partir de 1 heure.

3° *La grande tenue* : Képi de 1re tenue, dolman, pantalon ou culotte et bottes, sabre et dragonne de grande tenue, gants blancs. — Se prend quand elle est ordonnée.

4° *La tenue de campagne* (1er décembre 1879, 2e S. R. 459 : Képi, dolman, culotte et bottes, capotte en drap ou en caoutchouc, sabre, revolver avec étui. — Se porte en campagne et à l'intérieur, dans les marches militaires, les routes, les manœuvres d'automne, à certaines revues, etc. Le port de la vareuse est facultatif en campagne, aux manœuvres, en route, pour la tenue du matin et dans les bureaux. — 22 nov. 1886. — 2e S. R. 1006.

Le manteau se porte dans toutes les tenues quand l'ordre en est donné. Hors du service, les officiers sont autorisés à le porter, quand la température l'exige (Art. 271, cav. S. I.

Les officiers en permission ou en congé doivent porter la tenue prescrite dans la garnison où ils se trouvent en permission d'absence (14 juin 1884, 1er S. R. 684).

Des effets de petit équipement peuvent être délivrés aux officiers, adjudants et assimilés, sur bons nominatifs spéciaux soumis à l'approbation du major. La valeur en est retenue sur la solde par le trésorier (23 août 1887, 2e S. R. 198).

Les officiers montés de toutes armes peuvent conserver la culotte et la botte pendant toute la journée, à la condition de prendre le sabre à partir de 1 heure, 1er décembre 1887, 2e S. R. 988.

B. — **Tenue des officiers et assimilés en retraite ou en réforme pour infirmités.**

Ceux de ces officiers ou assimilés qui ne sont pas pourvus d'emplois dans la réserve ou dans l'armée territoriale, sont autorisés à porter l'uniforme de l'arme ou service dans lequel ils étaient en activité, sauf les modifications ci-après :

1° Le collet du dolman portera une étoile d'or ou d'argent au lieu et place du numéro.

2° Le képi sera la coiffure exclusive, excepté pour les généraux et assimilés. Le bandeau de cette coiffure portera en avant une étoile d'or ou d'argent qui remplacera le numéro pour les officiers de troupe.

3° Les officiers dont il s'agit ne porteront jamais ni aiguillette ni ceinture.

4° La présente tenue aussi bien que toute autre est formellement interdite aux officiers et assimilés démissionnaires non pourvus d'emploi dans la réserve ou la territoriale ; aux officiers et assimilés réformés par mesure de discipline ; aux officiers destitués ; aux officiers et assimilés mis en non-activité par retrait ou suspension d'emploi, excepté, pour ces derniers, lorsqu'ils sont obligés de comparaître devant l'autorité militaire (24 juillet 1886, 2e S. R. 62).

C. — Tenue des vétérinaires de réserve et de l'armée territoriale.

La tenue des vétérinaires de la réserve et de la territoriale est la même que celle des vétérinaires de l'armée active, sauf les modifications suivantes :

Une double boutonnière mobile, brodée en cannatille d'argent, munie en son milieu d'un petit bouton d'uniforme, est portée en hausse-col au pied du collet du dolman ou entre les deux boutons du haut de la capote-manteau (13 janvier 1876, 1er S. R. 119).

Les officiers et assimilés de la réserve et de la territoriale portent leur tenue pour les convocations officielles. En toute autre circonstance, ils doivent adresser une demande à M. l'Intendant militaire chef du service de la région, qui prend les ordres de l'autorité compétente pour autoriser (19 mai 1876, 1er S. R. 779).

Les vétérinaires de réserve et de la territoriale doivent se présenter en tenue militaire lors des convocations qui leur sont adressées par l'autorité dont ils relèvent.

Les vétérinaires de réserve qui ne reçoivent pas de première mise d'équipement pourront, comme ceux de la territoriale, toucher gratuitement des vêtements neufs de sous-officiers sur lesquels ils feront apposer à leurs frais les attributs du corps et les insignes de leur grade.

Les officiers de réserve ou de la territoriale qui, ne pouvant prendre à leur charge la dépense d'une tenue, ne voudraient pas faire usage d'effets de sous-officiers, seraient mis en demeure de donner leur démission.

Ceux qui se présenteraient en bourgeois lors d'un appel, seraient mis en demeure de se faire préparer une tenue de sous-officiers ; en cas de refus ils seraient traduits devant un conseil d'enquête (30 mai 1887, 1er S. R. 945).

5 mars 1888. — Les vétérinaires de la réserve et de l'armée territoriale ont droit à une tenue à titre gratuit en drap fin de sous-officiers.

28 avril 1888, 1er S. R. 538. — Aux termes des dispositions récemment adoptées, les vétérinaires de la réserve et de l'armée territoriale, qui ont droit à une tenue à titre gratuit, doivent recevoir un sabre qui, en France, est du modèle affecté aux dragons, et, en Algérie, du modèle affecté à l'artillerie.

TITRE VII

Remonte des vétérinaires. — Rations de fourrages. — Harnachement des chevaux.

A. *Dispositions fondamentales.*

Conformément à l'article 2 du règlement du 3 juillet 1855 T. VI. 625 et à la loi du 13 mars 1875, 1ers S. R. 287, les vétérinaires des corps des troupes, c'est-à-dire les vétérinaires en premier, les vétérinaires en second, les aides-vétérinaires (active, réserve et territoriale) sont remontés à titre gratuit pour un cheval sur le pied de paix et sur le pied de guerre.

Conformément à l'article 17 du règlement ci-dessus, les officiers supérieurs et assimilés, par conséquent les vétérinaires principaux, se remontent à titre onéreux. — Et en exécution du tarif du 30 juillet 1875 — 2e S. R. 76, les vétérinaires principaux se remontent ainsi pour un cheval sur le pied de paix, pour deux chevaux sur le pied de guerre et en Algérie.

En temps de guerre, les officiers et assimilés se remontent selon les règles ci-dessous établies par le décret du 3 février 1886 — 1er S. R. 89.

Article 1er. — Les officiers et assimilés du cadre actif qui sont, en temps de paix, remontés à titre onéreux, sont admis, en temps de guerre, au bénéfice de la remonte gratuite, pour un nombre de chevaux égal à la différence entre la fixation du pied de paix correspondant à leur grade et à leur emploi, et celle du pied de guerre. Ils ne pourront, toutefois, jouir de ce bénéfice qu'à la condition d'être préalablement pourvus, à titre onéreux, de tous les chevaux qui leur sont attribués sur le pied de paix.

Art. 2. — Lorsqu'en temps de guerre des chevaux de réquisition doivent être délivrés à titre onéreux, ces chevaux sont cédés au prix porté au budget de l'armée pour la catégorie à laquelle ils appartiennent, sans qu'il soit tenu compte de l'augmentation du prix imposé à l'Etat par l'article 49 de la loi du 3 juillet 1877.

Art. 3. — Les officiers et assimilés de tous grades appartenant au cadre de réserve ou à l'armée, reçoivent gratuitement, en temps de guerre, tous les chevaux qui leur sont attribués par les décisions Ministérielles en vigueur.

B. — Remonte gratuite.

1° *Responsabilité des détenteurs. — Immatriculation. — Radiation. — Dépréciation.*

Le règlement du 3 juillet 1855 — T. VI — 625 dispose à cet égard ce qui suit :

Art. 8. — Le cheval remis à titre gratuit à un officier est immatriculé à son nom à la date de la livraison effective.

Les chefs de corps exercent une surveillance particulière sur les chevaux livrés à titre gratuit. En dehors du service, ces chevaux ne doivent être montés qu'avec ménagement ; il est interdit de les atteler. Ils ne doivent pas être prêtés à des étrangers.

La livraison se fait personnellement à l'officier et non à la fonction (23 décembre 1872, t., XIV, 900).

Instruction sur le service courant. 15 juillet 1888, 2e S. S. chap. IV, art. 25, 26, 27, 28, 29. — Les officiers remontés au compte de l'Etat prennent possession de leurs montures soit à titre de première mise ou de remplacement au moment même où s'ouvrent leurs droits, soit par échange. Dans ce dernier cas seulement, les chefs de corps demandent l'autorisation du général délégué.

Art. 10. — L'officier est responsable de la perte du cheval fourni par l'Etat, lorsqu'elle peut lui être imputée, ainsi que de tout accident ou de toute tare qui, dans le même cas, en déprécie la valeur. En conséquence, lorsqu'un cheval livré à titre gratuit par l'Etat vient à succomber, ou éprouve un accident susceptible d'entraîner sa réforme, il en est rendu compte au ministre.

Ce rapport est accompagné d'un procès verbal du vétérinaire (Modèle n° 9) visé par le sous-intendant militaire et faisant connaître les causes de la mort ou de l'accident. En cas de mort, on y ajoute le rapport d'autopsie.

Le chef de corps ou officier commandant fait connaître, par un avis motivé, si la responsabilité de l'officier est ou non engagée.

Dans le premier cas, le prix de la vente du cheval s'il est réformé, de sa dépouille s'il est mort, sera déduit de la somme laissée à la charge de l'officier.

Toute demande tendant à faire passer un cheval à la troupe ou parmi les chevaux disponibles doit être accompagnée de pièces semblables à celles exigées ci-dessus pour le cas de réforme, et faisant connaître si le cheval à remplacer est atteint de tares provenant d'un défaut de soins ou de l'abus qui aurait été fait des forces de l'animal.

L'officier sera d'ailleurs responsable de droit des tares dont il ne prouverait pas que l'existence remonte à une époque antérieure à la livraison, ou pour lesquelles il n'aurait pas fait constater, au moment de leur apparition, que la cause ne peut lui en être attribuée, au moyen d'un procès-verbal du vétérinaire (Modèle N° 25) visé du sous-intendant, revêtu de l'avis du chef de corps et dont une ampliation doit être adressée de suite au ministre.

Par modification au règlement ci-dessus du 3 juillet 1855, art. 10, l'Instruction du 18 janvier 1875 1er S. R. 27 a substitué en principe les commandants de corps d'armée au ministre, en ce qui concerne la remonte des officiers, et décidé que lesdits commandants de corps d'armée statueraient sur toute demande de livraison à titre gratuit, onéreux ou à prix réduit ; sur les échanges, réintégrations ou retrocessions ; sur les autorisations d'emmener sa monture en congé ou dans la nouvelle position, etc.

Puis, la décision ministérielle du 1er septembre 1878 2e S. R. 253 et la note du 29 octobre 1887 2e S. R. 411 ont consacré les dispositions de détail suivantes :

Pour un cheval du commerce, l'immatriculation et la radiation sont soumises à l'approbation du chef de corps ou de service et décidées par lui ; pour un cheval des corps de troupe ou tiré directement d'un dépôt de remonte, la livraison et la réintégration ou la rétrocession seront prononcées par le commandant du corps d'armée.

Mais lorsqu'il s'agira d'un cheval tiré directement des dépôts de remonte, s'il est reconnu impropre, en raison de sa taille et de sa conformation ou de sa race, à l'un des régiments de cavalerie ou d'artillerie stationnés dans la région, il en sera référé au ministre, qui statuera.

En ce qui concerne les imputations pour dépréciations des chevaux de l'Etat détenus par les officiers, les commandants de corps d'armée auront, à l'avenir, qualité pour approuver les procès-verbaux de réintégration, pour imputer définitivement à qui de droit le montant des dépréciations et en poursuivre le versement au Trésor.

Dans le cas où le commandant de corps d'armée n'approuvera pas l'imputation proposée par la commission de remonte régimentaire, il en rendra compte au ministre dans un rapport motivé.

Dans les corps de troupes à cheval, le chef de corps prononcera la réforme des chevaux dès qu'il en reconnaîtra la nécessité. Il n'est pas fait, dans cette dernière disposition, de réserve touchant la réforme des chevaux d'officiers. Cependant la décision ministérielle du 15 avril 1879 1er S. R. 753 ; dispose que les inspecteurs trimestriels de toutes armes statuent directement sur la réforme des chevaux d'officiers, sur leur passage dans le rang et sur les échanges de chevaux entre officiers. Cette décision paraît toujours être en vigueur.

2° *Choix de chevaux.*

Conformément à l'arrêté du 6 mai 1864, T. X. 946 et à l'art. 93, S. I, les officiers remontés à titre gratuit choisissent leurs chevaux parmi tous les chevaux du corps — à l'exception de ceux des sous-officiers, — qui sont dans les conditions d'âge minima suivantes, fixées par déc. ministérielle du 9 novembre 1887 2e S. R. 509 :

6 ans pour les chevaux de 1/2 sang
5 ans pour les chevaux de race barbe ou arabe,
4 ans pour les chevaux de pur sang.

Il ne peut plus être délivré d'autorisation de se déplacer pour aller choisir des chevaux aux officiers de troupes à cheval remontés à titre gratuit (27 janvier 1860 T. IX, 12).

Les officiers de tous grades des corps à cheval doivent se remonter dans leur régiment ; ceux qui ne trouvent pas de monture à leur convenance au corps, ont la faculté de s'adresser au commerce (18 janvier 1875, 1er S. R. 27).

Les chevaux de tête de robe grise doivent être attribués, autant que possible, aux médecins, aux vétérinaires, etc.

Quant aux officiers supérieurs de ces personnels, ils pourront continuer à acheter dans le commerce des chevaux de toutes robes, mais la remonte leur cédera de préférence des chevaux gris (1er septembre 1878, 1er S, R. 233).

Aux termes des décisions ministérielles des 11 mai et 4 juillet 1878, les officiers des corps à cheval remontés au compte de l'Etat, prennent possession de leurs montures, soit par échange à l'époque d'une revue trimestrielle, soit à titre de première mise ou de remplacement au moment même où s'ouvrent leurs droits, et sans demande préalable des chefs de corps (Instruction sur les revues trimestrielles, 4 avril 1887, 1er S. S. 5).

Les officiers peuvent à toute époque renoncer, comme précédemment, au bénéfice de la remonte gratuite, sans attendre une inspection trimestrielle (1er septembre 1878, 2e S. R. 233). Mais hors ce cas, la réintégration d'un cheval d'officier est demandée à l'époque des inspections trimestrielles. Le général de brigade l'ordonne s'il juge la demande suffisamment motivée (art. 93, S. I.).

Ordre du choix. — Lorsqu'ils sont à remonter, et d'après l'article 23 du règlement du 3 juillet 1855, l'ordre de priorité suivant lequel les officiers exercent leur choix, se règle sur le grade, de telle sorte que le plus élevé en grade et le plus ancien dans chaque grade choisisse toujours le premier.

Les médecins et vétérinaires exercent leur choix avec les officiers du grade auquel le leur est assimilé.

Dans tous les cas le choix doit être approuvé par le chef de corps, qui veille, d'ailleurs, à ce qu'aucun officier, de quelque grade qu'il soit, ne reste pas plus de trois mois sans être remonté art. 23 du règlement du 3 juillet 1855).

D'autre part les instructions annuelles sur les inspections et les revues trimestrielles (4 avril 1887, 1er S. S. 5, ont consacré les dispositions suivantes :

Art. 8. — Les chefs de corps doivent donner aux officiers autorisés à se remonter le temps nécessaire pour connaître et apprécier les chevaux qu'ils sont appelés à choisir.

Art. 9. — Les capitaines des corps à cheval ont droit à deux montures gratuites. Mais l'intérêt du service exige que tous les officiers soient d'abord pourvus d'un bon cheval à leur convenance. En conséquence et conformément à la circulaire du 16 novembre 1871, tout capitaine détenteur d'un premier cheval n'est admis à en choisir un second qu'après que les officiers remontés pour un cheval ont exercé leur choix.

Par suite, un capitaine à remonter pour deux chevaux, prime pour un cheval seulement les officiers à remonter après lui. Il ne choisit sa deuxième monture que lorsque ceux-ci sont pourvus de la leur.

Les officiers à remonter à titre gratuit exercent leur choix, lorsqu'il s'agit des chevaux de tête, avant les officiers remontés à titre onéreux (27 janvier 1860, t. IV, 12).

3° *Chevaux à titre gratuit venant du commerce.*

Les officiers des corps à cheval remontés à titre gratuit qui ne trouvent pas de chevaux à leur convenance au corps, ont la faculté de présenter aux commissions de remonte de leurs régiments, des chevaux de commerce destinés à leur usage répondant aux conditions réglementaires d'un bon service immédiat dans l'armée.

Les commissions ont le droit d'en opérer l'achat à prix d'estimation, selon la valeur réelle des animaux présentés et dans les conditions d'âge (5 à 8 ans), de taille et de prix budgétaire fixés pour chaque arme (1er septembre 1878, 2e S. R. 233).

Les commissions de remonte régimentaires pourront acheter dès l'âge de 4 ans, les chevaux de pur sang absolument prêts à faire un bon service immédiat, aux officiers qui les présenteront. — Le prix de ces chevaux ne dépassera pas le maximum des prix budgétaires du cheval de l'arme (19 novembre 1884, 2e S. R. 790).

Conformément à la note du 20 juin 1888, 1er S. R. 748, les droits en matière de transport des officiers inférieurs autorisés à se remonter dans le commerce sont les suivants. Lorsque la monture, prise dans le commerce, sera présentée à la commission de remonte du corps à cheval le plus voisin de la résidence de l'officier, l'indemnité de route (aller et retour) sera acquise à celui-ci, même pour plusieurs déplacements successifs. En outre, si le cheval est accepté par la commission régimentaire, les frais de transport et de conduite de l'animal seront alloués pour le retour. En cas de refus d'achat, au contraire, ces frais demeureront à la charge de l'officier.

Lorsque la présentation aura lieu devant une commission régimentaire autre que celle du corps de troupes à cheval le plus à proximité, l'officier n'aura droit ni aux frais de route pour lui, ni au transport gratuit du cheval pour le retour si la monture est acceptée.

4° *Chevaux emmenés dans un autre corps, en mission, en congé, etc.*

Conformément aux articles 12 et 13 du règlement du 3 juillet 1853 modifiés par l'instruction du 18 janvier 1875, 1er S. R. 27.

Les officiers de toutes armes qui changent de corps peuvent être autorisés à emmener leurs chevaux à leur nouveau corps.

L'officier qui se rend en congé peut, sur la proposition du chef de corps, être autorisé par le commandant de corps d'armée à emmener son cheval, en prenant à sa charge les frais de conduite et de ferrage.

Un procès-verbal dressé par le sous-Intendant militaire assisté du vétérinaire et visé par le chef de corps, constate l'état du cheval au départ et au retour. Modèle N° 25.

Les notes ministérielles des 7 février et 28 août 1868 T. XII. 26 disposent que : les officiers et assimilés en congé, mission, etc., avec leurs chevaux, peuvent toucher les rations de leurs chevaux. Il suffit de prévenir les fonctionnaires de l'Intendance, chargés de la surveillance du service, en leur faisant connaître le nombre de chevaux à nourrir, ainsi que les magasins où les rations seront perçues.

Les parties prenantes supportent les frais de transport du magasin de distribution au point de consommation.

C. — Remonte à titre onéreux.

1° *Dispositions générales.*

Le règlement du 3 juillet 1883 T. VI — 625 a posé les bases suivantes

Art. 17. — Sont remontés à titre onéreux :

Les officiers généraux et les officiers supérieurs et assimilés de toutes armes et services qui exigent la monture.

Peuvent aussi être autorisés à se remonter à titre onéreux, les officiers qui ont renoncé à la remonte gratuite ou qui veulent posséder des chevaux en sus du nombre réglementaire.

Art. 20. — Les officiers de toutes armes, passant de France en Algérie ou inversement ; ceux mis en disponibilité, en retraite, en réforme, en non-activité ou démissionnaires peuvent vendre les chevaux qu'ils possèdent en propre et bien qu'ils proviennent du commerce, soit au corps à cheval auquel ils appartiennent, soit à un autre suivant le cas.

Art. 21. — Tout officier qui veut se défaire d'un cheval qui lui a été cédé à titre onéreux par l'Etat, ne peut le vendre dans le commerce que si la commission de remonte appelée à l'examiner le refuse.

Tout officier qui possède un cheval à titre onéreux pourra le vendre de gré à gré à un autre officier, sauf approbation du général commandant le corps d'armée (18 janvier 1875 1er S. R. 27).

Tous les frais accessoires qu'entraîne la rétrocession sont à la charge de l'officier, tant pour l'envoi au lieu d'achat du cheval rétrocédé que pour la conduite de celui qui pourrait être demandé en remplacement.

2° *Choix des chevaux à titre onéreux.*

Les officiers remontés à titre onéreux ne choisissent, parmi les chevaux de tête, qu'après que les officiers remontés à titre gratuit sont pourvus. L'autorisation de se déplacer pour aller choisir des chevaux ne sera plus délivrée aux officiers de troupes à cheval, remontés à titre gratuit; elle ne sera accordée qu'exceptionnellement et sur demande motivée aux officiers des mêmes corps qui se remontent à titre onéreux; mais elle pourra être accordée plus facilement aux officiers sans troupe. En tous cas les frais de déplacement et de conduite du cheval seront à la charge de l'officier. Il en sera de même pour les officiers qui demandent à prendre des chevaux en sus du complet réglementaire 27 janvier 1860, T. IX. 12.

Les officiers de troupe à cheval montés en chevaux arabes à leurs frais, peuvent faire usage de chevaux hongres — de même race ou de race différente —, mais à condition que ceux-ci ne produisent aucun effet disparate dans le régiment.

Les officiers supérieurs ou assimilés des services accessoires (vétérinaires principaux) pourront se remonter en chevaux de toutes robes, mais la remonte leur cédera de préférence des chevaux gris (1er septembre 1878, 2e S. R. 233).

Les chefs de corps de troupes à cheval accorderont directement dans les conditions réglementaires, les autorisations de remonte à titre onéreux aux officiers sous leurs ordres (29 octobre 1887. 2e S. R. 411).

Pour l'immatriculation et la rétrocession, les formalités à remplir sont les mêmes pour les officiers remontés à titre onéreux que pour les officiers remontés à titre gratuit (18 janv. 1875, 1er S. R. 27, 1er septembre 1878, 2e R. 233, et 29 octobre 1887, 2e S. R. 411). — Les chevaux à titre onéreux peuvent être immatriculés à partir de 4 ans.

3° *Indemnités pour perte en cas de guerre* (13 juin 1888, 1er S. R. 914).

Il y a lieu à indemnité en cas de chevaux tués à l'ennemi ou pris autrement que par capitulation.

L'indemnité sera fixée distinctement pour chaque animal pris ou tué. Jusqu'à l'âge de 10 ans, l'indemnité sera égale au prix d'achat si ce prix a été inférieur au prix budgétaire de l'arme à laquelle appartiennent les intéressés, et l'âge sera déterminé conformément à la D. M. du 26 mai 1886 ; à partir de 10 ans, il sera diminué par année du 1/7 de ce prix, sans que la diminution puisse être supérieure au 5/7. Si le cheval perdu ou pris a été acheté à un prix supérieur au prix budgétaire, c'est ce dernier prix qui servira de base pour le décompte de l'indemnité à allouer.

Cession et rétrocession du bénéfice d'annuités.

Les capitaines et assimilés promus au grade supérieur ont la faculté d'acheter à prix réduits les chevaux de l'État dont ils étaient détenteurs au moment de leur promotion, aux conditions suivantes :

Il est déduit du prix d'achat par la remonte autant de septièmes que ledit cheval est resté d'années entre les mains de l'officier, sans que, cependant, la somme à verser puisse être inférieure aux 3/7 du prix de l'animal (24 octobre 1871, t. XIII, 373 et 402).

Toutes les fois que par le fait d'une promotion, l'officier se trouvera privé d'emmener son cheval, il devra le présenter à la commission régimentaire de son corps ou du corps le plus voisin ; et si l'animal est encore reconnu apte à un bon et durable service, l'officier sera admis à reporter sur un autre cheval les annuités de possession, annuités décomptées sur le prix du cheval abandonné.

L'officier ne peut jouir de ce bénéfice que pendant un délai de trois mois à dater du jour de sa mutation.

Si l'animal n'a pas été reconnu bon pour le service, l'officier est déchu de son droit à l'acquisition à prix réduit (15 novembre 1879, 2e S. R. 329).

Les officiers qui veulent se défaire de chevaux achetés à prix réduit ne peuvent les rétrocéder au maximum, qu'au prix auquel ils leur ont été cédés. D'ailleurs l'appréciation de la commission de remonte est réservée en ce qui concerne la diminution de valeur qu'ils pourraient avoir subie d'usure ou d'accident (13 août 1885, 2e S. R. 120 abrogeant la note du 4 avril 1885).

D'autre part, par modification aux articles 17, 20 et 21 du règlement du 3 juillet 1855 et aux décisions ministérielles des 4 avril et 13 août 1885 :

1° La décision ministérielle du 26 mai 1886, 1er S. R. 646, complétée par les notes des 21 février 1887, 1er S. R. 256 et 2 mars 1887, 1er S. R. 266;

2° La note ministérielle du 18 janvier 1888, 1er S. R. 13 abrogeant la partie de la décision ministérielle du 26 mai 1886 relative à la majoration du prix d'achat primitif des chevaux cédés aux officiers, lorsqu'ils ont été achetés par la remonte avant 5 ans.

Ont arrêté les dispositions suivantes :

Les chevaux achetés par l'Etat avant ou après 5 ans seront cédés sans diminution de prix du fait de l'âge jusqu'au 31 décembre de l'année dans laquelle ils auront pris neuf ans.

A partir du 1er janvier de l'année dans laquelle ils prennent dix ans, tous les chevaux seront cédés aux officiers avec une réduction égale au 1/7 de leur prix d'achat primitif. Ultérieurement, la cession sera faite avec une réduction d'autant de septièmes que les chevaux auront accompli d'années d'âge en plus, sans toutefois que la diminution totale puisse être supérieure aux 5/7.

Exemple : Un cheval acheté par l'Etat 1050 fr., sera cédé au même prix jusqu'au 31 décembre de l'année où il aura pris 9 ans ci 1050

Il sera cédé à partir de	10	au prix de	900
—	11	—	750
—	12	—	600
—	13	—	450
—	les années suivantes	—	300

Il sera fait les mêmes diminutions sur les cessions à prix réduit de chevaux aux capitaines et assimilés promus au grade supérieur, c'est-à-dire que la réduction à opérer le cas échéant, d'après l'âge de l'animal, s'ajoutera à celle résultant des annuités acquises par l'officier. Toutefois, la réduction totale ne pourra, dans ce cas, dépasser les 6/7 du prix d'achat primitif.

Les chevaux cédés par l'Etat encore aptes au service de guerre, quel que soit leur âge, et dont les officiers détenteurs à titre onéreux voudront se défaire, seront rachetés par l'Etat dans les mêmes conditions que celles qui viennent d'être indiquées pour les cessions, en ce qui concerne l'animal, sans préjudice de la diminution qu'il pourrait, de plus, avoir subie d'usure ou d'accident.

Sont maintenues toutes dispositions antérieures non contraires aux présentes.

7 mars 1888, 1er S. R. 199. — Les commandants de corps d'armée doivent veiller à ce qu'il ne soit réintégré dans les corps de troupes à cheval aucun cheval susceptible de réforme pour usure, vieillesse ou maladie grave, les animaux qui se trouvent dans ce cas devant être réformés directement par les généraux inspecteurs de l'arme à laquelle appartiennent les officiers détenteurs.

4° Chevaux en sus du complet réglementaire.

Les officiers de tous grades ou assimilés peuvent être autorisés à acquérir de l'État, mais sans réduction, des chevaux en sus du complet réglementaire. Et ils sont autorisés pour ces chevaux, qu'ils possèdent en propre, à prendre dans les magasins de l'État ou chez ses fournisseurs, au prix du marché ou de revient, un nombre de rations de fourrages égal à celui des chevaux, après les avoir fait immatriculer, avec l'autorisation du chef de corps, sur un contrôle particulier tenu dans les bureaux du Trésorier (3 juillet 1855, art. 27 et 27 janvier 1860, t. IX, 12).

5° Chevaux provenant de la remonte et appartenant à des officiers admis à la retraite, démissionnaires, réformés ou en activité.

Les officiers admis à la retraite, démissionnaires ou réformés ne pourront emmener les chevaux acquis par eux à la remonte que s'ils sont en leur possession depuis au moins un an. Lorsque ce temps de possession ne sera pas atteint, les officiers devront présenter leurs montures à une commission de remonte, qui les rachètera à prix d'estimation si elle les juge encore aptes au service de l'armée (1er septembre 1878, 2e S. R. 235, et 30 juillet 1883, 2e S. R. 124).

Il est entendu d'ailleurs que la commission se conformera aux instructions en vigueur en ce qui concerne l'estimation maxima, et les conditions dans lesquelles se font les cessions et rétrocessions relativement à l'âge des chevaux.

L'obligation ci-dessus de rétrocéder les chevaux n'est pas applicable aux officiers mis en non-activité, qui peuvent conserver leurs chevaux, mais non s'en dessaisir, sans les avoir présentés à une commission ainsi qu'il est dit.

D. — Rations de fourrages allouées.

Les officiers et assimilés ont droit à titre gratuit à un nombre de rations de fourrages égal à celui des chevaux qui leur sont régulièrement attribués à titre gratuit ou à titre onéreux, soit, conformément au tarif du 30 juillet 1875, 2° S. R. 76.

		PIED DE PAIX	PIED DE GUERRE ET ALGÉRIE
Vétérinaire. . . .	Principal de 1re ou 2e classe.	1	2
	En 1re ou en 2e classe.	1	1
Aides-vétérinaires		1	1

D'autre part, aux termes de l'article 266 du règlement du 8 juin 1883, les officiers de tous grades, passant de l'activité à la retraite, conservent, pendant un mois, le droit aux rations de fourrages pou le nombre de chevaux dont ils étaient réglementairement pourvus au moment de la mutation, mais seulement tant qu'ils en justifient la possession.

Ces dispositions sont applicables, dans les mêmes conditions, aux officiers partant en congé en attendant la liquidation de leur pension de retraite (20 octobre 1884, 2e S. R. 619).

En outre, les officiers des corps à cheval qui possèdent en propre des chevaux en sus du complet réglementaire sont autorisés à prendre, dans les magasins de l'Etat, au prix du marché ou au prix de revient, un nombre de rations de fourrages égal à celui des chevaux, après les avoir fait immatriculer, avec l'autorisation du chef de corps, sur un contrôle particulier tenu dans les bureaux du trésorier (Art. 27 du règlement du 3 juillet 1855).

E. — Chevaux français emmenés en Algérie.

Les officiers qui emmèneront des chevaux français en Algérie le feront toujours à leurs frais (7 février 1873, 1er S. R. 101).

Mais conformément à la note du 16 février 1888, 1er S. R. 124, modifiant le tarif du 12 octobre 1887 et la décision ministérielle du 4 janvier 1888, le tarif de la ration de fourrages à l'intérieur sera attribué, en Algérie, aux chevaux français détenus par les officiers comme aux chevaux de trait de race française.

F. — Remonte des vétérinaires de réserve et de l'armée territoriale.

Les vétérinaires de la réserve et de l'armée territoriale sont remontés suivant les mêmes règles que les officiers de l'armée active (Loi du 13 mars 1875, 1er S. R. 287).

Les officiers et assimilés de réserve qui doivent occuper des emplois montés sont autorisés à emmener avec eux lors de convocations, suivant leur grade, un ou plusieurs chevaux leur appartenant en propre. Le voyage se fera en chemin de fer, au 1/4 du tarif, lorsqu'il y aura plus de 50 kilom. à parcourir. Les officiers auront droit, à titre gratuit au nombre de rations de fourrages réglementaires (février 1878, 1er S. R. 38, 211, 229).

G. — Harnachement des chevaux.

Le harnachement des chevaux d'officiers a été fixé par la décision ministérielle du 13 octobre 1886, 2° S. R. 831 et la note rectificative du 16 novembre 1886, 2e S. R. 946.

A cet effet, les officiers ont été classés en trois groupes, savoir :

1er *Groupe.* — Cavalerie de ligne, cavalerie légère, vétérinaires militaires (16 novembre 1886, 2e S. R. 946).

2e *Groupe.* — Cavalerie de réserve, gendarmerie, artillerie, génie et train des équipages.

3e *Groupe.* — Infanterie et services divers.

1er GROUPE

Selle.

La selle (modèle 1884) est en cuir fauve, de la forme dite à l'anglaise avec sacoches. Troussequin à pallette du même modèle que pour la troupe, avec contour garni de cuir.

Poitrail.

En cuir jaune, ayant la forme d'un collier, sans fausse-martingale, composé de deux contre-sanglons mobiles et d'une traverse qui va en s'élargissant des extrémités au centre, de manière à présenter un rond de 6 centimètres, pour recevoir l'ornement du poitrail en cuivre.

Sacoches.

Les sacoches sont en vache jaune.

Courroies.

De manteau ; 2 de côté, 1 de milieu.

Contre-sanglons de sangle.

Six en cuir jaune (trois de chaque côté).

Sangle

En ficelle blanche. 24 ficelles, largeur 0m105.

Étrivières

En cuir jaune.

Etriers.

Semblables à ceux de la troupe.

Couverture.

La couverture (en laine teinte bleu de ciel).

La couverture doit avoir une longueur telle que placée, le tapis la recouvre complètement.

Étui porte-avoine.

Semblable à celui de la troupe, il n'en diffère que par la substitution de manchons en cuir aux manchons en toile des extrémités.

Bissac de campagne.

(En vache vernie doublée de coutil mille raies). Poches à soufflet.

Est facultatif pour les tenues de route et de campagne. 26 août 1887, 2e S, R. 216.

Tapis.

En feutre, de la couleur du fond de l'habit, passepoilé en drap garance et bordé d'un galon en poil de chèvre garance de 0m04 pour les officiers subalternes.

Il y a un deuxième galon intérieur de 0m02 pour les officiers supérieurs et assimilés. Les numéros et attributs d'angles sont supprimés.

Bride et mors.

Bride en cuir fauve, semblable à celle de la troupe, avec licol.

Pas de fouet de rênes.

Mors à canon convexe, branches courtes et droites sans ornements de cuivre, boucles en cuivre.

Mors de filet, fixé aux montants de bride par des chaînettes à barette.

Paquetage de parade.

Selle et bride complète.

Tapis.

Manteau roulé sur la palette.

Paquetage de route et de campagne.

Selle et bride complète.

Étui porte-avoine tordu d'un tour au milieu et fixé par le milieu avec la courroie de pommeau, les bouts attachés en avant contre les sacoches, au moyen des courroies de sacoches.

Chacun des bouts de l'étui contient la moitié de l'avoine.

Manteau roulé sur la palette.

Tapis.

Couverture sous le tapis.

Bissac de campagne (Il est facultatif. 26 août 1887, 2e S. R. 216).

Les officiers sont autorisés, dans une certaine limite, à user quelques accessoires de harnachement dont ils sont détenteurs, mais ils sont invités à ne faire l'acquisition que d'objets des nouveaux modèles.

Le nouveau harnachement est obligatoire depuis le 1er juillet 1887.

Toutefois, le port du bissac en cuir fauve est autorisé jusqu'à complète usure.

Baudrier porte-sabre.

Le port du sabre à la selle, qui avait été supprimé par note du 19 mai 1886, 1er S. R. 583, pour les officiers et hommes de troupe de cavalerie armés du revolver, est rétabli dans les corps de cavalerie de l'intérieur (5 août 1887, 2e S. R. 94). Par suite, la selle doit être munie du baudrier porte-sabre.

TITRE VIII

Dispositions relatives au mariage des vétérinaires militaires.

Aux termes du règlement du 12 juin 1852, t. V, 409, et de l'art. 53 du décret du 26 décembre 1876, les vétérinaires militaires ne peuvent se marier qu'en se conformant aux dispositions qui règlent le mariage des officiers de tous grades.

Ces dispositions se trouvent contenues dans les documents suivants que nous nous bornons à indiquer pour que les intéressés sachent où les trouver le cas échéant :

1re Circulaire du 17 décembre 1843 et modèle de certificat y annexé, T. IV. p. 218, et comme complément à cette circulaire :

Décision ministérielle du 17 juin 1847, t. IV, p. 757.

Circulaire ministérielle du 21 août 1852, t. V, p. 469

Circulaires des 3 et 23 juillet 1840, t. III, p. 633 et 635.

2° Circulaire du 18 février 1875. 1er S. R. P. 169.

3° M. de déclaration d'apport. 1er S. R. P. 557.

4° Note ministérielle du 14 juillet 1875. 2e S. R. P. 557.

5° Délégation des pouvoirs du Ministre en vue d'accorder aux officiers et assimilés les autorisations de mariage (18 juillet 1887, 2e S. R. 55).

6° Note ministérielle portant que les officiers, fonctionnaires et employés militaires jouissant d'une solde de 5.000 fr. au moins, sont autorisés à se marier sans que leur future justifie d'un apport dotal.

MODÈLES

Journal militaire officiel
N° 68
Partie réglementaire de 1876.
pages 379 et 380.

Modèle A

Art. 36
du Règlement
du 26 Décembre 1876.

Modèle N° 8

SERVICE VÉTÉRINAIRE

Désigner le corps } *Régiment d*

REGISTRE N° 1

INFIRMERIE

Arrivé à le
Parti le
Arrivé à le
Parti le

NOTA. — Toutes les colonnes doivent être remplies et il ne doit pas être inscrit plus de 8 à 10 che aux par page, afin de conserver l'espace nécessaire pour donner ave détails le nom de la maladie, la région qui en est le siège, la cause, et le traitement employé (3 août 1880, 2° S. R138).

Escadron ou batterie.	Numéro matricule.	NOM du cheval.	Sexe.	Age.	PROVENANCE	Date de l'entrée à l'infirmerie.	DATE de la sortie.		Nombre de journées de traitement.	GENRE de maladie.
							Guéri.	Mort ou abattu.		

OPÉRATIONS PRATIQUÉES (Dans le cas où le cheval aurait été saigné, indiquer le nombre des saignées et la quantité de sang retirée par saignée).	TRAITEMENTS ET RÉGIMES EMPLOYÉS	OBSERVATIONS

Journal militaire officiel
N° 68
Partie réglementaire de 1876
et N° 7.
Partie réglementaire de 1881.

Modèle B

Article 35 du règlement
du 26 décembre 1876.

Modèle N° 9 modifié d'après
la note ministérielle
du 1er janvier 1881.

SERVICE VÉTÉRINAIRE

Régiment d

REGISTRE N° 2

Médicaments, Objets de pansement, Ustensiles de pharmacie
et Matériel d'exploitation.

ÉTAT indiquant les quantités et la valeur des médicaments, objets de pansement, ustensiles de pharmacie et matériel de l'exploitation reçus et consommés pour le service de l'infirmerie vétérinaire, pendant le [e] trimestre 188 .

ORIGINE	DÉNOMINATION	Restant au dernier jour du précédent trimestre.	Reçu pendant le trimestre.	Total de la recette.	Valeur.	CONSOMMÉ pendant le trimestre.		RESTANT au dernier jour du trimestre.		OBSERVATIONS
						Quantités.	Valeurs.	Quantités.	Valeurs.	
	(A suivre la nomenclature.)									

ORIGINE	DÉNOMINATION	Restant au dernier jour du précédent trimestre.	Reçu pendant le trimestre.	Total de la recette.	Valeur.	CONSOMMÉ pendant le trimestre.		RESTANT au dernier jour du trimestre.		OBSERVATIONS
						Quantités.	Valeur.	Quantités.	Valeur.	
	(*A suivre la nomenclature.*)									

Modèle C

NUMÉRO MATRICULE
AU DÉPOT
AU CORPS

NOM EN GROSSE BATARDE

LIVRET D'INFIRMERIE

LIVRET D'INFIRMERIE

NUMÉRO MATRICULE	AU DÉPOT		NOM	
	AU CORPS			

SEXE	ANNÉE de naissance	TAILLE	ROBE ET PARTICULARITÉS	PRIX	DATE de l'achat.	DÉPOT acheteur.

SÉJOUR AUX INFIRMERIES

DATES		Durée du séjour.	GENRE DE MALADIES Opérations et régimes employés.
de l'entrée.	de la sortie.		

DATES		Durée du séjour.	GENRE DE MALADIES Opérations et régimes employés.
de l'entrée	de la sortie.		

Note Ministérielle
du 1er octobre 1878.

Modèle D

Dimensions du modèle
Hauteur : 27 *centimètres.*
Largeur : 20 *centimètres.*

INFIRMERIE VÉTÉRINAIRE

Régiment d

Carnet des économies de fourrages réalisées sur la nourriture des chevaux malades, portant indication de la destination donnée à ces économies.

Le présent carnet, contenant feuillets, a été coté et paraphé par nous, Major du e régiment d

A , le 188 .

188 *Mois d*

ÉCONOMIES RÉALISÉES					CONSOMMATIONS AUTORISÉES PAR LE COLONEL			
DATES des distributions	Nombre de journées de chevaux traités à l'infirmerie	ÉCONOMIES dans la même période de temps			DÉSIGNATION par parties prenantes	QUANTITÉS DÉLIVRÉES		
		Foin	Paille	Avoine		Foin	Paille	Avoine
		kilogr.	kilogr.	kilogr.		kilogr.	kilogr.	kilogr.
TOUAUX. . . .								
REPORT DES CONSOMMATIONS.								
RESTE.					TOTAL DES CONSOMMATIONS			

OBSERVATIONS

Vu :

LE MAJOR,

LE VÉTÉRINAIRE CHEF DE SERVICE,

Format. { Papier du format prescrit selon le cas. Papier écolier ordinairement, 36 sur 23.

Art. 230 du Règlement.

Modèle 1

CORPS D'ARMÉE

° DIVISION

° BRIGADE

° RÉGIMENT

OBJET

Au sujet de (5)

A , 188 .

Le (1) commandant
le (2)
au (3)
a

Mon (4)

J'ai l'honneur

(Signature sans indiquer le grade.)

(1) Indiquer le grade et le nom.
(2) Indiquer l'unité commandée.
(3) Indiquer le grade et l'emploi. Si la lettre est adressée au Ministre, ajouter l'indication de la direction et du bureau de qui relève l'affaire traitée.
(4) Indiquer le grade, ou Monsieur le Ministre, si la lettre est adressée au Ministre.
(5) Indiquer sommairement le but de la letre.

Format. { Papier format prescrit selon le cas. Papier écolier ordinairement.

Art. 230 S. I.

Modèle 2

e CORPS D'ARMÉE

e DIVISION

e BRIGADE

e RÉGIMENT

OBJET

Au sujet de (4)

A , le 188 .

RAPPORT du (1)

sur (2)

Le (3)

(1) Indiquer le grade et le nom et l'espèce d'unité commandée.
(2) Indication succincte du fait pour lequel le Rapport est rédigé.
(3) Indiquer la date s'il y a lieu et exposer sommairement les faits.
(4) Indication succincte de l'objet du Rapport.
Nota.—Les avis des chefs hiérarchiques sont consignés s'il y a lieu à la suite du Rapport.

(signature sans indiquer le grade.)

Format. Autant que possible format d'une demi-feuille de papier écolier.

Modèle 3

Art. 230 S. I.

(1) Indiquer le grade et le nom.
(2) Indiquer l'unité commandée.
(3) Indiquer le grade et l'emploi.

e CORPS D'ARMÉE

e DIVISION

e BRIGADE

e RÉGIMENT

A. , le 1888

Le (1)
le (2)
au (3)
à

BORDEREAU D'ENVOI

NUMÉROS des pièces	DÉSIGNATION des pièces	NOMBRE de pièces	OBSERVATIONS
	TOTAL DU NOMBRE DES PIÈCES.		

MINISTÈRE
DE LA GUERRE

2e DIRECTION
CAVALERIE

2e BUREAU
REMONTES

Modèle 4

DÉCISION MINISTÉRIELLE
DU 21 JANVIER 1887

SERVICE VÉTÉRINAIRE

e CORPS D'ARMÉE

e RESSORT

RAPPORT MENSUEL sur l'état sanitaire des chevaux du au 188 .

EFFECTIF DES CHEVAUX

GENRE DE MALADIES		MOUVEMENT DES INFIRMERIES								DÉSIGNATION des régiments	NOMBRE de chevaux			
		Restant le 1er jour du mois	Entrés	Guéris	Morts	Abattus	Mutations: Passés dans une autre catégorie	Mutations: Venus d'une autre catégorie	Restant le dernier jour de mai					
MALADIES CONTAGIEUSES	Chevaux en observation													
	Chevaux douteux													
	Morve et Farcin													
	Lymphangite épizootique													
	Maladies de peau													
	Gourme													
	Fièvre typhoïde													
	Sang de rate													
MALADIES INTERNES	Bronchites, pneumonies, pleurésies													
	Affections intestinales													
	Maladies nerveuses													
	Autres affections internes													
MALADIES EXTERNES	Maladies essentielles du pied													
	Boiteries essentielles des autres régions													
	Tares molles et dures													
	Fractures													
	Blessures par le harnachement													
	Blessures diverses													
	Autres affections externes													
TOTAUX										TOTAUX.				

OBSERVATIONS ET RENSEIGNEMENTS

DEMANDES

A , le 188 .

LE VÉTÉRINAIRE PRINCIPAL,

Vu :

LE CHEF D'ÉTAT-MAJOR DU CORPS D'ARMÉE,

• RESSORT VÉTÉRINAIRE

e CORPS D'ARMÉE

PLACE d

Modèle 5

MODÈLE DU RAPPORT

D'INSPECTION VÉTÉRINAIRE

à établir en exécution de l'instruction ministérielle du 1er octobre 1878.

INSPECTION VÉTÉRINAIRE

ANNÉE 18 .

e RÉGIMENT D

RAPPORT DU VÉTÉRINAIRE PRINCIPAL

M

VÉTÉRINAIRE PRINCIPAL DE e CLASSE, INSPECTEUR DU e RESSORT

1° Effectifs des chevaux et mulets appartenant à l'Etat au 18

Chevaux. . . . .
Mulets. . . . .

TOTAL GÉNÉRAL. . . . .

2° Observations sur les locaux, le matériel, les registres et rapports du service vétérinaire.

A. — INFIRMERIE

Écuries : nombre, contenance, aménagement, salubrité, abreuvoirs, piscine, cabinet de désinfection, hangar aux opérations, appareils de suspension et d'irrigations continues.

B. — PHARMACIE

Locaux : situation, disposition, aménagement, mobilier ; approvisionnement et conservation des médicaments.

C. — MATÉRIEL

Cantines, ustensiles, instruments et objets divers, pièces anatomiques, classiques et autres, bibliothèque, réformes et remises aux Domaines.

Exécution du règlement en ce qui concerne les registres et rapports.

Dépense annuelle en médicaments et ustensiles, médicaments achetés dans le commerce, composition de l'onguent de pied, prix de revient au kilogramme, dépense par trimestre, dépense en bois et charbon.

3° Observations sur les locaux, le matériel et le personnel de la maréchalerie; sur la ferrure et les approvisionnements de fers.

A. — LOCAUX ET MATÉRIEL

Ateliers et hangars : situation et installation, aménagement; nombre de foyers, fonctionnement du matériel des forges de garnison et de campagne, jeux de marques, instruments et ustensiles des maréchaux ferrants.

B. — CADRE DES MARÉCHAUX

Recrutement, rengagement, avancement.

C. — EXAMEN THÉORIQUE

Interrogation par le vétérinaire inspecteur, revue des pièces anatomiques, des collections de fers et de pieds modèles servant à l'enseignement.

D. — EXAMEN PRATIQUE

Confection des fers ordinaires, exceptionnels et pathologiques et ferrures exceptionnelles ou pathologiques par le 1er maître, le maître et les aides portés pour le grade de maître; confection des fers ordinaires, ferrures ordinaires, affilure de clous, transformation de clous ordinaires en clous à glace, par les aides et les élèves-maréchaux.

Dressage au ferrage des chevaux difficiles, administration des médicaments et pansements divers par les maréchaux ferrants, observations sur le classement des maréchaux établi par le vétérinaire.

E. — APPRÉCIATION DE LA FERRURE COURANTE

Revue de la ferrure des chevaux ferrés dans la semaine, de tous les chevaux porteurs de fers exceptionnels et des déferrés.

F. — VISITE DES APPROVISIONNEMENTS DE FERRURES

Approvisionnement courant, fers de rechange, ferrures de réserve d'été et d'hiver, approvisionnements de clous ordinaires et à glace, état de conservation des fers et des clous, procédés employés.

4° Alimentation des chevaux.

A. — DENRÉES FOURRAGÈRES EN DISTRIBUTION

Nature, provenance, qualité, mélanges, foin et fourrage artificiels, paille, avoine ou orge.

Substitutions réglementaires, farine d'orge, son, carottes, régime du vert.

B. — VISITE DES MAGASINS A FOURRAGE

C. — MODE DE DISTRIBUTION DE LA RATION ET HEURES DES REPAS

D. — QUALITÉ ET VALEUR MARCHANDE DES DENRÉES FOURRAGÈRES RÉCOLTÉES ET CONSOMMÉES DANS LE PAYS

E. — ÉTUDE COMPARÉE DES QUALITÉS NUTRITIVES DES AVOINES EN DISTRIBUTION ET DE L'AVOINE DU PAYS

F. — CARNET D'ÉCONOMIES

5° Statistique des Maladies observées du au

GENRES DE MALADIES		MOUVEMENT DES INFIRMERIES							
							MUTATIONS		
		Restant le 1er jour du mois	Entrés	Guéris	Morts	Abattus	Passés dans une autre catégorie	Venus d'une autre catégorie	Restant le dernier jour du mois
CONTAGIEUSES	Chevaux en observation								
	Chevaux douteux								
	Morve et farcin								
	Lymphangites épizootiques								
	Maladies de peau								
	Gourme								
	Fièvre typhoïde								
	Sang de rate								
INTERNES	Bronchites, pneumonies et pleurésies								
	Affections intestinales								
	Maladies nerveuses								
	Autres affections internes								
EXTERNES	Maladies essentielles du pied								
	Boiteries essentielles des autres régions								
	Tares molles et dures								
	Fractures								
	Blessures par le harnachement								
	Blessures diverses								
	Autres affections externes								
	Totaux								

A. — EXPLICATION DES STATISTIQUES

B. — CAUSES QUI ONT PU INFLUER SUR L'ÉTAT SANITAIRE DES CHEVAUX, SUR LA MORTALITÉ, LA FRÉQUENCE, LA GRAVITÉ, LA DURÉE DES MALADIES ET INDISPONIBILITÉS (1)

C. — MALADIES CONTAGIEUSES, MODE DE PROPAGATION, MESURES PRISES CONTRE CES MALADIES

1. Étudier à ce point de vue, l'influence produite par les localités et les phénomènes météorologiques, par la situation et l'aménagement des écuries, les denrées fourragères, les boissons, le nombre et les heures des repas, le travail, le pansage, le tondage, l'opération des crins, la ferrure, le harnachement, etc., etc.

6° Inspection sanitaire des chevaux.

A. — REVUE DE SANTÉ GÉNÉRALE

Visite des chevaux qui ont été traités aux infirmeries depuis la dernière inspection.

Visite des chevaux qui ont été suspects ou douteux de morve ou de farcin.

Visite des chevaux séparés pour être soumis à un régime spécial.

B. — VISITE DES CHEVAUX A L'INFIRMERIE POUR MALADIES ORDINAIRES ET CONTAGIEUSES

C. — VISITE DES INDISPONIBLES

D. — HYGIÈNE DES CHEVAUX

Malades, convalescents, fatigués, à appétit capricieux, tiqueurs, etc.

7° Fonctionnement du service vétérinaire.

A. — EXÉCUTION DU RÈGLEMENT CONCERNANT LE SERVICE VÉTÉRINAIRE

B. — EXPOSÉS ET APPRÉCIATION DES MÉTHODES THÉRAPEUTIQUES EMPLOYÉES, DES OPÉRATIONS PRATIQUÉES ET DES RÉSULTATS OBTENUS

C. — AMÉLIORATIONS A APPORTER DANS LES DIFFÉRENTES BRANCHES DU SERVICE VÉTÉRINAIRE ET A L'HYGIÈNE GÉNÉRALE DES CHEVAUX

8° Personnel vétérinaire.

A. — EXAMEN THÉORIQUE

Méthodes thérapeutiques employées, opérations pratiquées, hygiène suivie au corps, résultats obtenus, etc.

Règlements duservice vétérinaire, du la maréchalerie, etc., etc.

B. — ÉPREUVES PRATIQUES

Opérations, application du feu, appréciation des chevaux au point de vue extérieur, signalement, etc.

A , le 18 .

Le Vétérinaire principal de ° classe, Inspecteur du ° Ressort.

Modèle 6

Note ministérielle
du 27 décembre 1884.

Il doit en être fourni un par
corps d'armée

INSPECTION VÉTÉRINAIRE

ANNÉE 188 .

e RESSORT

___CORPS D'ARMÉE

M , vétérinaire principal de classe.

STATISTIQUES

EFFECTIFS

1° Effectif des chevaux et mulets du corps d'armée appartenant à l'État, au 31 Décembre 188

Chevaux . . . .
Juments . . . .
Mulets . . . .

Total . . . .

2° Effectif des chevaux arrivés aux corps pendant l'année

Provenant des dépôts de remonte . . . .
De provenances diverses . . . .

Total . . . .

3° Effectif détaillé des chevaux versés aux corps par les dépôts de remonte pendant l'année.

1re Circonscription	Caen	
	Saint-Lô	
	Alençon	
	Bec-Hellouin	
	Paris	
2e Circonscription	Fontenay	
	Angers	
	Guingamp	
	Saint-Jean-d'Angely	
3e Circonscription	Tarbes	
	Agen	
	Mérignac	
	Guéret	
	Aurillac	
4e Circonscription	Mâcon	
	Sampigny	
	Faverney	
Achats directs et provenances diverses		
Algérie	Chevaux	
	Etalons	
	TOTAL	

STATISTIQUE des maladies observées du 1er Janvier au 31 Décembre 188 , dans les corps de troupe et d'établissements militaires du e corps d'armée.

NATURE DES MALADIES		MOUVEMENT DES INFIRMITÉS							Nombre de journées de traitement
		Restant à l'infirmerie le 1er janvier	Entrées	Totaux	Guéris	Morts	Abattus	Restant au 31 décembre	
CONTAGIEUSES	Suspects et douteux de morve et farcin								
	Morve ou farcin								
	Maladies de la peau								
	Gourmes								
	Affections typhoïdes								
INTERNES	Angines, bronchites								
	Pneumonies, pleurésies								
	Affections intestinales								
	Maladies nerveuses								
EXTERNES	Boiteries (à siège inconnu)								
	Efforts de tendon et de boulet								
	Tares molles et dures								
	Crevasses et javarts								
	Maladies du pied (*autres que blessures*)								
	Chevaux couronnés								
	Embarrures, coups de pied et fractures								
	Blessures { Harnachement								
	Blessures { Diverses								
	Autres affections								
	TOTAUX								
	MOUVEMENT DES INDISPONIBLES								

TABLEAU comparatif des maladies, pertes et réformes dans chacun des corps de troupe et établissements militaires stationnés dans le ᵉ corps d'armée du 1ᵉʳ Janvier au 31 Décembre 188 .

DÉSIGNATION des corps et établissements	Effectifs moyens	MOUVEMENT DES INFIRMERIES								Moyenne des pertes pour 1,000 chevaux de l'effectif	CHEVAUX réformés	
		Restant au 1er janvier	Entrées	Totaux	Guéris	Morts	Abattus	Total des pertes	Restant au 31 décembre		Nombre	Moyenne des réformés pour 100
Totaux. . . .												

CLASSEMENT des différents corps et établissements dans l'ordre inverse des pertes.

DÉSIGNATION des corps et établissements	NOMBRE des pertes	PROPORTION pour 1.000	OBSERVATIONS
TOTAUX.			

CLASSEMENT des différents corps et établissements dans l'ordre inverse des réformes.

DÉSIGNATION des corps et établissements	NOMBRE des pertes	PROPORTION pour 1.000	OBSERVATIONS
TOTAUX.			

TABLEAU des pertes par âge et genre de maladie du 1er Janvier au 31 Décembre 188 .

NATURE DES MALADIES auxquelles les chevaux ont succombé	4 ans et au-dessous	5 ans	6 ans	7 ans	8 ans	9 ans	10 ans	11 ans	12 ans	13 ans	14 ans	15 ans	16 ans et au-dessus	Totaux	OBSERVATIONS
Morve et farcin															
Maladies de la peau															
Gourmes															
Affections typhoïdes															
Angines, bronchites															
Pneumonies et pleurésies															
Affections intestinales															
Maladies nerveuses															
Boiteries (à siège inconnu)															
Efforts de tendon et de boulet															
Tares molles et dures															
Crevasses et javarts															
Maladies du pied (autres que blessures)															
Embarrures, coups de pied et fractures															
Blessures — Harnachement															
Blessures — Diverses															
Autres affections															
TOTAUX															
Effectifs moyens de l'année par âge															
Pertes sur 1.000 de l'effectif															

PERTES SELON LES AGES

Classer les âges dans l'ordre inverse des pertes, en donnant le chiffre de la mortalité et la proportion pour 1.000 de l'effectif moyen.

PERTES PAR GENRE DE MALADIES

Classer les genres de maladies dans l'ordre inverse des pertes, en donnant le chiffre de la mortalité et la proportion pour 1.000 de l'effectif moyen.

TABLEAU des pertes par provenance du 1er Janvier au 31 Décembre 188 .

INDICATION DES PROVENANCES		Pertes éprouvées	Effectifs moyens	Proportion pr 1.000	CLASSEMENT des provenances d'après les pertes
1re Circonscription. . .	Caen.				
	Saint-Lô.				
	Alençon				
	Bec-Hellouin				
	Paris.				
2e Circonscription . . .	Fontenay.				
	Angers.				
	Guingamp.				
	Saint-Jean-d'Angely . . .				
3e Circonscription . . .	Tarbes.				
	Agen.				
	Mérignac				
	Guéret.				
	Aurillac				
4e Circonscription . . .	Mâcon				
	Sampigny				
	Faverney				
Achats directs et provenances diverses					
Algérie	Chevaux.				
	Etalons				
	Totaux.				

ÉTAT NUMÉRIQUE des animaux réformés comme impropres au service du 1er Janvier au 31 Décembre 188 , subdivisés par âge et motifs de réforme.

MOTIFS DE RÉFORME	4 ans et au-dessous	5 ans	6 ans	7 ans	8 ans	9 ans	10 ans	11 ans	12 ans	13 ans	14 ans	15 ans	16 ans et au-dessus	Totaux	OBSERVATIONS
Cornage															
Rétivité															
Immobilité															
Blessures															
Cécité															
Mauvaise constitution															
Pousse															
Claudication incurable															
Usures des membres															
Motifs divers															
TOTAUX															
Effectifs moyens de l'année par âge															
Pertes sur 100 de l'effectif															

Réformes d'après les motifs.

(Classer ici les motifs de réformes dans l'ordre inverse des pertes en donnant le chiffre de la mortalité et la proportion pour 1000 de l'effectif.

TABLEAU COMPARATIF des malades, pertes et réformes en 188 et 188 .

RÉPARTITION par ARMES	ANNÉE 188 .						ANNÉE 188 .						OBSERVATIONS
	Effectifs moyens	Nombre de chevaux malades	Chevaux morts ou abattus		Chevaux réformés		Effectifs moyens	Nombre de chevaux malades	Chevaux morts ou abattus		Chevaux réformés		
			Nombre	Proportion sur 1.000	Nombre	Proportion sur 1.000			Nombre	Proportion sur 1.000	Nombre	Proportion sur 1.000	

ᵉ CORPS D'ARMÉE

ᵉ DIVISION

ᵉ BRIGADE

Modèle 7

Format papier écolier
36 sur 23

Article 66. — S. I. — 19. D. 76

ᵉ *Régiment d*

RAPPORT fait par la Commission régimentaire sur cheva atteint de maladie incurable dont on demande l'abatage et décision à intervenir.

NUMÉRO matricule	SIGNALEMENT				MOTIF D'ABATAGE	OBSERVATIONS
	NOM, ROBE ET PARTICULARITÉS	Sexe	Age	Taille		

Avis de la commission

A , le 188 .

Les Membres de la Commission,

Décision du

A , le 188 .

Le

CORPS D'ARMÉE

PLACE D

N° du registre du sous-intendant.

Format papier écolier

Article 66 du Règlement

Modèle 8

e *Régiment d*

Procès-verbal d'abatage d'un cheval

Nous Sous-Intendant militaire, employé à sur l'avis à nous donné qu'un cheval du e régiment d devait être abattu, nous sommes transporté au quartier occupé par ledit régiment, accompagné de M. vétérinaire du même régiment, lequel nous a présenté un cheval signalé comme suit :

Numéro matricule

Après avoir pris connaissance de l'avis de la commission régimentaire instituée pour l'examen des chevaux proposés pour l'abatage; vu l'autorisation donnée par M. le et constaté l'identité dudit cheval, l'avons fait abattre immédiatement en notre présence.

De tout quoi, nous avons dressé le présent procès-verbal que ont signé avec nous.

A *le* *188* .

LE VÉTÉRINAIRE, LE MAJOR,

LE SOUS-INTENDANT MILITAIRE,

ᵉ CORPS D'ARMÉE

PLACE D .

Format papier écolier

Article 68 du Règlement

Modèle 9

ᵉ *Régiment d* .

Procès-verbal de mort d'un cheval

Nous Sous-Intendant militaire employé à sur l'avis à nous donné qu'un cheval du ᵉ régiment d était mort et gisait dans une écurie du quartier de , nous y sommes transporté, accompagné de M. major dudit régiment.

Nous y avons trouvé M. , vétérinaire du même régiment, lequel nous a présenté le cadavre d'un cheval signalé comme suit :

Numéro matricule

Interrogé sur les causes de la mort de ce cheval, M , vétérinaire, a déclaré qu'il avait succombé à

De tout quoi, nous, , avons dressé le présent procès-verbal que ont signé avec nous.

A *le* *188* .

LE VÉTÉRINAIRE, LE MAJOR,

LE SOUS-INTENDANT MILITAIRE,

e CORPS D'ARMÉE

PLACE D

Modèle 10

Format papier écolier

Art. 69 du Règlement

e *Régiment d*

RAPPORT d'autopsie d'un cheval

Numéro matricule	SIGNALEMENT				DÉPÔT de remonte d'où il provient	DATES			MALADIE à laquelle il a succombé ou qui a nécessité l'abatage
	NOM, ROBE et PARTICULARITÉS	Sexe	Age	Taille		de l'immatriculation	de l'entrée à l'infirmerie	de la mort ou de l'abatage	

ANTÉCÉDENTS :

Maladies dont il a été antérieurement atteint ; époque et durée de chaque maladie. . . . .

Causes de la maladie à laquelle le cheval a succombé ou qui a nécessité l'abatage. . . . .

Traitement mis en usage contre cette maladie. . . . .

AUTOPSIE (1)

... *heures après la mort.* — *Température atmosphérique.*

Vu : A , *le* 188.

Le Chef d'Escadrons de semaine, *Le Vétérinaire en* 1er,

---

1. L'autopsie aura lieu dans le plus bref délai possible. On entrera dans des détails très circonstanciés. — On fera connaître l'état extérieur du cadavre, celui des muscles et des articulations. — On explorera avec soins les trois cavités. — On décrira d'une manière complète l'état du sang, etc., etc.

e CORPS D'ARMÉE

e TRIMESTRE

EFFECTIF : CHEVAUX

Modèle 11

À ÉTABLIR SUR PAPIER
de 36 cent. sur 25

e *Régiment d*

ÉTAT de demande des quantités de médicaments ou de matériel nécessaires pour le service de l'Infirmerie vétérinaire

NUMÉROS de la classification		DÉNOMINATIONS (Suivre exactement l'ordre de la nomenclature)	Unité réglementaire	QUANTITÉS			Prix d'achat sur place	QUANTITÉS		OBSERVATIONS
sommaires	détaillés			nécessaires	existantes	demandées		expédiées	à acheter sur place	

NUMÉROS de la classification		DÉNOMINATIONS (Suivre exactement l'ordre de la nomenclature)	Unité réglementaire	QUANTITÉS			Prix d'achat sur place	QUANTITÉS		OBSERVATIONS
sommaires	détaillés			nécessaires	existantes	demandées		expédiées	à acheter sur place	

Vu :

Le Major (ou chef de détachement),

A , le 188 .

Le Vétérinaire,

Vu et vérifié :

Le Sous-Intendant militaire chargé de la surveillance administrative du corps,

Vu, bon à délivrer :

A , le 188 .

Le Directeur du service de santé du e Corps d'armée,

Vu :

Le Directeur du service de l'Intendance du e corps d'armée,

Nota. — La demande de médicaments est faite sur un état spécial. — La demande de matériel sur un autre.

Chacune est établie en double expédition dans les cinq premiers jours du dernier mois de chaque trimestre.

MODÈLE 12

NOMENCLATURE des médicaments, objets de pansement, ustensiles de pharmacie et matériel d'exploitation que les conseils d'administration des corps de troupes peuvent demander à charge de remboursement aux établissements du service de santé pour les besoins des Infirmeries vetérinaires.

Numéros d'ordre par unité simple ou collective	DÉNOMINATION ET CLASSIFICATION NÉCESSAIRES — Par unité principale simple ou collective	Unité réglementaire	Numéro par unité détaillée	PAR ESPÈCE D'OBJETS	Prix ministériel	Quantités approximativement nécessaires pendant 3 mois	OBSERVATIONS
	MÉDICAMENTS SIMPLES (d'origine végétale ou animale)						
4	Feuilles et tiges feuillées .	kilog.	34	Tabac	10 »	1.000	
5	Fleurs et sommités fleuries	—	4	Camomille.	3 »	2.000	
6	Fruits et semences.	—	9	A. P. Lin	0 70	10.000	
			10	— Moutarde	0 90	10.000	
			1	Aloès.	1 70	2.000	
			2	Assa-fœtida.	1 70	0.500	
			8	— Camphre	3 »	2.000	
			9	— Colophane.	0 40	1.000	
			19	— Goudron de bois	0 40	15.000	
			20	Gutta-percha (en feuilles) .	11 »	1.000	
			22	— Huile d'arachide	1 70	10.000	
			23	— de cade vraie	1 50	1.000	
9	Sucs végétaux	—	24	— de croton tiglium. . .	16 »	0.100	
			25	— empyreumatique . . .	0 60	0.250	
			26	— — lourde de houille . . .	0 50	25.000	
			27	— de laurier	2 50	0.500	
			29	— de ricin	1 80	0.250	
			31	— volatile de lavande . .	7 »	1 000	
			33	— — — térébenthine	1 »	5.000	
			40	— Poix noire.	0 50	1.000	
			44	Térébenthine (oléo-résine) .	3 »	5.000	
			1	— Axonge (saindoux).	2 »	25.000	
10	Animaux et leurs produits.	—	3	Cire jaune.	4 »	5.000	
			12	— Miel jaune	1 10	20.000	
12	Produits des céréales . . .	—	1	— Amidon de blé	0 80	1.000	
14	Vinaigre	—	»	— Vinaigre blanc	0 60	8 000	
	MÉDICAMENTS COMPOSÉS (Produits chimiques et préparations galiniques)						
			4	A. P. Azotique du commerce . . .	0 80	0.100	
16	Acides	kilog.	7	— Chlorhydrique du commerce	0 20	0.100	
			11	Phénique cristallisé.	2 80	0 500	
			14	— Sulfurique du commerce . .	1 30	1.000	
17	Alcaloïdes et leurs produits	—	2	Atropine.	1.000 »	0.002	
			5	Morphine (chlorhydrate) . .	400 »	0.010	
18	Alcools	—	1	— Alcool à 95° centésimaux. .	4 50	10.000	
			6	— Alcool dit mauvais goût . .	1 40	10.000	
			1	d'aloès	4 »	2.000	
			9	de cantharides	5 70	1.500	
20	Alcoolés	—	2	d'extrait d'opium.	14 50	0 200	
			14	d'iode.	6 »	0.500	
			19	de quinquina gris	5 »	2.000	
			13	de sulfate de strychnine . .	2 90	0 150	
21	Alumine	—	22	— Alun	0 40	1.000	
			1	Alun desséché (calciné). . .	1 10	0.500	
			1	Acétate d'ammoniaque liquide	1 80	2.000	
			2	— Ammoniaque liquide à 0.925	0 70	0 500	
22	Ammoniaque.	—	5	— Chlorhydrate d'ammoniaque pulvérisé	2 »	0.500	
23	Antimoine.	—	4	Émétique pulvérisé	4 80	0 500	
			5	Kermès minéral	12 »	2.000	
25	Arsenic.	--	1	Acide arsénieux	0 50	0.250	
			2	Arséniate de soude.	4 »	0.250	
29	Caustiques	—	1	à l'azotate d'argent fondu (pierre infernale)	160 »	0.015	

Numéros d'ordre par unité simple ou collective	Dénomination et classification des matières — Par unité principale simple ou collective	Unité réglementaire	Numéro par unité détaillée	Par espèce d'objets	Prix ministériel	Quantités approximativement nécessaires pendant 3 mois	OBSERVATIONS
					fr. c.		
32	Chaux	kilog.	1	A. P. Carbonate de chaux (craie)	0 30	2 000	
			3	— Chlorure de chaux sec à 90°	0 40	10 000	
33	Collodion	—	»	Collodion	5 »	0.250	
34	Cuivre	—	1	Sous-acétate de cuivre	3 »	0 250	
			2	— Sulfate de cuivre	0 90	2.000	
35	Eaux et solutions médicinales	—	4	— distillée	0 10	0.500	
40	Espèces	—	2	Aromatiques	1 20	5.000	
41	Ethers	—	1	Chloral hydraté	8 »	0 500	
			2	Chloroforme	8 »	1.000	
			4	Ether sulfurique du commerce vétérinaire	4 »	2.000	
42	Extraits	—	2	de belladone	16 »	0.150	
			5	de gentiane	4 »	0 500	
43	Fer	—	5	Perchlorure de fer liquide	1 50	0.500	
			7	— Sulfate de fer du commerce	0 20	2.000	
			9	Tartrate de fer et de potasse	7 50	0.250	
44	Glycérine	—	3	Glycérine officinale	2 50	1.000	
47	Granules	Nombre	4	de digitaline	0 01	2.000	
53	Mellites	kilog.	2	Scillitique	1 60	1.000	
54	Mercure	—	1	Biodure de mercure	25 »	0 100	
			2	Calomel à la vapeur	7 »	0.200	
			6	Sublimé corrosif	6 »	0.250	
55	Onguents	—	1	Basilicum	1 90	5.000	
58	Plomb	—	1	Acétate de plomb cristallisé	1 »	1 000	
			5	Sous-acétate de plomb liquide	0 50	5.000	
59	Pommades	—	3	mercurielle	5 »	2.000	
			4	Populéum	3 70	5.000	
60	Potassium	—	1	— Azotate de potasse	0 90	3 000	
			3	Bromure de potassium	6 »	1.000	
			4	Carbonate de potasse	0 80	2.000	
			9	Iodure de potassium	20 »	0.000	
			11	Polysulfure de potassium	0 80	2.000	
			13	— Savon vert	0 60	10.000	
61	Poudres	—	6	de cantharides	15 »	1.000	
			10	d'Euphorbe	2 80	0.500	
			11	de gentiane	1 20	8.000	
			19	— de lin (farine)	0 80	10 000	
			21	— de moutarde dite Rigollot vétérinaire	2 50	15.000	
			25	de quinquina gris, n° 2	7 »	1 000	
			29	— de réglisse, n° 2	0 90	10.000	
64	Soude	—	2	Bicarbonate de soude	0 60	0.500	
			4	— Carbonate de soude (cristaux de soude)	0 20	2.000	
			7	— Savon blanc	1 20	2.000	
			9	— Sel blanc	0 40	10.000	
			10	— Sulfate de soude	0 20	40.000	
65	Soufre	—	»	— Soufre sublimé	0 40	5.000	
67	Sparadrap à l'ichthyocolle	Nombre	1	Baudruche gommée (bande de 1 m. long sur 10 large)	0 70	suivant les besoins	
			3	Taffetas anglais (bande de 10 c. de long sur 5 de large)	0 10		
70	Vaseline	kilog.	»	Vaseline blonde	2 50	2 500	
72	Zinc	—	4	Sulfate de zinc fondu	0 50	0.500	

OBJETS D'EXPLOITATION DE LA PHARMACIE

Numéros d'ordre	Par unité principale	Unité réglementaire	Numéro par unité détaillée	Par espèce d'objets	Prix ministériel	Quantités	OBSERVATIONS
90	Objets divers	Nombre	2	A. P. Bouchons de liège grands pour bocaux et bouteilles. Le cent	3 »	25	
			3	— Bouchons de liège petits pour fioles, le cent	2 »	20	
			10	Fioles à médecine verre blanc ou jaune de 250 mill.	0 10	4	
				de 125 —	0 08	16	
				de 60 à 30 —	0 06	10	

Numéros d'ordre par unité simple ou collective	DÉNOMINATION ET CLASSIFICATION DES MATIÈRES — Par unité principale simple ou collective	Unité réglementaire	Numéro par unité détaillée	PAR ESPÈCE D'OBJETS	Prix ministériel	Quantités approximativement nécessaires pendant 3 mois	OBSERVATIONS
					fr c.		
92	Objets divers	kilog.	3	Coton cardé.	5 »	suiv. les besoins	
			7	Papier parchemin	4 »	0.500	
			8	Parrafine	6 50	0.500	
93	Papiers.	main	3	A. P. Bulle, dit à enveloppes. . .	0 50	—	
	OBJETS DE PANSEMENT						
99 *	Filasse épurée et poupées de chanvre	kilog.	1	Filasse épurée simple. . . .	1 25	suivant les besoins	7 fév. 1887—1er S. S. 313
			2	Filasse épurée goudronnée .	1 50		
			3	Poupées de chanvre	2 »		
	OBJETS MOBILIERS						
134	Ustensiles en fer battu étamé.	Nombre	5	A. P. Cuvette à pansement, grande	1 45	1	
142	Sarreaux de médecin. . . .	—		En coton teint couleur bronze cendré.	7 50	6	
143	Serviettes en toile	—	2	Pour la toilette.	1 20	3	
151	Sacs et denrées.	—	2	— Sacs à denrées de 3 kilogr.	0 50	1	
			3	— — de 6 kilogrammes. . .	0 65	1	
			4	— — de 9 — . . .	0 75	1	
			5	— — de 12 — . . .	0 85	1	
219	Objets accesoires à la médecine et à la chirurgie.	—	79	Seringue en étain, à piston de 2 litres.	10 »	1	
			80	Seringue en étain, à piston de 1 litre	8 50	1	
222	Objets en marbre.	—	5	Mortier en marbre de 5 litres	40 »	1	
223	Objets en porcelaine et en faïence	—	4	Mortier en porcelaine émaillée de 50 centilitres. . . .	4 50	1	
			10	Pilon en porcelaine émaillée avec manche en bois. . . .	1 75	1	
			14	Pots de pharmacie dits canons en faïence, non couverts, de 2 litres.	0 90	10	
			15	Pots de pharmacie, dits canons en faïence, non couverts, de 1 litre	0 35	8	
			16	Pots de pharmacie, dits canons en faïence, non couverts, de 50 centilitres . .	0 30	10	
224	Objets en cristal et en verre blanc, de 1 litre et au-dessous.	7	6	— Flacons ouverture ordin. ou large ouverture en verre blanc non bouchés de 1 litre et au-dessous	0 30	21	De 1 litre. 2 De 50 cent. 4 De 25 — 7 De 06 — 8 } 21
		—	7	— Flacons ouverture ordin. ou large ouverture en verre blanc bouchés à l'émeri, de 1 litre et au-dessous. .	0 60	8	
			21	Verres gradués pr eau distill.	2 50	2	
225	Objets en cristal et en verre blanc au-dessus du litre.	Litre	4	— Flacons ouvert. ord. ou large ouvert. en verre blanc, bouchés à l'émeri	0 80	8	De 2 litres.
229	Ustensiles en cuivre. . . .	kilog.	6	— Bassine à cul-de-poule et à fond rond au-dessous de 200 litres	4 50	1	De 5 à 6 litres.
			7	— Couvercle de bassine à cul-de-poule et à fond rond au-dessous de 200 litres .	4 50	1	Pour bassine de 5 à 6 litres.
232	Ustensiles en fer-blanc. .	Nombre	11	— Boîte ronde avec couvercle pour les corps de troupes.	2 50	suivant les besoins	De 3, de 2, de 1 kil. et de 500 gr.
			13	— Capsules vernies, vert clair pour bocaux de 2 litres. .	0 35	10	
			14	— Capsules vern., vert clair pr bocaux de 1 lit. et dessous	0 30	18	
233	Ustensiles en fer forgé . .	—	1	— Couteaux de pharmacie. . .	1 45	1	
			13	— Spatules diverses	2 50	2	Une de 30, une de 15 centimètres.
			14	— Spatules à grain d'émétique	1 50	1	

* 7 fév. 1887, 1er S. S. 313. — Cette note a attribué aux infirmiers régimentaires seulement des étoupes purifiées ordinaires, bichlorurées et phéniquées, à 3 fr. 25, 4 fr., et 4 fr. 30, suivant les besoins.

Numéros d'ordre par unité simple ou collective	Dénomination et classification des matières — Par unité principale simple ou collective	Unité réglementaire	Numéro par unité détaillée	Par espèce d'objets	Prix ministériel	Quantités approximativement nécessaires pendant 3 mois	Observations
					fr. c.		
236	Objets en bois	Nombre	6	A. P. Boîte de pharmacie en chêne moyenne	6 »	1	
			16	Moulin Cambray à cylindres cannelés, petit	90 »	1	
			19	Pilon à deux têtes, en gaïac pour mortier en marbre, de 5 litres	8 »	1	
			31	— Sébiles en bois pour les corps de troupes	0 70	6	De 2 litres, de 1 litre de 50 cent.
			33	Spatules diverses en os	1 »	2	De 0.165 de long.
	OBJETS D'EXPLOITATION						
248	Ustensiles et objets divers en cuivre	Nombre	5	A. P. Bougeoir	2 75	1	
			12	— Bouilloires diverses	12 »	1	De 2 lit. et de 1 litre pesant 550 et 380 gr.
			29	— Pompe à main pr l'arrosage	12 »	1	
250	Ustensiles en zinc	—	6	— Boîte pour allumettes	1 50	1	
251	Ustensiles et objets en fer-blanc	—	15	— Cafetière à filtrer de 6 tasses	1 75	1	
			19	— Entonnoir ordin. de 1 litre	1 »	1	
			28	— Main à denrée, petite	1 50	1	
			30	— Passoire, petite	1 10	1	
252	Objets en fer et en tôle	—	17	— Ciseaux (paire de) moyens	3 »	1	
			94	— Réchaud ordinaire en tôle	4 »	1	
			100	— Tire-bouchon	1 25	1	
255	Ustensiles et objets en fer battu	—	36	— Passoire creuse de 3 litres	2 50	1	
260	Objets en bois	—	81	— Soufflet de cheminée	2 50	1	
269	Balances diverses	—	4	— Balance, dite Roberval, de la portée de 5 kilogrammes	18 »		
			6	— Balance, dite Roberval, de la portée de 1 kilogramme	15 »	1	
			17	— Trébuchet à basculé et à colonne avec série de poids de 30 grammes divisés	25 »	1	
271	Poids en fonte de cuivre et fonte de fer	—	1	— Poids en fonte de cuivre de 2 kilogrammes	6 »	1	
			2	— — de 1 —	3 50	1	
			3	— — de 500 grammes	2 50	1	
			4	— — de 200 —	1 50	1	
			5	— — de 100 —	1 »	1	
			6	— — de 50 —	0 60	1	
			7	— — de 20 —	0 40	1	
			8	— — de 10 —	0 30	1	
			9	— — de 5 —	0 25	1	
			10	— — de 2 —	0 20	1	
			11	— — de 1 —	0 15	1	
274	Mesures de capacité	—	8	Mesures en étain de 2 litres	8 »	1	
			9	— — de 1 litre	4 50	1	
			10	— de 50 centilitres	3 25	1	
			11	— de 20 —	2 »	1	
			12	— de 10 —	1 20	1	
			13	— de 5 —	0 90	1	
			14	— de 2 —	0 55	1	
			15	— de 1 —	0 25	1	
310	Toiles pour bandes roulées	mètre	1	en coton, en 90 cent. de large	0 90	suivant les besoins	
	OBJETS DE CONSOMMATION NON COMPRIS DANS LA NOMENCLATURE						
»	Accessoires de pansement	kilog.		A. P Corde tord-nez	3 50	suivant les besoins	
		Nombre		Epingles (le cent)	0 10		
		kilog.		Eponges ordinaires	15 »		
		—		Ficelle forte	2 50		
		—		Ficelle fouet	4 50		
		—		Fil à coudre	10 »		
		—		Ruban de fil	10 »		

ᵉ CORPS D'ARMÉE

ᵉ TRIMESTRE

EFFECTIF : CHEVAUX

Modèle 13

ᵉ *Régiment d* .

ÉTAT de demande d'achat sur place des médicaments et de matériel nécessaires pour le service de l'infirmerie vétérinaire

Numéro de la classification		DÉNOMINATION	Unité réglementaire	Prix ministériel	Prix d'achat sur place	QUANTITÉS			Valeur	OBSERVATIONS
Sommaire	Détaillée					Nécessaires	Existantes	Demandées sur place		
										Indiquer ici les raisons qui motivent l'achat sur place.

Vu : *A* *le,* 188 .

LE MAJOR, LE VÉTÉRINAIRE, CHEF DU SERVICE,

Vu, vérifié et autorisé l'achat des matières ci-dessus s'élevant à

LE SOUS-INTENDANT MILITAIRE CHARGÉ DE LA SURVEILLANCE ADMINISTRATIVE DU CORPS,

NOTA — Les médicaments et le matériel se portent sur le même état établi en une seule expédition.

· CORPS D'ARMÉE

PLACE D .

Modèle 14

Art. 26 et 38 / Modèle 12 } D. 76

SERVICE VÉTÉRINAIRE

Régiment d .

RAPPORT sur les remarques et observations faites pendant le séjour du régiment à du au 188 .

OBSERVATIONS DU VÉTÉRINAIRE CHEF DE SERVICE	AVIS DU MAJOR	NOTES DU COLONEL

e CORPS D'ARMÉE

PLACE D .

Modèle 15

Article 39 du Règlement du 26 décembre 1876

MODÈLE No 14 modifié par la note ministérielle du 20 septembre 1883

e *Régiment d* .

(1) Escadron, batterie ou compagnie.

(1)

SERVICE VÉTÉRINAIRE

RAPPORT relatif à l'état sanitaire des Chevaux de la colonne, pendant le trajet qu'elle a parcouru de à du 188 au 188 , et faisant connaître :

1° L'état des chevaux au moment du départ . . .		
2° Le nombre de ceux qui, pour cause de maladie, ont été laissés à la garnison		
3° Le nombre des chevaux malades mis à l'infirmerie de route au moment du départ.		
4° Le nombre de chevaux désignés pour voyager en chemin de fer		
5° Nombre de chevaux au départ		
6° Le nombre de chevaux laissés en route (en indiquant les localités (pour :	maladies (les spécifier). . . .	
	coups de pied, suite de chute et autres accidents.	
	blessures causées par le harnachement, en indiquant les parties atteintes	
	morts et abattus	
	autres causes	
7° Total des chevaux restant à l'arrivée		
8° Le nombre de chevaux entrés à l'infirmerie pendant la route pour :	maladies (les spécifier). . . .	
	coups de pied, suite de chute et autres accidents	
	blessures causées par le harnachement, en indiquant les parties atteintes	
9° L'état général des chevaux à leur arrivée . . .		
10° Le nombre des malades à l'infirmerie à ce même moment		
11° Les localités où le fourrage a été refusé ou aura donné lieu à des plaintes (on indiquera la nature de ces plaintes).		

A M. le Ministre de la guerre (2e *Direction, Cavalerie; Bureau des Remontes*).

OBSERVATIONS GÉNÉRALES

Ayant pour but d'indiquer sommairement tout ce qui peut intéresser l'hygiène, l'alimentation, la ferrure, le harnachement des chevaux, leur degré de vigueur, leur aptitude au service spécial de l'armée, etc.

A , le 188

APPROUVÉ : *Le Vétérinaire,*

Le Commandant de la colonne,

OBSERVATIONS PARTICULIÈRES DU COMMANDANT DE LA COLONNE

État des hommes et des chevaux.	
Régime de la marche (distances parcourues au pas, au trot, halte, vitesse moyenne)	
Fourrages.	
Écuries.	
Harnachement.	
Voitures.	
Ferrures.	
Matériel vétérinaire.	

Le Commandant de la colonne

e CORPS D'ARMÉE

PLACE D .

CIRCULAIRE

DU 7 MARS 1881

Modèle 16

SERVICE VÉTÉRINAIRE

3 *Régiment d* .

RAPPORT établi à la suite du vert

NATURE des maladies ou des causes qui ont nécessité son emploi	Nombre de chevaux par âge		Effets obtenus immédiatement après la cessation du vert						Effets obtenus trois mois après la cessation du vert						OBSERVATIONS
			De 4 à 8 ans			De 8 ans et au-dessus			De 4 à 8 ans			De 8 ans et au-dessus			
	De 4 à 8 ans	De 8 ans et au-dessus	Favorables	Nuls	Nuisibles	Fovorables	Nuls	Nuisibles	Favorables	Nuls	Nuisibles	Favorables	Nuls	Nuisibles	
1° Vert pris à la prairie															
TOTAL. . . .															
2° Vert pris à l'écurie															
TOTAL. . . .															
TOTAL GÉNÉRAL.															

OBSERVATIONS GÉNÉRALES RELATIVES

A la variété des fourrages verts consommés :

2° A l'ordre de l'emploi successif :

3° A la durée du temps pendant lequel ils ont été pris :

4° Aux accidents que le régime a occasionnés :

5° Aux circonstances atmosphériques qui ont pu en favoriser ou en contrarier l'effet :

A le 88

Vu : *Le Chef de corps,* *Le Vétérinaire, chef de service,*

Format papier écolier

ᵉ CORPS D'ARMÉE

PLACE D

Modèle 17

SERVICE VÉTÉRINAIRE

Article 77
Règlement de 1883
Note du 20 décembre 1886

ᵉ *Régiment d* .

RAPPORT journalier sur l'état sanitaire des chevaux du au 188 .

GENRE DE MALADIES		CHEVAUX A L'INFIRMERIE								TOTAL
		Officiers	Petit état-major	ESCADRONS						
CONTAGIEUSES	Chevaux en observation									
	Chevaux douteux									
	Morve et farcin									
	Lymphangite épizootique									
	Maladies de peau									
	Gourme									
	Fièvre typhoïde									
	Sang de rate									
INTERNES	Bronchites, pneumonies, pleurésies									
	Affections intestinales									
	Maladies nerveuses									
	Autres affections internes									
EXTERNES	Maladies essentielles du pied									
	Boiteries essentielles des autres régions									
	Tares molles et dures									
	Fractures									
	Blessures par le harnachement									
	Blessures diverses									
	Autres affections externes									
	Totaux									
	Chevaux indisponibles									

MUTATIONS		OFFICIERS AYANT DES CHEVAUX	
MALADES	INDISPONIBLES	NOMS DES OFFICIERS	MOTIFS
			Indisponibles

OBSERVATIONS ET RENSEIGNEMENTS

Le vétérinaire rend compte des maladies, accidents et opérations graves, des autopsies et, chaque semaine, de la qualité des fourrages.

DEMANDES ET PUNITIONS

Vétérinaire de service du *au* 188

M

A , *le* 188

Le Vétérinaire , *chef de service*

e CORPS D'ARMÉE

PLACE

d

Modèle 18

SERVICE VÉTÉRINAIRE

Règlement ministériel du 26 décembre 1876
Modifié (12 juin 1880 et 20 décembre 1886)

RAPPORT MENSUEL sur l'état sanitaire des chevaux
du au 188 .

EFFECTIF DES CHEVAUX

GENRES DE MALADIES		MOUVEMENT DES INFIRMERIES							
		Restant le premier jour du mois	Entrés	Guéris	Morts	Abattus	MUTATIONS		Restant au dernier jour du mois
							Passés dans une autre catégorie	Venus d'une autre catégorie	
CONTAGIEUSES	Chevaux en observation								
	Chevaux douteux								
	Morve et farcin								
	Lymphangite épizootique								
	Maladies de peau								
	Gourme								
	Fièvre typhoïde								
	Sang de rate								
INTERNES	Bronchites, pneumonies, pleurésies								
	Affections intestinales								
	Maladies nerveuses								
	Autres affections internes								
EXTERNES	Maladies essentielles du pied								
	Boiteries essentielles des autres régions								
	Tares molles et dures								
	Fractures								
	Blessures par le harnachement								
	Blessures diverses								
	Autres affections internes								
	TOTAUX								
	Mouvement des indisponibles								

Indiquer la cause de la mutation et la catégorie dans laquelle est passé le malade.

OBSERVATIONS ET RENSEIGNEMENTS

Ces observations et renseignements portent particulièrement sur l'état sanitaire, les maladies, accidents et opérations graves, les autopsies; sur l'état des chevaux atteints de maladies contagieuses, sur les provenances et qualités des denrées fourragères en distribution ; généralement sur les ressources et les qualités fourragères de la contrée.

DEMANDES

A le 188

Vu *Le Vétérinaire , chef de service,*

Le Chef de corps,

e CORPS D'ARMÉE

PLACE

d

Modèle 19

2 exemplaires. { 1 pour le Ministre (Bureau des remontes). 1 pour le corps.

Le premier exemplaire, après avoir été communiqué au vétérinaire principal, inspecteur du ressort, doit parvenir au Ministre avec le rapport d'ensemble de ce vétérinaire principal, par l'intermédiaire du général commandant le corps d'armée où est stationné le corps ou établissement qui concerne le rapport.

A ce rapport doivent être joints les procès-verbaux de mort et d'abatage, ainsi que les procès-verbaux d'autopsie (Note ministérielle du 1er avril 1880).

SERVICE VÉTÉRINAIRE

ANNÉE 18 .

e *Régiment (ou Escadron)*

(ou) Dépôt de Remonte d

RAPPORT ANNUEL DU VÉTÉRINAIRE

M. , VÉTÉRINAIRE

TABLE DES MATIÈRES

Nota — Il est expressément recommandé que le rapport annuel soit établi avec méthode et clarté, que les statistiques soient très exactes et que l'exemplaire adressé au Ministre soit écrit très lisiblement.

EFFECTIFS, MOUVEMENTS, TOPOGRAPHIE

§ 1er. — **EFFECTIF** des chevaux et mulets appartenant à l'État au 31 Décembre 188 .

Chevaux . . . .
Juments . . . .
Mulets . . . .

TOTAL. . . . .

EFFECTIF détaillé des chevaux et mulets arrivés au corps pendant l'année.

	CHEVAUX	MULETS
Dépôt de		
Dépôt de		
Dépôt de		
Dépôt de		
Dépôt de		
Dépôt de		
Dépôt de		
Dépôt de		
Dépôt de		
Dépôt de		
Achats directs		
De provenances diverses		
TOTAUX.		

Dire si le corps a fait campagne ou les grandes manœuvres, s'il a changé de garnison. Topographie médicale, brièvement décrite, de la localité où il a le plus longtemps séjourné.

INFIRMERIE ET PHARMACIE

§ 2. — **OBSERVATIONS** sur l'installation de l'infirmerie et de la pharmacie, au point de vue de l'hygiène des chevaux, de la conservation du matériel et des médicaments.

MARÉCHALERIE

§ 3. — **PERSONNEL** de la maréchalerie. Observations sur l'installation des forges et l'état du matériel. Modifications à y apporter.

§ 4. — **FERRURES** courante, pathologique et d'approvisionnement.

§ 5. — ALIMENTATION

STATISTIQUE

A. — **TABLEAU** des maladies observées, du 1er janvier au 31 décembre 188 .

GENRE DE MALADIES		MOUVEMENT DES INFIRMERIES									MOUVEMENT DES INDISPONIBLES				
		Restant au 1er janvier 188	Entrés	MUTATIONS: Venus d'une autre catégorie	MUTATIONS: Passés dans une autre catégorie	Guéris	Morts	Abattus	Restant au 31 décembre 188	Nombre de journées de traitement	Restant au 1er janvier 188	Entrés	Guéris	Restant au 31 décembre 188	Nombre de journées de traitement
CONTAGIEUSES	Chevaux en observation (1)														
	Chevaux douteux														
	Morve et farcin (2)														
	Lymphangite épizootique														
	Maladies de la peau														
	Gourme														
	Fièvre typhoïde														
	Sang de rate														
INTERNES	Bronchites, pneumonies, pleurésies														
	Affections intestinales														
	Maladies nerveuses														
	Autres affections internes (3)														
EXTERNES	Maladies essentielles du pied														
	Boiteries essentielles des autres régions														
	Tares molles et dures														
	Fractures (4)														
	Blessures par le harnachement														
	Blessures diverses														
	Autres affections externes (3)														
	TOTAUX														

1. On ne doit comprendre dans cette colonne que les animaux isolés comme ayant été voisins de sujets reconnus morveux. Les chevaux en observation ou douteux qui deviennent morveux sont reportés à la catégorie morve et farcin.

2. Indiquer si antérieurement à leur dernière entrée les chevaux abattus pour morve ou farcin ont séjourné à l'infirmerie comme douteux ou en observation; ou encore pour des maladies pouvant être confondues avec cette affection.

3. En cas de mortalité, on mentionnera sommairement la nature de ces affections au paragraphe 6.

4. Faire connaître le siège et le genre des fractures.

B. — **TABLEAU** des pertes par âge et par genre de maladie, du 1er janvier au 31 décembre 188 .

	NATURE DES MALADIES AUXQUELLES LES CHEVAUX ONT SUCCOMBÉ	4 ans	5 ans	6 ans	7 ans	8 ans	9 ans	10 ans	11 ans	12 ans	13 ans	14 ans	15 ans	16 ans et au-dessus	TOTAL	OBSERVATIONS
CONTAGIEUSES	Morve et farcin															
	Lymphangite épizootique															
	Maladies de la peau															
	Gourme															
	Fièvre typhoïde															
	Sang de rate															
INTERNES	Bronchites, pneumonies, pleurésies															
	Affections intestinales															
	Maladies nerveuses															
	Autres affections internes															
EXTERNES	Maladies essentielles du pied															
	Boiteries essentielles des autres régions															
	Tares molles et dures															
	Fractures															
	Blessures par le harnachement															
	Blessures diverses															
	Autres affections externes															
	TOTAUX															
	Effectif moyen de l'année (1)															

1. Les effectifs moyens doivent être donnés pour toutes les catégories figurant aux tableaux B. C. D., et E même pour celles où il n'existerait pas de pertes.

C. — **TABLEAU** des pertes par provenance, du 1er janvier au 31 décembre 188 .

INDICATION DES PROVENANCES		PERTES ÉPROUVÉES	EFFECTIFS MOYENS	PROPORTION POUR 1.000	OBSERVATIONS
1re Circonscription	Caen.				
	Saint-Lô				
	Alençon.				
	Bec-Hellouin				
	Paris				
2e Circonscription	Fontenay				
	Angers				
	Guingamp				
	Saint-Jean-d'Angely .				
3e Circonscription	Tarbes				
	Agen				
	Mérignac				
	Guéret				
	Aurillac.				
4e Circonscription	Mâcon.				
	Sampigny (Villers). .				
	Faverney				
	Arles				
	La Capelle				
Achats directs et provenances diverses					
Algérie	Chevaux				
	Étalons				
TOTAUX					

D — **ÉTAT numérique des animaux réformés comme impropres au service, du 1er janvier au 31 décembre 188 , subdivisés par âge et par motif de réforme.**

MOTIFS DE LA RÉFORME	4 ans	5 ans	6 ans	7 ans	8 ans	9 ans	10 ans	11 ans	12 ans	13 ans	14 ans	15 ans	16 ans et au-dessus	TOTAL.	OBSERVATIONS
Cornage.															
Rétivité.															
Immobilité.															
Blessures.															
Cécité.															
Mauvaise constitution.															
Pousse															
Claudication incurable															
Usure des membres															
Motifs divers.															
TOTAUX															
Effectif moyen de l'année. . . .															

E. — **TABLEAU** comparatif des maladies, pertes, réformes et indisponibilités en 1886 et 1887

EFFECTIFS MOYENS	CHEVAUX MALADES		CHEVAUX MORTS OU ABATTUS		CHEVAUX RÉFORMÉS		CHEVAUX INDISPONIBLES	
	Nombre	Journées de traitement	Nombre	Proportion pour 1.000 (1)	Nombre	Proportion pour 1.000	Nombre	Journées de traitement
				Année 1886				
				Année 1887				

1. Les pertes sur 1.000 s'obtiennent en divisant par l'effectif moyen de l'année le nombre des chevaux morts et abattus pendant cette période.

MODÈLE 19

SITUATION MÉDICALE

§ 6. — **EXPLICATION** détaillée de chaque tableau statistique.

§ 7. — **MALADIES** contagieuses qui ont sévi pendant l'année; origines; causes probables; modes de propagation; moyens employés pour les combattre.

HYGIÈNE

8. — **HYGIÈNE** adoptée à l'égard des chevaux sains, maigres, fatigués, tiqueurs, convalescents et malades; modifications qui paraîtraient nécessaires.

PATHOGÉNIE

§ 9. — **EXPOSÉ** méthodique des causes qui ont eu de l'influence sur les affections les plus fréquentes ou les plus graves; sur la mortalité et les indisponibilités.

CHIRURGIE, PATHOLOGIE ET THÉRAPEUTIQUE

§ 10. — **FAIRE CONNAITRE** les cas intéressants qui ont été observés et traités dans les infirmeries pendant l'année. — **Méthodes thérapeutiques usitées au corps.**

RÉSUMÉ

§ 11. — **RÉSUMÉ** analytique des améliorations à apporter aux différentes branches du service vétérinaire.

A le 188

Le Vétérinaire,

Vu :
Le commandant le

Vu :
Le Vétérinaire principal, Directeur du [e] *ressort,*

Vu :
Le Général commandant le [e] *corps d'armée,*

Modèle 20

SITUATION DE QUINZAINE DES VÉTÉRINAIRES DÉTACHÉS

Régiment d

ESCADRON

MOUVEMENT de l'Infirmerie vétérinaire de l'escadron du
au

Restant au
Entrés
Sortis
Restant au

MOUVEMENT DES INDISPONIBLES

Restant au
Entrés
Sortis
Restant au

ESCADRONS	NUMÉROS MATRICULES	NOMS DES CHEVAUX	SEXE	AGE	PROVENANCE	DATE DE L'ENTRÉE A L'INFIRMERIE	DATE DE LA SORT	
							GUÉRI	MOR OU ABAT

COMPOSITION DE LA RATION

Avoine ou Orge. . . .
Foin . . . .
Paille. . . . .

…MBRE …URNÉES DE …TEMENT	GENRE DE MALADIE	OPÉRATIONS PRATIQUÉES	TRAITEMENT ET RÉGIME	OBSERVATIONS

A , *le* . 18 .

Le Vétérinaire,

Vu :

…e Chef de détachement,

ᵉ CORPS D'ARMÉE

PLACE D .

Modèle 21

SERVICE VÉTÉRINAIRE

Article 38 et Modèle N° 13 } D. 76

ᵉ *Régiment d* .

ÉTAT indiquant les quantités de médicaments, objets de pansement, ustensiles et instruments laissés à la garnison de par le ᵉ régiment ou escadron du Train.

DÉNOMINATION	QUANTITÉS	ÉTAT de CONSERVATION	OBSERVATIONS
OBJETS DE PANSEMENT			

DÉNOMINATION	QUANTITÉS	ÉTAT de CONSERVATION	OBSERVATIONS
USTENSILES, INSTRUMENTS ET OBJETS DIVERS			

A , le 18 .

Reçu de M. le Vétérinaire chef du service les objets ci-dessus indiqués

L'Adjoint du génie,

Le Vétérinaire, chef du service,

e CORPS D'ARMÉE

PLACE D

Article 60 du Règlement du 26 décembre 1576

Modèle No 15

Modèle 22

SERVICE VÉTÉRINAIRE

EN CAMPAGNE

Mois d

RAPPORT du vétérinaire chef du service du e corps d'armée sur l'état sanitaire des chevaux du au 188 .

EFFECTIF. . . . . . { Chevaux d'officiers / Chevaux de troupe

DÉSIGNATION DES RÉGIMENTS	GENRE DE MALADIE	Restant malades à la fin du mois précédent	Entrés pendant le mois	Guéris	Morts	Abattus	Évacués sur les dépôts de campagne	Restant à la fin du mois
	TOTAUX.							

A Monsieur le Vétérinaire en chef de l'armée d

OBSERVATIONS GÉNÉRALES

A , le

Le Vétérinaire, chef de service,

CORPS D'ARMÉE

PLACE D

Modèle 23

SERVICE VÉTÉRINAIRE

EN CAMPAGNE

Article 64 du Règlement du 26 décembre 1876

Modèle Nº 16

DÉPOT de chevaux malades d .

RAPPORT sur les mutations survenues du au 188 .

DÉSIGNATION DES RÉGIMENTS AUXQUELS APPARTIENNENT LES CHEVAUX	GENRE DE MALADIE	Chevaux malades existant au	Entrés	Sortis guéris	Morts ou abattus	Restant au	OBSERVATIONS
	TOTAUX.						

DEMANDES

OBSERVATIONS GÉNÉRALES

A , le

Le Vétérinaire, chef de service

e CORPS D'ARMÉE

PLACE D

Modèle 24

SERVICE VETÉRINAIRE

EN CAMPAGNE

Article 68 du Règlement du 26 décembre 1876

Modèle N° 17

e *Régiment d*

RAPPORT sur l'état sanitaire des chevaux du au 188 .

EFFECTIF. . . . . . { Chevaux d'officiers. ... Chevaux de troupe...

GENRE DE MALADIE	MOUVEMENT DES INFIRMERIES du — au —						OBSERVATIONS
	Restant	Entrés	Guéris	Morts ou abattus	Évacués	Restant aux infirmeries le	
Affections des voies respiratoires. .							
Affections des voies digestives. . .							
Affections diverses.							
Blessures . { par le harnachement.							
Blessures . { par armes de guerre.							
Morve							
Farcin							
Gale							
TOTAUX.							

OBSERVATIONS GÉNÉRALES

A , le

Le Vétérinaire chef de service,

ᵉ CORPS D'ARMÉE

ᵉ DIVISION

ᵉ BRIGADE

PLACE D

Articles 10 et 13 du Règlement du 3 juillet 1855

Modèle 25

Régiment d

PROCÈS-VERBAL constatant l'état d'un cheval cédé par l'État ou à réintégrer (art. 10), ou d'un cheval qu'un officier est autorisé à emmener soit en permission, soit en congé (art. 13).

L'an mil , le

Nous Sous-Intendant militaire chargé de la surveillance administrative du Corps, sur l'avis à nous donné que Mr (1)

était autorisé à (2) le cheval N° ou la monture qui lui est affectée par l'Etat

Nous sommes rendu au quartier où étant, nous nous sommes fait présenter ce cheval, signalé comme suit :

Et conformément aux prescriptions de l'art. (3) du règlement du 3 juillet 1855, avons fait constater sur place par Mr vétérinaire au régiment de que l'état de cette monture est le suivant (4) :

(1) Nom, grade et Corps.

(2) Prendre comme monture ou à réintégrer, ou emmener en congé ou en permission.

(3) Art. 10 ou 13 suivant les cas.

(4) Indiquer l'état de santé générale, l'état d'embonpoint, celui du flanc, des yeux, des membres, les tares anciennes et récentes.

De tout quoi nous avons dressé le présent procès-verbal, qui a été signé avec nous par M. le Vétérinaire.

Le Vétérinaire *Vu :* *A* *le* 188

Le chef de Corps *Le Sous-Intendant militaire*

NOTA. — Dans le cas où un simple certificat technique et non administratif est demandé, on le fait sous la forme la plus simple : « Je soussigné, vétérinaire, etc., déclare avoir visité... (signalement)... et avoir reconnu... (indiquer ici ce qui est dit au renvoi (4).

GUIDE

DE L'AIDE-VÉTÉRINAIRE

NOUVELLEMENT PROMU

ARRIVÉE AU CORPS.

Lettre au chef de corps et au chef de service.

Aussitôt votre nomination reçue, vous écrirez à votre chef de corps et à votre chef de service. — C'est là un devoir, une marque de déférence due à vos supérieurs, mais non une obligation prévue par les règlements ; aussi les lettres dont il s'agit n'ont-elles pas le caractère strictement officiel.

Dans leur rédaction, tout en restant bref et concis, vous éviterez le ton sec que comporte le modèle officiel (XVII) du règlement sur le service intérieur (1 du Recueil).

Vous écrirez l'une comme l'autre sur du papier à lettre blanc et de format ordinaire *le papier de couleur ou de petit format ne s'emploie que pour la correspondance familière*).

La marge ne contiendra aucune indication et la forme sera très respectueuse. Vous commencerez par ces mots : Mon colonel ou Monsieur le Principal, Monsieur le Vétérinaire en 1er, etc... et vous terminerez par une formule de salutation.

Il se peut que vous ne puissiez vous rendre de suite au poste auquel vous êtes appelé, soit que vous soyez momentanément chargé d'un autre service, soit que des besoins impérieux vous retiennent en permission. Dans ce cas vous l'indiquerez

Votre lettre au chef de corps pourra, par exemple, être conçue en ces termes :

Mon Colonel,

J'ai l'honneur de vous rendre compte que je viens de recevoir ma nomination d'aide-vétérinaire au (n°) régiment de..... Appelé à l'honneur de servir sous vos ordres, je m'empresse de vous offrir l'expression de tout mon respect et de vous assurer de mon entier dévouement.

Aussitôt relevé du service dont je suis chargé à l'école de cavalerie pendant le mois de septembre..... ou étant en permission de (1) jours ; aussitôt cette permission expirée... je m'empresserai de rejoindre mon poste.

Je suis avec un profond respect,
Mon Colonel,
Votre très obéissant subordonné.
(*Signature très lisible.*)

Votre lettre au vétérinaire principal et celle à votre chef de service, ne différeront pas en substance de la précédente ; seulement en raison de l'échelle spéciale des grades, la formule de salutation sera un peu modifiée. Elles pourront, par exemple, être conçues en ces termes :

Monsieur le vétérinaire principal ou le vétérinaire en premier, j'ai l'honneur de vous rendre compte que je viens d'être nommé aide-vétérinaire au ᵉ régiment de . Appelé à servir sous vos ordres et votre direction, je m'empresse de vous offrir l'expression de mon respect et de vous assurer que je ferai tous mes efforts pour mériter votre bienveillance.

Le reste, comme dans la lettre précédente, suivant le cas, sauf que la formule de salutation aura cette forme :

Je suis avec le plus profond respect,
Monsieur le Principal,
ou. . . . avec un profond respect,
Monsieur le Vétérinaire,
Votre très obéissant
ou. . . . votre obéissant subordonné.
(*Signature très lisible.*)

Les lettres précédentes écrites au titulaire du grade ou à l'intérimaire et non à la personne doivent toujours être adressées à Monsieur le colonel ou le commandant de tel régiment ou de tel dépôt ; à Monsieur le vétérinaire principal directeur de tel ressort, Monsieur le vétérinaire en premier et non à Monsieur X... colonel, commandant, vétérinaire principal ou en 1ᵉʳ.

Forme générale de la correspondance.

Toute lettre, même privée, à un supérieur en grade, à moins qu'on n'écrive à un officier avec lequel on est tout à fait intime et pour un sujet absolument étranger au service, doit commencer par *mon* précédant la dénomination du grade lorsqu'il s'agit d'un officier de commandement, et par *Monsieur* avant la même dénomination lorsqu'il s'agit d'un officierou fonctionnaire appartenant à un service auxiliaire.

A un officier de même grade ou de même assimilation, on écrit : *Mon cher camarade.*

Voici, d'ailleurs, les formes généralement adoptées dans la correspondance privée : 1° avec les supérieurs militaires appartenant au commandement ou à un service auxiliaire ; 2° avec les camarades et les inférieurs ; 3° avec les fonctionnaires civils.

1. Si rien ne vous retient vous direz que vous rejoindrez votre poste dans les délais qui vous sont fixés.

1° *Correspondance avec les supérieurs appartenant au commandement.*

On commence par Mon Général, Mon Colonel, Mon Commandant, etc., etc.

On termine par l'une des formules de salutations ci-dessous :

Jusqu'au grade de capitaine inclusivement :

Je suis avec respect, mon Capitaine, votre obéissant subordonné.

Pour tous les officiers supérieurs :

Je suis avec un profond respect, mon Colonel *ou* mon Commandant, votre très obéissant subordonné.

Pour tous les officiers généraux ;

Je suis avec le plus profond respect, mon Général, votre très obéissant subordonné.

Dans la correspondance avec les ministres et les maréchaux de France, on doit appeler ces dignitaires Monsieur le ministre (plus d'excellence) ou Monsieur le maréchal.

On termine par la formule de salutation adoptée pour les généraux.

Toutefois, lorsque la lettre s'adresse à un autre ministre que le ministre de la guerre, on remplace le mot subordonné par le mot serviteur.

2° *Correspondance avec les officiers ou assimilés des services auxiliaires.* (Intendants, médecins-vétérinaires, officiers d'administration, etc.)

On commence par : Monsieur (suivi de la désignation du grade ou de l'emploi...

On termine suivant le grade ou l'assimilation par l'une des formules adoptées pour les différents grades d'officiers de commandement, en remplaçant le mot « subordonné » par le mot « serviteur » excepté lorsque la lettre est adressée à un officier ou fonctionnaire du même corps ou du même service : Dans ce dernier cas il y a subordination immédiate dans la hiérarchie spéciale du corps ou service et l'expression « subordonné » doit être conservée dans la formule de salutation. C'est ainsi qu'un vétérinaire écrivant à un intendant emploiera l'expression « serviteur » tandis que s'il écrit à un vétérinaire d'un grade supérieur au sien il devra se servir de l'expression « subordonné ». Le vétérinaire principal ayant le grade le plus élevé du corps, les vétérinaires subalternes le salueront avec le plus profond respect et le vétérinaire en 1er sera salué par ses inférieurs avec un profond respect..

3° *Correspondance avec les inférieurs ou les égaux.*

On commence par Mon cher Lieutenant, Capitaine, etc... ou Mon cher camarade.

On peut terminer ainsi : Veuillez agréer, mon cher Lieutenant ou camarade, l'assurance de mes sentiments dévoués et affectueux ou sympathiques ou de mes bons sentiments.

4° *Correspondance avec les fonctionnaires civils.*

On commence par Monsieur le Préfet, le Président du tribunal, etc.

On peut terminer ainsi : Veuillez agréer, Monsieur le....., l'assurance de ma considération distinguée, si on a un grade qui a droit aux mêmes préséances, ou l'assurance de ma haute considération si votre grade vous place au-dessous dans l'ordre des préséances.

Rendus comptes ou rapports d'inférieurs à supérieurs

En principe, dans les rapports d'inférieur à supérieur lorsqu'il s'agit d'affaires de service, on n'informe pas, on rend compte. Tout rapport écrit à un chef hiérarchique doit commencer ainsi : J'ai l'honneur de vous rendre compte.

Lorsque des renseignements sont demandés à titre gracieux par un chef hiérarchique sous les ordres duquel on ne se trouve pas, on peut dire qu'on a l'honneur d'informer ou de donner tels renseignement demandés.

Lorsqu'un rapport détaillé est demandé sur un sujet quelconque, une maladie régnante par exemple, on adopte cette forme : J'ai l'honneur de vous adresser le rapport que vous m'avez demandé sur ou au sujet de, etc., etc.

Il va de soi d'ailleurs que pour ces pièces officielles on se conforme strictement aux modèles fixés par le Règlement sur le service intérieur. 1-2-3 du *Recueil*.

Visites à l'arrivée et au départ

Il est indispensable d'arriver complètement et réglementairement habillé et équipé, de façon à pouvoir porter de suite la petite tenue, la tenue du jour et la grande tenue. (Voir art. 271-272-273 du service intérieur et le Titre IV, de la 4e partie du *Recueil* (Tenue).

Le service intérieur (art. 232) et le règlement sur le service des places (art. 311) prescrivent les visites absolument réglementaires et la tenue dans laquelle elles doivent être faites. Les autres sont commandées par les convenances.

La première visite sera pour votre colonel ou votre chef de corps.

Mais d'abord le matin de votre arrivée vous vous présenterez au rapport, après être allé saluer, dès la première heure, dans son service, votre chef immédiat, qui pourra peut-être vous accompagner. Si votre chef de service est absent ou empêché, vous prierez le vétérinaire en second de vous indiquer l'heure du rapport du colonel afin de vous y rendre.

Pour cette présentation au rapport vous serez en tenue du jour. Aussitôt après, vous remettrez votre titre de permission ou votre feuille de route soit au capitaine trésorier, soit au bureau de la Place suivant les usages locaux,

Dans l'après-midi (de 3 heures à 5 heures) vous ferez votre visite en grande tenue au Chef de corps. — Soyez très correct — pas de chaîne de montre, de breloques, de col non réglementaire, pas de chaussures fantaisistes, ayez des sous-pieds, etc.

Vous ferez également, le premier jour, une visite en grande tenue à votre chef de service et autant que possible, aux officiers supérieurs.

Cette première visite aux au torité dont vous relevez a une grande importance. Elle produira, selon la manière de vous présenter et de vous tenir, une impression bonne ou mauvaise. A vous de causer avec mesure et modestie, mais sans excès de timidité ; d'avoir l'aisance suffisante sans affectation et surtout sans trop d'aplomb, le trop grand aplomb est incompatible avec la respectueuse réserve qu'un chef aime à rencontrer chez un inférieur jeune et surtout qui débute.

Votre chef de service est l'homme sous les ordres et la direction duquel vous allez apprendre à servir, avec lequel vous serez en contact tous les jours. D'avance sa bienveillance vous est acquise ; il est prêt à bien vous juger. Efforcez-vous de gagner de suite sa sympathie par votre attitude, par la confiance que vous inspire son expérience, par votre empressement naturel (et non forcé) à l'assurer de votre dévouement, à lui témoigner la déférence due à son âge, son grade et ses services.

S'il y a un général de brigade et un général de division dans la garnison, vous leur ferez visite le premier ou le deuxième jour. Dans le cas où ils ne résideraient pas dans la garnison, vous vous informeriez de ce qui se fait habituellement.

Au vétérinaire principal directeur du ressort dont fait partie votre corps, vous ferez visite dès le premier jour de votre arrivée, ou vous adresserez votre carte, suivant le cas.

Enfin, vous ne négligerez pas de faire visite au commandant d'armes et au Major de la garnison, que ces autorités soient ou non de votre régiment ou de l'arme à laquelle vous appartenez.

Les jours suivants, et le plus tôt possible, vous ferez visite à tous les officiers du corps que vous n'aurez pas encore vus. Beaucoup vous prieront de ne pas vous déranger ; vous les en remercierez et ne manquerez pas néanmoins d'accomplir votre devoir vis-à-vis de tous, sous-lieutenants aussi bien que capitaines.

Pour vos visites, vous trouverez les adresses de tous les officiers au corps de garde de police ; vous en demanderez la liste à l'adjudant de semaine ou au maréchal des logis de garde, soit que vous vous adressiez directement à l'un ou à l'autre pour l'en prier, soit que vous le fassiez par l'intermédiaire du vétérinaire en second, votre camarade et guide naturel que vous aurez visité un des premiers et qui s'empressera de vous donner tous les renseignements dont vous pourrez avoir besoin.

En tout cas, vous prierez qu'on vous indique les officiers mariés. Chez ceux de ces derniers où vous ne serez pas reçu, vous laisserez deux cartes, quoique votre première visite soit plus particulièrement pour l'officier que pour sa famille.

La première fois que vous rencontrerez ensuite l'officier que vous n'aurez pas vu chez lui, vous exprimerez vos regrets en vous faisant présenter ou en vous présentant vous-même si ce n'est déjà fait.

Lorsque vous serez installé et aurez pris vos habitudes de régiment, il sera bien de vous informer du jour où restent chez elles les femmes d'officiers. Il est nécessaire que vous les connaissiez, afin de pouvoir leur rendre les devoirs de politesse qui leur sont dus.

Etant en visite, si vous rencontrez un officier d'un grade supérieur au vôtre, votre devoir est de le saluer aussitôt après la maîtresse de maison et autres dames.

En dehors des préséances commandées par le grade ou la situation officielle d'un fonctionnaire, il ne faut pas oublier l'ordre des préséances qu'impose l'âge des personnes.

Les dames, sans distinction d'âge, passent toujours les premières, excepté lorsqu'on se trouve chez ou en présence de personnages officiels haut placés.

Cavalier-ordonnance

Dès le jour ou le lendemain de votre arrivée, vous demanderez au vétérinaire en second ou à un autre camarade de table quel est l'escadron désigné pour fournir les ordonnances de l'État-Major.

Vous vous adresserez ensuite au Maréchal des logis chef dudit escadron pour qu'il vous indique un cavalier susceptible de faire un bon ordonnance : le Maréchal des logis de peloton ou le brigadier de chambrée complétera ces renseignements que vous demanderez toujours à titre de service gracieux. Après les avoir recueillis et appréciés, vous prierez le capitaine commandant l'escadron de vouloir affecter provisoirement à votre service le cavalier de votre choix. Puis au bout de quelques jours vous le demanderez définitivement comme ordonnance, ou vous en choisirez un autre. Mais il faudra toujours que votre choix ait été consenti par le capitaine commandant ; c'est seulement après que vous ferez la demande au Colonel par la voie du rapport journalier du vétérinaire chef de service.

L'ordonnance n'est pas un domestique, mais un soldat attaché à votre service pour l'entretien de vos effets, les soins de votre cheval, de votre harnachement et de votre logement (Voir à ce sujet l'art. 262 du service intérieur). Vous le traiterez donc en conséquence et éviterez d'avoir pour lui des exigences trop en dehors du cadre des obligations qui lui incombent. Son éducation au point de vue des soins à donner à vos effets d'habillement, d'équipement et de harnachement sera presque toujours à faire. Vous le surveillerez et le dirigerez de près au début.

Combien d'officiers n'ont-ils pas vu disparaître en un jour la dorure de leur sabre pour avoir négligé de dire à un nouvel ordonnance que les choses dorées, argentées, nickelées, ne s'astiquent pas !

Une fois que vous l'aurez initié à tout le service, vous vous montrerez exigeant, ferme en même temps que bienveillant, prêt à punir après avertissement infructueux aussi bien qu'à encourager par un bon mot.

Mais gardez-vous de reproches violents, d'expressions blessantes qui seraient de mauvais goût avec un domestique et sont contraires à la discipline avec un soldat-ordonnance.

Exigez que vos aciers (sabre, bride, éperons, étriers, etc...) vos cuivres, vos boutons, votre harnachement, soient parfaitement astiqués, que vos bottes soient cirées de façon à reluire comme un vernis, qu'on ne voie jamais de taches ni de poussière sur vos effets, et surtout que votre cheval soit pansé irréprochablement.

Si vous croyez que dans le début votre ordonnance pèche par ignorance, montrez-lui à faire, assurez-vous qu'il est bien outillé, puis s'il persiste à négliger ses devoirs, punissez sans éclat (Voir au sujet du droit de punir l'art. 295 du service intérieur), et si la première punition se montre insuffisante, n'allez pas en général jusqu'à la seconde, demandez un autre cavalier. Mais en tout ceci, mettez du vôtre, donnez-vous la peine de dresser un homme à son nouveau service ; n'oubliez pas que les trois quarts des ordonnances sont ce que l'officier les fait.

Que par indifférence ou négligence vous ne laissiez jamais sous les yeux et la main de votre ordonnance, des correspondances, de l'argent, qui pourraient exciter sa curiosité ou sa convoitise. On a vu des hommes devenir de mauvais serviteurs, arriver même devant un conseil de guerre ou un conseil de discipline, pour avoir été tentés ainsi. Peut-être seraient-ils demeurés intègres s'ils avaient vécu de la vie commune à leurs camarades. D'ailleurs la négligence dont il s'agit peut conduire l'officier à un soupçon mal fondé. Et la seule possibilité d'une erreur en pareille matière suffit pour motiver l'importance que nous attachons à notre recommandation.

Pension. — Café.

Dès le jour de votre arrivée vous mangerez à la pension. Le matin, après vous être présenté au rapport, vous prierez le vétérinaire en second ou au besoin votre chef de service de vous y accompagner et de vous présenter au président de la table des lieutenants et sous-lieutenants, celui-ci vous présentera ensuite à tout le monde de la table.

On fêtera peut-être votre bienvenue par un verre de vin fin — (c'est là du moins un usage assez suivi) — vous n'avez pas à rendre cette politesse ; si on porte votre santé, vous remerciez simplement.

En sortant de la table, on vous invitera à prendre le café dans une salle spéciale, plus ou moins éloignée de la pension et où se réunissent ordinairement les officiers de tous grades. Ce pourra même être un cercle commun à plusieurs corps. En y entrant vous prierez le président de votre table de vous présenter aux officiers supérieurs, s'il y en a, et à tous les officiers du régiment vis-à-vis desquels vous n'auriez pas encore accompli cette formalité.

Le toast qu'on vous a porté au premier repas pris à la table n'est pas une réception ; selon les régiments, les réceptions se font à l'arrivée, au bout de quelques jours ou au départ. Pour éviter un excès de dépense on attend l'occasion de recevoir plusieurs officiers en même temps. On invite alors à un dîner de réception à votre intention tous les officiers de la table (mariés ou non). Les frais en sont payés sur les extras généraux : l'officier reçu ne rend pas.

Vous pourrez être prié à déjeûner ou à dîner par les autres tables que la vôtre ; vous accepterez et vous vous rendrez ponctuellement à l'invitation.

Lorsque tous les officiers du régiment mangent en mess les formalités sont les mêmes, sauf que le président étant l'officier le plus élevé en grade de ceux qui vivent à la table, vous ne pouvez le prier de vous présenter aux officiers. Vous vous adressez alors à celui de vos camarades que vous connaissez le mieux ou au plus ancien lieutenant.

Logement.

Dès votre arrivée, le vétérinaire en second et vos camarades de table vous donneront des renseignements sur les logements et vous indiqueront les prix usuels.

Autant que possible vous chercherez à vous loger à proximité du quartier, afin qu'on vous trouve plus vite lorsque vous serez de service, et que vous ayez vous-même moins de chemin à faire pour venir aux heures de convocation.

Il ne faut pas lésiner sur le prix du logement, car un peu de largesse de ce côté est souvent une économie. Et d'abord un officier doit être logé très dignement, dans une maison bien fréquentée. Plus cette habitation sera confortable, gaie, mieux il s'y plaira, et plus il sera tenté d'y revenir aux heures inoccupées par le service, au lieu de perdre son temps et son argent au café; il contractera ainsi facilement des habitudes de travail, de lecture qui lui seront profitables à tous égards. Vous n'hésiterez donc pas à payer un peu plus cher pour être mieux logé, tout en vous gardant de vous lancer dans un luxe hors de proportion avec vos ressources.

Vos premières visites vous seront rendues dans le logement que vous aurez pris à votre arrivée. Il importe que vos chefs y trouvent les éléments d'une bonne appréciation relativement à votre caractère, vos goûts, votre éducation, etc., etc...

Équipement. — Choix d'un cheval.

Vous êtes arrivé au régiment habillé, mais non complètement équipé; il vous manque une partie de l'armement (le revolver) et sans doute le harnachement.

Il faut sans retard vous mettre au complet. Et le mieux est de vous adresser aux chefs ouvriers du corps, qui ont des tarifs arrêtés après discussion par une commission d'officiers. Cependant, pour la selle anglaise, si vous tenez à la marque du bon faiseur, vous pourrez avantageusement vous adresser à Beck. Ce qui est pris chez lui n'a que l'inconvénient de coûter très cher; peut-être trouve-t-on une large compensation dans la durée des effets. A l'école de cavalerie, chez le sellier, on trouve aussi de très bons harnachements d'ordonnance et anglais. On vous conseillera peut-être d'acheter un harnachement d'occasion. A moins qu'il ne s'agisse d'effets presque neufs, le tout neuf sera toujours plus propre et aussi économique, car il vous servira pendant toute votre carrière ou à peu près; puis ce sera fait ou choisi pour vous à votre taille et à votre conformation, avantages incontestables.

Pour le choix de votre cheval, vous prendrez le temps nécessaire sans toutefois dépasser une limite raisonnable, afin d'éviter au colonel l'obligation de vous fixer un délai (1).

Les officiers peuvent choisir parmi tous les chevaux disponibles du régiment qui ont atteint l'âge de 6 ans. Vous prendrez des renseignements auprès du vétérinaire en second et de vos camarades de table, puis, lorsque vous aurez des vues sur un cheval, vous demanderez au capitaine commandant l'escadron l'autorisation de l'essayer; lorsqu'après en avoir essayé plusieurs vous aurez jeté plus particulièrement votre dévolu sur un, vous demanderez au chef de corps l'autorisation de le garder quelques jours à titre provisoire pour pouvoir l'apprécier complètement. — Vous en ferez ensuite définitivement la demande par la voie du rapport journalier de l'infirmerie. Vous vous garderez d'ailleurs de vous laisser aller à un enthousiasme prématuré sur la valeur de votre nouvelle monture. Enfin vous ne perdrez pas de vue qu'il appartient au colonel de juger si tel cheval convient à l'officier, et qu'il peut lui en désigner un d'office dans le cas où ceux présentés ne paraîtraient pas convenir à l'officier.

La décision ministérielle du 1er septembre 1878, 2e S., P. 233, dispose que les chevaux de tête de robe grise seront attribués autant que possible aux intendants, aux médecins et aux vétérinaires et que les officiers pourront présenter aux Commissions de remonte de leurs régiments des chevaux destinés à leur usage (de l'âge de 5 à 8 ans).

La note ministérielle du 19 novembre 1884, 2e S. R., P. 790, autorise les commissions de

1. Voir le titre VII de la 4e partie du *Recueil*: Remonte des vétérinaires.

remonte régimentaires à acheter dès l'âge de 4 ans les chevaux de pur sang que les officiers pourront se procurer dans le commerce et qu'ils destinent à leur usage. Ces chevaux devront être prêts à faire un bon service.

DEVOIRS

Devoirs vis-à-vis de ses chefs.

Au-dessus de tout, l'éducation militaire doit se traduire par une obéissance et un respect constants de l'inférieur vis-à-vis de ses supérieurs.

Mais entre tous les chefs, il en est un qui a particulièrement droit à vos égards, c'est votre chef direct, votre chef de service.

Vous vous efforcerez donc en toute circonstance d'exprimer votre dévouement, votre attachement au Vétérinaire en premier par une grande déférence, une confiance entière et de l'empressement dans tous les détails du service.

Dans l'intérêt du service, comme aussi dans celui de la vie en commun à laquelle ils sont appelés, les vétérinaires d'un même corps doivent vivre en parfaite harmonie. Toute mésintelligence entre eux est d'un fâcheux effet aux yeux des autres officiers, surtout du commandement, et la responsabilité en retombe toujours sur le plus jeune.

Quel que soit votre vétérinaire en 1er comme homme, vous devez avant tout voir en lui le chef et vous efforcer par des égards de prendre place dans son affection.

« La supériorité de l'éducation, rappelez-vous-le, n'est pas dans la critique : elle est dans l'observation continuelle des règles de la politesse, ne serait-ce que pour imposer celle-ci autour de soi. Tel du reste qui pardonne des infractions, ne saura pas toujours oublier un manque d'égards ou d'attention. » (*Conseil à un jeune officier.*)

Dans vos rapports de service aussi bien que dans vos rapports privés avec des supérieurs, gardez-vous de toute obséquiosité comme de toute raideur ; surtout ne vous départez jamais des devoirs de discipline et de convenance en tenant tête à votre chef, même lorsque vous croirez avoir raison.

On n'a pas de tort plus grand que celui de se donner raison contre ses chefs.

Devoirs vis-à-vis des inférieurs.

Les vétérinaires n'ont pas de commandement à exercer, mais ils sont appelés à avoir sous leurs ordres, dans certaines parties du service, des sous-officiers, brigadiers et cavaliers.

En principe, il ne faut pas avoir plus de familiarité avec ceux qui doivent le respect qu'avec ceux à qui on le doit. Vous serez bref avec le soldat et vous lui parlerez toujours sur ce qu'on est convenu d'appeler le ton militaire ; s'il a commis une faute, vous le rappellerez à l'ordre sèchement, mais sans emportement, et surtout en évitant de laisser échapper des mots blessants. Si vous jugez qu'il y ait lieu d'appliquer une punition, vous l'annoncerez à l'intéressé.

Avec les sous-officiers, vous aurez toujours des formes polies, de façon à ce que le soldat, frappé des égards accordés à ses chefs à tous les degrés de la hiérarchie, ait pour eux le respect qu'exige la discipline.

Vous éviterez d'une manière absolue de faire aux sous-officiers et brigadiers des reproches, ou de leur infliger quelque humiliation devant leurs inférieurs.

Les réprimandes et les observations doivent leur être adressées à part, à moins de circonstances rares et tout exceptionnelles où l'intérêt de la discipline demande que la répression soit faite devant la troupe.

Les maréchaux ferrants se trouvent sous les ordres et la direction des vétérinaires en ce qui concerne la manière de ferrer; ils seront vos auxiliaires dans la plupart des détails de votre service: à ce titre vous devez étudier leur caractère, leur conduite, leurs aptitudes, les services rendus antérieurement, leur ancienneté, afin de traiter chacun en conséquence.

Dire une bonne parole, aiguiser adroitement l'amour-propre, sera pour celui-ci un excellent moyen d'émulation.

Au contraire une main inflexible, des reproches fermement adressés et à propos seront nécessaires à tel autre qui a tendance à se laisser aller.

S'il vous arrivait, dans un moment de vivacité, d'avoir injustement blessé un inférieur, n'hésitez pas à aller à lui et à témoigner de votre regret par quelques bonnes paroles sans faire allusion à ce qui s'est passé.

De même, si vous aviez fait à un subordonné une observation mal fondée, avouez franchement votre erreur devant tous, sous peine de voir votre autorité ébranlée.

Lorsque vous croirez qu'un de vos inférieurs a été mal jugé, puni à tort, plaidez pour lui chaudement, mais avec convenance et dans la limite d'influence que vous donne votre grade.

Un supérieur doit savoir, même à son préjudice, soutenir et défendre ses inférieurs ; mais d'un autre côté prendre fait et cause pour eux à tout propos, serait une grosse faute.

Si un sous-officier ou soldat ne vous salue pas, gardez-vous d'exercer bruyamment votre autorité en public.

L'officier qui n'est pas salué par un inférieur, doit en faire l'observation directement, sans bruit, sans que les passants s'en aperçoivent; s'il reconnaît qu'il y a eu intention manifeste, il demande le nom du militaire ou le numéro matricule de sa coiffure ; il peut même prendre ce numéro en cas de refus, mais en évitant tout mouvement de colère. Puis il annonce qu'il inflige ou va demander une punition. (Dans ce cas les vétérinaires ne punissent pas directement, mais demandant une punition.) — (Service intérieur art. 295).

Devoirs vis-à-vis de ses camarades.

« C'est à la pension surtout que se produisent vos obligations vis-à-vis de vos camarades ; c'est là que vous êtes appelé à vous faire connaître et aussi à connaître ceux avec lesquels vous vous lierez plus intimement. C'est là que toutes les petites passions s'agitent ; c'est là que l'on discute les ordres et que les chefs sont mis sur le tapis : ne prenez aucune part à ces critiques dans vos commencements surtout, elles siéent mal à celui qui débute. Plus tard, quand vous connaîtrez tout le monde et que vous serez connu, vous pourrez vous mêler à ces conversations, mais pour soutenir le chef attaqué, si vous jugez qu'on l'attaque injustement, non pour aider à l'attaquer, si vous jugez qu'il mérite le mal qu'on dit de lui. » — Conseils à un jeune officier sortant de Saint-Cyr.)

Ne parlez qu'avec mesure. Evitez de faire étalage d'érudition, surtout au point de vue professionnel. Dans les conversations où vous pourrez utiliser vos connaissances, apportez du tact et de la modestie. Ne provoquez jamais de causerie sur un sujet de votre compétence spéciale, attendez qu'on vous y convie et soyez toujours sobre, donnant votre avis si on le demande, relevant doucement une erreur commise, mais n'entrant jamais dans une discussion où, les armes n'étant pas égales, vous triompheriez sans gloire ou perdriez maladroitement le prestige de votre instruction spéciale.

Quelque studieux et instruit que vous soyez, gardez-vous de trancher du savant et de chercher à briller au-dessus de vos camarades.

Les discussions sur les règlements reviennent souvent aux tables d'officiers; n'y prenez aucune part, à moins qu'il ne s'agisse de votre service ou de votre corps, et encore, dans ce cas, bornez-vous à apporter votre opinion et ayez soin de vous retirer dès que votre contradicteur se passionne.

Plus encore que des discussions sur les règlements, gardez-vous de celles sur la politique et sur la religion. Elles sont toujours scabreuses en raison du peu de calme qu'on y apporte généralement et de la difficulté qu'elles offrent à une entente. Ces sujets de conversation doivent être bannis absolument des réunions et réservés pour le tête-à-tête.

Si on cause cheval, équitation, écoutez avec attention ceux qui ont l'autorité de l'expérience, et sachez que vous avez beaucoup à apprendre d'eux.

Ne cherchez pas à imposer une opinion puisée dans les livres; elle n'aurait aux yeux de personne le poids de celle basée sur la pratique.

N'affichez aucune prétention en équitation, car votre éducation n'est qu'ébauchée sur ce point; cherchez au contraire à vous instruire en causant avec les officiers habiles et en montant avec eux.

Si des critiques sont formulées contre le service vétérinaire, ne les prenez jamais comme personnelles, à moins que vous n'en ayez la complète assurance; et si vous savez pertinemment qu'elles sont mal fondées, dites-le simplement avec les raisons à l'appui, mais sans aller plus loin.

« Enfin, recommandation essentielle: si l'union n'est pas parfaite entre les officiers, s'il existe des coteries, gardez-vous de prendre parti pour un groupe quelconque. Il faut être bien avec tous.

« Avec tous aussi évitez la familiarité; elle ne se montre pas généralement en bonne compagnie (1). »

Mais soyez aimable, prévenant, d'un commerce agréable, évitez autant la froideur qu'un ton trop démonstratif qui serait obséquieux.

1. *Conseil à un jeune officier de Saint-Cyr.*

Devoirs vis-à-vis de soi-même.

Il a déjà été dit que c'est par les choses extérieures que vos chefs formeront leur premier jugement sur votre compte. A ce titre, votre tenue fixera tout d'abord leur attention et cette attention se soutiendra pendant toute votre carrière. Si votre tenue est belle, elle fera passer sur bien des petits défauts; si elle est seulement passable, à fortiori mauvaise il faudra de bien grandes qualités pour vous la faire pardonner.

Pénétrez-vous donc bien de la nécessité d'une bonne tenue : par elle, vous vous élèverez aux yeux de vos chefs, vous ajouterez au respect et à la considération de vos inférieurs, vous contribuerez à la bonne réputation du corps dont vous faites partie et dont tous les membres sont solidaires. — Votre tenue doit toujours être soignée; dans le service, dans le monde, partout enfin. Mais suivant le cas, tout en étant correcte, il n'y a pas nécessité à ce qu'elle soit également brillante.

Dans les détails du service de l'infirmerie, surtout le matin, et pour monter à cheval, vous pourrez porter des effets défraîchis, raccommodés même, pourvu qu'ils le soient proprement et n'aient ni taches ni parties en désordre.

Dans l'après-midi, ou du moins pour la tenue du jour, il faut avoir des effets plus frais.

Enfin pour la tenue du dimanche, les visites, la grande tenue, des effets extrêmement propres et frais sont de rigueur. — Un officier doit autant que possible posséder trois tenues. — Ayant ainsi des effets appropriés au temps, aux différents services, et prenant soin de sa garde-robe, l'officier sans fortune arrive, en dépensant modérément, à avoir une tenue toujours irréprochable, tout aussi bien qu'un officier moins soigneux et moins ordonné qui dépense beaucoup.

L'expression tenue ne s'attache pas exclusivement à la façon d'être vêtu, il s'y ajoute aussi la manière d'être en général, comme maintien, comme formes, comme ton, comme fréquentation de personnes et de lieux, comme observation des règles de la bienséance.

On dit d'un officier qu'il a de la tenue, lorsqu'il est bien sous tous ces rapports.

Ayez donc de la tenue en toutes circonstances : au café, au théâtre, en ville, par déférence pour vos chefs et par respect pour votre uniforme; à la pension, par égard pour vos camarades et les étrangers qu'ils pourraient amener à la table; devant la troupe, dans l'intérêt de votre dignité, de votre considération, du respect que vous devez imposer; chez vous, pour vous-même et les personnes qui pourraient vous y venir voir. En toute occasion exigez beaucoup de vous. Plus les circonstances où votre bonne tenue se produira seront de peu d'importance, plus favorablement on vous jugera.

Ne croyez pas qu'il soit indifférent d'avoir du laisser-aller chez vous, d'y être débraillé sous prétexte que c'est le seul instant où vous puissiez vous mettre à l'aise. On ne saurait trop vous répéter que là comme en toutes circonstances il faut de la tenue, toujours et dans la plus large acception du mot.

Les inconvénients, les dangers d'une fréquentation trop grande du café, ceux du jeu et des dettes qui en sont la conséquence, sont assez connus pour qu'il ne soit pas nécessaire d'insister beaucoup à leur sujet — (*Voir art.* 396 *du service intérieur*). — Cependant, quant aux dettes, il est dans l'armée une tradition d'honneur que vous ne pouvez pas ignorer, c'est que jamais elles ne doivent s'étendre à la pension ni au logement, moins excusables encore seraient-elles si elles venaient à êtres contractées vis-à-vis d'un inférieur.

Le payement de la pension et celui du logement sont choses sacrées. La raison en est que pour ces deux nécessités, l'officier, avec ses faibles appointements, est obligé de chercher des prix modiques, et qu'il ne les trouverait pas si restaurateurs et propriétaires n'avaient la certitude d'être exactement payés à la fin du mois.

Un sentiment de solidarité vous fera donc un impérieux devoir d'acquitter, le jour même où vous recevez vos appointements, le prix de votre pension et de votre logement. Pour la pension, ce devoir vous est encore imposé par cette considération que la responsabilité du plus ancien de la table est engagée, celui-ci étant ordinairement chargé de fournir à cet égard son attestation au Lieutenant-Colonel — (*Art.* 393 *du service intérieur.*)

Tous les officiers n'ont pas une fortune suffisante pour régler sur-le-champ les dépenses que nécessite leur équipement. Mais le devoir de payer par acomptes réguliers, au fur et à mesure que les moyens vous en seront offerts, les dettes contractées de ce chef, est d'autant plus impérieux, que vos ressources, en surplus de vos appointements, sont plus restreintes.

Tout d'abord, en entrant dans l'armée, vous avez l'obligation morale de ne pas donner une destination autre à l'indemnité qui vous est allouée comme première mise d'équipement. En dehors de cette somme, que vous verserez de suite intégralement à vos fournisseurs, une habitude excellente — nous dirions volontiers nécessaire — à prendre est de verser mensuellement 5 pour 100 de ce que vous devez à vos fournisseurs. Dans beaucoup de corps, le colonel fixe le tant pour 100.

Vous ne sauriez trop vous mettre en garde contre l'accumulation de gros crédits, car ils deviennent très difficiles à acquitter, font la boule de neige par le cumul des intérêts et les additions de chaque instant, et conduisent fatalement l'officier sans fortune aux dettes criardes d'abord, puis aux réclamations qui en sont la conséquence, et souvent à la mise en non-activité. Enfin l'officier qui a des dettes est toujours plus mal servi des fournisseurs que celui qui paye comptant. Apportez donc beaucoup d'ordre et de régularité à régler vos affaires ; faites-en un point d'honneur capital ; ce sera la sauvegarde de votre tranquillité, de votre dignité, de l'estime des autres pour vous. D'ailleurs, vous devez au corps dont vous faites partie de ne pas porter la plus faible atteinte à la considération qu'il sait s'attirer et dont il vous fait profiter : il y a là un sentiment de haute solidarité qui doit vous aller au cœur.

L'étude, le monde, le cheval, sont des préservatifs contre le *café*, le *jeu*, les *dettes*, les *mauvaises relations*.

L'étude : C'est par elle que vous cultiverez votre esprit, que vous agrandirez vos connaissances générales et spéciales. Lisez beaucoup et de bons ouvrages : littérature, histoire, sciences, arts, etc. ; mettez à contribution la bibliothèque du corps, vous y trouverez des livres intéressants ; ne manquez pas de vous tenir au courant des publications périodiques sur la médecine vétérinaire, d'étudier les ouvrages dont le Ministre de la guerre prescrit ou autorise l'achat, etc.

Dans la plupart des villes, il y a une bibliothèque, souvent fort bien composée ; fréquentez-la.

Que la visite journalière de l'infirmerie soit pour vous une clinique où vous vous efforcerez d'appliquer et de contrôler vos connaissances théoriques, de compléter votre acquit et de développer vos moyens, par une application raisonnée et sérieuse de tous les instants. N'oubliez pas qu'on apprécie beaucoup les jeunes vétérinaires studieux, qu'il en est fait mention dans leurs notes, que des récompenses peuvent être accordées aux travaux méritants qui sont adressés hiérarchiquement au Ministre.

Le monde : Sans vous y jeter inconsidérément, ne le fuyez pas : jeune, vous y trouverez une bienveillance d'autant plus grande que votre attitude sera modeste et réservée. La sévérité n'atteint que le jeune homme présomptueux et étourdi qui élève la voix au-dessus de celle des autres, qui parle à tout propos et décide de tout ; celui-là, aussi bien dans le monde que dans les réunions d'officiers, ne trouve aucune sympathie. Mais évitez ce travers, écoutez bien, parlez peu et à propos : efforcez-vous de prendre les habitudes et toutes les manières des gens bien, prenez plaisir aux conversations de ceux qui ont de l'expérience, ne faites des observations que pour vous instruire, remerciez des avis qui vous seront donnés et étudiez-vous à en profiter.

Dans ces conditions, la fréquentation du monde vous créera des relations agréables et utiles qui charmeront vos loisirs et vous attacheront à la garnison. Pour y entrer, vous vous informerez auprès des officiers, vos camarades, des personnes que l'on visite (fonctionnaires ou autres), et apporterez la plus grande circonspection dès que vous voudrez sortir de la sphère militaire.

Dans vos relations avec le monde comme avec les officiers, ne soyez pas trop susceptible ; si un homme marié ne vous rend pas exactement une visite faite à sa femme, contentez-vous de l'excuse qu'il vous en fera, et n'en soyez ni moins poli ni moins prévenant. Allez de temps en temps faire visite aux personnes du monde que vous connaîtrez et aux femmes d'officiers, mais ne soyez pas d'une assiduité exagérée qui pourrait être prise pour de l'obséquiosité. En tout, apportez beaucoup de tact, observez et écoutez beaucoup et faites-en votre profit.

Si l'on vous rend quelques visites, soyez toujours en mesure de les recevoir dignement. Toute visite doit être rendue dans les huit jours.

Le cheval : Pratiquez-le le plus que possible, vous y trouverez nombre de satisfactions et d'avantages de toutes sortes. L'équitation est une récréation très utile qui offre sans cesse un charme nouveau au lieu de lasser, et qui ne peut être que profitable.

Dans votre régiment, occupez-vous beaucoup du cheval et de la manière de s'en servir ; causez-en avec les officiers expérimentés et montez avec eux si vous le pouvez ; efforcez-vous d'acquérir un niveau suffisant pour qu'on puisse dire qu'à côté du vétérinaire il y a en vous un homme de cheval. Ce n'est qu'en pratiquant beaucoup le cheval, en vous initiant à tous les détails des petits soins qu'il réclame pour être de bon et durable service, que vous arriverez à le connaître, à l'aimer. Et croyez bien que vous serez pour lui un médecin d'autant meilleur que vous l'aimerez davantage. — Si vous êtes homme de cheval, vos notes s'en ressentiront, soyez-en sûr. Et puis, si, d'abord peu habile à monter, vous cherchez à apprendre auprès des officiers de votre régiment, on vous saura gré de votre désir; peu à peu vous ferez des progrès et la confiance que vous inspirerez comme vétérinaire s'accroîtra d'autant.

Si vous montez bien, cela augmentera votre prestige aux yeux de tous ; mais soyez toujours modeste, ne vous targuez jamais d'être fort ; faites simplement comme les autres, affrontez franchement une difficulté si vous vous en sentez capable, mais sans en tirer vanité.

Le cheval vous permettra de faire des connaissances agréables en dehors du cercle des officiers ; il aidera à vous créer de bonnes relations, pourra vous faire inviter aux chasses s'il y a des équipages dans le pays, etc., pourvu que vous agissiez toujours avec tact, et que vous soyez de bon ton.

Devoirs dans le service

Par-dessus tout, le devoir vous prescrit, dans le service, la plus stricte exactitude, le zèle, le dévouement au métier, la soumission à vos chefs. Soyez sous ce rapport très exigeant vis-à-vis de vous-même.

Comme le plus jeune, vous devez toujours être le premier arrivé aux heures fixées pour les différents services et, à ce sujet, une bonne recommandation à vous faire est, pour éviter les chances de retard, de prendre l'habitude d'arriver toujours cinq minutes en avance.

Suivez ponctuellement les indications, et conformez-vous aux ordres de votre chef immédiat ; soyez pour lui un aide dévoué, confiant dans son expérience, soumis à sa pratique médicale, tout en apportant le contingent de vos connaissances scientifiques à l'éclaircissement des faits d'observation, et en soumettant modestement les pratiques ou manières de faire qui vous sembleraient préférables à celles jusque-là usitées.

En dehors de la visite journalière de l'infirmerie, que vous passerez avec votre chef, il pourra vous être confié certains détails du service (*visite de santé, visite des chevaux indisponibles*). — Soyez très ponctuel, accomplissez votre mission avec tout le sérieux, toute la conscience possible et en même temps avec discrétion, au début surtout.

Evitez de tenir trop de place, d'appeler l'attention sur vous en criant, en vous agitant outre mesure. Au contraire, faites sans bruit, mais faites bien ; chacun en sera plus satisfait et saura vous apprécier.

Dans les commencements, faites peu d'observations aux sous-officiers et cavaliers qui se trouvent sous vos ordres (*1er maître-maréchal, maréchal des logis d'infirmerie, brigadiers maîtres-maréchaux, maréchaux ferrants, cavaliers employés à l'infirmerie, sous-officiers, brigadiers ou cavaliers qui conduisent les chevaux à la visite des indisponibles*). Attendez que vous connaissiez le caractère des hommes, leur valeur et les habitudes du régiment. Gardez-vous surtout de rien critiquer de ce qui se fait et d'y rien changer, même en invoquant le règlement dont vous n'avez peut-être pas encore saisi l'esprit dans tous les détails.

Et pour ce qui est du concours à attendre de vos subordonnés pénétrez-vous bien de ceci, à savoir : que le zèle de l'inférieur se règle sur celui du supérieur.

Soyez sobres de punitions, et apportez beaucoup de mesure dans leur application. Votre autorité est surtout appelée à s'exercer sur des hommes qui ont un métier (*maréchal ferrant*) choisi par eux, auquel ils sont attachés en général, et qu'ils font, par conséquent, avec goût, souvent avec plaisir.

Pour ces raisons, les fautes voulues sont moins fréquentes que de la part des soldats ordinaires. Avant de punir effectivement, il est donc indiqué de donner des conseils, d'éclairer le fautif sur ses devoirs, puis de le réprimander moralement, de stimuler son amour-propre par des reproches adressés à part ou devant les camarades suivant le cas.

Dans vos rapports de service avec les militaires de tous grades apportez beaucoup de complaisance et de liant. Toutes les fois que vous serez consulté par un officier pour un cheval appartenant à l'Etat ou sa propriété, montrez-vous empressé et pesez bien vos conseils ou allégations ; étayez-les sur une observation rigoureuse et donnez-leur la forme d'une interprétation raisonnée des faits. Mieux vaut remettre à un second examen votre jugement définitif, que de le porter à la hâte et quelque peu à la légère. Ecoutez avec soin tous les renseignements que l'on voudra bien vous donner sur le cas pour lequel on vous consulte, sauf à en tenir le compte que vous commandent vos connaissances scientifiques et pratiques. Mais ne repoussez pas brutalement, soit des détails peu significatifs selon vous qui vous seraient donnés sur les circonstances dans lesquelles s'est produit l'accident où s'est développée la maladie en cause, soit l'opinion qui pourrait être émise sur la gravité du mal, le remède à y apporter, etc... Acceptez au contraire tous les renseignements offerts, toutes les opinions émises, sauf à rectifier les erreurs d'interprétation qui pourraient être commises, et, dans ce cas, sachez pardonner celles-ci et les oublier afin que, le cas échéant, vous puissiez, à votre tour, compter sur la bienveillance et la discrétion des autres.

Toutefois, gardez-vous de pousser la complaisance jusqu'à la faiblesse ; que votre diagnostic et vos pronostics ne soient pas influencés au point de consentir un traitement qui vous paraîtrait irrationnel, dangereux ou seulement inutile, à moins qu'il ne s'agisse d'un cheval, propriété privée d'un officier, auquel cas vous pourrez dire que vous voulez bien essayer, mais sans prendre la responsabilité du résultat.

Un devoir impérieux est d'éviter de vous mettre en contradiction sur des questions de doctrine ou de médecine appliquée avec vos confrères, qui sont en même temps vos supérieurs dans le régiment. Si vous ne vous expliquez pas la portée d'un traitement institué ou d'un avis émis par le vétérinaire en 1er en en 2e, avant de manifester votre étonnement, demandez des explications : la plupart du temps celles qui vous seront fournies ouvriront à votre esprit des vues que le manque de pratique ne vous avait pas permis de saisir de prime abord.

Si des officiers vous consultent pour leurs chevaux, examinez-les, mais priez ces messieurs de permettre que vous ne vous prononciez définitivement qu'après en avoir référé à votre chef de service. Vous devez agir ainsi non seulement par respect pour votre chef, mais parce que cela est prescrit par le règlement, qui rend le vétérinaire en 1er seul responsable de tout le service. Nous ajouterons qu'une grande réserve à vos débuts vous évitera les ennuis d'insuccès ou manque de réussite que pourrait vous attirer le peu d'étendue de votre expérience. Dans l'accomplissement de vos devoirs, votre zèle peut se trouver en défaut et votre chef se voir dans la nécessité de vous punir. — « Soumettez-vous à la punition sans amertume, sans critique, sans commentaires, mais avec ce sentiment de discipline qui est du domaine de la dignité; ne voyez qu'un intérêt de service dans l'acte de sévérité de celui qui vous punit. Si, sous l'empire d'un autre sentiment, vous lui témoigniez quelque rancune par votre attitude, ce serait ou d'un médiocre esprit ou d'un mauvais caractère, ou d'une impressionnabilité généralement incompatible avec les épreuves du métier.

« Soyez convaincu, du reste, que cette attitude laisserait votre chef complètement indifférent, et aurait l'inconvénient de vous faire retirer une bienveillance dont nous avons tous plus ou moins besoin comme subordonnés.

« Surtout ne cherchez jamais à atténuer une faute au prix d'un oubli de sincérité qui nuirait, auprès de vos chefs et de vos camarades, à votre propre considération. Si vous pensez que vous avez été puni injustement, la réclamation vous est permise (*Art. 323 et 325 du service intérieur*); mais, avant d'y avoir recours, vous devez toujours adresser respectueusement vos observations au chef qui vous a puni.

« Au sujet des ordres ou consignes donnés, gardez-vous, devant vos inférieurs, de réflexions improbatives qui, en nuisant à leur exécution et en déconsidérant l'autorité dont ils émanent, seraient une des plus graves atteintes à la discipline.

« Votre zèle doit se manifester par votre présence continue. Donc, soyez dur à vous-même, surmontez les légères indispositions; ne demandez la permission de manquer à un service que lorsque vous en aurez absolument besoin.

« Si une indisposition vous oblige à garder la chambre, rendez-en compte au lieutenant-colonel et à votre chef de service, par lettre — (*modèle 1 du Recueil*) ; c'est la forme que vous devez employer toutes les fois que, n'ayant pu voir votre supérieur, vous avez une demande ou un rapport à lui faire; en pareille circonstance, ne prenez jamais un intermédiaire pour interprète : ce serait un manque de convenance (1). »

Il va de soi, d'ailleurs, que les lettres à vos supérieurs — (*officielles et officieuses*) — doivent toujours être très courtes; les premières seront strictement conformes au modèle réglementaire; les secondes, plus ou moins brèves, auront la forme de la correspondance privée et se termineront par une des formules de salutation usitées dans les différents cas et indiquées au 1er chapitre.

Lorsque vous serez chargé de diriger une partie du service — (*Visite de l'infirmerie, des indisponibles*, etc.), — si votre chef de service, le chef de corps ou le chef d'escadrons de semaine, qui a la surveillance de l'infirmerie, se présente, vous irez à quelques pas au-devant de lui pour le saluer et lui donner les renseignements qu'il pourrait vous demander. Vous reviendrez à votre occupation lorsque vous y aurez été invité ou après le départ du chef.

Enfin, un devoir qu'il est bon de vous répéter est celui-ci ; soit dans le monde, soit dans les réunions d'officiers, n'oubliez pas d'aller saluer vos supérieurs.

L'instruction générale et professionnelle dont vous avez fait preuve depuis votre admission comme aide-vétérinaire stagiaire ; les soins apportés à votre éducation militaire pendant votre

1. Conseils à un jeune officier sortant de Saint-Cyr.

stage à l'École de cavalerie, l'enseignement pratique qui vous a été donné à cette école, vous ont mis à la hauteur de toutes vos obligations. . . . .

Entrez donc dans votre régiment avec confiance, mais avec une confiance modeste, réservée, réfléchie, vous attachant à ne produire votre zèle que par une grande ponctualité et une grande bonne volonté. Plus tard vous arriverez, après avoir beaucoup observé, à prendre l'initiative qui sera dans le devoir de votre situation et de votre grade.

TABLE DES MATIÈRES

INTRODUCTION

PREMIÈRE PARTIE

DISCIPLINE ET SUBORDINATION MILITAIRES. SERVICE INTÉRIEUR (23 décembre 1888).

BIBLIOTHÈQUE NATIONALE R.F. IMPRIMÉS

DEUXIÈME PARTIE

SERVICE DES PLACES
(Décret du 23 octobre 1883)

TROISIÈME PARTIE

PRÉLIMINAIRES

TITRE PREMIER

Service vétérinaire supérieur.

CHAPITRE PREMIER.

CHAPITRE II

CHAPITRE III

CHAPITRE IV

DOCUMENTS COMPLÉMENTAIRES.

TITRE DEUXIÈME

CHAPITRE PREMIER

CHAPITRE II

INFIRMERIE VÉTÉRINAIRE.

CHAPITRE III

CHAPITRE IV

MALADIES CONTAGIEUSES.

CHAPITRE V

CHAPITRE VI

CHAPITRE VII

CHAPITRE VIII

PHARMACIE VÉTÉRINAIRE.

CHAPITRE IX

MARÉCHALERIE.

CHAPITRE X

CHAPITRE XI

CHAPITRE XII

HYGIÈNE DES CHEVAUX.

CHAPITRE XIII

CHAPITRE XIV

CHAPITRE XV

CHAPITRE XVI

CHAPITRE XVII

CHAPITRE XVIII

CHAPITRE XIX

CHAPITRE XX

CHAPITRE XXI

CHAPITRE XXII

TITRE TROISIÈME

Service vétérinaire dans les armées en campagne — D. — 76.

CHAPITRE PREMIER

CHAPITRE II

CHAPITRE III

CHAPITRE IV

CHAPITRE V

QUATRIÈME PARTIE

MODÈLES

BIBLIOTHÈQUE NATIONALE R.F. DE PARIS

www.ingramcontent.com/pod-product-compliance
Ingram Content Group UK Ltd.
Pitfield, Milton Keynes, MK11 3LW, UK
UKHW020310200726
13857UKWH00001B/136

9 782013 595339